常用中草药图谱 2700 种

叶华谷 等编

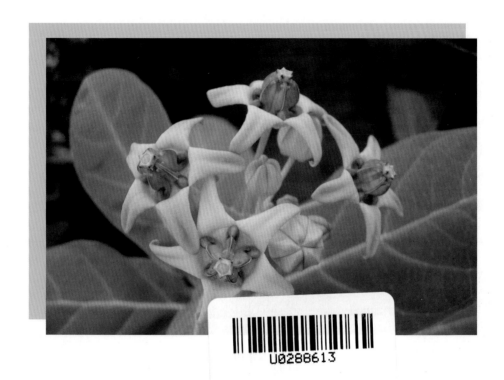

化学工业出版社
·北京·

本书为中草药图鉴类图书，共收集各种国内常用的中草药约2700种，以分类系统顺序排列，内容包括各种中草药的中文名称、别名、拉丁名称、药用部位、功能主治等信息，并给出典型特征生境彩色照片，书后附有名称索引。本书图文并茂，排版紧凑，内容信息去粗取精，关注读者感兴趣的重点内容，图片关注中草药鉴别重点特征，信息量大。本书可以作为工具书，为中医药学院师生，中药制药领域专家，中医领域专家以及对中医药感兴趣的民众收藏参考。

图书在版编目（CIP）数据

常用中草药图谱2700种/叶华谷等编. —北京：化学工业出版社，2017.9（2025.1重印）

ISBN 978-7-122-30337-0

Ⅰ.①常… Ⅱ.①叶… Ⅲ.①中草药—图谱
Ⅳ.①R282-64

中国版本图书馆CIP数据核字（2017）第181298号

责任编辑：李丽　吴文静
责任校对：王素芹　　　　　　　　　装帧设计：史利平

出版发行：化学工业出版社（北京市东城区青年湖南街13号　邮政编码100011）
印　　装：北京瑞禾彩色印刷有限公司
787 mm×1092 mm　　1/16　　印张30½　　字数1100千字　　2025年1月北京第1版第9次印刷

购书咨询：010-64518888　　　　　　　　售后服务：010-64518899
网　　址：http://www.cip.com.cn
凡购买本书，如有缺损质量问题，本社销售中心负责调换。

定　　价：199.00元

1. 中山大学
2. 中国科学院华南植物园
3. 广东省中医院
4. 广州林芳生态科技有限公司

主　　编： 叶华谷　廖文波　黄志海　吴林芳　叶育石
副 主 编： 曾飞燕　杨得坡　王发国　孔华清　石祥刚　李步杭
编辑人员： 于　慧　凡　强　王　斌　王发国　孔华清　邓乔华
　　　　　　　石祥刚　叶华谷　叶创兴　叶育石　付　琳　冯　璐
　　　　　　　冯慧哲　朱　强　全　健　刘　冰　刘　佳　刘忠成
　　　　　　　许可旺　李如良　赵志敏　李步杭　李泽贤　徐新军
　　　　　　　吴林芳　邹　滨　杨文哲　张　征　张信坚　张慧晔
　　　　　　　陈玉笋　杨得坡　陈巧明　陈有卿　陈海山　林汝顺
　　　　　　　易思荣　金慧英　郑　珺　赵万义　侯惠婵　宫　璐
　　　　　　　秦新生　夏　静　黄志海　黄珊珊　黄萧洒　曹洪麟
　　　　　　　曹照忠　曾飞燕　曾宪禹　廖文波　翟俊文

本书承

　　2015~2016 年度广东省高等学校教学改革与质量工程建设"图解植物系统学"、"野外生物学习"项目；2016~2018 年度广东省高等学校植物学省级教学团队项目；2014~2016 年广东省高等学校本科教学改革与质量工程建设项目；广东省自然科学基金项目 (2015A030308015)、广东省省级科技计划项目 (2015A020220011)；广东省中医药科学院（广东省中医院）专项，岭南中草药 DNA 条形码分子鉴定和生态适宜性研究，2015KT1817；中国中医科学院中医药健康服务专项，200 余种岭南中草药 DNA 条形码研究，ZZ0908067，中山大学本科教学改革与教学质量工程项目"大学生校外实习教学基地"（中山大学－罗浮山药学校外实习教学基地项目，项目编号 36000-31911004）等项目资助出版。

序　言

在我国的辽阔大地和海域，分布着丰富的天然药材资源，包括植物、动物和矿物。典籍所载已达三千种药材，是我国医药学发展的物质基础。我国对于这些宝贵资源的开发与利用已有很悠久的历史，几千年来这些药用资源一直是我国防治疾病的主要依靠，对保障人民健康和民族繁衍起着重要作用。随着文化交流，中医、中药广泛被世界各国所接受，为全人类的健康和发展做出了极大贡献。这些药物中，植物性药材占大多数，使用也更普遍，所以自古以来医药界把药学叫做"本草学"，本草学典籍和文献资料十分丰富，记录着我国人民创建和发展医药学的卓越智慧和贡献，从《神农本草经》到《中华本草》的数千年间，我国历朝历代均有本草佳作问世，所载药物的品种也不断增加。其中明代著名的医药学家李时珍编撰的《本草纲目》，集当时药学、医学、生物学、矿物学、化学之大成，在世界各地广为传播。

广义的中药包括药材、饮片、复方及其制剂，了解和普及中药知识是继承祖国药学文化遗产的重要内容之一。在我国历史发展长河中，中药始终是防治疾病、维护健康的主要手段，在广大民众中有深厚的社会基础。目前，从中草药的角度已出版了不少图谱、图鉴，介绍了许多中草药的入药特性并配有彩色照片，为大家认识中草药发挥了极好的作用。不过，已出版的图鉴类图书，介绍的中药材种类偏少，超出一千种的极少。满足不了读者的需求，尤其是医药、植物资源学等相关专业或课程的老师和学生，在课堂学习、野外实习等方面更需要一部较完整的图谱来指导，因此非常欣慰看到作者收集2700多种常用中草药，编辑成《常用中草药图谱2700种》一书出版。

该专著体现了传统中医、中药学的特点，并结合最新的研究成果。具体内容包括中草药的名称、拉丁学名、药用部位、功能主治等，且每种中草药配有清晰的彩色照片，方便人们在使用过程中更加准确地加以鉴定和应用，具有实用性、科学性和普及性。通阅全书，其内容翔实丰富，图文并茂，制作精美，是一部科学性强，通俗易懂，普及中药科学知识的佳作，特为之作序。

中山大学植物生态学家

前　言

　　中医、中草药是勤劳的中国人民在与自然的生存斗争中对医疗技能和药材逐渐掌握、积累、丰富而发展起来的一门传统健康学科。数百年来，中医和中草药越发为普通大众甚至世界各国所接受，为人类的健康与社会发展做出了极大贡献。目前，从中草药的角度已出版了不少图谱、图鉴，介绍了许多中草药的入药特性并配有彩色照片，为大家认识中草药发挥了极好的作用。大体看来，现版的许多图谱、图鉴，介绍的中药材种类偏少，多数仅几百种至一千种内，超出一千种的极少。鉴于图书市场、公众对这类图书又有较多、较高的需求，尤其是医药、植物资源学等相关专业或课程的学生，在课堂学习、野外实习等方面更需要一部较完整的图谱来指导，因此我们收集 2700 余种常用中药草，编辑成新的《常用中草药图谱 2700 种》一书。全书按 7 大类来陈述，即：一、藻类及菌类植物，二、蕨类植物，三、裸子植物，四、被子植物，五、树脂类，六、动物类，七、矿物和化石类。具体内容介绍包括中草药的名称、拉丁名、药用部位、功能主治等，每种中草药配有清晰的彩色照片。书中的树脂类、矿物和化石类按名称字母顺序排列，藻类蕨类、裸子植物、被子植物、动物类按科的系统顺序排列。本书是医药专业、生物专业师生教学与野外实习的工具书，也是广大中草药爱好者的入门手册。

《常用中草药图谱 2700 种》编辑委员会

2017 年 11 月 1 日

目录

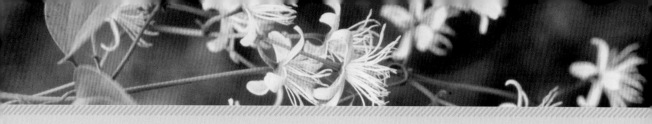

一、藻类及菌类植物

杯形秃马勃 （牛屎菇）

Calvatia cyathiformis (Bosc.) Morg.

药用部位：子实体。分布：华北、中南、台湾、云南。

功能主治：清肺，利咽喉，解毒消肿。治咽喉肿痛，咳嗽，音哑，各种疮毒。鼻衄，外伤出血。

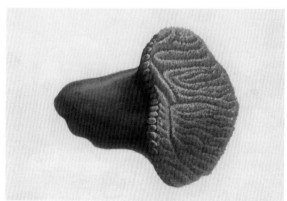

冬虫草菌 （冬虫草、虫草）

Codyceps sinensis (Berk.) Sacc.

药用部位：全草。分布：西南、西北。

功能主治：补肺益肾，止血化痰。治久咳虚喘，劳嗽咯血，自汗盗汗，阳痿遗精，腰膝酸痛。

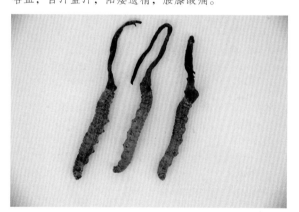

蝉花 （金蝉花）

Cordyceps sobolifera (Hill.) Berk et Br.

药用部位：全草。分布：长江以南。

功能主治：明目退翳，定惊镇痉。治云翳，惊痫，小儿夜啼，麻疹未透。

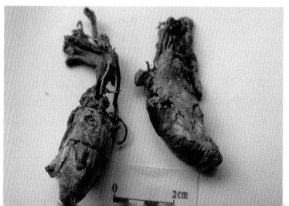

灵芝 （灵芝草、菌灵芝）

Ganoderma lucidum (Leyss. ex Fr.) Karst.

药用部位：子实体。分布：除西北、新疆外大部。

功能主治：治神经衰弱，失眠，心绞痛，高脂血症，肝炎，虚劳咳嗽，小儿支气管哮喘，消化不良。

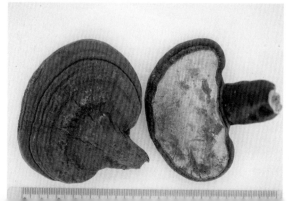

紫芝（灵芝草、菌灵芝）

Ganoderma sinense Zhau, Xu et Zhang

药用部位：子实体。分布：我国东部、南部。

功能主治：治神经衰弱，失眠，心绞痛，高脂血症，肝炎，虚劳咳嗽，小儿支气管哮喘，消化不良。

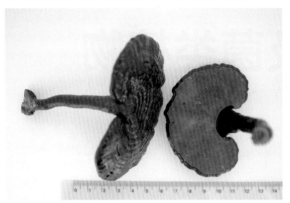

红栓菌（红古菌）

Trametes cinnabarina (Jacq.) Fr.

药用部位：子实体。分布：几遍全国。

功能主治：解毒祛湿，收敛止血。治湿毒为患之证，吐血和肝炎。外用治创伤出血。

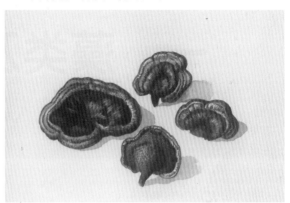

雷丸菌（雷丸）

Omphalia lapidescens Schroet.

药用部位：菌核体。分布：黄河流域以南。

功能主治：杀虫，消积。治虫积腹痛，小儿疳积。

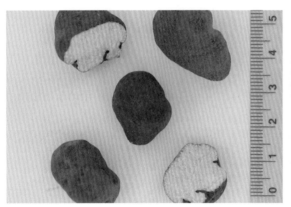

猪苓

Polyporus umbellatus (Pers.) Fries

药用部位：干燥菌核。分布：除华南、华东外大部。

功能主治：利水渗湿。治小便不利，水肿，泄泻，淋浊，滞下。

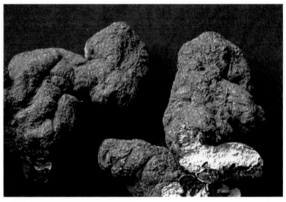

茯苓

Poria cocos (Fr.) Wolf.

药用部位：菌核体。分布：华北、华中、西南、广东、广西。

功能主治：治水肿腹胀，痰饮眩悸，脾虚食少，便溏腹泻，心神不定，惊悸失眠。

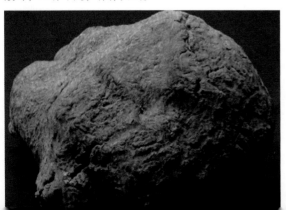

石耳

Gyrophora esculenta Miyosh

药用部位：叶状体。分布：华南、西南及陕南山区。

功能主治：养阴消热，止血，祛痰止咳。治肠炎，久痢，支气管炎，劳咳吐血，肠风下血，痔漏，脱肛，毒蛇咬伤。

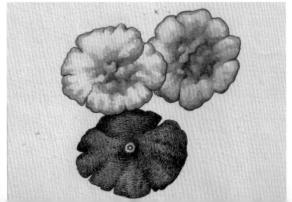

广昆布（青昆布、绿昆布、海白菜）
Ulva lactuca Lim.

药用部位：叶状体。分布：广东及我国沿海海域。

功能主治：软坚散结、消痰。治痰火结核，瘰疬，睾丸肿痛，痰饮水肿。

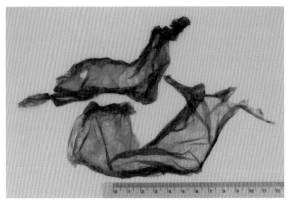

海藻（肉海藻）
Sargassum fusiforme (Harv.) Setoh.

药用部位：全株。分布：广布于浅海区域。

功能主治：消痰，软坚，散结。治甲状腺肿大，颈淋巴结结核，腹部肿块，睾丸肿痛。

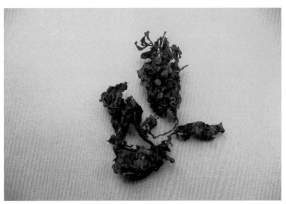

海带（昆布）
Laminaria japonica Aresch.

药用部位：干燥叶状体。分布：我国沿海。

功能主治：治甲状腺肿大，慢性支气管炎，淋巴结结核，瘰疬，睾丸肿痛；痰饮水肿。

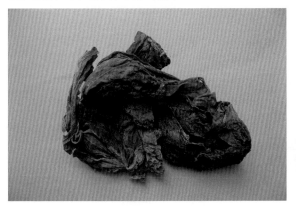

银耳（白木耳、雪耳）
Tremella fuciformis Berk.

药用部位：子实体。分布：黄河流域以南。

功能主治：治肺热咳嗽，肺燥干咳，咳痰带血，肺痿，虚热口渴，胃肠燥热，咯血，衄血，崩漏。

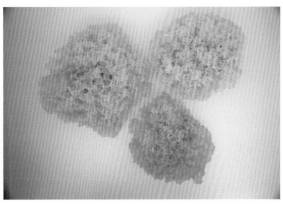

二、蕨类植物

松叶蕨（龙须草、松叶兰、石刷把）
Psilotum nudum (Linn.) P. Beauv.

药用部位：全草。分布：华南、东南及西南。

功能主治：祛风湿，利关节，活血通经。治跌打损伤、风湿麻木及骨痛，坐骨神经痛，闭经。

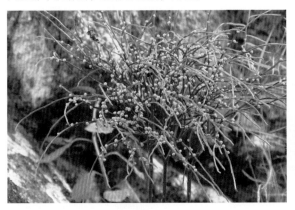

千层塔（虱婆草、虱子草、蛇足石杉、宝塔草）
Huperzia serrata (Thunb.) Trev.

药用部位：全草。分布：华南、东南及西南。

功能主治：治跌打损伤，瘀血肿痛，内伤吐血。外用治痈疖肿毒，毒蛇咬伤，烧、烫伤。

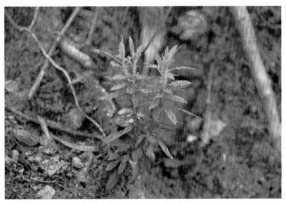

藤石松（伸筋草、石子藤、灯笼草、老虎须）
Lycopodiastrum casuarinoides (Spring) Holub

药用部位：全草。分布：华南、东南及西南。

功能主治：舒筋活血，祛风湿。治风湿关节痛，跌打损伤，月经不调。

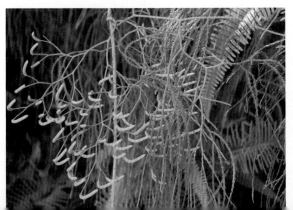

灯笼石松（铺地蜈蚣）
Palhinhaea cernua (Linn.) A. Franco et Vasc.

药用部位：全草。分布：华南、东南。

功能主治：祛风解毒，收敛止血。治关节炎，盗汗，夜盲，烧、烫伤，老鼠疮，急性肝炎，目赤肿痛。

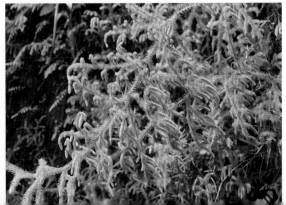

深绿卷柏（石上柏、地侧柏、棱罗草）

Selaginella doederleinii Hieron.

药用部位：全草。分布：华南、东南及西南。

功能主治：清热解毒，抗癌，止血。治癌症，肺炎，急性扁桃体炎，眼结膜炎，乳腺炎。

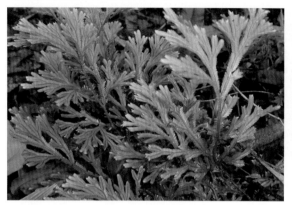

卷柏（生长草、还魂草、九死还魂草）

Selaginella tamariscina (Beauv.) Spring

药用部位：全草。分布：华南、东南及西南。

功能主治：活血通经，炒炭止血。治闭经，子宫出血，便血，脱肛。

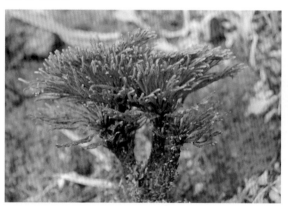

节节草（笔头草、锉草、木贼草）

Equisetum ramosissimum Desf.

药用部位：全草。分布：全国各地。

功能主治：治目赤肿痛，角膜云翳，肝炎，咳嗽，支气管炎，泌尿系感染。

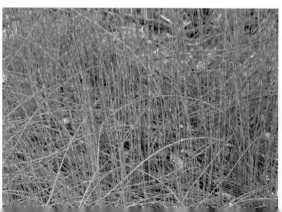

垫状卷柏

Selaginella pulvinata (Hook. et Grev.) Maxim.

药用部位：全草。分布：华南。

功能主治：活血通经，炒炭止血。治闭经，子宫出血，便血，脱肛。

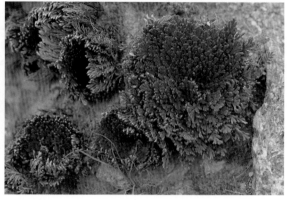

翠云草（剑柏、蓝地柏、伸脚草）

Selaginella uncinata (Desv.) Spring

药用部位：全草。分布：华南、东南及西南。

功能主治：治传染性肝炎，胆囊炎，肠炎，痢疾，肾炎水肿，泌尿系感染，风湿关节痛，肺结核咯血。

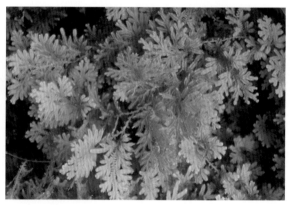

华东阴地蕨（满天云）

Botrychium japonicum (Prantl) Underw.

药用部位：全草。分布：华南及华东。

功能主治：治小儿高热抽搐，淋巴结核，痈肿疮毒，眼中生翳，咳喘痰血，神经分裂症等。

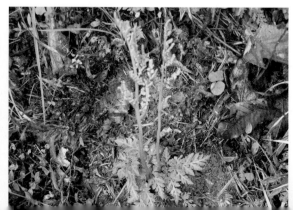

福建观音座莲（江南莲座蕨、马蹄蕨、牛蹄蕨）
Angiopteris fokiensis Hieron

药用部位：根状茎。分布：华南、华中至华东。

功能主治：祛瘀止血，解毒。治跌打损伤，功能性子宫出血。外用治蛇咬伤，疔疮，创伤出血。

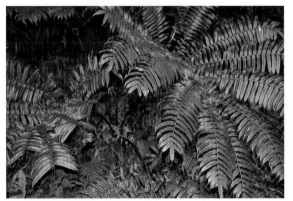

华南紫萁（贯众、牛利草）
Osmunda vachellii Hook.

药用部位：根状茎。分布：华南、华中至华东。

功能主治：预防麻疹，流行性乙型脑炎；治流行性感冒，痢疾，子宫出血，钩虫病，蛔虫病，蛲虫病。

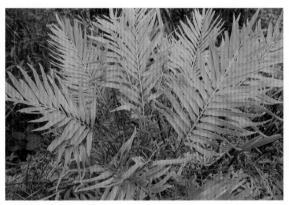

海金沙（金沙藤、左转藤、蛤蟆藤）
Lygodium japonicum (Thunb.) Sw.

药用部位：孢子或全草。分布：西北至华南、华中至华东。

功能主治：治泌尿系结石，肾炎，感冒，气管炎，腮腺炎，流行性乙型脑炎，痢疾，肝炎，乳腺炎。

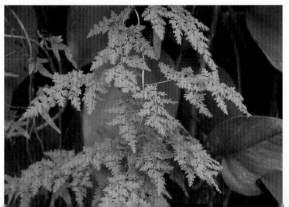

紫萁（贯众）
Osmunda japonica Thunb.

药用部位：根状茎。分布：我国秦岭以南。

功能主治：预防麻疹，流行性乙型脑炎；治流行性感冒，痢疾，子宫出血，钩虫病，蛔虫病。

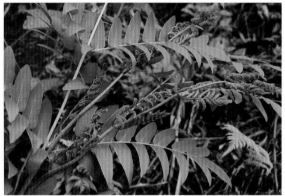

芒萁（狼萁）
Dicranopteris pedata (Houtt.) Nakaike

药用部位：全草、根状茎或茎心。分布：华南、华中至华东。

功能主治：治鼻衄，肺热咯血，尿道炎，膀胱炎，小便不利，水肿，月经过多，血崩，白带。

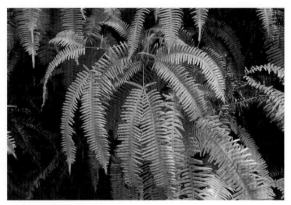

小叶海金沙
Lygodium scandens (Linn.) Sw.

药用部位：孢子或全草。分布：华南、华中至华东。

功能主治：止血通淋，舒筋活络。治砂淋，痢疾，骨折，风湿麻木，外伤出血。

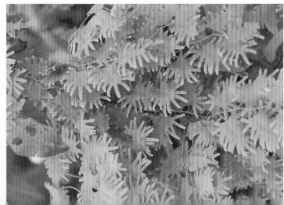

金毛狗（黄狗头、狗脊、金毛狮子、猴毛头）

Cibotium barometz (Linn.) J. Sm.

药用部位：根状茎。分布：华南、华中至华东。

功能主治：治腰肌劳损，腰腿疼痛，风湿关节痛，半身不遂，遗尿，老人尿频。

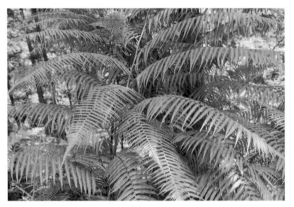

桫椤（飞天蠄蟧、刺桫椤、树蕨、龙骨风、人头蕨）

Alsophila spinulosa (Wall. ex Hook.) R. Tryon

药用部位：茎。分布：华南至华东。

功能主治：治风湿关节痛，跌打损伤，慢性支气管炎，肺热咳嗽，肾炎水肿，预防流行性感冒。

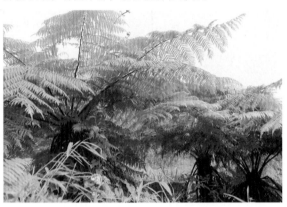

乌蕨（乌韭、大金花草、金花草）

Sphenomeris chinensis (Linn.) Maxon

药用部位：全草。分布：长江以南，北达陕西南部。

功能主治：治感冒发热，咳嗽，扁桃体炎，腮腺炎，肠炎，痢疾，肝炎，食物中毒，农药中毒。

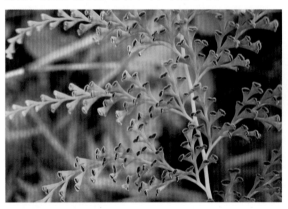

蕨（蕨萁、蕨菜、如意菜、蕨粑、龙头菜）

Pteridium aquilinum (Linn.) Kuhn var. **latiusculum** (Desv.) Underw. ex Heller

药用部位：全草。分布：全国各地。

功能主治：治发热，痢疾，湿热黄疸，高血压病，头昏失眠，风湿性关节炎，白带，痔疮，脱肛。

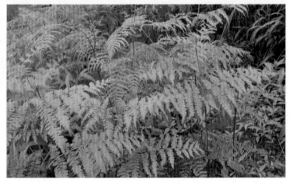

剑叶凤尾蕨（小凤尾草、三叉草）

Pteris ensiformis Burm. f.

药用部位：全草。分布：华南、华中至华东。

功能主治：清热解毒，利尿。治湿热黄疸性肝炎，痢疾，乳腺炎，小便不利。

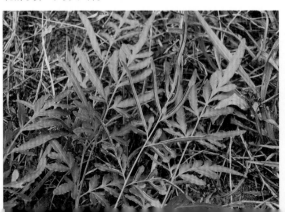

凤尾蕨（井口边草、鸡脚草、金鸡尾、井边凤尾）

Pteris multifida Poir.

药用部位：全草。分布：我国大部分省区。

功能主治：治痢疾，胃肠炎，肝炎，泌尿系感染，感冒发热，咽喉肿痛，白带，崩漏，农药中毒。

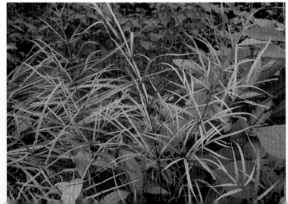

半边旗（半边蕨、单片锯、半边牙、半边梳）
Pteris semipinnata Linn.

药用部位：全草。分布：华南、华中至华东。

功能主治：治细菌性痢疾，急性肠炎，黄疸型肝炎，结膜炎。外用治跌打肿痛，外伤出血，毒蛇咬伤。

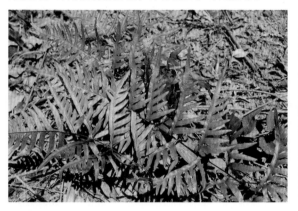

金粉蕨（小野鸡尾、柏香莲、解毒蕨、日本乌蕨）
Onychium japonicum (Thunb.) Kuntze

药用部位：全草。分布：黄河流域以南。

功能主治：清热解毒。治感冒高热，肠炎，痢疾，小便不利；解山薯、木薯、砷中毒。外用治烧、烫伤。

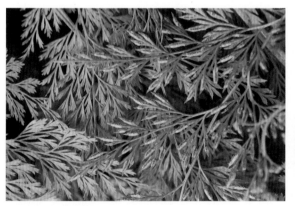

扇叶铁线蕨（乌脚枪、过坛龙、铁鲁箕）
Adiantum flabellulatum Linn.

药用部位：全草。分布：华南、华中至华东。

功能主治：治感冒发热，肝炎，痢疾，肠炎，泌尿系结石，跌打肿痛，骨折。外用治疗疮，蛇咬伤。

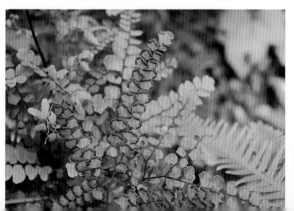

蜈蚣草（蜈蚣蕨、舒筋草、牛肋巴）
Pteris vittata Linn.

药用部位：全草。分布：秦岭以南。

功能主治：预防流行性感冒，治痢疾，风湿疼痛，跌打损伤。外用治蜈蚣咬伤，疥疮。

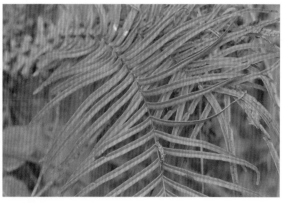

铁线蕨（铁丝蕨、铁线草、水猪毛七）
Adiantum capillus-veneris Linn.

药用部位：全草。分布：黄河流域以南。

功能主治：治感冒发热，咳嗽咯血，肝炎，肠炎，痢疾，尿路感染，急性肾炎，乳腺炎。外用治疗疮。

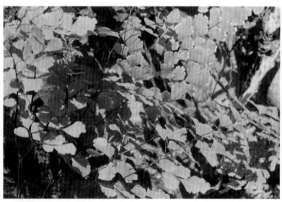

水蕨（水松草）
Ceratopteris thalictroides (Linn.) Brongn.

药用部位：全草。分布：华南、华中至华东。

功能主治：散瘀拔毒，镇咳化痰，止痢，止血。治胎毒，痰积，跌打，咳嗽，痢疾，淋浊。

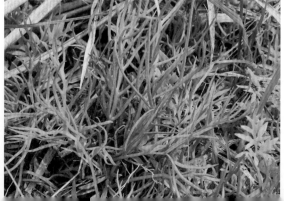

单叶双盖蕨

Diplazium subsinuatum (Wall. ex Hook. et Grew.) Tagawa

药用部位：全草。分布：长江以南。

功能主治：治高热，尿路感染，烧、烫伤，蛇伤，目赤肿痛，血尿，淋症，咯血，小儿疳积。

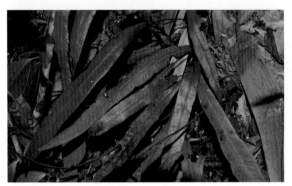

肿足蕨（活血草、黄鼠狼、石猪鬃）

Hypodematium crenatum (Forssk.) Kuhn

药用部位：全草。分布：华南、华中至西南。

功能主治：祛风利湿，止血，解毒。治风湿关节痛。外用治疮毒，外伤出血。

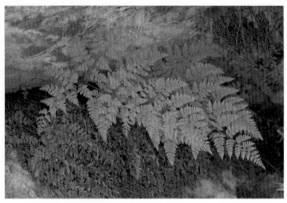

华南毛蕨（金星蕨）

Cyclosorus parasiticus (Linn.) Farwell.

药用部位：全草。分布：华南、华中至华东。

功能主治：清热除湿。治风湿痹痛，感冒，痢疾。

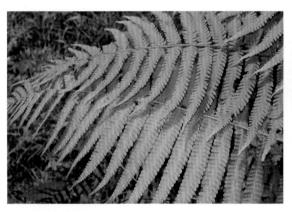

三羽新月蕨（三枝标、蛇退步）

Pronephrium triphyllum (Sw.) Holtt.

药用部位：全草。分布：华南至西南。

功能主治：消肿散瘀，清热化痰。治跌打损伤，湿疹，皮炎，蛇咬伤，痈疖，急慢性支气管炎。

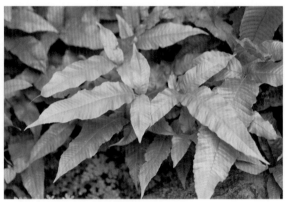

长叶铁角蕨（定草根、长生铁角蕨、水柏枝）

Asplenium prolongatum Hook.

药用部位：全草。分布：长江流域以南。

功能主治：治风湿疼痛，肠炎，痢疾，尿路感染，咳嗽痰多，跌打损伤，吐血，崩漏，乳汁不通。

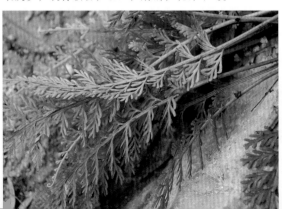

巢蕨（定草根、长生铁角蕨、水柏枝）

Neottopteris nidus (Linn.) J. Sm.

药用部位：全草。分布：华南至西南。

功能主治：强壮筋骨，活血祛瘀。治跌打损伤，骨折，血瘀，头痛，血淋，阳痿，淋病。

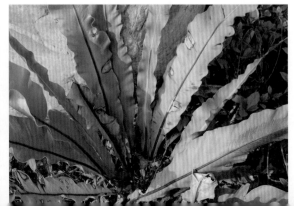

乌毛蕨（贯众）

Blechnum orientale Linn.

药用部位：根状茎。分布：华南、华中至华东。

功能主治：治流感，流脑，伤寒，斑疹，麻疹，肠道寄生虫病，吐血，衄血及妇女血崩等。

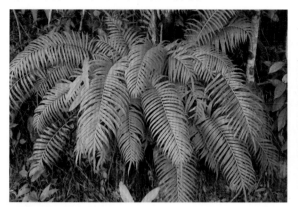

狗脊（贯众）

Woodwardia japonica (Linn. f.) Sm.

药用部位：根状茎。分布：长江流域以南。

功能主治：预防麻疹、流行性乙型脑炎；治流行性感冒，痢疾，子宫出血，钩虫病，蛔虫病。

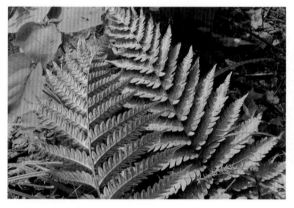

贯众（小贯众、小金鸡尾）

Cyrtomium fortunei J. Sm.

药用部位：根状茎。分布：长江以南。

功能主治：预防麻疹，流感，感冒；治头晕目眩，高血压，痢疾，尿血，便血，崩漏，白带，钩虫病。

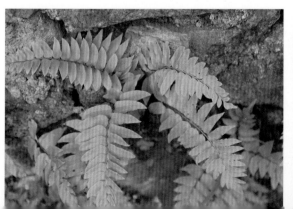

苏铁蕨（贯众）

Brainea insignis (Hook.) J. Sm.

药用部位：茎。分布：华南、香港、福建、云南。

功能主治：预防麻疹、流行性乙型脑炎；治流行性感冒，痢疾，子宫出血，钩虫病，蛔虫病。

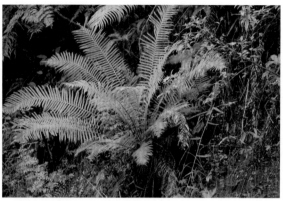

镰羽贯众（小羽贯众）

Cyrtomium balansae (Christ) C. Chr.

药用部位：根状茎。分布：长江以南（除云南外）。

功能主治：清热解毒、驱虫。治流感，驱肠寄生虫。

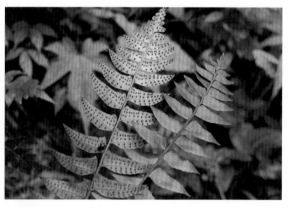

肾蕨（圆羊齿、天鹅抱蛋、篦子草）

Nephrolepis auriculata (Linn.) Trimen

药用部位：根状茎及叶。分布：华南、华中至华东。

功能主治：治感冒发热，肺热咳嗽，肺结核咯血，痢疾，急性肠炎，小儿疳积，消化不良，腹泻。

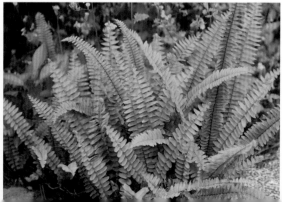

阴石蕨（红毛蛇、平卧阴石蕨）
Humata repens (Linn. f.) Diels
药用部位：根状茎。分布：华南、华中至华东。
功能主治：治风湿痹痛，腰肌劳损，白带，吐血，便血，尿路感染，肺脓疡。外用治跌打损伤。

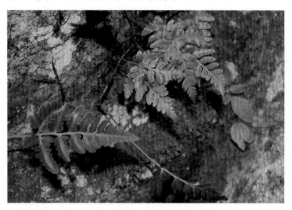

线蕨
Colysis elliptica (Thunb.) Ching
药用部位：全草。分布：华南、华中至华东。
功能主治：清热利湿，活血止痛。治跌打损伤，尿路感染，肺结核。

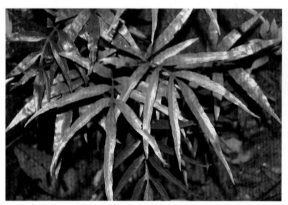

伏石蕨（飞龙鳞、石瓜子、猫龙草、瓜子莲）
Lemmaphyllum microphyllum C. Presl
药用部位：全草。分布：华南、华中至华东。
功能主治：治肺热咳嗽，肺脓肿，咽喉肿痛，腮腺炎，痢疾，衄血，尿血，便血，崩漏。

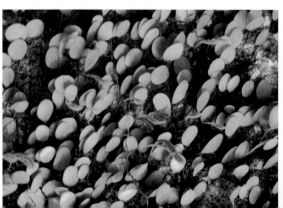

圆盖阴石蕨（白毛蛇、百胖头、石祈蛇）
Humata tyermanni Moore
药用部位：根状茎。分布：华南、华中至华东。
功能主治：治风湿性关节炎，慢性腰腿痛，跌打损伤，骨折，黄疸型肝炎，吐血，便血，血尿。

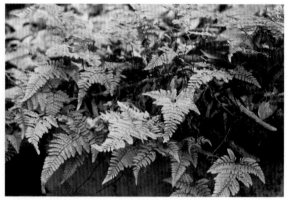

抱树莲（瓜子菜、飞莲草、抱石莲）
Drymoglossum piloselloides (Linn.) C. Presl
药用部位：全草。分布：广东、海南、云南。
功能主治：治黄疸，肺结核咳嗽咯血，血崩，乳癌，腮腺炎，淋巴结核，跌打损伤。

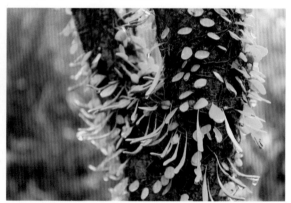

抱石莲（鱼鳖草、金龟藤、石瓜子）
Lepidogrammitis drymoglossoides (Bak.) Ching
药用部位：全草。分布：长江以南。
功能主治：治小儿高热，肺结核，内、外伤出血，风湿关节痛，跌打损伤。外用治疗疮肿毒。

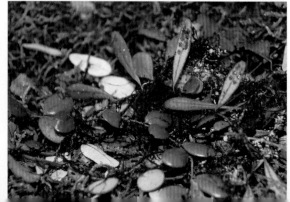

瓦韦（七星剑）

Lepisorus thunbergianus (Kaulf.) Ching

药用部位：全草。分布：华南、华中至华东。

功能主治：治小便淋痛，崩漏，痢疾，眼结膜炎，口腔炎，肺热咳嗽，咯血，蛇伤，肝炎等。

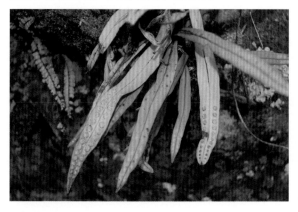

贴生石韦（大叶骨牌草、七星剑、一包针）

Pyrrosia adnascens (Sw.) Ching

药用部位：全草。分布：华南、东南、云南。

功能主治：清热利尿，散结解毒。治腮腺炎，瘰疬，蛇伤。

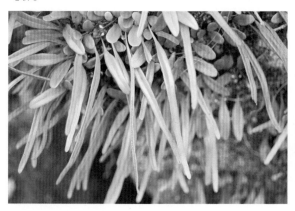

石韦（小石韦、石皮、石剑、金茶匙）

Pyrrosia lingua (Thunb.) Farwell

药用部位：全草。分布：西藏以东，甘肃以南。

功能主治：治肾炎，尿路感染，小便赤短，血尿，尿路结石，支气管炎，闭经。

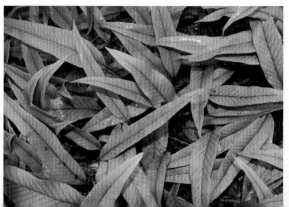

江南星蕨（大叶骨牌草、七星剑、一包针）

Microsorium fortunei (T. Moore) Ching

药用部位：全草。分布：长江以南，北达陕西、甘肃。

功能主治：治黄疸，痢疾，尿路感染，白带，关节痛，咯血，吐血，便血，衄血，跌打损伤，骨折。

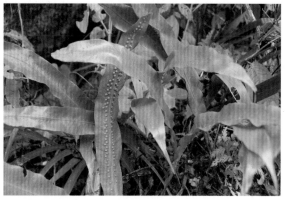

光石韦（光叶石韦、铁牛皮、尖刀七）

Pyrrosia calvata (Bak.) Ching

药用部位：全草。分布：华南、华中至华东。

功能主治：清热止血，消肿散结。治泌尿系结石，颈淋巴结结核。外用治外伤出血，烧、烫伤。

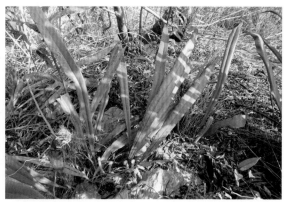

有柄石韦

Pyrrosia petiolosa (Christ) Ching

药用部位：全草。分布：几全国分布。

功能主治：治小便短赤，淋漓涩痛，水肿，肺热咳嗽，咯血，吐血，衄血，血淋，崩漏及外伤出血。

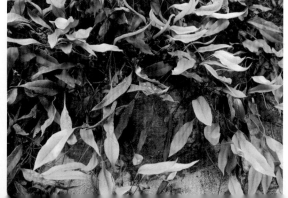

庐山石韦（大石韦）
Pyrrosia sheareri (Bak.) Ching
药用部位：全草。分布：华南、华中至华东。
功能主治：清热化痰，利尿通淋。治水肿，淋病，热咳，去痰。

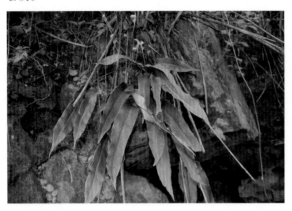

崖姜蕨（马骝姜、穿石剑）
Pseudodrynaria coronans (Wall. ex Mett.) Ching
药用部位：根状茎。分布：华南、华东南、云南、贵州。
功能主治：祛风除湿，舒筋活络。治风湿疼痛；跌打损伤，骨折，中耳炎。

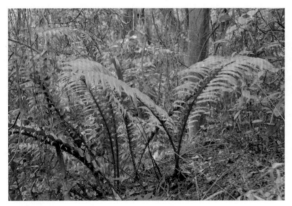

槐叶苹（蜈蚣漂、蜈蚣萍、大浮草、包田麻）
Salvinia natans (Linn.) All.
药用部位：全草。分布：几全国分布。
功能主治：治痈肿疔毒，瘀血肿痛，烧、烫伤。外用适量，捣烂敷，或焙干研粉调敷患处。

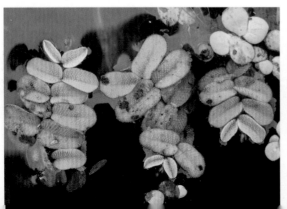

槲蕨（猴姜、骨碎补、板崖姜、皮板药）
Drynaria fortunei (Kunze) J. Sm.
药用部位：根状茎。分布：华南、华中至华东。
功能主治：治跌打损伤，骨折，瘀血作痛，风湿性关节炎，肾虚久泻，耳鸣牙痛。

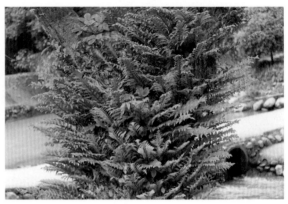

苹（田字草）
Marsilea quadrifolia Linn.
药用部位：全草。分布：几全国分布。
功能主治：治泌尿系感染，肾炎水肿，肝炎，神经衰弱，急性结膜炎。外用治乳腺炎，蛇咬伤。

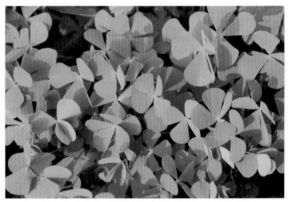

满江红（红浮萍、紫藻、三角藻）
Azolla imbricata (Roxb.) Nakai
药用部位：全草。分布：长江流域以南。
功能主治：解表透疹，祛风利湿。治麻疹未透，风湿性关节痛，荨麻疹，皮肤瘙痒，水肿。

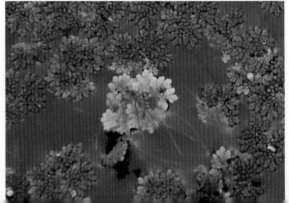

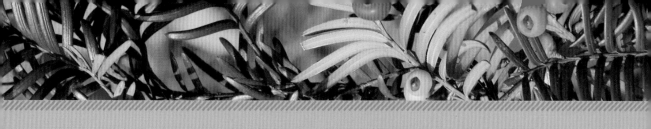

三、裸子植物

苏铁（铁树）
Cycas revoluta Thunb.

药用部位：叶、花及种子。分布：华南、华中至华东。

功能主治：叶主治痢疾，宫颈癌。花治慢性肝炎，支气管炎，痢疾。种子治肠炎，遗精，闭经，胃痛。

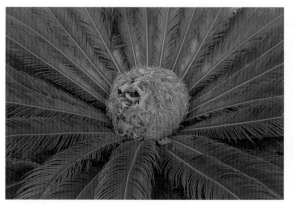

银杏（白果、公孙树、飞蛾叶）
Ginkgo biloba Linn.

药用部位：叶及种子。分布：全国广为栽种。

功能主治：种子治支气管哮喘，慢性气管炎，肺结核，尿频，遗精，白带。叶治冠状动脉硬化。

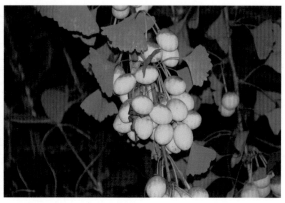

马尾松（松树）
Pinus massoniana Lamb.

药用部位：松节油、松花粉。分布：陕西及长江流域以南。

功能主治：松节油治风湿性关节炎，跌打损伤，扭伤，筋骨疼痛。松花粉治血虚头晕。

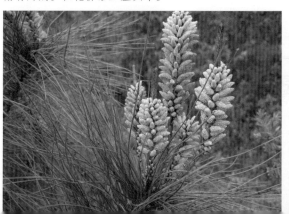

杉（杉树）
Cunninghamia lanceolata (Lamb.) Hook.

药用部位：叶和球果。分布：长江流域，秦岭以南地区。

功能主治：散瘀消肿，祛风解毒，止血生肌。治疝气痛，跌打，霍乱，瘰症。

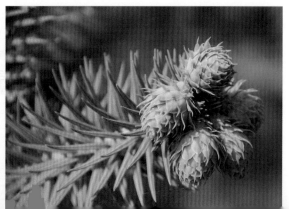

水松
Glyptostrobus pensilis (Staunt. ex D. Don) Koch
药用部位：叶和球果。分布：华南、华东南。
功能主治：化气止痛，清热解毒。治胃痛，疝气疼痛。

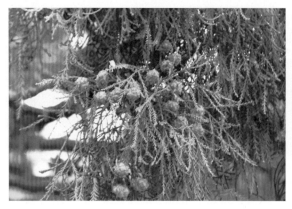

侧柏（扁柏）
Thuja orientalis Linn.
药用部位：枝叶和种子。分布：长江流域，秦岭以南地区。
功能主治：嫩枝、叶治吐血，尿血，子宫出血，紫斑，风湿痹痛，高血压病。种子治失眠遗精。

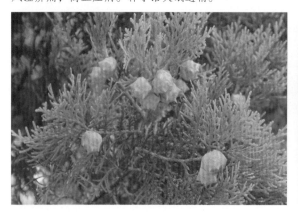

竹柏（罗汉柴）
Nageia nagi (Thunb.) Kuntze
药用部位：叶、树皮、根。分布：长江以南及四川。
功能主治：止血，接骨，消肿。叶治骨折。树皮及根味淡、涩，性平，祛风除湿；治风湿痹痛。

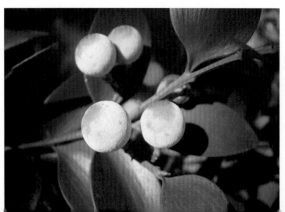

垂柏（垂丝柏）
Cupressus funebris Endl.
药用部位：叶和球果。分布：长江流域以南。
功能主治：果实治发热烦躁，小儿高热，吐血。叶，止血生肌；外用治外伤出血，黄癣。

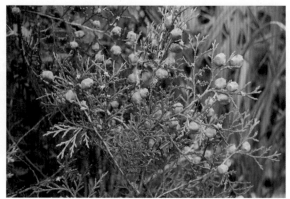

鸡毛松（岭南罗汉松）
Dacrycarpus imbricatus de Laub.
药用部位：枝叶。分布：华南，云南。
功能主治：散热消肿，杀虫止痒。治跌打损伤，癣。外用鲜叶捣烂敷患处。

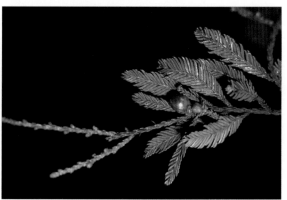

短叶罗汉松（江南侧柏叶）
Podocarpus macrophyllus (Thunb.) D. Don var. **maki** Endl.
药用部位：叶、树皮、根。分布：华南、江西、江苏。
功能主治：舒筋活络。治风湿，月经过多，血虚面黄。

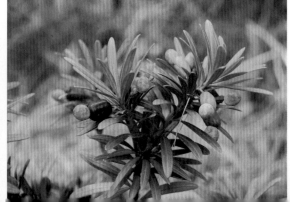

百日青（大叶罗汉松）
Podocarpus neriifolius D. Don
药用部位：枝叶。分布：华南、华中至华东。
功能主治：祛风，接骨。治风湿，骨折，斑痧症等。

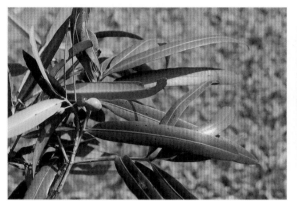

穗花杉（大叶杉）
Amentotaxus argotaenia (Hance) Pilg.
药用部位：枝叶。分布：长江流域，秦岭以南。
功能主治：收敛。治湿疹，煎水洗患处。

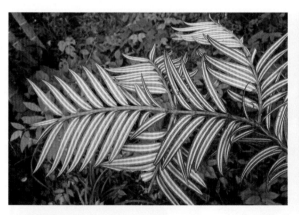

木贼麻黄（木麻黄、山麻黄）
Ephedra equisetina Bge.
药用部位：茎枝。分布：黄河流域及新疆。
功能主治：治风寒感冒，咳嗽气喘，风水浮肿，骨节疼痛，小便不利，风邪顽痹，皮肤瘙痒。

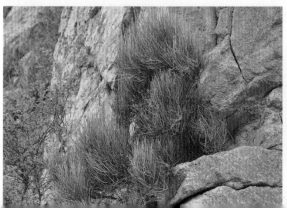

三尖杉（榧子、血榧、石榧、水柏子、藏杉）
Cephalotaxus fortunei Hook.
药用部位：种子、茎皮、枝叶。分布：长江流域，秦岭以南。
功能主治：种子，驱虫，消积；治蛔虫病，钩虫病。枝叶，止咳润肺，消积，抗癌；治恶性肿瘤。

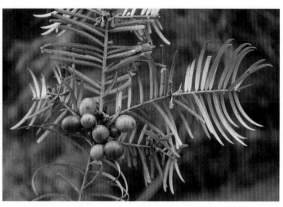

南方红豆杉（美丽红豆杉）
Taxus wallichiana Zucc. var. **mairei** (Lemée et Lévl.) L. K. Fu & Nan Li
药用部位：种子、枝叶。分布：长江流域，秦岭以南。
功能主治：抗癌。治恶性肿瘤，虫积腹痛，食积，疮疹，皮炎。

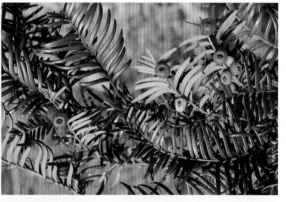

中麻黄（麻黄）
Ephedra intermedia Schrenk et C. A. Mey
药用部位：茎枝。分布：华北、西北、辽宁。
功能主治：治风寒感冒，咳嗽气喘，风水浮肿，骨节疼痛，小便不利，风邪顽痹，皮肤瘙痒。

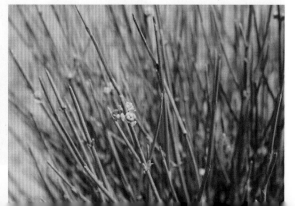

草麻黄（麻黄、华麻黄）

Ephedra sinica Stapf

药用部位：茎枝。分布：黄河流域及辽宁、吉林。

功能主治：治风寒感冒，咳嗽气喘，风水浮肿，骨节疼痛，小便不利，风邪顽痹，皮肤瘙痒。

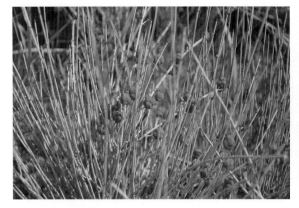

罗浮买麻藤（买麻藤、大麻骨风、接骨藤）

Gnetum lofuense C. Y. Cheng

药用部位：枝叶。分布：西南、华南至华东。

功能主治：祛风除湿，行气健胃，活血接骨。治腰腿痛，骨折，消化不良，胃痛，风湿关节痛。

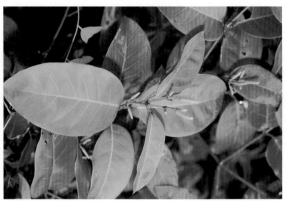

小叶买麻藤（大节藤、驳骨藤）

Gnetum parvifolium (Warb.) C.Y. Cheng ex Chun

药用部位：根、枝叶。分布：华南、福建、湖南。

功能主治：治风湿关节炎，腰肌劳损，筋骨酸软，跌打损伤，支气管炎，溃疡病出血。

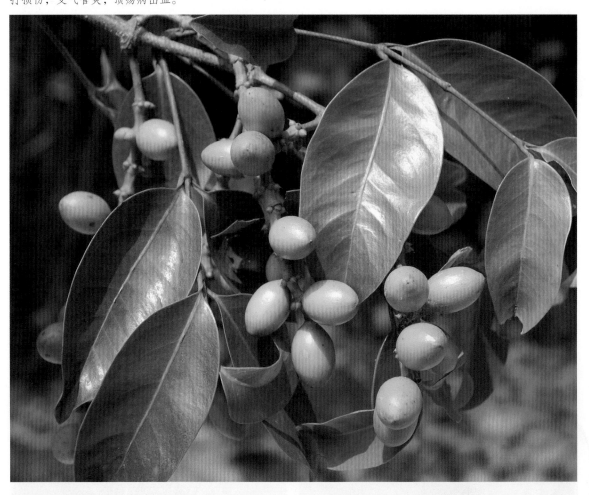

四、被子植物

鹅掌楸（马褂木、双飘树）
Liriodendron chinense (Hemsl.) Sarg.

药用部位：根、树皮。分布：长江流域，秦岭以南地区。

功能主治：祛风除湿，止咳。治肌肉萎缩症，风湿关节痛，风寒咳嗽。

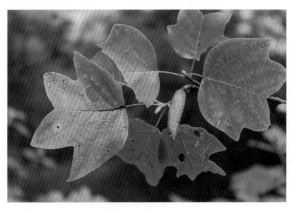

玉兰（木兰）
Magnolia denudata Desr.

药用部位：花蕾。分布：黄河流域以南。

功能主治：祛风散寒，通肺窍。治头痛，鼻塞，急、慢性鼻窦炎，过敏性鼻炎。

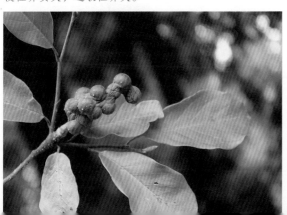

夜合（夜香木兰）
Magnolia coco (Lour.) DC.

药用部位：树皮和花。分布：华南。

功能主治：驳骨、安五脏。治跌打，症瘕，白带，咳嗽气喘，口渴，四肢浮肿。

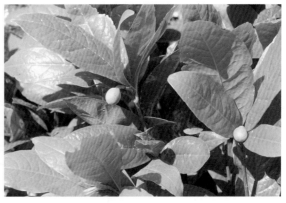

荷花玉兰（广玉兰）
Magnolia grandiflora Linn.

药用部位：花、叶、树皮。分布：长江流域以南各城市有栽培。

功能主治：祛风散寒，行气止痛。治外感风寒，脘腹胀痛，呕吐腹泻，偏头痛，高血压。

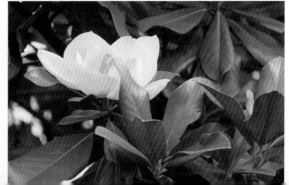

辛夷（木笔）

Magnolia liliflora Desr.

药用部位：花蕾。分布：秦岭以南。

功能主治：通窍，散风热，温中止痛。治头痛，牙痛，鼻渊浊涕，感冒鼻塞头痛，鼻疮。

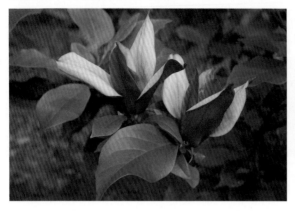

白兰（白玉兰）

Michelia alba DC.

药用部位：根、叶、花。分布：华南、福建、云南广栽。

功能主治：根，治泌尿系感染，痈肿。叶，治支气管炎，泌尿系感染。花，治支气管炎。

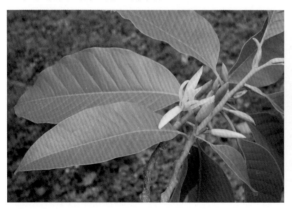

野含笑（山含笑）

Michelia skinneriana Dunn

药用部位：枝、叶。分布：华南、中南、东南。

功能主治：活血化瘀，清热解毒。治跌打损伤，肝炎。

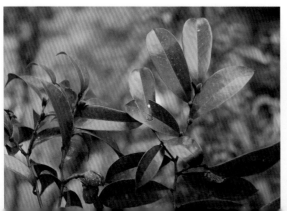

厚朴（川朴、紫油厚朴）

Magnolia officinalis Rehd. & Wils.

药用部位：树皮、根皮。分布：长江流域，秦岭以南。

功能主治：温中理气、消积散满。治腹痛胀满，反胃哎逆，宿食不消，痰壅喘咳，湿满泻痢，驱蛔虫。

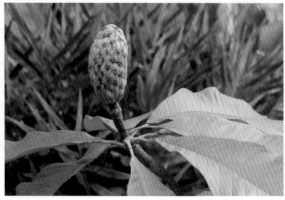

含笑（含笑花）

Michelia figo (Lour.) Spreng.

药用部位：花蕾。分布：长江流域以南各地栽培。

功能主治：去瘀生新。治月经不调。

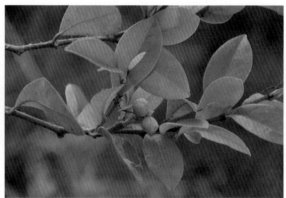

红茴香（毒八角）

Illicium henryi Diels

药用部位：根。分布：长江流域，秦岭以南地区。

功能主治：治跌打损伤，风湿痹痛，腰腿酸痛。外敷或研粉调敷。本品有大毒。

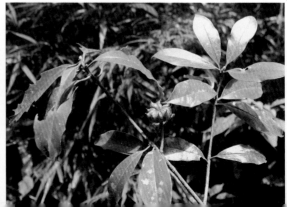

八角（大茴香、八角茴香）

Illicium verum Hook. f.

药用部位：果实。分布：海南、广东、广西、福建。

功能主治：祛风镇痛，化痰止咳，健胃，止呕。治呕吐，腹胀，腹痛，疝气痛。

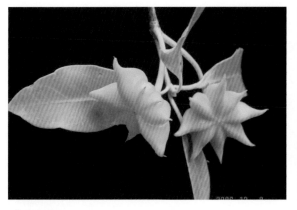

海风藤（异型南五味子、大叶风沙藤、大叶过山龙）

Kadsura heteroclita (Roxb.) Craib

药用部位：根、茎藤。分布：西南、华南至华东。

功能主治：治风湿筋骨疼痛，腰肌劳损，坐骨神经痛，急性胃肠炎，慢性胃炎，痛经，跌打损伤。

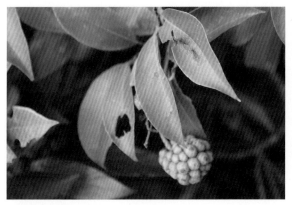

冷饭团（臭饭团、钻地风）

Kadsura oblongifolia Merr.

药用部位：根、茎藤。分布：海南。

功能主治：清热解毒，活血化瘀。治风湿痛，跌打肿痛，刀伤，蛇伤。

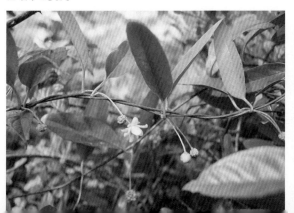

黑老虎（冷饭团、臭饭团、钻地风）

Kadsura coccinea (Lem.) A. C. Smith

药用部位：根、茎藤。分布：华南、西南。

功能主治：治胃十二指肠溃疡，慢性胃炎，急性胃肠炎，风湿关节炎，跌打肿痛，产后积瘀腹痛。

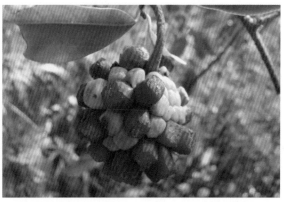

南五味子（紫荆皮、紫金藤、小号风沙藤）

Kadsura longipedunculata Finet et Gagnep.

药用部位：根、茎藤。分布：西南、华南至华东。

功能主治：治月经不调，痛经，经闭腹痛，风湿性关节炎，跌打损伤，咽喉肿痛。

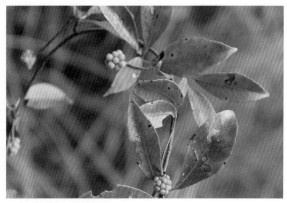

五味子（北五味子）

Schisandra chinensis (Turcz) Baill

药用部位：果实。分布：东北、华北至西北地区。

功能主治：治久咳虚喘，梦遗滑精，遗尿尿频，久泻不止，自汗盗汗，津伤口渴，心悸失眠。

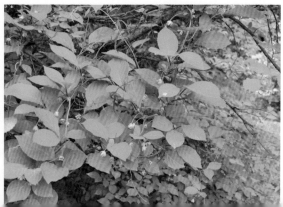

翼梗五味子（黄皮血藤、气藤）

Schisandra henryi Clarke

药用部位：根、茎藤、果实。分布：西南、华南至华东。

功能主治：根藤治风湿骨痛，脉管炎，跌打损伤，胃痛，骨折。果治肺虚喘咳，自汗，遗精。

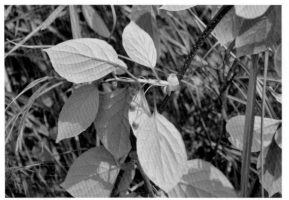

过山风（绿叶五味子）

Schisandra viridis A. C. Smith

药用部位：根藤茎。分布：西南、华南至华东。

功能主治：祛风除湿，行气止痛。治风湿骨痛，带状疱疹，胃痛，疝气痛，月经不调。

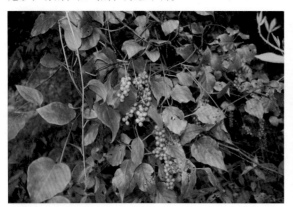

鹰爪（鹰爪花）

Artabotrys hexapetalus (Linn. f.) Bhandari

药用部位：全株。分布：西南、华南至华东。

功能主治：抗疟。治疟疾；果外敷主治头、颈部淋巴结核。

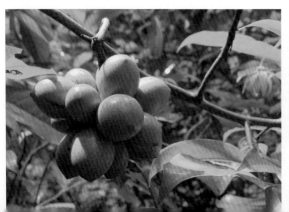

华中五味子（南五味子）

Schisandra sphenanthera Rehd. et Wilson

药用部位：果实。分布：秦岭以南。

功能主治：治久咳虚喘，梦遗滑精，尿频遗尿，久泻，久痢，自汗盗汗，津伤口渴，心悸失眠。

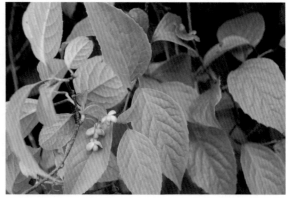

番荔枝（唛螺陀）

Annona squamosa Linn.

药用部位：根、叶、果实。分布：西南、华南。

功能主治：清热解毒，止泻。根治急性赤痢。叶治小儿脱肛。果实治恶性肿痛。

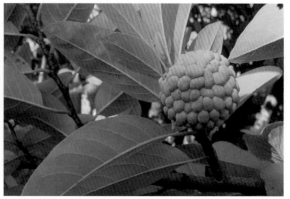

假鹰爪（酒饼叶、鸡爪风）

Desmos chinensis Lour.

药用部位：全株。分布：华南、云南、贵州。

功能主治：治风湿关节痛，产后腹痛，痛经，胃痛，腹胀，腹泻，肾炎水肿，跌打损伤。

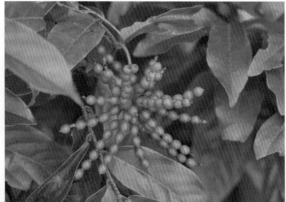

瓜馥木（钻山风、飞扬藤、古风子）

Fissistigma oldhamii (Hemsl.) Merr.

药用部位：根、藤茎。分布：西南、华南至华东。

功能主治：祛风活血，镇痛。治坐骨神经痛，关节炎，跌打损伤。

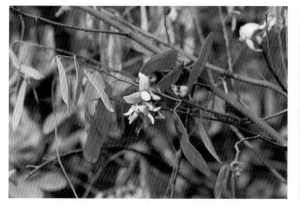

多花瓜馥木（黑风藤、通气香、黑皮跌打、拉公藤）

Fissistigma polyanthum (Hook. f. et Thoms.) Merr.

药用部位：全株。分布：西南、华南。

功能主治：祛风除湿，消肿止痛。治风湿性关节炎，类风湿性关节炎，月经不调，跌打损伤。

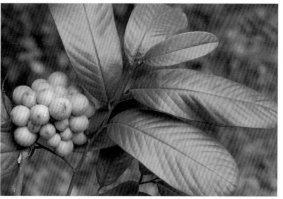

紫玉盘（酒饼子、十八风藤、牛刀树、牛头罗）

Uvaria macrophylla Roxb.

药用部位：根、叶。分布：华南、华东南。

功能主治：健胃行气，祛风止痛。治消化不良，腹胀腹泻，跌打损伤，腰腿疼痛。

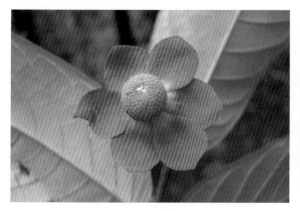

无根藤（金丝藤）

Cassytha filiformis Linn.

药用部位：全株。分布：西南、华南至华东。

功能主治：治感冒发热，疟疾，急性黄疸型肝炎，咯血，衄血，尿血，泌尿系结石，肾炎水肿。

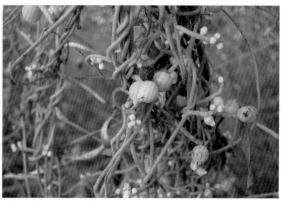

肉桂（玉桂、桂皮、桂枝、牡桂、菌桂、筒桂）

Cinnamomum aromaticum Nees

药用部位：树皮。分布：华南、华东南及云南。

功能主治：治胃腹冷痛，虚寒泄泻，肾阳不足，寒痹腰痛，肺寒喘咳。阴虚、实热者及孕妇忌服。

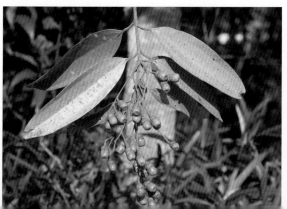

阴香（山玉桂、香胶叶）

Cinnamomum burmannii (C. G. & Th. Nees) Bl.

药用部位：树皮、枝、叶。分布：西南、华南至华东。

功能主治：治虚寒胃痛，腹泻，风湿关节痛。外用治跌打肿痛，疮疖肿毒，外伤出血。

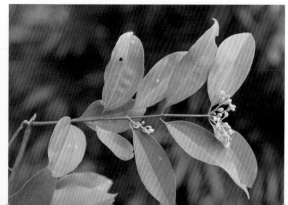

樟树（香樟、樟木、乌樟、油樟、香通、芳樟）

Cinnamomum camphora (Linn.) Presl

药用部位：根、木材、树皮、叶、果实。分布：长江以南。

功能主治：根、木材，治风湿骨痛，跌打损伤。皮、叶，治皮肤瘙痒。果，治胃腹冷痛。

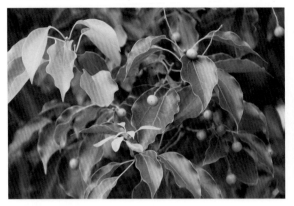

乌药（天台乌、台乌、矮樟、猫药、细叶樟、千打锤）

Lindera aggregata (Sims) Kosterm.

药用部位：树皮。分布：长江以南。

功能主治：治心胃气痛，吐泻腹痛，痛经，疝痛，尿频，风湿疼痛，跌打伤痛，外伤出血。

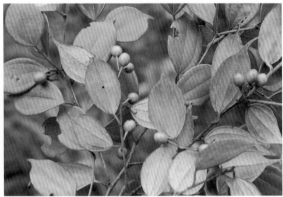

狭叶山胡椒（鸡婆子、香叶子树）

Lindera angustifolia Cheng

药用部位：根、茎、叶。分布：黄河以南。

功能主治：治感冒，头痛，消化不良，胃肠炎，痢疾，风湿关节痛，麻木，跌打损伤，痈肿疮毒。

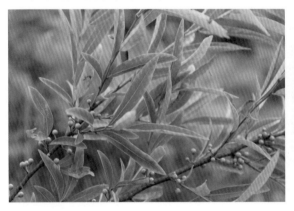

鼎湖钓樟（陈氏钓樟、白胶木、耙齿钩）

Lindera chunii Merr.

药用部位：根。分布：华南。

功能主治：散瘀消肿，行气止痛。治跌打，风湿骨痛，胃气痛。

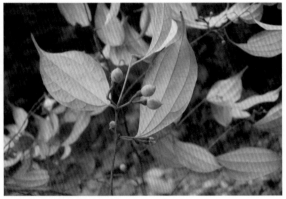

香叶树（香叶樟、大香叶、香果树）

Lindera communis Hemsl.

药用部位：树皮、叶。分布：长江以南。

功能主治：治骨折，跌打肿痛；外伤出血，疮疖痈肿。外用适量，树皮或叶捣烂调敷患处。

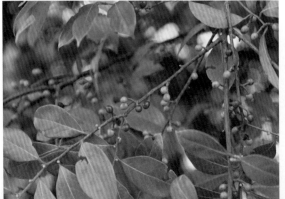

红果山胡椒（红果钓樟、詹糖香）

Lindera erythrocarpa Makino

药用部位：树皮、叶。分布：长江流域，秦岭以南地区。

功能主治：祛风杀虫，敛疮止血。治疥癣痒疮，外伤出血，手足皲裂。外用捣敷或煎水洗。

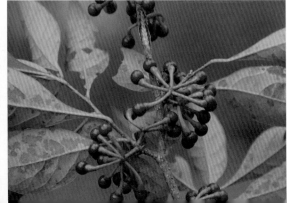

山胡椒（牛筋条、牛筋树）

Lindera glauca (Sieb. et Zucc.) Bl.

药用部位：根、叶、果。分布：长江流域，秦岭以南地区。

功能主治：治风湿麻木，筋骨疼痛，跌打损伤，脾肿大，虚寒胃痛，肾炎水肿，风寒头痛。

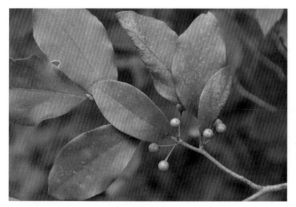

山苍子（木姜子、山鸡椒）

Litsea cubeba (Lour.) Pers.

药用部位：果实、根。分布：长江以南。

功能主治：根，治风湿骨痛，腰腿痛，跌打损伤，感冒头痛，胃痛。种子，治消化不良，胃痛。

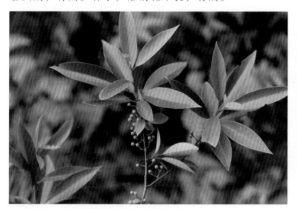

假柿木姜（假柿树、柿叶木姜）

Litsea monopetala (Roxb.) Pers.

药用部位：叶。分布：西南、华南。

功能主治：治关节脱白。外用鲜叶捣烂敷患处。

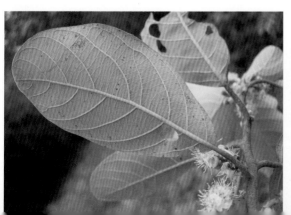

山橿（副山苍、大叶山姜）

Lindera reflexa Hemsl.

药用部位：根。分布：长江以南。

功能主治：祛风理气，止血，杀虫。治疥癣，过敏性皮炎，胃痛，刀伤出血。

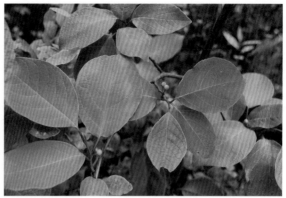

潺槁木姜（潺槁树、香胶木）

Litsea glutinosa (Lour.) C. B. Rob.

药用部位：根、树皮、叶。分布：西南、华南。

功能主治：皮、叶，外用治腮腺炎，疮疖痈肿。根，治腹泻，跌打损伤，腮腺炎，糖尿病。

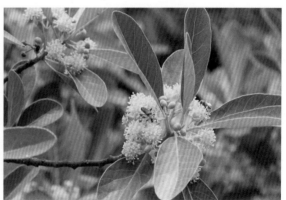

豹皮樟（圆叶木姜子）

Litsea rotundifolia Hemsl. var. **oblongifolia** (Nees) Allen

药用部位：根、叶。分布：长江以南。

功能主治：祛风除湿，行气止痛。治风湿关节炎，跌打损伤，腰腿痛，痛经，胃痛，腹泻，水肿。

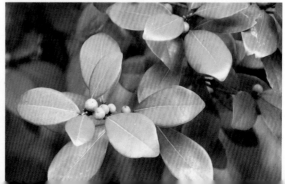

轮叶木姜子（槁树、槁木姜）

Litsea verticillata Hance

药用部位：根、树皮、叶。分布：华南、华中南。

功能主治：祛风通络，活血消肿，止痛。治风湿关节炎，腰腿痛，四肢麻痹，痛经，跌打肿痛。

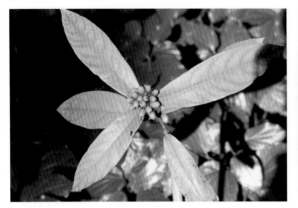

红楠（匙叶楠）

Machilus thunbergii Sieb. et Zucc.

药用部位：根皮。分布：长江以南。

功能主治：温中，消肿镇痛。治寒滞呕吐，腹泻，小儿吐乳，纳呆食少，扭挫伤，寒湿脚气。

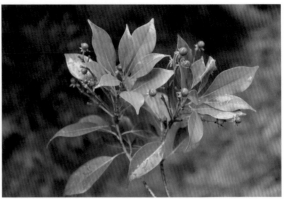

绒楠（猴高铁、绒毛桢楠）

Machilus velutina Champ. ex Benth.

药用部位：根皮、叶。分布：华南、华东南。

功能主治：化痰止咳，消肿止痛，收敛止血。治支气管炎，烧、烫伤，外伤出血，痈肿，骨折。

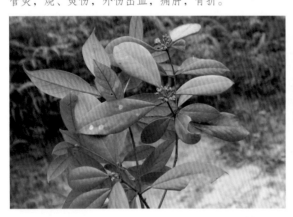

新木姜子（新木姜）

Neolitsea aurata (Hay.) Koidz.

药用部位：种子、根、树皮。分布：长江以南。

功能主治：理气止痛，消肿。治胃脘胀痛，水肿。

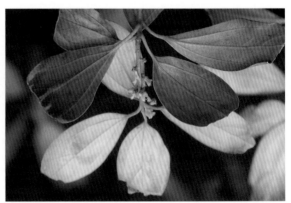

锈叶新木姜（辣汁树、石槁、大叶樟、白背樟）

Neolitsea cambodiana Lec.

药用部位：叶。分布：华南、华中南。

功能主治：清热解毒，祛湿止痒。治痈疽肿毒，湿疮疥癣。外用鲜叶捣烂敷患处。

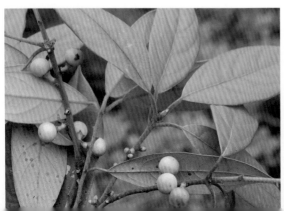

鸭公树（假樟、青胶木）

Neolitsea chuii Merr.

药用部位：种子。分布：秦岭以南。

功能主治：理气止痛，消肿。治胃脘胀痛、水肿。

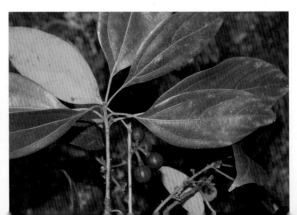

闽楠（兴安楠木、楠木、竹叶楠）
Phoebe bournei (Hemsl.) Yang
药用部位：根皮、叶。分布：秦岭以南。
功能主治：清热解毒，收敛止血。治痈肿疮毒。

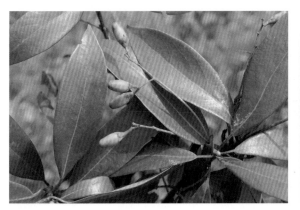

紫楠（紫金楠、金心楠、金丝楠）
Phoebe sheareri (Hemsl.) Gamble
药用部位：根、叶。分布：长江以南。
功能主治：叶，温中理气；治脚气浮肿，腹胀。根，祛瘀消肿；治跌打损伤。

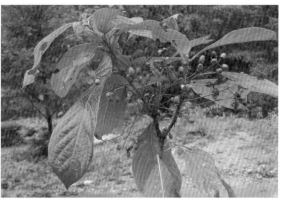

檫木（半枫荷、枫荷桂、沙樟）
Sassafras tzumu (Hemsl.) Hemsl.
药用部位：根、树皮、叶。分布：长江以南。
功能主治：治风湿性关节炎，类风湿性关节炎，腰肌劳损，半身不遂，跌打损伤，扭挫伤。

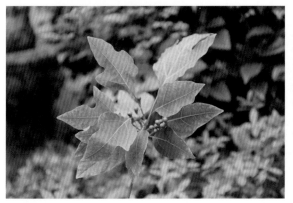

大青藤（宽药青藤、瑶山青藤）
Illigera celebica Miq.
药用部位：根皮。分布：华南及云南。
功能主治：祛风除湿，行气止痛。治风湿骨痛，肥大性脊椎炎。

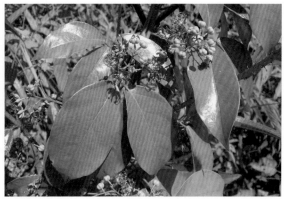

乌头（川乌、附子）
Aconitum carmichaelii Debx.
药用部位：块根（母根、称"乌头"）、侧根（子根、称"附子"）。分布：东北至长江以南。
功能主治：乌头治风湿性关节炎，半身不遂，手足拘挛，跌打肿痛，胃腹冷痛。附子治肾虚水肿。

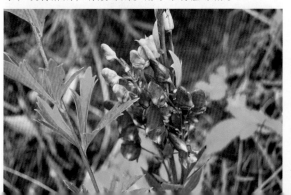

升麻（绿升麻）
Cimicifuga foetida Linn.
药用部位：根茎。分布：西南、西北、河南和山西。
功能主治：治风热头痛，齿痛，口疮，咽喉肿痛，麻疹不透，阳毒，发斑，脱肛，子宫脱垂。

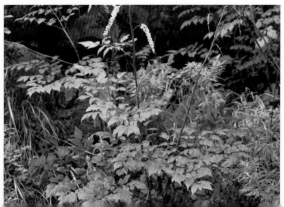

威灵仙（铁脚威灵仙、老虎须）
Clematis chinensis Osbeck

药用部位：根、藤茎。分布：长江以南。

功能主治：根，治风寒湿痹，关节不利，四肢麻木，跌打损伤，扁桃体炎。叶治咽喉炎。

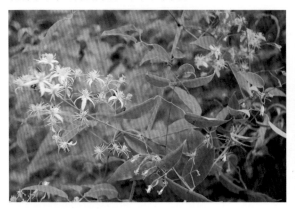

甘木通（蛇眼药）
Clematis filamentosa Dunn

药用部位：全株。分布：华南及云南。

功能主治：治红眼病，头痛，高血压病，对头痛、头昏脑涨、失眠等有较好疗效。

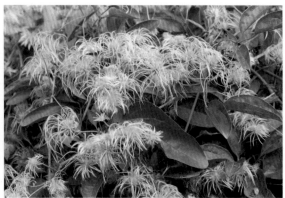

单叶铁线莲（地雷根、雪里开）
Clematis henryi Oliver

药用部位：根。分布：长江以南。

功能主治：治胃痛，腹痛，跌打损伤，跌仆晕厥，支气管炎。外用治腮腺炎。

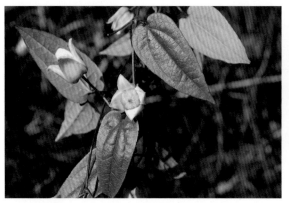

毛柱铁线莲（假威灵仙、木通藤）
Clematis meyeniana Walp.

药用部位：全株。分布：长江以南。

功能主治：治风湿骨痛，肢体麻木，脚气肿痛，乳痈，跌打，风湿，蛇伤，神经麻痹。

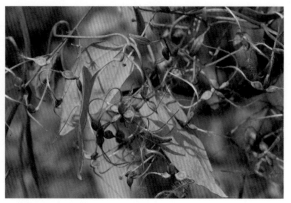

柱果铁线莲（铁脚威灵仙、黑木通）
Clematis uncinata Champ. ex Benth.

药用部位：根、茎、叶。分布：长江以南。

功能主治：根、茎，祛风除湿，舒筋活络，镇痛；治风湿性关节痛，牙痛。叶，治外伤出血。

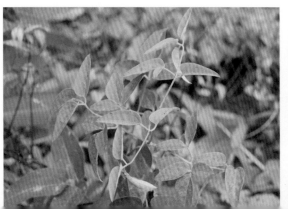

黄连（味连、川连、鸡爪连）
Coptis chinensis Franch.

药用部位：根状茎。分布：西南、华中南及陕西。

功能主治：治湿热痞满，呕吐，泻痢，黄疸，牙痛，消渴，口疮，吐血，衄血，烧伤。

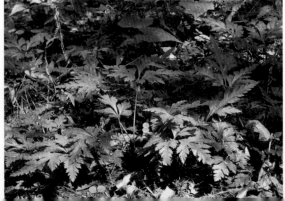

短萼黄连（鸡爪黄莲）

Coptis chinensis Franch. var. **brevisepala** W. T. Wang et Hsiao

药用部位：根状茎。分布：华南、华中南和华东。

功能主治：治菌痢，肠炎腹泻，黄疸肝炎，疔疮肿毒，目赤肿痛，高热不退，烧、烫伤。

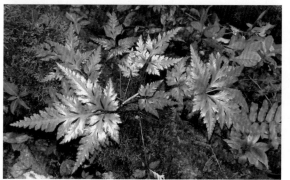

还亮草（飞燕草、鱼灯苏）

Delphinium anthriscifolium Hance

药用部位：全草。分布：长江以南。

功能主治：祛风通络。治中风半身不遂，风湿筋骨疼痛。外用治痈疮。

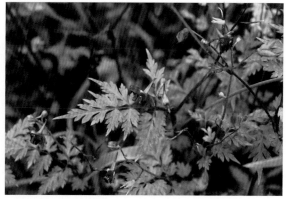

芍药（白芍）

Paeonia lactiflora Pall.

药用部位：根。分布：华北及西北东部。

功能主治：治头晕，头痛，胸肋疼痛，痢疾，阑尾炎腹痛，月经不调，痛经，崩漏，带下。

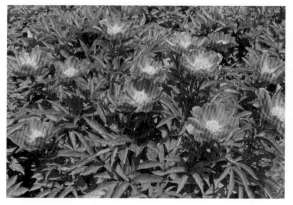

牡丹（牡丹皮、丹皮、粉丹皮）

Paeonia suffruticosa Andr.

药用部位：根皮。分布：我国北方广泛栽培。

功能主治：治热病吐血，衄血，血热斑疹，急性阑尾炎，血瘀痛经，经闭腹痛，过敏性鼻炎。

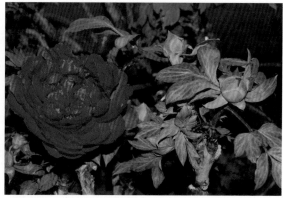

禺毛茛（小回回蒜）

Ranunculus cantoniensis DC.

药用部位：全草。分布：全国广布。

功能主治：治疟疾，结膜炎，外伤性角膜白斑。本品有毒，一般不内服，通常外用。

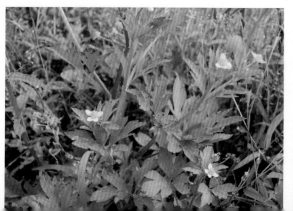

毛茛（鱼疗草、鸭脚板）

Ranunculus japonicus Thunb.

药用部位：全草。分布：全国广布。

功能主治：利湿消肿，止痛，退翳，截疟，杀虫。治胃痛，黄疸，疟疾，淋巴结结核。敷穴位。

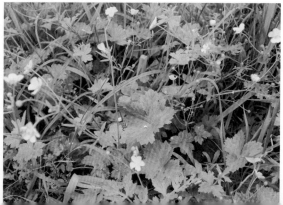

石龙芮（假芹菜）

Ranunculus sceleratus Linn.

药用部位：全草。分布：全国广布。

功能主治：治淋巴结结核，干全草适量，用油熬成膏状涂敷；疟疾，鲜全草适量捣烂敷大椎穴。

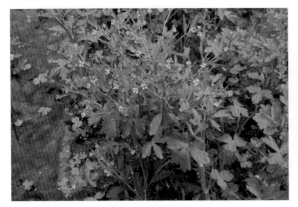

天葵（天葵子、天葵草）

Semiaquilegia adoxoides (DC.) Makino

药用部位：块根。分布：陕西至长江以南。

功能主治：治疗疮疖肿，乳腺炎，扁桃体炎，淋巴结结核，跌打损伤，毒蛇咬伤，小便不利。

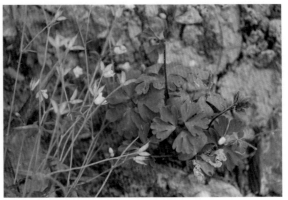

芡（芡实、肇实）

Euryale ferox Salib. ex König & Sims

药用部位：种子。分布：我国中南北。

功能主治：益肾涩精，补脾止泻。治脾虚腹泻，遗精，滑精，尿频，遗尿，白带。

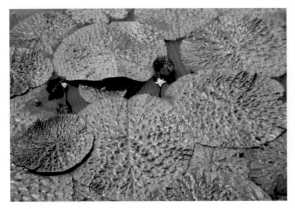

莲（莲藕、荷花）

Nelumbo nucifera Gaertn.

药用部位：莲子、莲心。分布：几遍全国。

功能主治：莲子，治脾虚腹泻，便溏，遗精，白带。莲心，治热病口渴，心烦失眠，高血压。

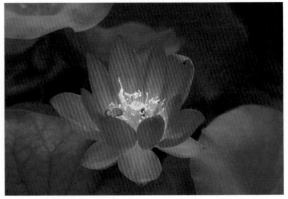

萍蓬草（水粟、黄金莲、水粟包、水面一盏灯）

Nuphar pumilum (Hoffm.) DC.

药用部位：根、茎。分布：东北至长江以南。

功能主治：治痨热，骨蒸，盗汗，肺结核咳嗽，神经衰弱，月经不调，刀伤。

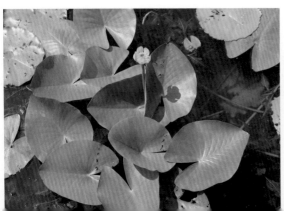

华东小檗（刺黄柏）

Berberis chingii Cheng subsp. **wulingensis** C. M. Hu

药用部位：根、茎。分布：广东、湖南、江西、浙江。

功能主治：治痢疾，胃肠炎，黄疸，泌尿系感染，急性肾炎，扁桃体炎，口腔炎，支气管肺炎。

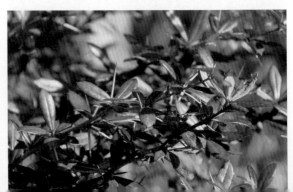

蚝猪刺（小檗、三颗针、刺黄柏）

Berberis julianae Schneid.

药用部位：根、茎。分布：华西南、华中南。

功能主治：治痢疾，胃肠炎，副伤寒，黄疸，泌尿系感染，急性肾炎，扁桃体炎，口腔炎。

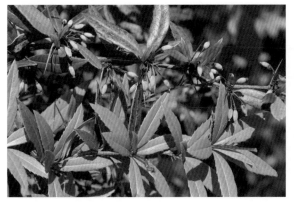

庐山小檗（长叶小檗、土黄连、三颗针）

Berberis virgetorum Schneid.

药用部位：根、茎。分布：长江以南。

功能主治：治痢疾，肠胃炎，黄疸，肝硬化腹水，尿道炎，咽喉炎，扁桃体炎，口腔炎。

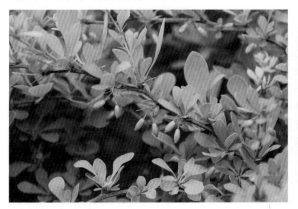

箭叶淫羊藿（淫羊藿）

Epimedium sagittatum (Sieb. et Zucc.) Maxim.

药用部位：全草。分布：长江以南。

功能主治：治阳痿早泄，小便失禁，风湿关节痛，腰痛，冠心病，目眩，耳鸣，四肢麻痹。

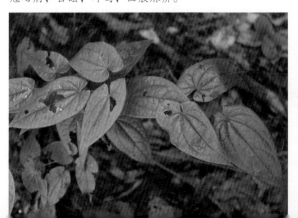

南岭小檗（刺黄柏）

Berberis impedita Schneid.

药用部位：根、茎。分布：秦岭以南。

功能主治：治湿热泄泻，痢疾，胃热疼痛，目赤肿痛，口疮，咽喉肿痛，急性湿疹，烫伤。

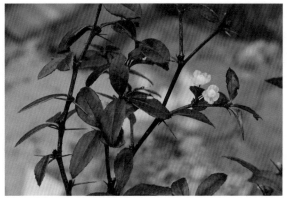

八角莲（八角金盘）

Dysosma versipellis (Hance) M. Cheng ex Ying

药用部位：根状茎。分布：湖北和长江以南。

功能主治：治蛇伤，疔疮，牙痛，痢疾，肺热咳嗽，腮腺炎，急性淋巴结炎，跌打损伤，疮疹。

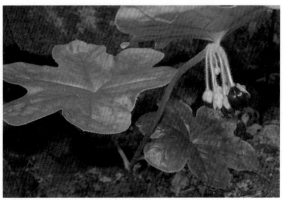

阔叶十大功劳（土黄连、黄天竹）

Mahonia bealei (Fort.) Carr.

药用部位：根和茎。分布：秦岭以南和四川、贵州以东。

功能主治：治痢疾，急性胃肠炎，传染性肝炎，肺炎，肺结核，支气管炎，咽喉肿痛。

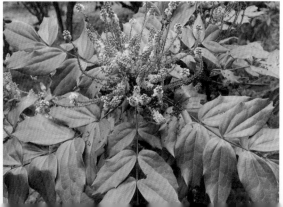

北江十大功劳（土黄连）

Mahonia fordii Schneid.

药用部位：根和茎。分布：广东、四川。

功能主治：治痢疾，急性胃肠炎，传染性肝炎，肺炎，肺结核，支气管炎，咽喉肿痛。

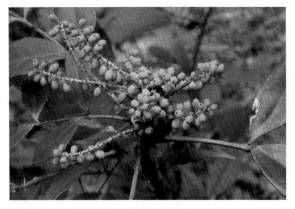

细叶十大功劳（土黄连）

Mahonia fortunei (Lindl.) Fedde

药用部位：根和茎。分布：四川、江西、华南、华中南。

功能主治：治肺结核潮热，咯血，咳嗽，风湿热，咽喉痛，肠炎，痢疾，急性结膜炎，湿疹，皮炎。

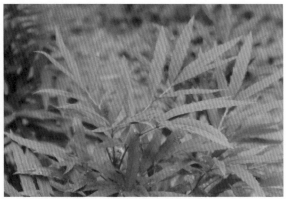

沈氏十大功劳（黄析、黄连木）

Mahonia shenii Chun

药用部位：根和茎。分布：华南、湖南。

功能主治：清心胃火，解毒，抗菌消炎。治黄疸肝炎，痢疾，赤眼，枪炮伤，烧、烫伤。

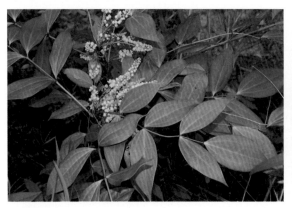

南天竺（白天竹、天竹子、土黄连）

Nandina domestica Thunb.

药用部位：根和茎。分布：我国中南部和华东。

功能主治：治感冒发热，眼结膜炎，肺热咳嗽，湿热黄疸，急性胃肠炎，尿路感染，跌打损伤。

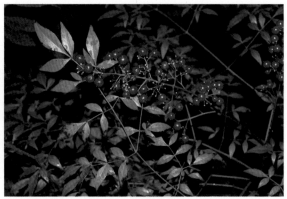

木通（野木瓜、八月瓜、五叶木通）

Akebia quinata (Houtt.) Decne.

药用部位：根、茎和果实。分布：长江以南。

功能主治：根、藤茎治泌尿系感染，风湿关节痛，月经不调，红崩，白带。果治胃痛，腰痛，遗精。

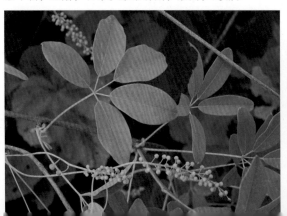

白木通（三叶木通、甜果木通）

Akebia trifoliata (Thunb.) Koidz. Subsp. **australis** (Diels) T. Shimizu

药用部位：果实。分布：长江以南各地及山西。

功能主治：治胃痛，疝痛，睾丸肿痛，腰痛，遗精，月经不调，白带，子宫脱垂。

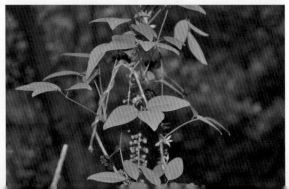

七叶莲（野木瓜、木通七叶莲）
Stauntonia chinensis DC.

药用部位：根、茎、叶。分布：福建、华南、湖南、云南。

功能主治：治跌打损伤，风湿性关节炎，各种神经性疼痛，水肿，小便不利，月经不调。

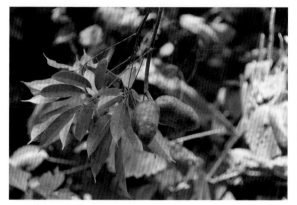

古山龙（黄连藤、黄藤）
Arcangelisia gusanlung H. S. Lo

药用部位：根和藤茎。分布：海南。

功能主治：清热利湿，泻火解毒。治肠炎，菌痢，扁桃体炎，支气管炎，疟疾，疖肿。

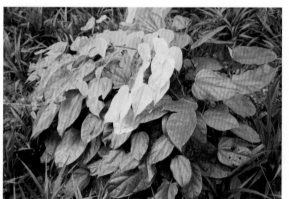

木防己（白山番薯）
Cocculus orbiculatus (Linn.) DC.

药用部位：根。分布：除西北部和西藏外，全国广布。

功能主治：治风湿关节痛，肋间神经痛，急性肾炎，尿路感染，高血压病，风湿心脏病，水肿。

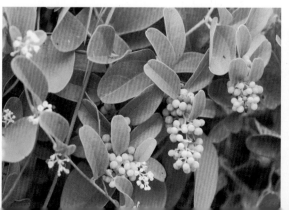

大血藤（血通、槟榔钻、大血通）
Sargentodoxa cuneata (Oliv.) Rehd. et Wils.

药用部位：藤茎。分布：黄河以南。

功能主治：治阑尾炎，经闭腹痛，风湿筋骨酸痛，四肢麻木拘挛，钩虫病，蛔虫病。

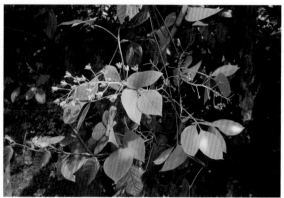

樟叶木防己（衡州乌药）
Cocculus laurifolius DC.

药用部位：根。分布：湖北、贵州、云南和华南。

功能主治：散瘀消肿，祛风止痛。治腹痛，风湿腰腿痛，跌打，水肿。

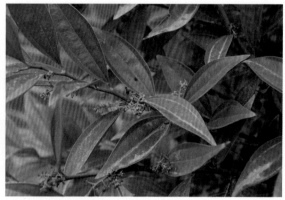

毛叶轮环藤（银不换、九条牛）
Cyclea barbata (Wall.) Miers

药用部位：根。分布：华南。

功能主治：治咽喉炎，牙痛，腹痛，急性扁桃体炎，胃痛，胃肠炎，疟疾，跌打损伤。

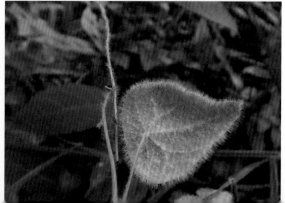

粉叶轮环藤
Cyclea hypoglauca (Schauer) Diels

药用部位：全株。分布：华南、西南。

功能主治：治咽喉肿痛，风热感冒，牙痛，气管炎，肠炎，痢疾，尿路感染，风湿性关节炎。

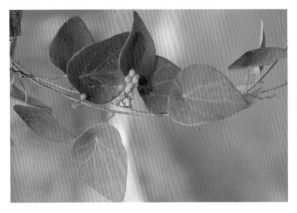

轮环藤（山豆根）
Cyclea racemosa Oliver

药用部位：根。分布：陕西及长江以南。

功能主治：清热解毒，理气止痛。治胃痛，急性肠胃炎，消化不良，中暑腹痛。

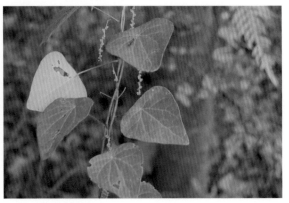

秤钩风
Diploclisia affinis (Oliv.) Diels

药用部位：根。分布：长江以南。

功能主治：利水消肿，祛风除湿，行气止痛。治风湿痹痛，跌打损伤，小便淋涩，毒蛇咬伤。

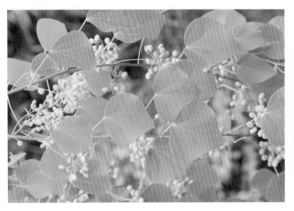

苍白秤钩风（蛇总管、土防己）
Diploclisia glaucescens (Bl.) Diels

药用部位：藤茎和叶。分布：华南、云南。

功能主治：清热利湿，消肿解毒。治毒蛇咬伤，风湿骨痛，胆囊炎，尿路感染。

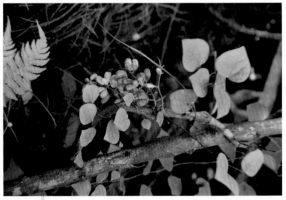

天仙藤（黄藤、藤黄连）
Fibraurea recisa Pierre

药用部位：根。分布：华南、云南。

功能主治：治发热头痛，急性扁桃体炎，咽喉炎，眼结膜炎，痢疾，黄疸。根外用治疮疖。

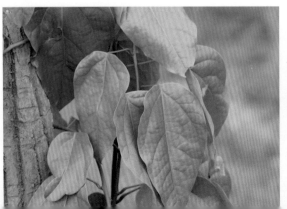

夜花藤（细红藤）
Hypserpa nitida Miers ex Benth.

药用部位：全株。分布：华南、云南。

功能主治：凉血止血，消炎利尿。治咯血，咯血，吐血，便血，外伤出血。

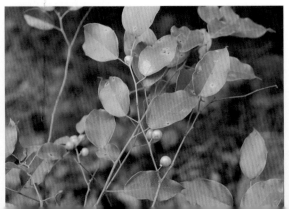

细圆藤（小广藤、土藤、广藤）

Pericampylus glaucus (Lam.) Merr.

药用部位：全株。分布：长江流域以南。

功能主治：通经络，除风湿，镇痉。治小儿惊风，破伤风，跌打损伤。

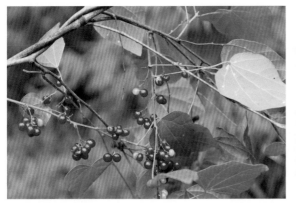

金线吊乌龟（白药子、独脚乌柏）

Stephania cepharantha Hayata

药用部位：块根。分布：陕西至华东南、华南。

功能主治：治急性肝炎，细菌性痢疾，急性阑尾炎，胃痛，内出血，跌打损伤，毒蛇咬伤。

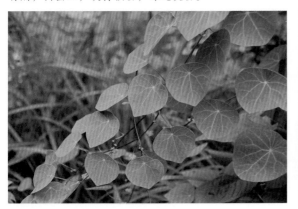

江南地不容（山乌龟）

Stephania excentrica H. S. Lo

药用部位：块根。分布：秦岭以南。

功能主治：行气止痛。治脘腹胀痛。

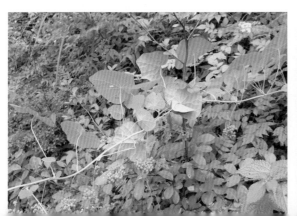

风龙（青风藤、青藤、土藤）

Sinomenium acutum (Thunb.) Rehd. et Wils.

药用部位：藤茎。分布：长江流域以南。

功能主治：祛风湿，通经络。治风湿性关节炎，关节肿痛，肌肤麻木，瘙痒。

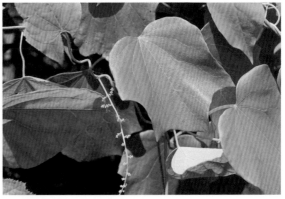

血散薯（独脚乌柏、山乌龟、石蟾薯）

Stephania dielsiana Y. C. Wu

药用部位：块根。分布：华南、贵州、湖南。

功能主治：治上呼吸道感染，咽喉炎，胃痛，急性肠胃炎，细菌性痢疾，疟疾，风湿疼痛。

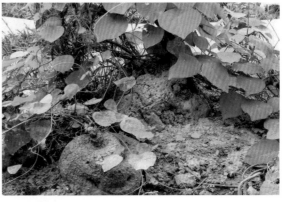

千金藤（山乌龟）

Stephania japonica (Thunb.) Miers

药用部位：块根。分布：除广东外，长江流域以南。

功能主治：治咽喉肿痛，疮疖肿毒，毒蛇咬伤，风湿痹痛，胃痛，脚气水肿。

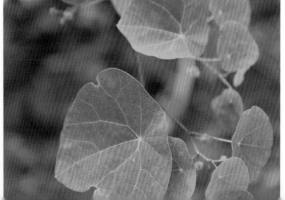

粪箕笃（千金藤、田鸡草）
Stephania longa Lour.
药用部位：全株。分布：云南和华南、华东南。
功能主治：治肾盂肾炎，膀胱炎，慢性肾炎，肠炎，痢疾，毒蛇咬伤。外用治痈疖疮疡。

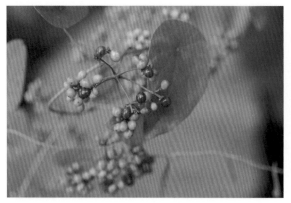

青牛胆（金果榄）
Tinospora sagittata (Oliv.) Gagnep.
药用部位：块根和叶。分布：华南、西南及陕西。
功能主治：治急性咽喉炎，扁桃体炎，口腔炎，急性胃肠炎，胃痛，细菌性痢疾，疮疖痈疽。

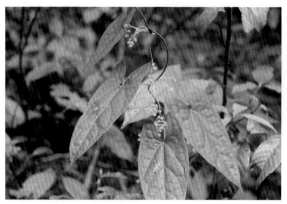

长叶马兜铃（百解薯、三筒管）
Aristolochia championii Merr. et Chun
药用部位：根、果实。分布：华南、云南。
功能主治：清热解毒。治急性肠胃炎，细菌性痢疾，疮疖肿毒。

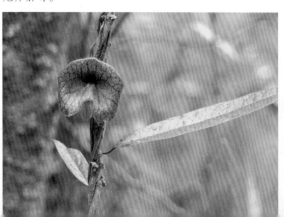

粉防己（山乌龟、蟾蜍薯、石蟾蜍）
Stephania tetrandra S. Moore
药用部位：块根。分布：西南、华南至东南。
功能主治：治水肿，小便不利，风湿性关节炎，高血压病。外用治毒蛇咬伤，疮痈疖肿。

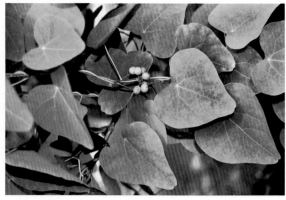

宽筋藤（中华青牛胆、舒筋藤）
Tinospora sinensis (Lour.) Merr.
药用部位：藤茎。分布：华南、云南。
功能主治：舒筋活络，祛风除湿。治风湿痹痛，坐骨神经痛，腰肌劳损，跌打扭伤。

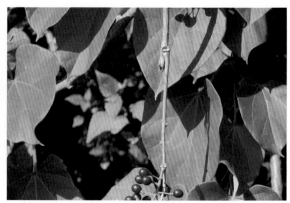

马兜铃（青木香、天仙藤）
Aristolochia debilis Sieb. et Zucc.
药用部位：全株。分布：黄河以南。
功能主治：果实，治肺热咳喘，百日咳。根，治胃痛，高血压，风湿性关节炎，跌打损伤。

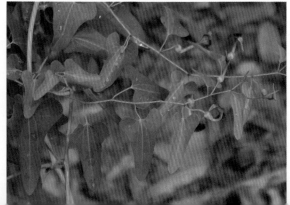

广防己（木防己、藤防己）

Aristolochia fangchi Y. C. Wu ex L. D. Chow et S. M. Hwang

药用部位：根、果实。分布：华南、云南。

功能主治：治风湿性关节炎，肾炎水肿，膀胱炎，小便不利。

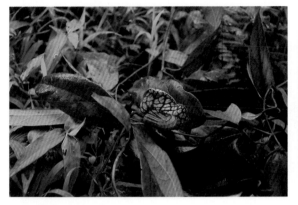

管花马兜铃（逼血雷）

Aristolochia tubiflora Dunn

药用部位：根和茎。分布：长江流域以南。

功能主治：根，治痧气，腹痛，胃痛，积食腹胀，毒蛇咬伤。藤，治筋络疼痛。

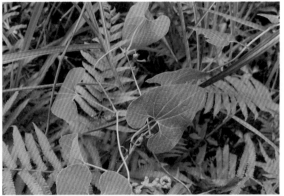

尾花细辛（圆叶细辛、土细辛）

Asarum caudigerum Hance

药用部位：全草。分布：长江流域以南。

功能主治：治麻疹，跌打损伤，丹毒，毒蛇咬伤，风寒感冒，痰多咳喘，头痛，牙痛，口舌生疮。

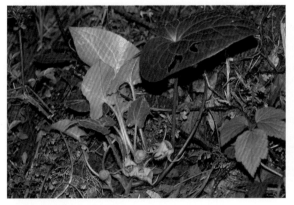

杜衡（土细辛、马辛、马细辛）

Asarum forbesii Maxim.

药用部位：全草。分布：华东南、广东、河南。

功能主治：治风寒头痛，牙痛，喘咳，中暑腹痛，痢疾，风湿关节疼痛，跌打损伤，毒蛇咬伤。

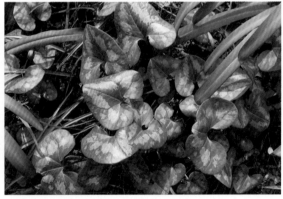

花叶细辛（大块瓦、土细辛）

Asarum geophilum Hemsl.

药用部位：全草。分布：广东、广西。

功能主治：治麻疹，跌打，丹毒，毒蛇咬伤，风寒感冒，痰多咳喘，头痛，牙痛，口舌生疮。

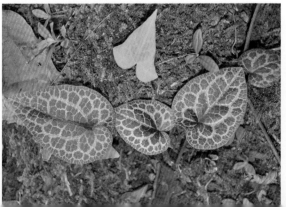

大花细辛（大叶细辛、祈阳细辛）

Asarum magnificum Tsiang ex C. Y. Cheng et C. S. Yang

药用部位：全草。分布：华南、华中、四川。

功能主治：治麻疹，跌打损伤，丹毒，毒蛇咬伤，风寒感冒，痰多咳喘，头痛，牙痛，口舌生疮。

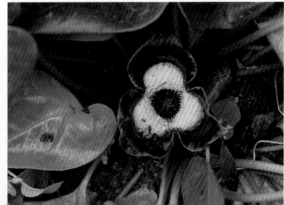

长毛细辛（白毛细辛、毛乌金、牛毛细辛）

Asarum pulchellum Hemsl.

药用部位：全草。分布：安徽、江西、湖北、西南。

功能主治：温肺化痰，祛风除湿，理气止痛。治风寒咳嗽，风湿关节痛，胃痛，腹痛，牙痛。

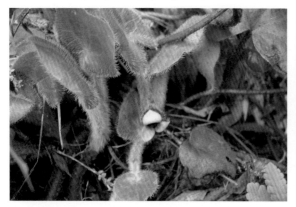

猪笼草（猪仔笼、担水桶、雷公瓶）

Nepenthes mirabilis (Lour.)Druce

药用部位：全草。分布：华南。

功能主治：治肺燥咯血，百日咳，风热咳嗽，泌尿系结石，糖尿病，高血压病。

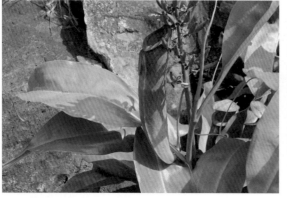

草胡椒

Peperomia pellucida (Linn.) Kunth

药用部位：全草。分布：福建、广东、广西、云南。

功能主治：散瘀止痛。治跌打，烧、烫伤。

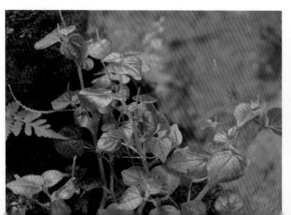

五岭细辛（山慈菇、倒插花）

Asarum wulingense C. F. Liang

药用部位：全草。分布：广东、广西、湖南。

功能主治：祛风止痛。治跌打损伤、毒蛇咬伤。

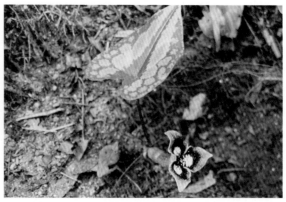

石蝉草（火伤草、散血丹、散血胆）

Peperomia blanda (Jacq.) Kunth

药用部位：全草。分布：华南至东南。

功能主治：治支气管炎，哮喘，肺结核，肾炎水肿，胃癌，肝癌，肺癌，食道癌，乳腺癌。

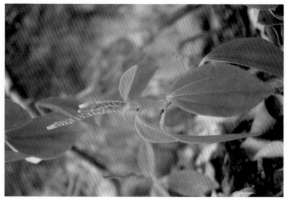

豆瓣绿（胡椒草、圆叶瓜子菜）

Peperomia tetraphylla (Forst. f.) Hook. et Arn.

药用部位：全草。分布：华南、华中至东南。

功能主治：治跌打骨折，刀伤出血，疮疖，无名肿毒，小儿疳积，子宫脱垂，痨咳。

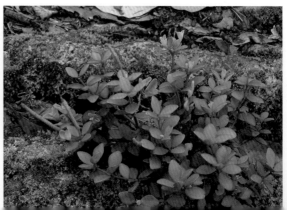

海南蒟（山胡椒）

Piper hainanense Hemsl.

药用部位：全草。分布：广东、海南、广西。

功能主治：温中健脾，祛风除湿，敛疮。治脘腹冷痛，消化不良，风湿痹痛，下肢溃疡，湿疹。

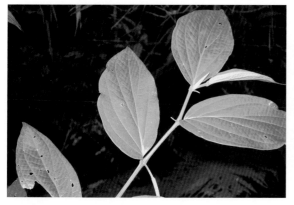

荜茇（荜拨）

Piper longum Linn.

药用部位：果序。分布：海南、云南。

功能主治：温中，散寒，止痛。治胸腹冷痛，呕吐，腹泻，牙痛。

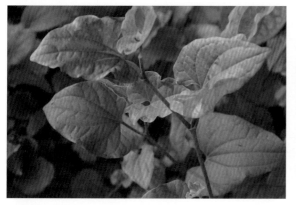

假蒟（马蹄蒌、臭蒌）

Piper sarmentosum Roxb. ex Hunter

药用部位：全草。分布：华南及西南。

功能主治：治胃腹寒痛，风寒咳嗽，水肿，疟疾，牙痛，风湿骨痛，跌打损伤。

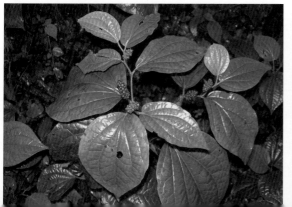

山蒟（石楠藤、海风藤）

Piper hancei Maxim.

药用部位：全草。分布：华南。

功能主治：祛风湿，通经络。治风湿，风寒骨痛，腰膝无力，肌肉萎缩，咳嗽气喘，肾虚咳嗽。

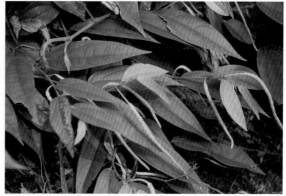

胡椒（白胡椒、黑胡椒）

Piper nigrum Linn.

药用部位：果实。分布：华南、东南及云南。

功能主治：温中散寒，理气止痛。治胃寒呕吐，腹痛腹泻，慢性气管炎，哮喘。外用治疟疾。

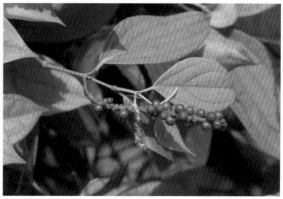

裸蒴（狗笠耳、土细辛）

Gymnotheca chinensis Decne.

药用部位：全草。分布：华中、西南、华南。

功能主治：祛风活血，消肿解毒。治跌打，风湿，乳腺炎，慢性痢疾。

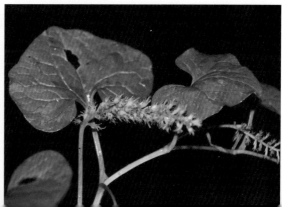

鱼腥草（蕺菜、狗帖耳）

Houttuynia cordata Thunb.

药用部位：全草。分布：中南，北至陕西、甘肃。
功能主治：治扁桃体炎，肺脓肿，肺炎，气管炎，肾炎水肿，肠炎，痢疾，乳腺炎，中耳炎。

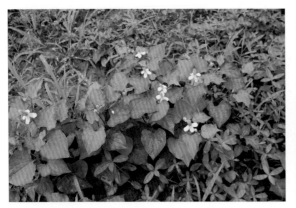

三白草（塘边藕、白面姑、白舌骨）

Saururus chinensis (Lour.) Baill

药用部位：全草。分布：中南，北至陕西、甘肃。
功能主治：治尿路感染及结石，肾炎水肿，白带。外用治疗疮脓肿，皮肤湿疹，毒蛇咬伤。

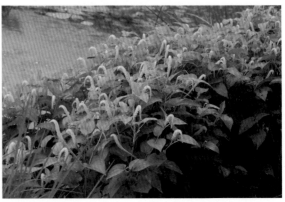

丝穗金粟兰（四块瓦）

Chloranthus fortunei (A. Gray) Solms-Laub.

药用部位：全草。分布：山东及长江以南。
功能主治：治风湿跌打，毒蛇咬伤，风寒咳嗽，慢性肠胃炎，疮疖肿痛。

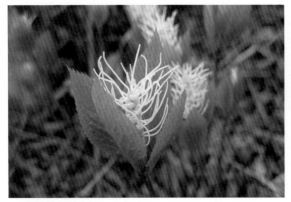

大叶及己（长梗金粟兰、宽叶金粟兰）

Chloranthus henryi Hemsl.

药用部位：全草。分布：甘肃、陕西及长江流域以南。
功能主治：治腹痛，牙痛，风湿关节痛，毒蛇咬伤，跌打损伤。外敷治黄癣，疔疮。本品有毒。

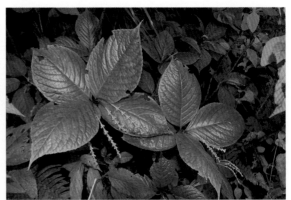

多穗金粟兰（四块瓦）

Chloranthus multistachys Pei

药用部位：全草。分布：甘肃、陕西及长江流域以南。
功能主治：活血散瘀，消肿解毒，止痒。治跌打损伤，骨折，痈疮肿毒，毒蛇咬伤，皮肤瘙痒。

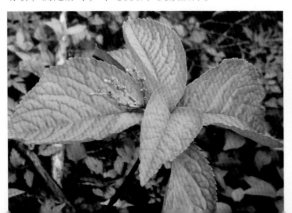

东南金粟兰（卵苞金粟兰）

Chloranthus oldhamii Solms

药用部位：全草。分布：华南和东南。
功能主治：镇痛消肿，解毒。治毒蛇咬伤。

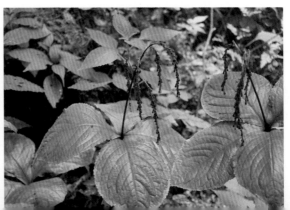

金粟兰（珠兰、鱼子兰）

Chloranthus spicatus (Thunb.) Makino

药用部位：全草。分布：西南、福建和华南。

功能主治：祛风湿，接筋骨。治感冒，风湿性关节疼痛，跌打损伤。

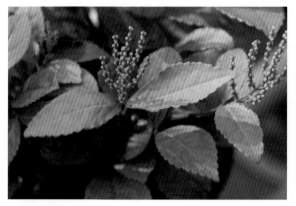

草珊瑚（肿节风、接骨莲、九节茶、竹节茶）

Sarcandra glabra (Thunb.) Nakai

药用部位：全草。分布：东南至西南以南。

功能主治：治感冒，脑炎，咽喉炎，麻疹肺炎，小儿肺炎，大叶性肺炎，痢疾，疮疡肿毒，骨折。

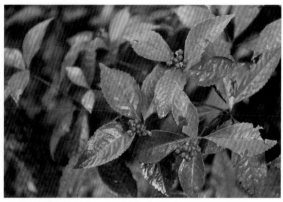

蓟罂粟（刺罂粟）

Argemone mexicana Linn.

药用部位：全草。分布：华南。

功能主治：祛湿利胆、祛痰利湿。治两胁胀满、口苦口干、舌苔黄腻、小便黄赤。

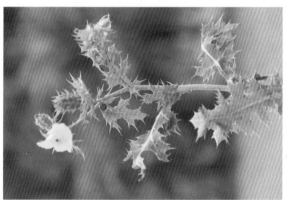

血水草（黄水芋、鸡爪连、水黄连）

Eomecon chionantha Hance

药用部位：全草。分布：东南、华南至西南。

功能主治：清热解毒治眼结膜炎。外用治毒蛇咬伤，疔疮疖肿，疥癣，湿疹。

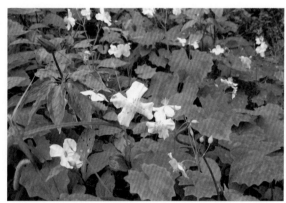

博落回（泡通珠、三钱三）

Macleaya cordata (Willd.) R. Br.

药用部位：全草。分布：秦岭以南。

功能主治：治跌打损伤，风湿关节痛，痈疖肿毒，下肢溃疡；阴道滴虫；湿疹，煎水外洗。

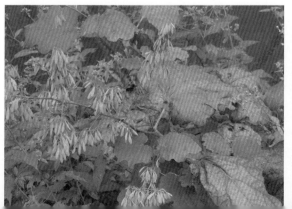

虞美人（赛牡丹、丽春花）

Papaver rhoeas Linn.

药用部位：全草。分布：南北各地有栽培。

功能主治：镇咳，止泻。治咳嗽，腹痛，痢疾。

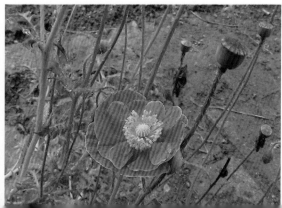

罂粟（鸦片、米壳、粟壳、罂子粟壳）

Papaver somniferum Linn.

药用部位：果胶或果壳。分布：南北各地有栽培。

功能主治：敛肺，止咳，涩肠，止痛。治久咳，久泻，脱肛，心腹筋骨诸痛。

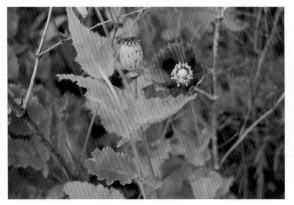

黄堇（黄花鸡距草、深山黄堇）

Corydalis pallida (Thunb.) Pers.

药用部位：根。分布：除西北外，全国广布。

功能主治：清热消肿，拔毒，杀虫。治疮疥，肿毒，角膜充血，皮肤顽癣。

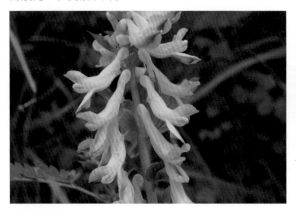

地锦苗（护心胆）

Corydalis sheareri S. Moore

药用部位：全草。分布：陕西及长江流域以南。

功能主治：清热解毒，消肿止痛。治毒虫、蛇咬伤，湿热胃痛，腹痛泄泻，跌打肿痛，疮痈疔肿。

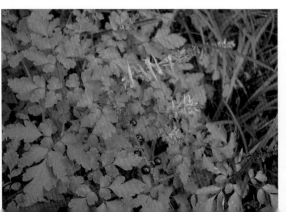

台湾黄堇（北越紫堇）

Corydalis balansae Prain

药用部位：全草。分布：山西及长江流域以南。

功能主治：清热解毒，消肿止痛。治痈疮肿毒，顽癣，跌打损伤。外用鲜品捣烂敷患处。

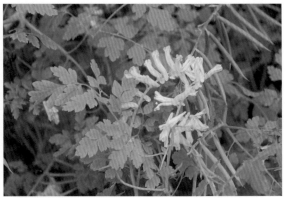

小花黄堇（黄花地锦苗、黄堇、黄荷包牡丹）

Corydalis racemosa (Thunb.) Pers.

药用部位：全草。分布：除西北外，全国广布。

功能主治：治暑热腹泻，痢疾，肺结核咯血，高热惊风，目赤肿痛，流火，毒蛇咬伤，疮疖肿毒。

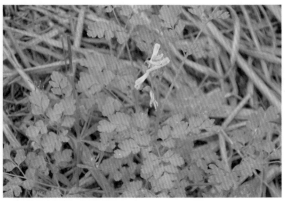

元胡（延胡索）

Corydalis yanhusuo W. T. Wang

药用部位：块茎。分布：华东中部、湖北、河南。

功能主治：活血散瘀，行气止痛。治胸腹、腰膝及跌痛症，月经不调，崩中淋露等症。孕妇忌用。

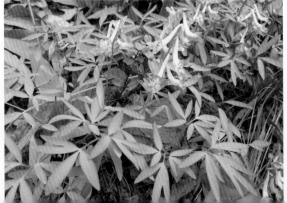

膜叶槌果藤（独行千里）

Capparis acutifolia Sweet

药用部位：根和叶。分布：我国东南至华南。

功能主治：根，治风湿关节痛，筋骨不舒，咽喉肿痛，牙痛，腹痛，闭经。叶，治跌打损伤。

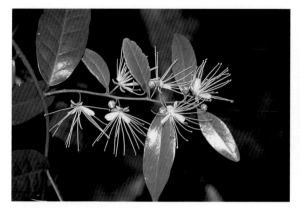

广州槌果藤（屈头鸡、山柑子）

Capparis cantoniensis Lour.

药用部位：全株。分布：华南、福建、云南。

功能主治：解毒。茎、叶治疥癣；种子治喉痛，心气痛。

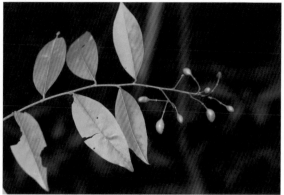

纤枝槌果藤（老虎木）

Capparis membranifolia Kurz.

药用部位：根。分布：华南、贵州、云南。

功能主治：消肿止痛，强筋壮骨。治风湿关节痛，胃痛，腹痛。

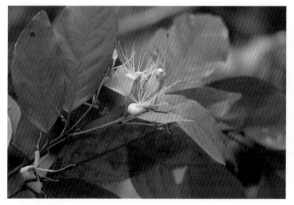

尾叶槌果藤（尾叶马槟榔）

Capparis urophylla Chun et F. Chun

药用部位：根和叶。分布：广西、云南。

功能主治：解毒消肿。治毒蛇咬伤。

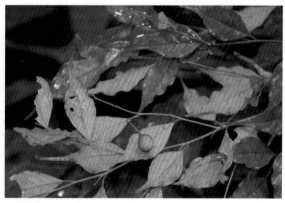

屈头鸡（圆头鸡、保亭槌果藤）

Capparis versicolor Griff.

药用部位：果实和根。分布：广东、海南、广西。

功能主治：果实，止咳平喘。治咳嗽，胸痛，哮喘。根，外用治跌打损伤，骨折。

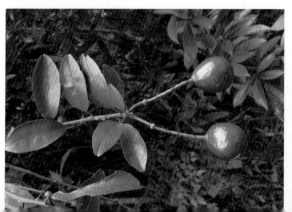

醉碟花（紫龙须）

Cleome spinosa Jacq.

药用部位：根、叶和果实。分布：全国城市常见栽培。

功能主治：杀虫止痒。果实用于试治肝癌。

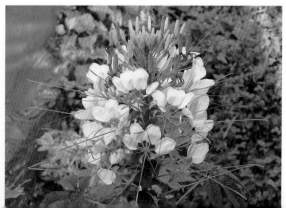

臭矢菜（羊角草、黄花菜）
Cleome viscosa Linn.

药用部位：全草。分布：西南、华南至东南。
功能主治：治跌打肿痛，劳伤腰痛。用法：鲜草捣烂，酒炒外敷患处。

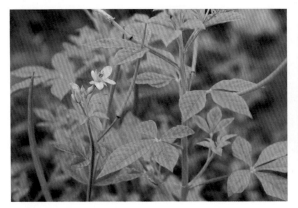

油菜（芸苔子、油菜子）
Brassica campestris Linn.

药用部位：种子。分布：全国广为栽培。
功能主治：行气祛瘀，消肿散结。治痛经，产后瘀血腹痛，恶露不净。外用治痈疖肿毒。

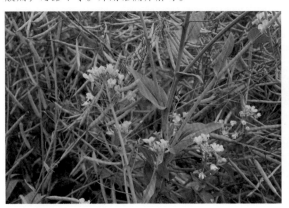

小白菜（油菜、小油菜）
Brassica chinensis Linn.

药用部位：叶。分布：全国广为栽培。
功能主治：解毒除烦，生津止渴，清肺消痰，通利肠胃。治肺热咳嗽，消渴，便秘，食积，漆疮。

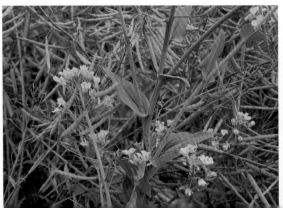

辣木（鼓槌树）
Moringa oleifera Lam.

药用部位：根。分布：华南、福建有栽培。
功能主治：利湿，健脾。治胃气胀，咽喉炎、降血压、糖尿病、降血脂。

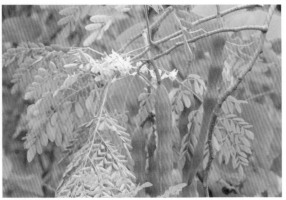

芥蓝头（甘蓝、球茎甘蓝、擘蓝）
Brassica caulorapa DC. ex H. Lévielle

药用部位：块茎。分布：全国广为栽培。
功能主治：治疗十二指肠溃疡。

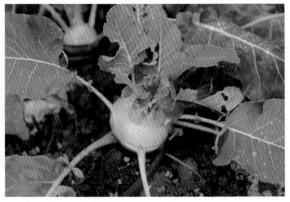

芥菜（芥子、芥菜子、青菜子）
Brassica juncea (Linn.) Czern. et Coss.

药用部位：种子。分布：全国广为栽培。
功能主治：治支气管哮喘，慢性支气管炎，胸胁胀满，寒性脓肿。外用治神经性疼痛，扭伤，挫伤。

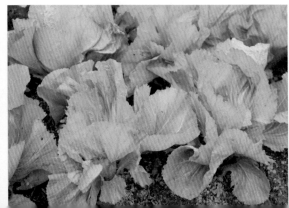

椰菜（包菜、卷心菜）
Brassica oleracea Linn. var. **capitata** Linn.

药用部位：叶。分布：全国广为栽培。

功能主治：清热，止痛。治胃及十二指肠溃疡，疼痛。

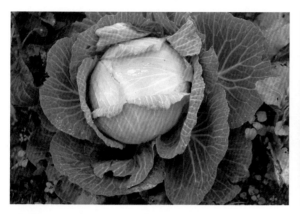

荠菜（菱角菜、地菜、鸡翼菜、荠）
Capsella bursa-pastoris (Linn.) Medic.

药用部位：全草。分布：全国广为栽培。

功能主治：治肾结石尿血，产后子宫出血，月经过多，高血压病，感冒发热，肾炎水肿，肠炎。

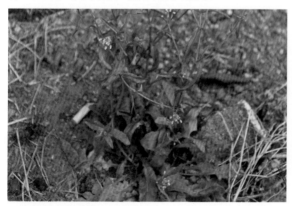

臭荠（臭滨荠、肾果荠）
Coronopus didymus (Linn.) J. E. Smith

药用部位：全草。分布：华东、华中、华南、西南。

功能主治：清热明目，利尿通淋。治火眼，热淋涩痛。

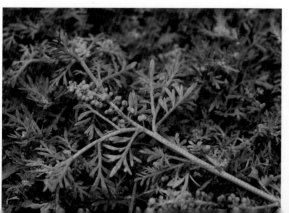

白菜（小白菜）
Brassica pekinensis (Lour.) Skeels

药用部位：叶、根。分布：全国广为栽培。

功能主治：通肠利胃，消食下气，利小便。民间用以治两肋浮肿，发热疼痛，漆疮。

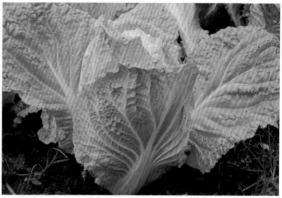

碎米荠（见肿消、毛碎米荠、雀儿菜）
Cardamine hirsuta Linn.

药用部位：全草。分布：几遍全国。

功能主治：祛风，解热毒，清热利湿。治尿道炎，膀胱炎，痢疾，白带。外用治疗疮。

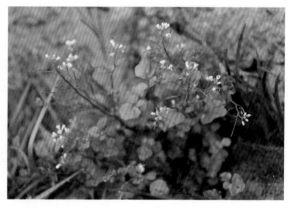

菘蓝（板蓝根）
Isatis indigotica Fort

药用部位：根。分布：全国广为栽培。

功能主治：治乙型脑炎，腮腺炎，上呼吸道感染，肺炎，急性肝炎，热病发斑，丹毒，蛇伤。

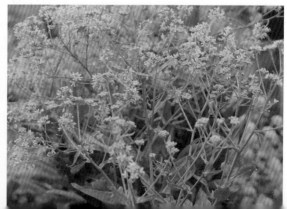

独行菜（葶苈子）
Lepidium apetalum Willd.
药用部位：果实。分布：华北、华东、西北、西南。
功能主治：祛痰定喘、泻肺利水。治喘咳痰多，胸胁满闷，水肿，小便不利。

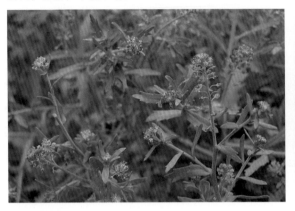

北美独行菜（大叶香荠菜）
Lepidium virginicum Linn.
药用部位：种子。分布：华东、华中、华南。
功能主治：泻肺行水，祛痰消肿，止咳定喘。治喘急咳逆，面目浮肿，肺痈，渗出性肠膜炎。

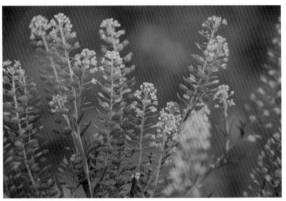

西洋菜（豆瓣菜、凉菜、水田芥）
Nasturtium officinale R. Br.
药用部位：全草。分布：全国广为栽培。
功能主治：清热利尿，润燥止咳及抗坏血病。治气管炎，肺热咳嗽，皮肤瘙痒等。

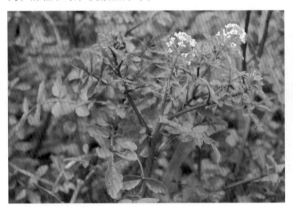

萝卜（莱菔子）
Raphanus sativus Linn.
药用部位：种子。分布：全国广为栽培。
功能主治：下气定喘，化痰消食。胸腹胀满，食积气滞作痛，痰喘咳嗽，下痢后重。

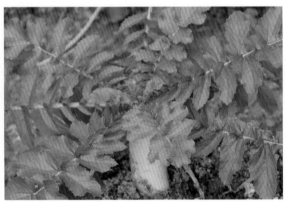

无瓣蔊菜（野菜子、铁菜子、野油菜）
Rorippa dubia (Pers.) Hara
药用部位：全草。分布：华东、华中、华南、西北、西南。
功能主治：治感冒发热，咽喉肿痛，肺热咳嗽，慢性气管炎，急性风湿性关节炎，肝炎，小便不利。

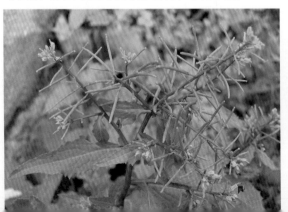

塘葛菜（印度蔊菜、辣豆菜、野油菜）
Rorippa indica (Linn.) Hiern.
药用部位：全草。分布：山东、陕西、甘肃及长江以南。
功能主治：治感冒发热，肺炎，肺热咳嗽，咯血，咽喉肿痛，失音，小便不利，水肿，肝炎。

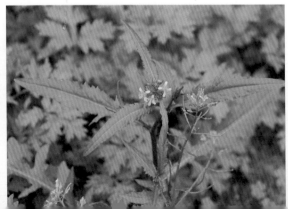

菥蓂
Thlaspi arvense Linn.

药用部位：植株地上部分。分布：几遍全国。

功能主治：治头昏目眩，耳鸣，腰膝酸软，遗精，尿频余沥，先兆流产，胎动不安。

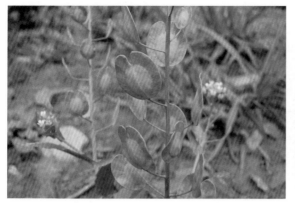

蔓茎菫菜（匍匐菫菜）
Viola diffusa Ging.

药用部位：全草。分布：长江以南及陕西、甘肃、河北。

功能主治：治肝炎，百日咳，目赤肿痛。外用治急性乳腺炎，疔疮，痈疖，带状疱疹，跌打损伤。

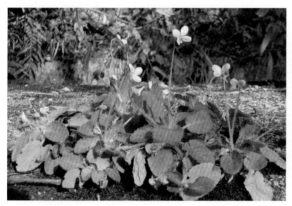

长萼菫菜（毛菫菜、犁头草、紫花地丁）
Viola inconspicua Blume

药用部位：全草。分布：长江以南及陕西、甘肃。

功能主治：治急性结合膜炎，咽喉炎，乳腺炎，痈疖肿毒，化脓性骨髓炎，毒蛇咬伤。

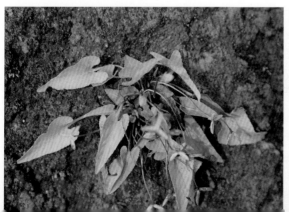

戟叶菫菜（犁头草）
Viola betonicifolia J. E. Smith

药用部位：全草。分布：长江以南及陕西、甘肃。

功能主治：治疮疖肿毒，跌打损伤，刀伤出血，目赤肿痛，黄疸，肠痈，喉痛。

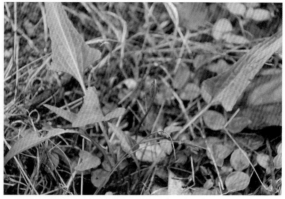

紫花菫菜（地黄瓜、黄瓜香、肾气草）
Viola grypoceras A. Gray

药用部位：全草。分布：华南、西南、华中、华东及华北。

功能主治：清热解毒，止血，化瘀消肿。治无名肿毒，刀伤，跌打肿痛。外用鲜品捣烂敷患处。

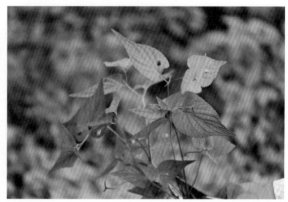

萱（黄菫、白三百棒、筋骨七）
Viola moupinensis Franch.

药用部位：全草。分布：黄河流域以南。

功能主治：消炎，止痛。外用治乳腺炎，刀伤，开放性骨折，疔疮肿毒。用鲜品捣烂敷患处。

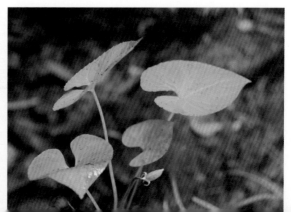

紫花地丁（铧头草、地丁）

Viola philippica Cav.

药用部位：全草。分布：几遍全国。

功能主治：治疗痈疮疖，丹毒，乳腺炎，目赤肿痛，咽炎，黄疸型肝炎，尿路感染，肠炎。

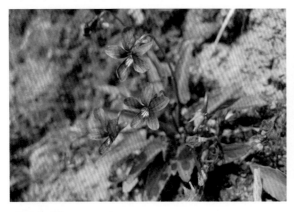

蔓地犁（三角叶董菜）

Viola triangulifolia W. Beck.

药用部位：全草。分布：华南、华中及华东。

功能主治：清热消炎。治毒蛇咬伤，结合膜炎。

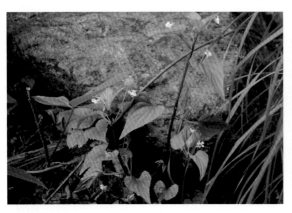

董菜（罐嘴菜、小犁头草）

Viola verecunda A. Gray

药用部位：全草。分布：几遍全国。

功能主治：治肺热咯血，扁桃体炎，眼结膜炎，腹泻。外用治疮疖肿毒，外伤出血，毒蛇咬伤。

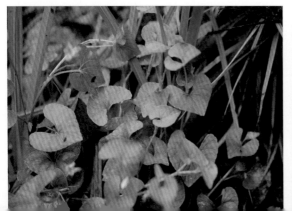

庐山董菜（拟蔓地草）

Viola stewardiana W. Beck.

药用部位：全草。分布：甘肃、陕西及长江以南。

功能主治：清热解毒，消肿止痛。治跌打损伤，无名肿毒。

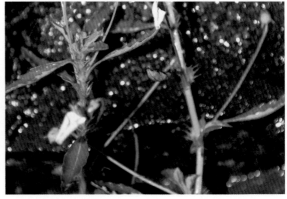

三色董（鬼脸花）

Viola tricolor Linn. var. **hortensis** DC.

药用部位：全草。分布：我国各地公园栽培。

功能主治：止咳，利尿。治疮疡肿毒，小儿湿疹，小儿瘰疬，咳嗽。

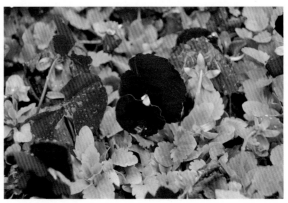

尾叶远志（水黄杨木、乌棒子）

Polygala caudata Rehd. et Wils.

药用部位：全草。分布：华南、西南、华中南。

功能主治：止咳，平喘，清热利湿。治咳嗽，支气管炎，黄疸型肝炎。

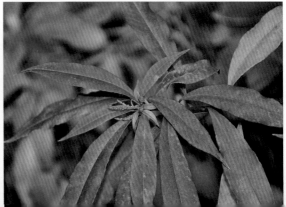

黄花倒水莲（倒吊黄花）

Polygala fallax Hemsl.

药用部位：根。分布：华南、西南、福建、湖南。

功能主治：治病后体虚，腰膝酸痛，跌打损伤，黄疸型肝炎，肾炎水肿，子宫脱垂，白带。

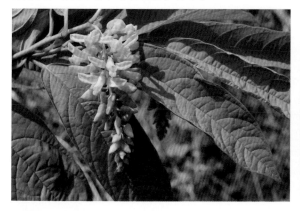

金不换（大金不换、紫背金牛）

Polygala glomerata Lour.

药用部位：全草。分布：西南至东南以南。

功能主治：治咳嗽胸痛，咽炎，支气管炎，肺结核，百日咳，肝炎，小儿麻痹后遗症，痢疾。

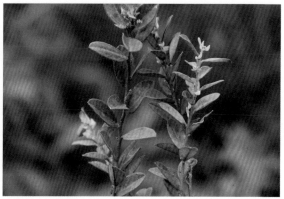

卵叶远志（瓜子金、金锁匙）

Polygala japonica Houtt

药用部位：全草。分布：山东、陕西及长江以南。

功能主治：治咽炎，扁桃体炎，口腔炎，咳嗽，小儿肺炎，小儿疳积，泌尿系结石，乳腺炎。

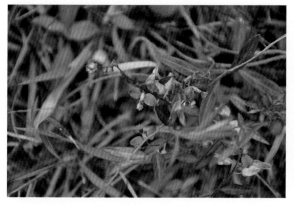

曲江远志

Polygala koi Merr.

药用部位：全草。分布：广东、广西、湖南。

功能主治：止咳化痰，活血调经。治咳嗽痰多，咽喉肿痛，跌打损伤，月经不调，小儿疳积等。

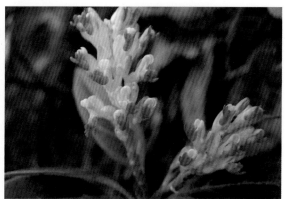

远志（蕘绕、蕀莞、小草、细草）

Polygala tenuifolia Willd.

药用部位：根。分布：长江流域及以北。

功能主治：止咳化痰，活血调经。治咳嗽痰多，咽喉肿痛，跌打损伤，月经不调，小儿疳积等。

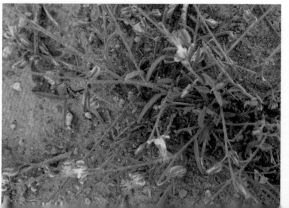

莎萝莽（齿果草、一碗泡）

Salomonia cantoniensis Lour.

药用部位：全草。分布：华南、华中及东南。

功能主治：解毒消肿，散瘀止痛。治毒蛇咬伤，跌打肿痛，痈疮肿毒。

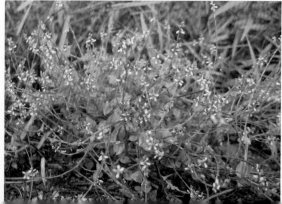

落地生根（打不死、叶生根）

Bryophyllum pinnatum (Linn. f.) Oken

药用部位：全草。分布：云南、华南、东南。

功能主治：外用治疮痈肿痛，乳腺炎，丹毒，瘰疬，跌打损伤，外伤出血，骨折，中耳炎。

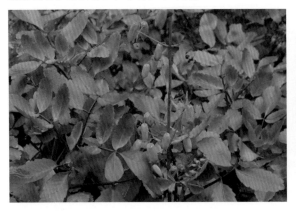

伽蓝菜（鸡爪三七、五爪三七）

Kalanchoe laciniata (Linn.) DC.

药用部位：全草。分布：西南、华中至东南。

功能主治：治跌打损伤，外伤出血，毒蛇咬伤，疮疡脓肿，烧、烫伤，湿疹。

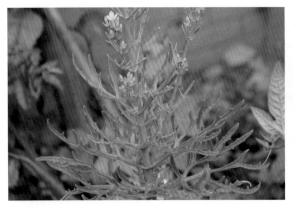

瓦松（流苏瓦松、瓦花、瓦塔、狗指甲）

Orostachys fimbriatus (Turcz.) Berger

药用部位：全草。分布：西北、华北至东北各地。

功能主治：止血，敛疮。治血痢，便血，尿血，月经过多，外伤出血及疮口久不愈合。

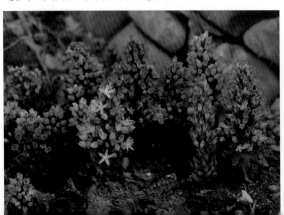

八宝（景天、活血三七、对叶景天）

Hylotelephium erythrostictum (Miq.) H. Ohba

药用部位：全草。分布：黄河流域以南及东北。

功能主治：治赤游骨毒，疔疮痈疖，火眼目翳，烦热惊狂，风疹，漆疮，烧、烫伤，吐血，咯血。

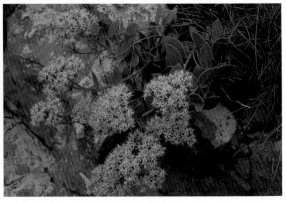

洋吊钟（玉吊钟、落地生根）

Kalanchoe verticillata Elliot

药用部位：全草或根。分布：西南、华中至东南有栽培。

功能主治：清热解毒。治烧、烫伤，外伤出血，疮疖红肿。

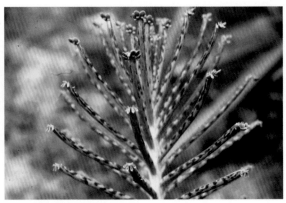

大苞景天（苞叶景天、一朵云、山胡豆）

Sedum amplibracteatum K. T. Fu

药用部位：全草。分布：黄河流域以南。

功能主治：清热解毒，化血散瘀，止痛，通便。治产后腹痛，痈疮肿痛，胃痛，大便燥结，烫伤。

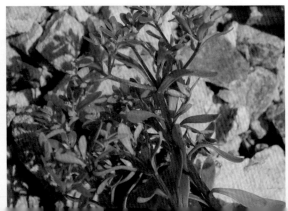

珠芽景天（马屎花、小箭草）

Sedum bulbiferum Makino

药用部位：全草。分布：西南、华南至华东。

功能主治：散寒，理气，止痛，截疟。治食积腹痛，风湿瘫痪，疟疾。

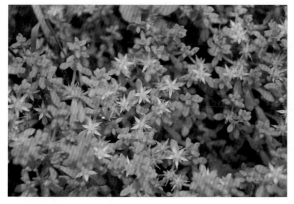

凹叶景天（马齿半支）

Sedum emarginatum Migo

药用部位：全草。分布：黄河流域以南。

功能主治：清热解毒，利水通淋，截疟。治一切疔疮，淋症，水鼓，疟疾。

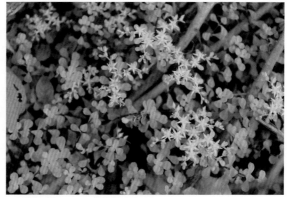

佛甲草（鼠牙半支、午时花、打不死）

Sedum lineare Thunb.

药用部位：全草。分布：黄河流域以南。

功能主治：治咽喉炎，肝炎，胰腺炎。外用治烧、烫伤，外伤出血，带状疱疹，疮疡肿毒。

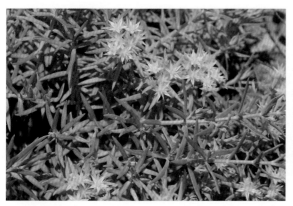

垂盆草（匍茎佛甲草、土三七）

Sedum sarmentosum Bunge

药用部位：全草。分布：陕西及长江以南。

功能主治：治咽喉肿痛，口腔溃疡，肝炎，痢疾。外用治烧、烫伤，痈肿疮疡，带状疱疹。

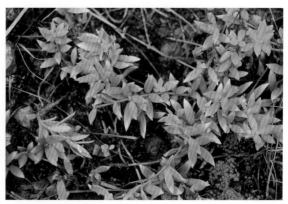

大落新妇（华南落新妇）

Astilbe grandis Stapf ex Wils.

药用部位：根状茎。分布：长江以南。

功能主治：治跌打损伤，劳伤，筋骨酸痛，慢性关节炎，手术后疼痛，胃痛，肠炎，毒蛇咬伤。

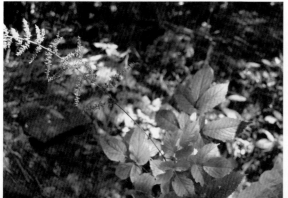

肾萼金腰（青猫儿眼睛草）

Chrysosplenium delavayi Franch.

药用部位：全草。分布：西南、华南、台湾。

功能主治：清热解毒，生肌。治小儿惊风，烫伤，痈疮肿毒。

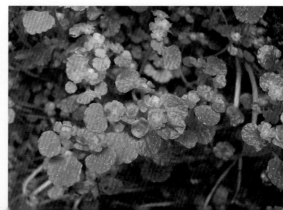

大叶金腰（龙香草、虎皮草、猪耳朵）

Chrysosplenium macrophyllum Oliv.

药用部位：全草。分布：西南、华南至东南。

功能主治：清热解毒，生肌收敛。治臁疮，烫火伤。外用鲜品适量，捣烂取汁或煎膏搽患处。

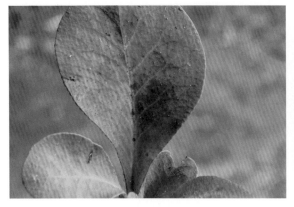

扯根菜（赶黄草、山黄鳝、水杨柳、水泽兰）

Penthorum chinense Pursh.

药用部位：全草。分布：我国南北各地。

功能主治：利水除湿，祛瘀止痛。治黄疸，水肿，跌打损伤肿痛。

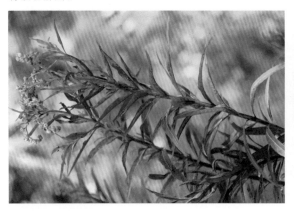

紫背金线（黄水枝、博落）

Tiarella polyphylla D. Don

药用部位：全草。分布：黄河流域以南。

功能主治：清热解毒，活血去瘀，消肿止痛。治痈疖肿毒，跌打损伤，肝炎，咳嗽气喘。

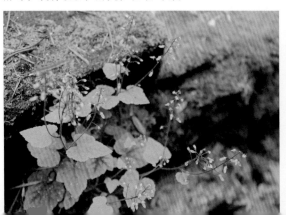

鸡眼梅花草（鸡肫草、金线七、水雷公）

Parnassia wightiana Wall. ex Wight. et Arn.

药用部位：全草。分布：黄河流域以南。

功能主治：清肺止咳，利水祛湿。治久咳咯血，疟疾，肾结石，胆石症，白带，跌打损伤。

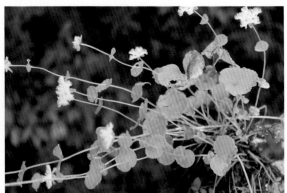

虎耳草（狮子耳、耳聋草）

Saxifraga stolonifera W. Curt.

药用部位：全草。分布：长江以南各省区。

功能主治：清热解毒。治小儿发热，咳嗽气喘。外用治中耳炎，耳郭溃烂，疔疮，疖肿，湿疹。

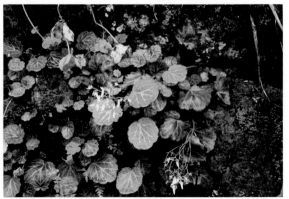

长叶茅膏菜（捕蝇草、猴狲草）

Drosera indica Linn.

药用部位：全草。分布：华南。

功能主治：祛风除积，有强刺激性。治肩胛久积风，久积伤。孕妇忌服。

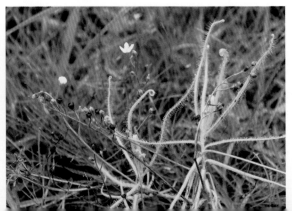

蚤缀（雀儿蛋）

Arenaria serpyllifolia Linn.

药用部位：全草。分布：几遍全国。

功能主治：止咳，清热明目。治肺结核，急性结膜炎，麦粒肿，咽喉痛。

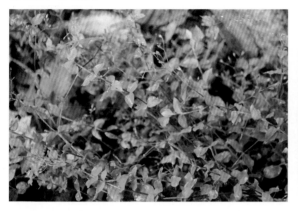

石竹（洛阳花）

Dianthus chinensis Linn.

药用部位：全草。分布：几遍全国。

功能主治：清热利尿，破血通经。治水肿，尿路感染，月经不调，闭经，跌打肿痛。

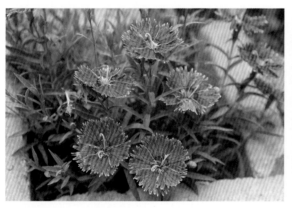

荷莲豆（串钱草、水蓝草）

Drymaria diandra Blume

药用部位：全草。分布：我国东南至西南。

功能主治：治急性肝炎，慢性肾炎，胃痛，疟疾，翼状胬肉，腹水，便秘。外用治骨折，疮痈。

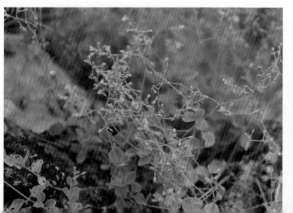

簇生卷耳

Cerastium fontanum Baumg subsp. **triviale** (Link) Jalas

药用部位：全草。分布：几遍全国。

功能主治：清热解毒，消肿止痛。治感冒，乳痈初起，疔疽肿痛。

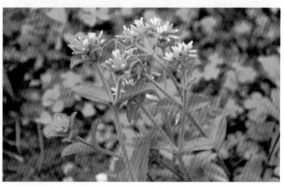

瞿麦（十样景花、洛阳花）

Dianthus superbus Linn.

药用部位：全草。分布：几遍全国。

功能主治：治泌尿系感染，结石，小便不利，尿血，闭经，皮肤湿疹；根主治肿瘤。

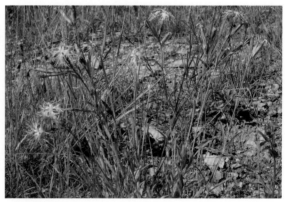

牛繁缕（鹅肠草、鹅儿肠、抽筋草）

Myosoton aquaticum (Linn.) Moench

药用部位：全草。分布：我国南北各地。

功能主治：治小儿疳积，牙痛，痢疾、痔疮肿痛，乳腺炎，乳汁不通。

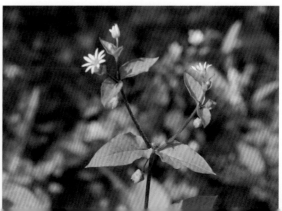

白鼓钉（星色草、白头翁）

Polycarpaea corymbosa (Lam.) Lam.

药用部位：全草。分布：华南、云南、江西和福建。

功能主治：清热去湿。治湿热痢疾，肠胃炎。

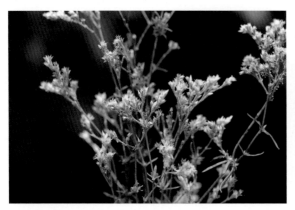

女娄菜（王不留行、桃色女娄菜）

Silene aprica Turcz. Fisch. et Mey

药用部位：全草。分布：我国大部分省区。

功能主治：治月经不调，乳少，小儿疳积，脾虚浮肿，疔疮肿毒。

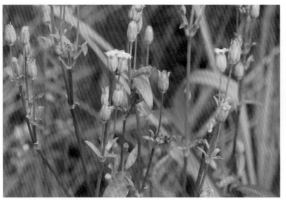

石生繁缕（接筋草、筋骨草、抽筋草）

Stellaria saxatilis Buch.-Ham. ex D. Don

药用部位：全草。分布：黄河流域以南。

功能主治：治中风不语，肢体麻木，风湿痹痛，跌打损伤，黄疸型肝炎，白带，疮疖。

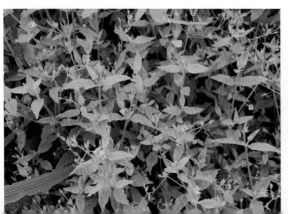

漆姑草（瓜槌草、珍珠草、星宿草）

Sagina japonica (Swartz) Ohwi

药用部位：全草。分布：除华南外几遍全国。

功能主治：治漆疮，痈疽，淋巴结核，慢性鼻炎，龋齿，小儿乳积，跌打损伤。

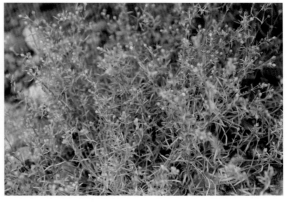

雀舌草（滨繁缕、石灰草）

Stellaria alsine Grimm.

药用部位：全草。分布：几遍全国。

功能主治：治伤风感冒，风湿骨痛，疮痈肿毒，跌打损伤，骨折，蛇咬伤。

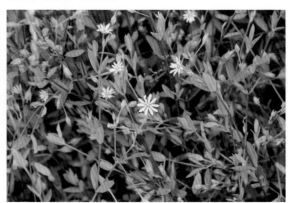

麦蓝菜（王不留行）

Vaccaria segetalis (Neck.) Garcke

药用部位：全草。分布：除华南外，几遍全国。

功能主治：活血通经，下乳消痈。治妇女经行腹痛，经闭，乳痈，乳汁不通。

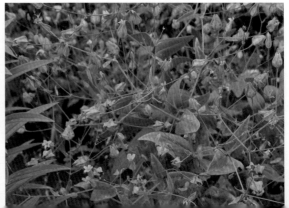

簇花粟米草（圆根草）

Glinus oppositifolius (Linn.) DC.

药用部位：全草。分布：华南、台湾。

功能主治：清热解毒。治急性阑尾炎。

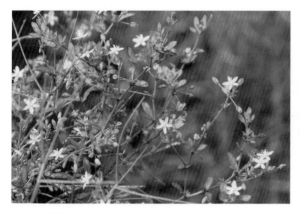

马齿苋（瓜子菜、酸味菜）

Portulaca oleracea Linn.

药用部位：全草。分布：全国广布。

功能主治：治细菌性痢疾，急性胃肠炎，急性阑尾炎，乳腺炎，痔疮出血，白带。

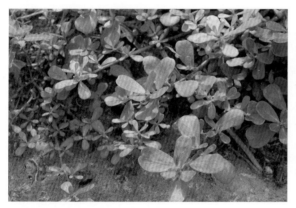

松叶牡丹（午时花、太阳花、半支莲）

Portulaca pilosa Linn. subsp. **grandiflora** (Hook.) Geesink.

药用部位：全草。分布：华南、东南。

功能主治：治跌打损伤。外用治疮疖肿痛。孕妇忌服。

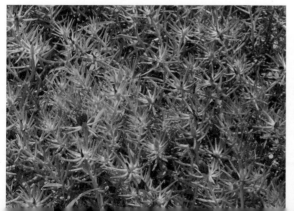

粟米草（四月飞、瓜仔草、瓜疮草）

Mollugo stricta Linn.

药用部位：全草。分布：我国东部至西南部，北至山东。

功能主治：抗菌消炎、清热止泻。治腹痛泻泄，感冒咳嗽，皮肤风疹。外用治疮疖肿毒。

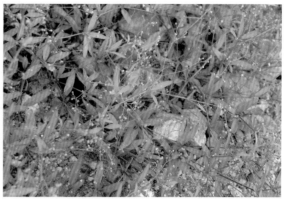

多毛马齿苋（毛马齿苋）

Portulaca pilosa Linn.

药用部位：全草。分布：华南、东南。

功能主治：止血消炎。治刀伤出血，狗咬伤，烧、烫伤。

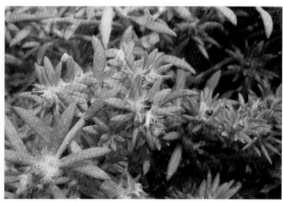

土人参（栌兰）

Talinum paniculatum (Jacq.) Gaertn.

药用部位：根或叶。分布：我国中部和南部。

功能主治：补中益气，润肺生津。治气虚乏力，体虚自汗，脾虚泄泻，肺燥咳嗽，乳汁稀少。

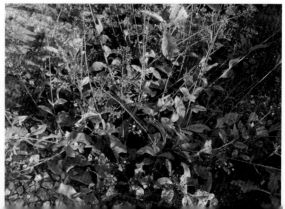

金线草（九龙盘）

Antenoron filiforme (Thunb.) Rob. et Vant.

药用部位：全草。分布：西南、华中、华东及西北东部。

功能主治：治吐血，肺结核咯血，子宫出血，淋巴结结核，胃痛，痢疾，跌打损伤，骨折，腰痛。

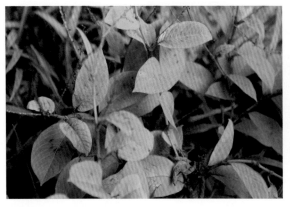

荞麦（三角丹、野花麦）

Fagopyrum esculentum Moench.

药用部位：茎叶和种子。分布：全国各地。

功能主治：茎、叶治高血压，防治中风，视网膜出血，肺出血。种子止虚汗。

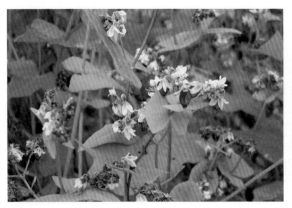

竹节蓼（蜈蚣草、扁竹蓼）

Homalocladium platycladum (F. Muell ex Hook.) Bailey

药用部位：全草。分布：华南。

功能主治：治痈疽肿痛，跌打损伤，毒蛇及蜈蚣咬伤。

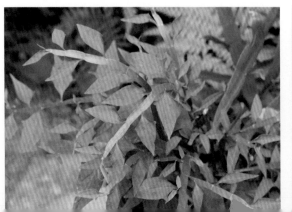

野荞麦（苦荞麦、酸荞麦、荞麦七）

Fagopyrum dibotrys (D. Don) Hara

药用部位：全草。分布：几遍全国。

功能主治：治咽喉肿痛，肺脓疡，脓胸，肺炎，胃痛，肝炎，痢疾，盗汗，痛经，闭经，白带。

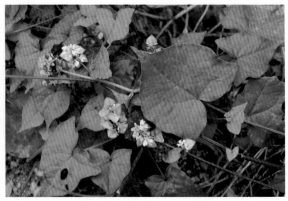

何首乌（夜交藤、马肝石、赤葛）

Fallopia multiflora (Thunb.) Harald.

药用部位：根或全草。分布：长江以南及甘肃。

功能主治：治神经衰弱，贫血，须发早白，头晕，失眠，盗汗，腰膝酸痛，遗精，白带。

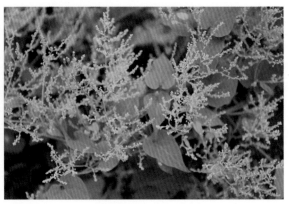

萹蓄（网基菜、乌蓼）

Polygonum aviculare Linn.

药用部位：全草。分布：全国各地。

功能主治：治泌尿系感染，结石，肾炎，黄疸，细菌性痢疾，蛔虫病，蛲虫病，疥癣湿痒。

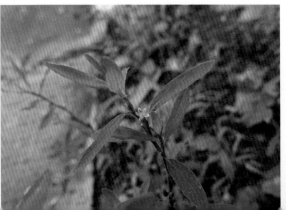

毛蓼（水辣蓼）

Polygonum barbatum Linn.

药用部位：全草。分布：长江以南。

功能主治：治疽瘘，瘰疬，疮痈，脚气，胃痛，肠炎，痢疾，风湿痹痛，跌打损伤，足癣，皮肤病。

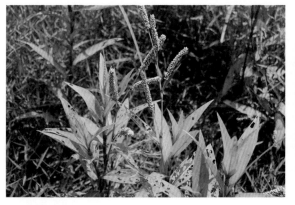

头花蓼（红酸杆、石头花）

Polygonum capitatum Buch.-Ham. et D. Don

药用部位：全草。分布：华南、西南。

功能主治：清热凉血，利尿。治泌尿系感染，痢疾，腹泻，血尿，尿布疹，黄水疮。

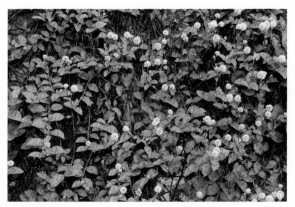

蓼子草

Polygonum criopolitanum Hance

药用部位：全草。分布：黄河流域以南。

功能主治：治痢疾，胃肠炎，腹泻，风湿关节炎，跌打肿痛，功能性子宫出血。外用治皮肤湿疹。

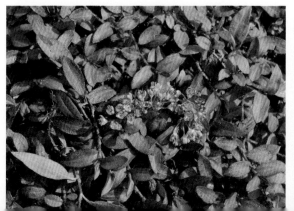

拳参（拳蓼）

Polygonum bistorta Linn.

药用部位：根状茎。分布：除西南、华南外广布。

功能主治：清热镇惊，理湿消肿。治热病惊搐，破伤风，赤痢，痈肿，瘰疬。

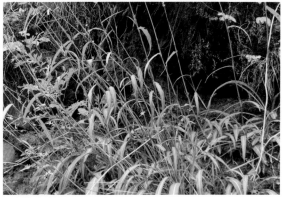

火炭母（赤地利、火炭星）

Polygonum chinense Linn.

药用部位：全草。分布：东南至西南。

功能主治：治痢疾，肠炎，肝炎，消化不良，感冒，咽喉炎，白喉，白带，乳腺炎，疖肿。

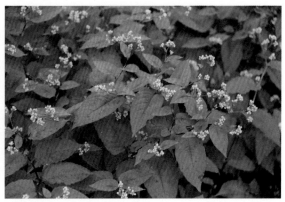

虎杖（花斑杖、大叶蛇总管）

Polygonum cuspidatum Sieb. et Zucc.

药用部位：根状茎。分布：黄河流域以南。

功能主治：治肝炎，肠炎，痢疾，扁桃体炎，咽喉炎，支气管炎，肺炎，急性肾炎，闭经，便秘。

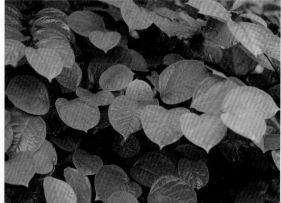

辣蓼（辣蓼草、蓼子草、水蓼）

Polygonum hydropiper Linn.

药用部位：全草。分布：除华南外几遍全国。

功能主治：治痢疾，胃肠炎，腹泻，风湿关节痛，跌打肿痛，功能性子宫出血。外用治皮肤湿疹。

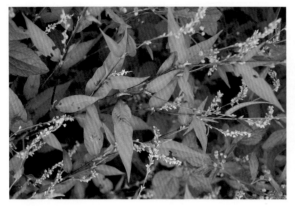

尼泊尔蓼（山谷蓼、猫儿眼睛）

Polygonum nepalense Meissn.

药用部位：全草。分布：全国各地。

功能主治：收敛固肠。治痢疾，大便失常，关节疼痛。

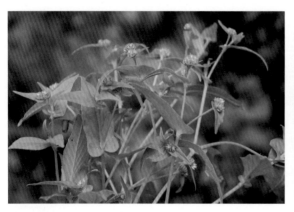

掌叶蓼

Polygonum palmatum Dunn

药用部位：全草。分布：西南、华南、华中南、华东南。

功能主治：止血，清热。治吐血，衄血，崩漏，赤痢，外伤出血。

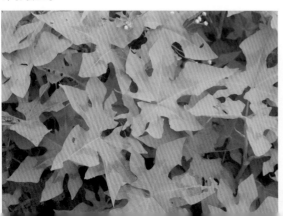

大马蓼（蓼草、酸模叶蓼）

Polygonum lapathifolium Linn.

药用部位：全草。分布：全国各地。

功能主治：清热解毒，利湿止痒。治肠炎，痢疾。外用治湿疹，颈淋巴结结核。

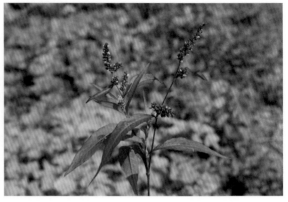

红蓼（东方蓼、荭草）

Polygonum orientale Linn.

药用部位：全草。分布：全国各地。

功能主治：活血，消积，止痛，利尿。治胃痛，腹胀，脾肿大，肝硬化腹水，颈淋巴结核。

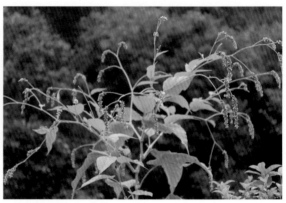

扛板归（蛇倒退、犁头刺）

Polygonum perfoliatum Linn.

药用部位：全草。分布：西南至东南、华北至东北。

功能主治：治上呼吸道感染，气管炎，百日咳，急性扁桃体炎，肠炎，痢疾，肾炎水肿。

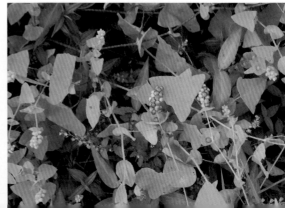

腋花蓼（小萹蓄、习见蓼）

Polygonum plebeium R. Brown

药用部位：全草。分布：西南至东南，北至东北。

功能主治：治泌尿系感染，结石，肾炎，黄疸肝炎，细菌性痢疾，蛔虫病，疥癣湿疹。

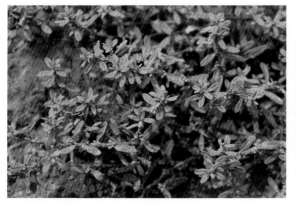

蓼蓝（靛青）

Polygonum tinctorium Ait.

药用部位：全草。分布：全国各地。

功能主治：治温病高热，吐衄，发斑，咽喉肿痛，疔肿，无名肿毒，疳蚀疮，蜂蜇伤。

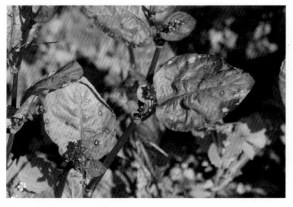

掌叶大黄（九龙盘）

Rheum palmatum Linn.

药用部位：根状茎。分布：西北东部及西南。

功能主治：治实积便秘，热结胸痞，湿热泻痢，黄疸，淋病，水肿腹满，小便不利，目赤。

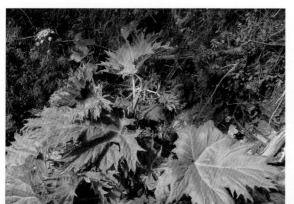

廊茵（急解素、蛇不钻）

Polygonum senticosum (Meissn.) Franch. et Savat.

药用部位：全草。分布：辽宁、河北、山东及长江以南。

功能主治：治湿疹，黄水疮：外用适量，煎水外洗；治疔疮，痈疖，蛇咬伤：研粉或捣烂敷患处。

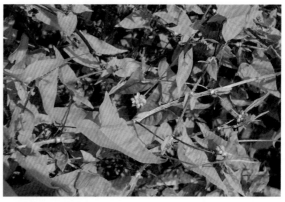

药用大黄（大黄）

Rheum officinale Baill.

药用部位：根状茎。分布：西南及西北东部，华中北部。

功能主治：治实积便秘，热结胸痞，湿热泻痢，黄疸，淋病，水肿腹满，小便不利，目赤。

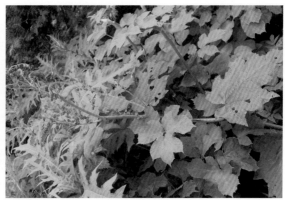

酸模（癣草、山菠菜）

Rumex acetosa Linn.

药用部位：全草。分布：除西藏黑龙江外几遍全国。

功能主治：治内出血，痢疾，便秘，内痔出血。外用治疥癣，疔疮，神经性皮炎，湿疹。

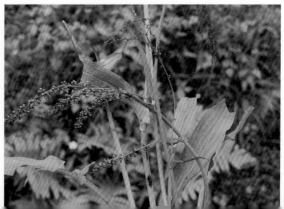

皱叶酸模（野当归、羊蹄）

Rumex crispus Linn.

药用部位：根或全草。分布：南北各地。

功能主治：治鼻出血，功能性子宫出血，血小板减少性紫癜，慢性肝炎，肛门周围炎，大便秘结。

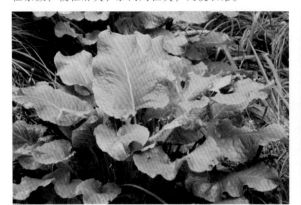

商陆（山萝卜、见肿消）

Phytolacea acinosa Roxb.

药用部位：根。分布：几遍全国。

功能主治：治水肿，腹水，小便不利，子宫颈糜烂，白带过多。外用治痈肿疮毒。

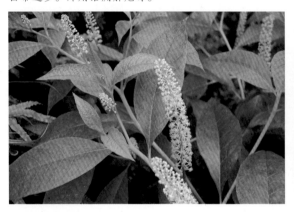

匍匐滨藜

Atriplex repens Roth

药用部位：全草。分布：广东、海南。

功能主治：治风湿痹痛，带下，月经不调，疮疡痈疽，皮炎。

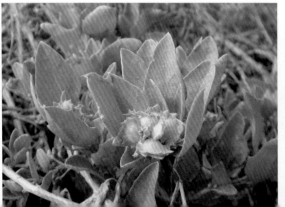

假菠菜（土大黄、野当归）

Rumex maritimus Linn.

药用部位：全草。分布：东北、华北、陕西北部及新疆。

功能主治：凉血解毒，杀虫止痒。治疥癣，无名肿毒。

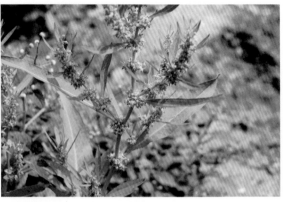

美洲商陆（商陆、山萝卜见肿消）

Phytolacca americana Linn.

药用部位：根。分布：黄河流域以南。

功能主治：泻水，利尿，消肿。治水肿，腹水，小便不利，子宫颈糜烂，白带过多。

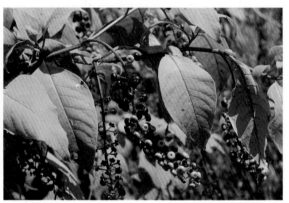

莙荙菜（猪姆菜）

Beta vulgaris Linn. var. **cicla** Linn.

药用部位：全草。分布：我国南方。

功能主治：清热凉血，透疹。治吐血，麻疹不透。

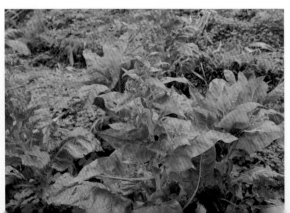

土荆芥（臭藜藿、臭草）

Chenopodium ambrosioides Linn.

药用部位：全草。分布：西南至东南。

功能主治：祛风除湿，杀虫，止痒。治蛔虫病，钩虫病，蛲虫病。外用治皮肤湿疹，瘙痒。

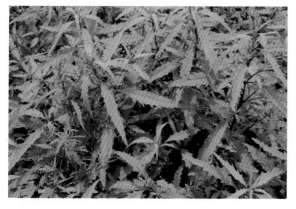

地肤（地肤子）

Kochia scoparia (Linn.) Schrad.

药用部位：果实。分布：全国各地。

功能主治：治小便不利，淋浊，小儿疳积，头痛，湿热带下，血痢，风疹，湿疹，疥癣，疮毒。

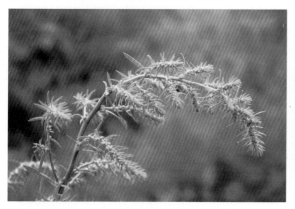

土牛膝（倒叶草、倒刺草、倒钩草）

Achyranthes aspera Linn.

药用部位：全草。分布：长江以南。

功能主治：治感冒发热，扁桃体炎，白喉，流行性腮腺炎，疟疾，风湿性关节炎，肾炎水肿。

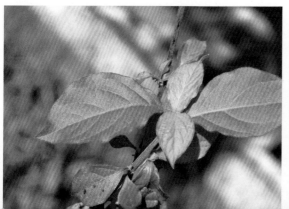

小藜

Chenopodium ficifolium Smith

药用部位：全草。分布：全国各地。

功能主治：治风热外感，痢疾，荨麻疹，疮疡肿毒，疥癣，湿疮，白癜风，虫咬伤。

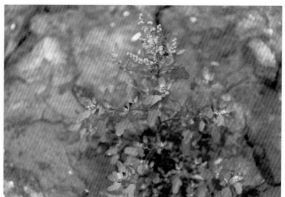

菠菜（菠薐菜、甜菜、拉筋菜）

Spinacia oleracea Linn.

药用部位：全草。分布：全国各地。

功能主治：滋阴平肝，止泻润肠。治高血压，头痛，目眩，风火赤眼，糖尿病，便秘。

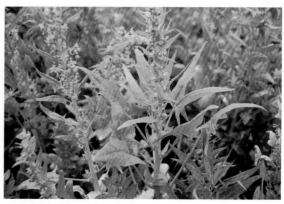

牛膝（怀牛膝、牛腂膝）

Achyranthes bidentata Bl.

药用部位：根。分布：华东、华中和西南。

功能主治：鲜用治咽喉肿痛，高血压病，闭经，痈肿，跌打损伤；酒制治四肢不利，风湿痹痛。

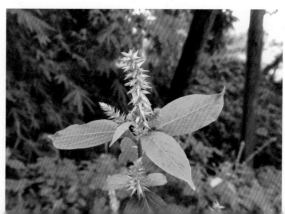

长叶牛膝（柳叶牛膝、杜牛膝）
Achyranthes longifolia (Makino) Makino
药用部位：根。分布：华东、华中和西南。
功能主治：治经闭，尿血，淋病，痈肿，难产；熟用补肝肾，强腰膝。治肝肾亏虚，腰膝酸痛。

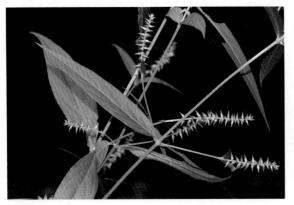

虾钳菜（小白花草、莲子草）
Alternanthera sessilis (Linn.) R. Brown ex DC.
药用部位：全草。分布：长江以南各省区。
功能主治：治痢疾，鼻衄，咯血，便血，尿道炎，咽炎，乳腺炎，小便不利。

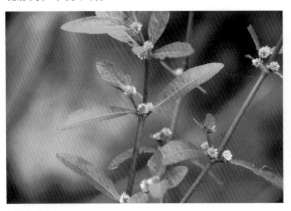

尾穗苋（老枪谷）
Amaranthus caudatus Linn.
药用部位：全草。分布：全国各地。
功能主治：益气健脾，补虚强壮。治脾胃虚弱之倦怠乏力，食欲不振，小儿疳积。

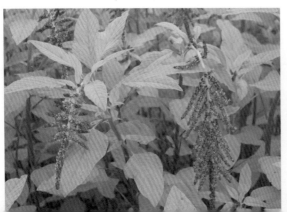

空心莲子草（空心菜、水花生）
Alternanthera philoxeroides (Mart.) Griseb.
药用部位：全草。分布：华南及华中、华东。
功能主治：治乙型脑炎，流感初期，肺结核咯血。外用治湿疹，带状疱疹；疔疮，毒蛇咬伤。

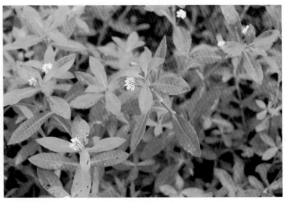

凹头苋（野苋）
Amaranthus blitum Linn.
药用部位：全草。分布：除西北外全国广布。
功能主治：清热解毒，利尿消肿。治痢疾，腹泻，疔疮肿毒，毒蛇咬伤，蜂蜇伤，小便不利。

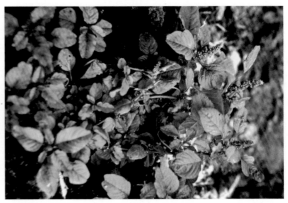

刺苋（筋苋菜、刺苋菜）
Amaranthus spinosus Linn.
药用部位：全草。分布：全国各地。
功能主治：治痢疾，肠炎，胃、十二指肠溃疡出血，痔疮便血。外用治毒蛇咬伤，皮肤湿疹。

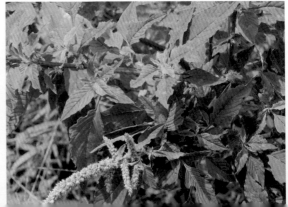

苋菜（老少年、老来少、三色苋）

Amaranthus tricolor Linn.

药用部位：全草。分布：全国各地。

功能主治：解毒，祛寒湿，利大小便。治红白痢，痔疮，疔疮肿毒。

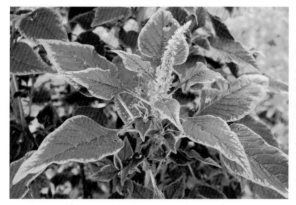

青葙（野鸡冠花、鸡冠花、百日红、狗尾草）

Celosia argentea Linn.

药用部位：种子。分布：全国各地。

功能主治：祛风明目，清肝火；治目赤肿痛，视物不清，气管哮喘，胃肠炎。

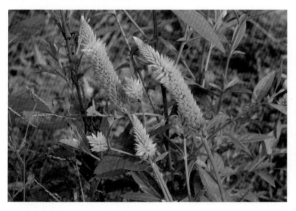

浆果苋（地灵苋、野苋菜藤）

Cladostachys frutescens D. Don

药用部位：全草。分布：西南、华南、台湾。

功能主治：祛风利湿。治风湿关节痛，肠炎腹泻，痢疾。

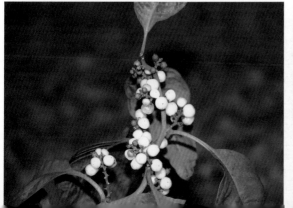

野苋（绿苋、皱果苋）

Amaranthus viridis Linn.

药用部位：全草。分布：华东至西南以南。

功能主治：清热利湿。治细菌性痢疾，肠炎，乳腺炎，痔疮肿痛。

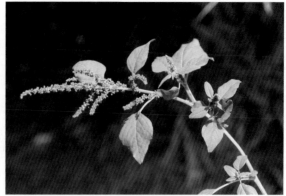

鸡冠花（鸡髻花、老来红）

Celosia cristata Linn.

药用部位：花序、种子。分布：全国各地。

功能主治：花序治功能性子宫出血，白带过多。种子治目赤肿痛，视物不清，胃肠炎，赤白带下。

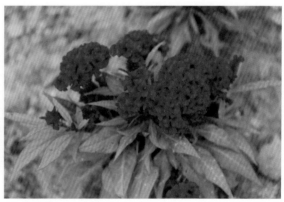

川牛膝（大牛膝）

Cyathula officinalis Kuan

药用部位：根。分布：四川、云南、贵州。

功能主治：治血瘀经闭，难产，胞衣不下，热淋，石淋，痛经，风湿腰膝痛，跌打损伤。

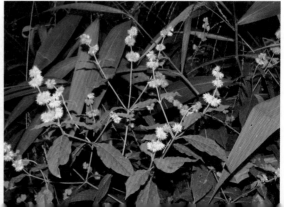

杯苋（蛇见怕、镜面草、蛇惊慌）

Cyathula prostrata (Linn.) Bl.

药用部位：全草。分布：云南、华南、台湾。

功能主治：行气除痰，清热利湿，化积。治小儿疳积，肺结核，瘰疬大热，毒蛇咬伤。

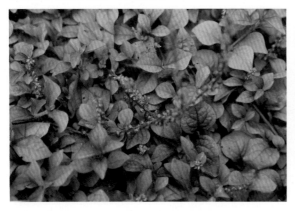

千日红（百日红、千日白）

Gomphrena globosa Linn.

药用部位：花序。分布：我国南北各地有栽培。

功能主治：治哮喘，痢疾，月经不调，跌打损伤，疮疖，慢性气管炎，癫痫，目赤肿痛。

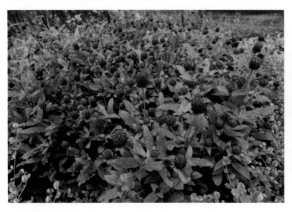

落葵（潺菜）

Basella alba Linn.

药用部位：全草。分布：我国南北各地有栽培。

功能主治：治阑尾炎，痢疾，大便秘结，膀胱炎。外用治骨折，跌打损伤，外伤出血，烧、烫伤。

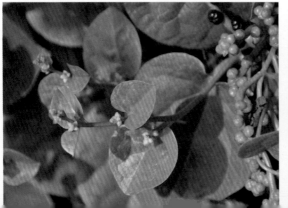

银花苋（地锦草）

Gomphrena celosioides Mart.

药用部位：全草。分布：华南。

功能主治：清热利湿，凉血止血。治痢疾。

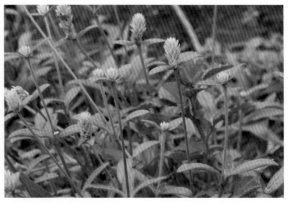

血苋（红洋苋）

Iresine herbstii Hook. f. ex Lindl.

药用部位：全草。分布：华南、西南、东南。

功能主治：治细菌性痢疾，肠炎，痛经，月经不调，血崩，吐血，衄血，便血。

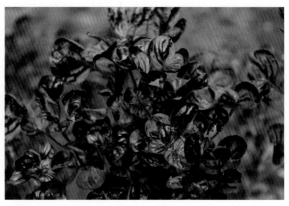

亚麻（鸦麻、壁虱胡麻、山西胡麻）

Linum usitatissimum Linn.

药用部位：根和叶。分布：我国南北各地有栽培。

功能主治：散风平肝，活血止痛。治肝风头痛，跌打损伤，疔疮疖肿。

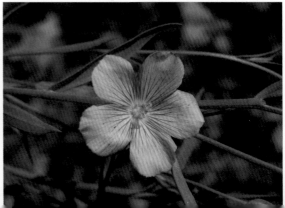

蒺藜（白蒺藜）

Tribulus terrestris Muhl.

药用部位：全草。分布：全国各地。

功能主治：平肝明目，祛风止痒。治头晕，头痛，目赤多泪，气管炎，高血压，皮肤瘙痒，风疹。

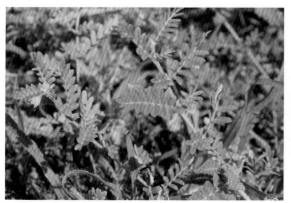

南老鹳草（老鹳嘴、老牛筋）

Geranium nepalense Sweet

药用部位：全草。分布：秦岭以南及四川、西藏。

功能主治：治风湿性关节炎，跌打损伤，坐骨神经痛，急性胃肠炎，痢疾，月经不调。

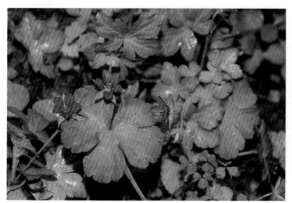

天竺葵

Pelargonium hortorum L. H. Bailey

药用部位：全草。分布：全国各地庭园有栽培。

功能主治：清热消炎。治中耳炎。用鲜花榨汁滴耳。

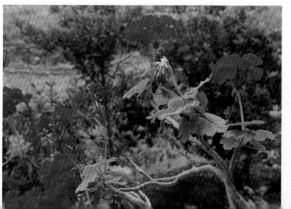

野老鹳草（老鹳草）

Geranium carolinianum Linn.

药用部位：全草。分布：山东及长江以南。

功能主治：祛风，活血，清热解毒。治风湿疼痛，拘挛麻木，痈疽，跌打，肠炎，痢疾。

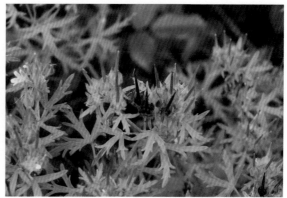

香叶天竺葵

Pelargonium graveolens L'Hér.

药用部位：茎、叶。分布：全国各地庭园有栽培。

功能主治：祛风除湿，行气止痛，杀虫。治风湿痹痛，疝气，阴囊湿疹，疥癣。

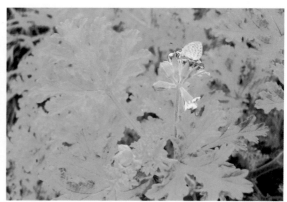

阳桃（五敛子、三敛、杨桃）

Averrhoa carambola Linn.

药用部位：根、枝、叶、果实。分布：华南、西南。

功能主治：根，治遗精，鼻衄，慢性头痛。枝、叶，治风热感冒，急性胃肠炎。果，治风热咳嗽。

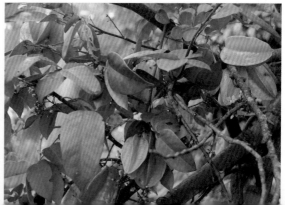

感应草（罗伞草、降落伞）

Biophytum sensitivum (Linn.) DC.

药用部位：全草。分布：华南、西南东部、台湾。

功能主治：消积利水。治小儿疳积。

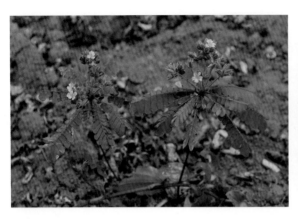

山酢浆草（三块瓦、麦子七、大酸梅草）

Oxalis acetosella Linn. subsp. **griffithii** (Edgew. et Hook. f.) Hara

药用部位：全草。分布：长江以南各省区。

功能主治：清热解毒，消肿止痛。治泄泻，痢疾，目赤肿痛，小儿口疮。外用治乳腺炎，带状疱疹。

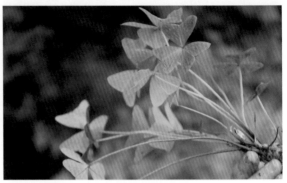

酢浆草（酸浆草、酸味草）

Oxalis corniculata Linn.

药用部位：全草。分布：全国大部分地区。

功能主治：治感冒发热，肠炎，肝炎，尿路感染，结石，神经衰弱。外用治跌打损伤，烧、烫伤。

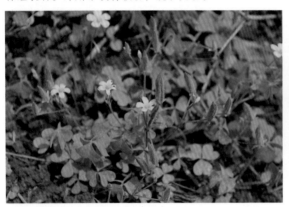

红花酢浆草（三夹莲、铜锤草）

Oxalis corymbosa DC.

药用部位：全草。分布：华南、东南、湖南。

功能主治：治肾盂肾炎，痢疾，咽炎，牙痛，月经不调，白带。外用治跌打损伤，烧、烫伤。

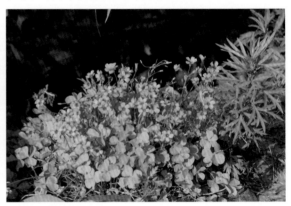

金莲花（旱金莲）

Tropaeolum majus Linn.

药用部位：全草。分布：河北及长江以南有栽培。

功能主治：清热解毒。眼结膜炎，痈疖肿毒。外用适量。

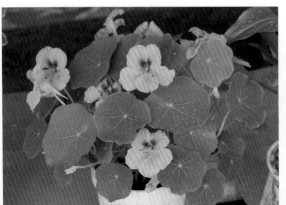

大叶凤仙花

Impatiens apalophylla Hook. f.

药用部位：全草。分布：广东、广西、云南、贵州。

功能主治：活血化瘀，止痛。治跌打损伤，胸胁痛，经闭腹痛产后瘀血不尽。

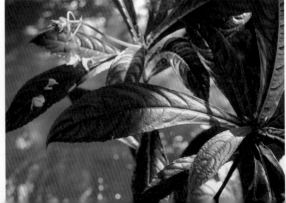

凤仙花（指甲花、透骨草、急性子、灯盏花）
Impatiens balsamina Linn.

药用部位：种子、花、全草。分布：我国各地庭园广泛栽培。

功能主治：种子治闭经，难产，肿块积聚。花治闭经，跌打损伤，瘀血肿痛，痈疽疔疮。

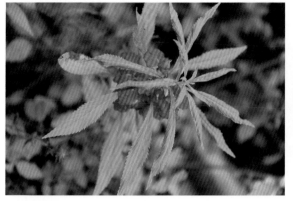

华凤仙（水凤仙、入冬雪）
Impatiens chinensis Linn.

药用部位：全草。分布：华东至上西南。

功能主治：清热解毒，活血散瘀，消肿拔脓。治肺结核，咽喉肿痛，热痢。

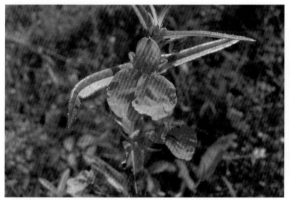

水金凤（辉菜花）
Impatiens noli-tangere Linn.

药用部位：全草。分布：华中、华东、西北和东北。

功能主治：清热解毒，活血通经。治月经不调，痛经，跌打损伤，风湿疼痛，阴囊湿疹。

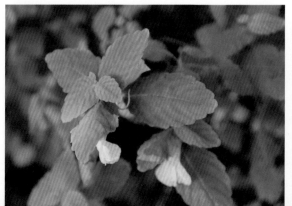

睫毛萼凤仙花
Impatiens blepharosepala Pritz. ex Diels

药用部位：全草。分布：华南、华中南、华东南。

功能主治：清热解毒，消肿拔毒。治疮疖肿毒，甲沟炎。外用鲜品捣烂敷患处。

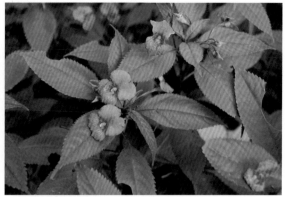

牯岭凤仙花（野凤仙）
Impatiens davidi Franch.

药用部位：全草。分布：浙江、江西、湖南、广东。

功能主治：消积，止痛。治小儿疳积，腹痛。

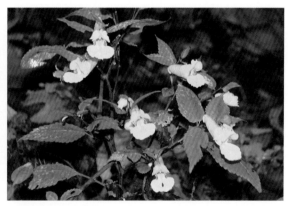

黄金花（水指甲）
Impatiens siculifer Hook. f.

药用部位：全草。分布：华南、西南东部、华中南。

功能主治：清热解毒，祛风除湿，活血消肿。治风湿麻木，风湿骨痛，跌打损伤，烧、烫伤。

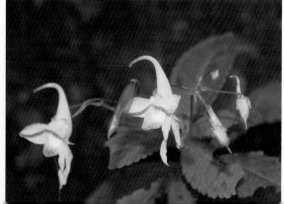

耳基水苋（水旱莲）
Ammannia arenaria Kunth
药用部位：根。分布：我国南部各省区。
功能主治：治脾虚厌食，胸膈满闷，急慢性膀胱炎，妇女带下，白带过多，跌打肿痛。

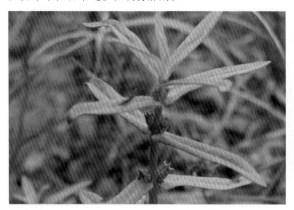

细叶水苋（水田基黄）
Ammannia baccifera Linn.
药用部位：全草。分布：除东北和西北外，全国各地。
功能主治：清热利湿，解毒。治肺热咳嗽，痢疾，黄疸型肝炎，尿道感染。外用治痈疖肿毒。

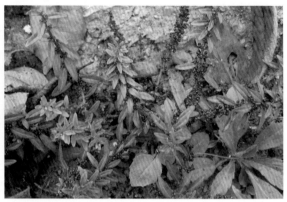

紫薇（搔痒树、紫荆皮、紫金标）
Lagerstroemia indica Linn.
药用部位：树皮、花、根。分布：华南、华中。
功能主治：活血止血，解毒，消肿。治各种出血症，骨折，乳腺炎，湿疹，肝炎，肝硬化腹水。

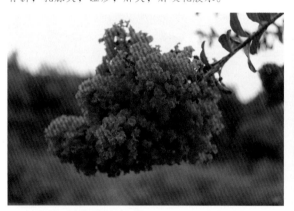

散沫花（指甲花）
Lawsonia inermis Linn.
药用部位：叶。分布：华南、华东南、云南。
功能主治：清热解郁。治慢性肝炎，肝硬化腹水。

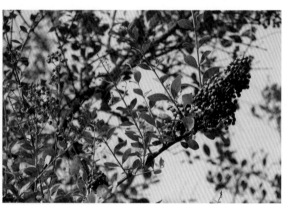

绒毛千屈菜（水滨柳、铁菱角、毛千屈菜）
Lythrum salicaria Linn. var. tomentosum DC.
药用部位：全草或根。分布：陕西、四川及以东以南。
功能主治：全草治痢疾，血崩，高热。根状茎外用治宫颈炎、烧、烫伤。

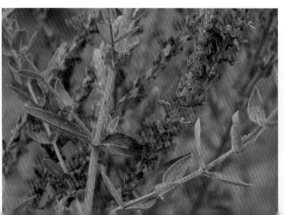

节节菜（碌耳草、水马兰、节节草）
Rotala indica (Willd.) Koehne
药用部位：全草。分布：我国西南部、中部和东部。
功能主治：清热解毒，止泻。治疮疖肿毒，小儿泄泻。外用鲜品捣烂敷患处。

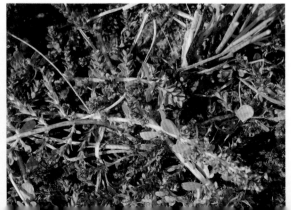

圆叶节节菜（水苋菜、水马桑）
Rotala rotundifolia (Buch.-Ham. ex Roxb.) Koehne

药用部位：全草。分布：我国东部、中部和西南部。

功能主治：清热利湿，解毒。治肺热咳嗽，痢疾，黄疸型肝炎，尿路感染。外用治痈疖肿毒。

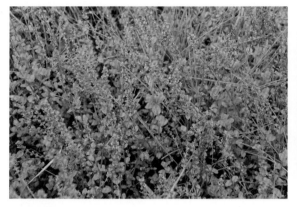

安石榴（石榴、石榴皮）
Punica granatum Linn.

药用部位：根、茎皮、果皮。分布：全国各地。

功能主治：治虚寒久泻，肠炎，痢疾，便血，脱肛，血崩，绦虫病，蛔虫病。

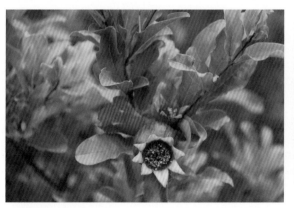

谷蓼（台湾露珠草）
Circaea erubescens Franch. & Sav.

药用部位：全草。分布：陕西及西南、华中至东南。

功能主治：治外感咳嗽，脘腹胀痛，瘀阻痛经，月经不调，经闭，泄泻，水肿，淋证，疮肿。

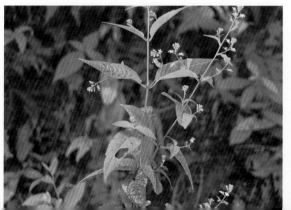

虾子花（吴福花、红虾花）
Woodfordia fruticosa (Linn.) Kurz

药用部位：根、花。分布：广东、广西及云南。

功能主治：调经活血，凉血止血，通经活络。治血崩，月经不调，风湿关节炎，鼻衄，咯血。

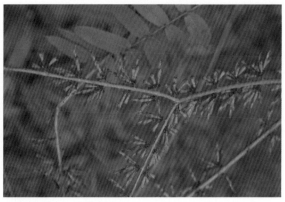

露珠草（牛泷草）
Circaea cordata Royle

药用部位：全草。分布：除新疆、华南外，全国广布。

功能主治：清热解毒，止血生肌。治疮痈肿毒，疥疮，外伤出血。

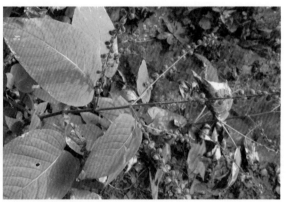

南方露珠草（细毛水珠草）
Circaea mollis Sieb. et Zucc.

药用部位：全草。分布：东北至华中和华南、西南。

功能主治：清热解毒，生肌拔毒，杀虫。治疥疮，脓疱疮，刀伤出血。

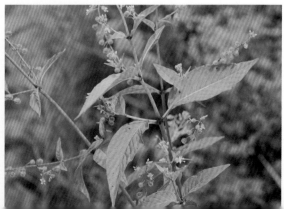

柳叶菜（水接骨）

Epilobium hirsutum Linn.

药用部位：根和花。分布：几遍全国。

功能主治：花，治牙痛，急性结膜炎，咽喉炎，月经不调，白带过多。根，治闭经，胃痛，食滞胞胀。

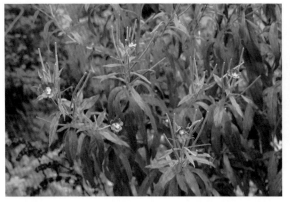

长籽柳叶菜

Epilobium pyrricholophum Franch. & Savat.

药用部位：全草。分布：山东及长江以南。

功能主治：治痢疾，咯血，便血，月经过多，胎动不安，痈疮疖肿，烫伤，跌打损伤，外伤出血。

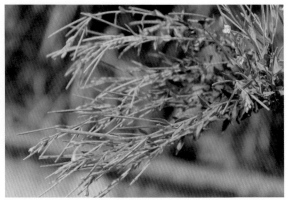

水龙（过塘蛇、过江龙、过沟龙、过江藤）

Ludwigia adscendens (Linn.) Hara

药用部位：全草。分布：华南、福建、湖南和云南。

功能主治：治感冒发热，麻疹不透，肠炎，痢疾，小便不利。外用治黄水疮，湿疹，皮炎。

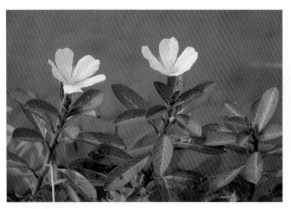

草龙（化骨溶、假木瓜）

Ludwigia hyssopifolia (G. Don) Exell

药用部位：全草。分布：台湾、云南、华南。

功能主治：清热解毒，去腐生肌。治感冒发热，咽喉肿痛，口腔炎，口腔溃疡，痈疮疖肿。

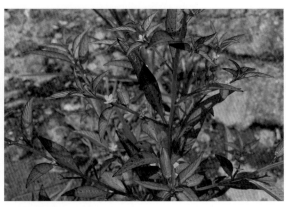

毛草龙（扫锅草）

Ludwigia octovalvis (Jacq.) Raven

药用部位：全草。分布：浙江、福建、广东。

功能主治：清热解毒，去腐生肌。治感冒发热，咽喉肿痛，口腔炎，口腔溃疡，痈疮疖肿。

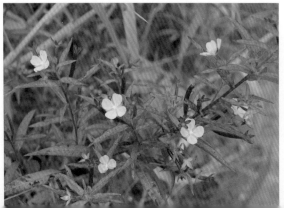

丁香蓼（水丁香）

Ludwigia prostrata Roxb.

药用部位：全草。分布：全国南北各地。

功能主治：治肠炎，痢疾，传染性肝炎，肾炎水肿，膀胱炎，白带，痔疮。外用治痈疖疔疮。

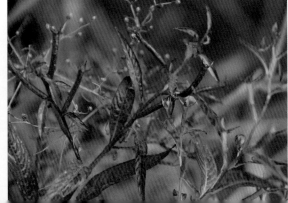

菱（菱角、风菱、乌菱）

Trapa bicornis Osbeck

药用部位：果实。分布：长江以南各地。

功能主治：健胃止痢，抗癌。治胃溃疡，痢疾，食道癌，乳腺癌，子宫颈癌。

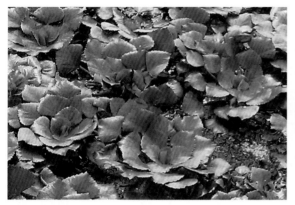

小二仙草（豆瓣草、船板草）

Haloragis micrantha (Thunb.) R. Br. ex Sieb.

药用部位：全草。分布：河北、山东及长江以南。

功能主治：清热利湿，调经活血。治咳嗽哮喘，痢疾。小便不利，月经不调，跌打损伤。

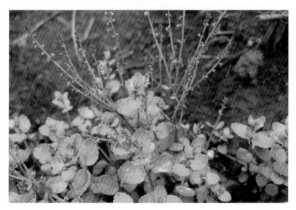

白瑞香（软皮树、一朵云、小构皮）

Daphne papyracea Wall. ex Steud.

药用部位：根及茎皮。分布：长江以南。

功能主治：治风湿麻木，筋骨疼痛，跌打损伤，癫痫，月经不调，痛经，经期手足冷痛。

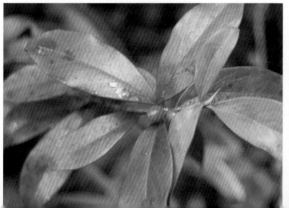

黄花小二仙草（石崩）

Haloragis chinensis (Lour.) Merr.

药用部位：全草。分布：西南至东南。

功能主治：活血消肿，止咳平喘。治跌打骨折，哮喘，咳嗽。

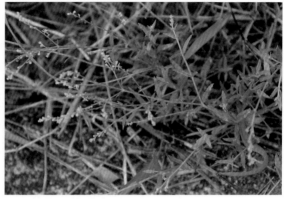

土沉香（沉香、白木香、女儿香）

Aquilaria sinensis (Linn.) Gilg.

药用部位：含有黑色香树脂凝聚的木质心材。分布：华南、西南。

功能主治：降气，调中，暖肾，止痛。治胸腹胀痛，呕吐呃逆，气逆喘促。

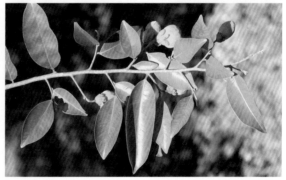

结香（蒙花球、野蒙花、新蒙花）

Edgeworthia chrysantha Lindl.

药用部位：根、茎、花蕾。分布：长江以南和陕西。

功能主治：根治风湿性关节痛，腰痛。外用治跌打损伤，骨折。花治目赤疼痛，夜盲。

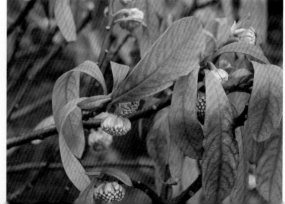

了哥王（山雁皮）

Wikstroemia indica (Linn.) C. A. Mey.

药用部位：全株。分布：长江流域以南各省区。

功能主治：治跌打损伤，风湿骨痛，恶疮，淋巴结核，哮喘，腮腺炎，扁桃体炎，疥癣等。

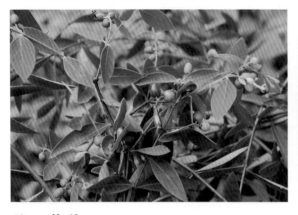

荛花（小黄狗皮、黄构、野棉皮）

Wikstroemia micrantha Hemsl.

药用部位：根和茎皮。分布：陕西、甘肃、华中南和西南。

功能主治：止咳化痰，清热解毒。治百日咳，痈肿疮毒，风火牙痛。

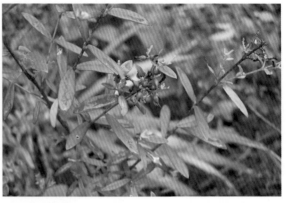

北江荛花（黄皮子、土坝天、地棉根、山谷麻）

Wikstroemia monnula Hance

药用部位：根。分布：贵州、湖南、浙江、华南。

功能主治：通经活络，祛风除湿，收敛。治风湿痹痛。外用鲜品捣烂敷患处。

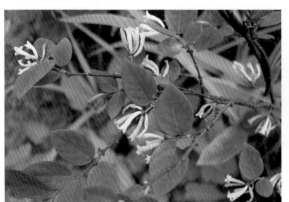

细轴荛花（垂穗荛花、金腰带）

Wikstroemia nutans Champ. ex Benth.

药用部位：花、根、茎皮。分布：华南、华中南、华东南。

功能主治：消坚破瘀，止血镇痛。治瘰疬初起；用根内皮红糖共捣烂外敷。

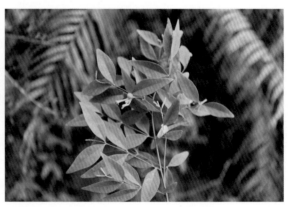

黄细心（沙参）

Boerhavia diffusa Linn.

药用部位：全草。分布：华南、西南东部。

功能主治：治筋骨疼痛，月经不调，白带，胃纳不佳，脾肾虚水肿，小儿疳积。

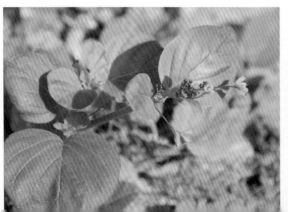

宝巾（叶子花、簕杜鹃）

Bougainvillea glabra Choisy

药用部位：花。分布：我国南方有栽培。

功能主治：调和气血。治妇女赤白带下，月经不调。

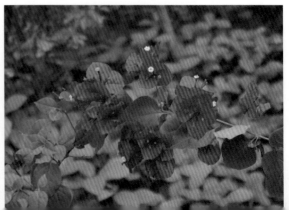

紫茉莉（胭脂花、胭粉豆）

Mirabilis jalapa Linn.

药用部位：全草。分布：我国南北各地常栽培。

功能主治：治扁桃体炎，月经不调，白带，子宫颈糜烂，前列腺炎，泌尿系感染。

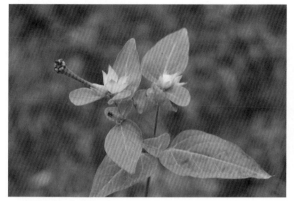

小果山龙眼（红叶树、羊屎树）

Helicia cochinchinensis Lour.

药用部位：根和叶。分布：广东、广西、云南、江西。

功能主治：治跌打损伤，肿痛，外伤出血。外用适量鲜品捣烂取汁或干叶研粉，调冷开水涂患处。

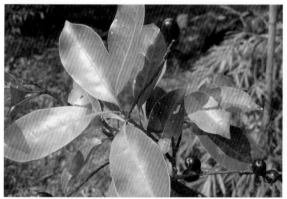

锡叶藤（涩叶藤、红藤头）

Tetracera asiatica (Lour.) Hoogl.

药用部位：根、叶、藤。分布：华南。

功能主治：收敛止泻，消肿止痛。治腹泻，便血，肝脾肿大，子宫脱垂，白带，风湿关节痛。

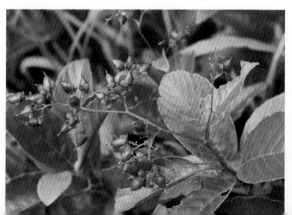

银桦

Grevillea robusta A. Cunn. ex R. Br.

药用部位：叶。分布：西南至上东南有栽培。

功能主治：散瘀消肿。治跌打损伤。外用鲜品捣烂敷患处。

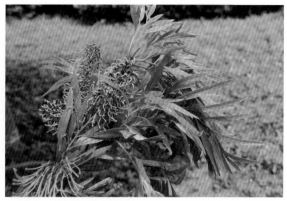

网脉山龙眼（豆腐渣果）

Helicia reticulata W. T. Wang

药用部位：根和叶。分布：我国东南至西南各省区。

功能主治：收敛，消炎解毒。治肠炎腹泻，食物中毒，蕈中毒。

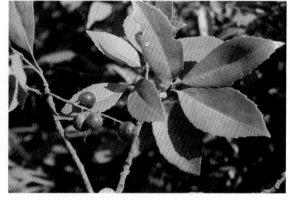

短萼海桐（山桂花、万里香）

Pittosporum brevicalyx (Oliver) Gagnep.

药用部位：树皮。分布：秦岭以南。

功能主治：祛风活血，消肿镇痛，解毒。治小儿惊风，腰痛，跌打损伤，疥疮肿毒，毒蛇咬伤。

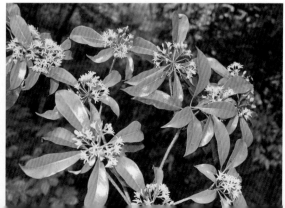

光叶海桐（山枝条、山枝仁、一朵云）

Pittosporum glabratum Lindl.

药用部位：根、叶。分布：长江以南。

功能主治：根，治风湿性关节炎，骨折，胃痛，牙痛，高血压，神经衰弱。叶，外用治疮疖。

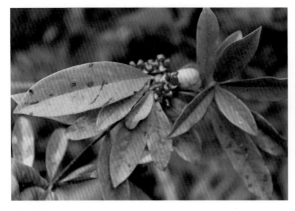

海桐（海桐花）

Pittosporum tobira (Thunb.) Ait.

药用部位：叶。分布：长江以南各省区。

功能主治：杀虫，解毒。治疥疮，肿毒。外用鲜叶捣烂敷患处或煎水洗。

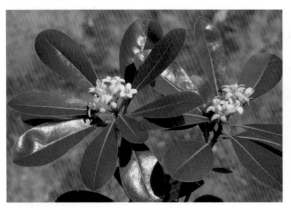

大叶刺篱木（山桩、牛牙果、罗庚梅）

Flacourtia rukam Zoll. et Mor.

药用部位：幼果、叶。分布：华南。

功能主治：幼果，治慢性腹泻。叶汁，治眼炎。

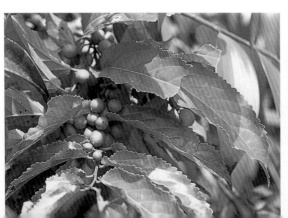

少花海桐

Pittosporum pauciflorum Hook. et Arn.

药用部位：根。分布：广东、江西、广西。

功能主治：祛风活络，散寒止痛。治风湿性神经痛，坐骨神经痛，牙痛，胃痛，毒蛇咬伤。

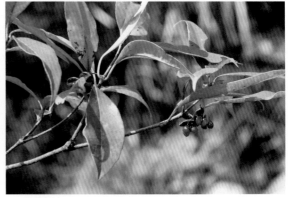

红木（胭脂木）

Bixa orellana Linn.

药用部位：种子。分布：华南、云南有栽培。

功能主治：收敛，退热。治发热。

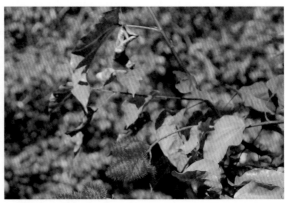

海南大风子（龙角、高根、乌壳子）

Hydnocarpus hainanensis (Merr.) Sleum.

药用部位：种子。分布：海南、广西。

功能主治：祛风，燥湿，杀虫止痒。治麻风，梅毒，诸疮肿毒，疥癣，手背龟裂。阴虚者禁用。

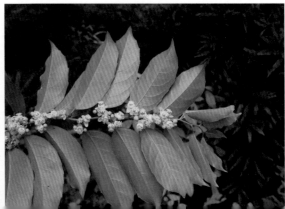

山桐子（水冬瓜、水冬桐）

Idesia polycarpa Maxim.

药用部位：果实。分布：陕西、甘肃及西南至东南。

功能主治：清热利湿，散瘀止血。治麻风，神经性皮炎，风湿，肠炎，手癣。

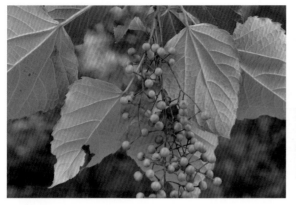

南岭柞木（岭南柞木）

Xylosma controversum Clos

药用部位：根和叶。分布：东南和西南。

功能主治：清热凉血，散瘀消肿。治骨折，烧、烫伤，外伤出血，吐血。

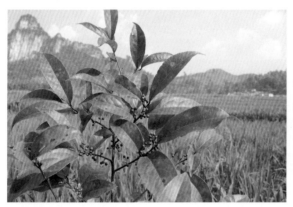

柞木（凿子树、蒙子树）

Xylosma racemosum (Sieb. et Zucc.) Miq.

药用部位：根皮、叶、茎皮。分布：华中、华南、西南。

功能主治：根皮、茎皮，治黄疸水肿，死胎不下。根、叶，治跌打肿痛，骨折，脱臼，外伤出血。

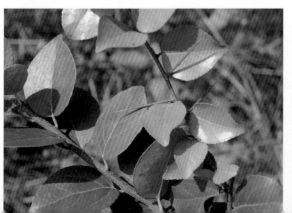

刺冬（有簕鸡刺）

Scolopia chinensis (Linn.)Clos

药用部位：全株。分布：华南、福建。

功能主治：活血散瘀。治跌打肿痛。

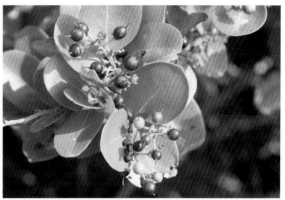

长叶柞木（柞树、柞木皮）

Xylosma longifolium Clos

药用部位：根皮、叶、茎皮。分布：华南、云南。

功能主治：根皮、茎皮，治黄疸水肿，死胎不下。根、叶，治跌打肿痛，骨折，脱臼，外伤出血。

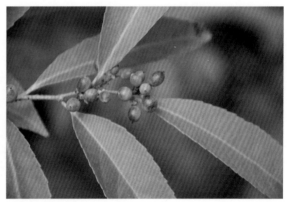

嘉赐树（球花脚骨脆）

Casearia glomerata Roxb.

药用部位：根和叶。分布：华南、福建。

功能主治：活血化瘀。治跌打损伤。

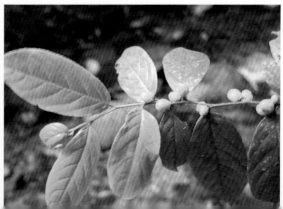

柽柳（西河柳、西湖柳）

Tamarix chinensis Lour.

药用部位：嫩枝及叶。分布：东北、华东及华南。

功能主治：发汗透疹，解毒，利尿。治感冒，麻疹不透，风湿关节痛，小便不利。外用治风疹瘙痒。

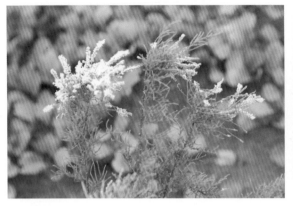

葫莲（云龙党、过山参）

Adenia chevalieri Gagnep.

药用部位：根。分布：华南、云南。

功能主治：滋补强壮，祛风湿，通经络。健脾胃，补肝肾。

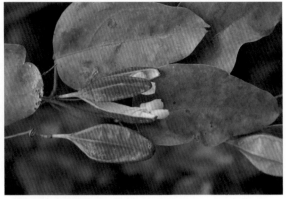

西番莲（转心莲、转子莲）

Passiflora caerulea Linn.

药用部位：根、藤和果。分布：西南、华南、华东有栽培。

功能主治：祛风除湿，活血止痛。治风湿骨痛，疝痛，痛经。外用治骨折。

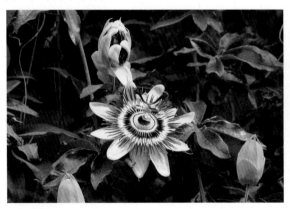

杯叶西番莲（半截叶）

Passiflora cupiformis Mast.

药用部位：全草或根。分布：西南、华南、华东有栽培。

功能主治：活血散瘀，解毒。治肺病，跌打，蛇伤；叶治瘀，疥疮。

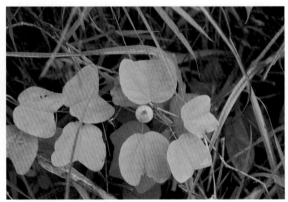

鸡蛋果（西番莲果）

Passiflora edulis Sims.

药用部位：果实。分布：西南、华南、华东有栽培。

功能主治：清热解毒，镇痛安神。治痢疾，痛经，失眠等。

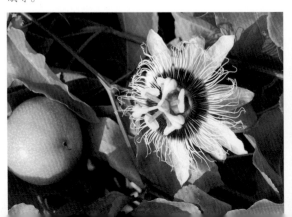

龙珠果（龙须果）

Passiflora foetida Linn.

药用部位：全株。分布：华南、云南、东南。

功能主治：清热凉血，润燥除痰。治外伤性眼角膜或结膜炎，淋巴结炎。

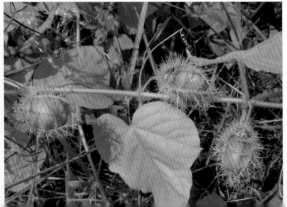

广东西番莲
Passiflora kwangtungensis Merr.

药用部位：全草。分布：广东、广西、江西。

功能主治：清热解毒，除湿，消肿。治痈疮肿毒，湿疹。

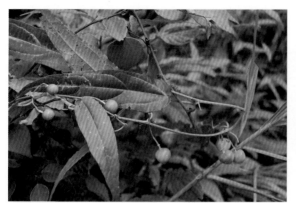

盒子草
Actinostemma tenerum Griff.

药用部位：全株。分布：几遍全国。

功能主治：清热解毒，利尿消肿。治毒蛇咬伤，腹水，脓疱疮，天疱疮，小儿疳积。

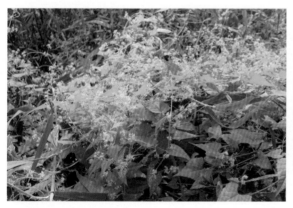

西瓜（西瓜翠、西瓜皮）
Citrullus lanatus (Thunb.) Mats. & Nakai

药用部位：果实。分布：几遍全国。

功能主治：清热，解暑，利尿。治暑热烦渴，浮肿，小便不利。

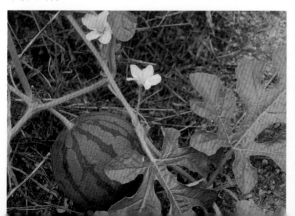

蛇王藤（双目灵、治蛇灵）
Passiflora moluccana Reiw. ex Bl. var. **teysmanniana** (Miq.) Willd.

药用部位：全株。分布：华南。

功能主治：清热解毒，消肿止痛。治毒蛇咬伤，胃及十二指肠溃疡。外用治瘰疬、疮痈。

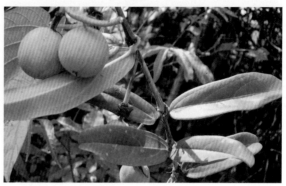

冬瓜
Benincasa hispida (Thunb.) Cogn.

药用部位：种子、瓜皮。分布：几遍全国。

功能主治：种子治肺热咳嗽，肺脓疡，阑尾炎。瓜皮清热解毒，利尿消肿；治水肿，小便不利。

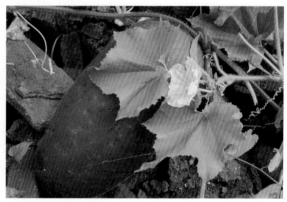

黄瓜（青瓜、胡瓜、王瓜）
Cucumis sativus Linn.

药用部位：果、藤、叶。分布：几遍全国。

功能主治：黄瓜，治烦渴，小便不利。黄瓜藤，治腹泻，痢疾，癫痫。黄瓜秧，治高血压。

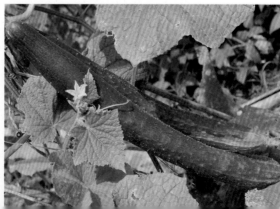

南瓜（金瓜、番瓜、北瓜、窝瓜）

Cucurbita moschata (Duch.ex Lam.) Duch. ex Poir.

药用部位：种子。分布：几遍全国。

功能主治：驱虫。治绦虫病，血吸虫病。

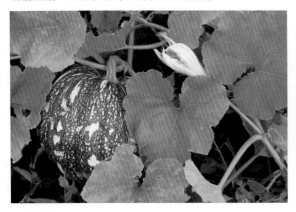

绞股蓝（五叶参、七叶胆、甘茶蔓）

Gynostemma pentaphyllum (Thunb.) Makino

药用部位：全株。分布：陕西南部至长江以南。

功能主治：治慢性支气管炎，肺热咳嗽，高脂血症，传染性肝炎，肾盂肾炎，肠胃炎。

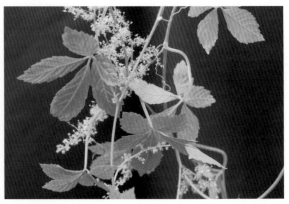

葫芦瓜（抽葫芦、壶芦、蒲芦）

Lagenaria siceraria (Molina) Standl.

药用部位：果皮及种子。分布：几遍全国。

功能主治：利尿消肿。治水肿，腹水，颈淋巴结结核。

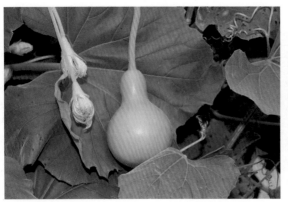

广东丝瓜（棱角丝瓜）

Luffa acutangula (Linn.) Roxb.

药用部位：丝瓜络。分布：几遍全国。

功能主治：治筋骨酸痛，胸胁痛，闭经，乳汁不通，乳腺炎，水肿。

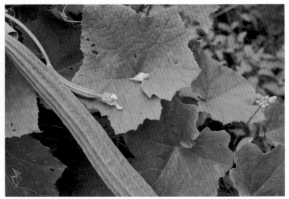

丝瓜（水瓜）

Luffa aegyptiaca Mill.

药用部位：丝瓜络。分布：几遍全国。

功能主治：治筋骨酸痛，胸胁痛，闭经，乳汁不通，乳腺炎，水肿。

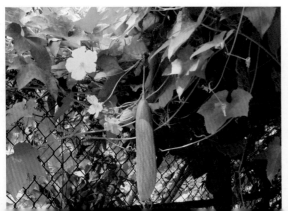

苦瓜（凉瓜、癞瓜）

Momordica charantia Linn.

药用部位：全株。分布：几遍全国。

功能主治：治热病烦渴，中暑，痢疾，赤眼疼痛，糖尿病，痈肿丹毒，恶疮。

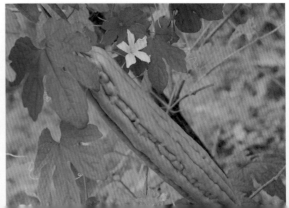

木鳖子（木别子、漏苓子）

Momordica cochinchinensis (Lour.) Spreng.

药用部位：根、叶、种子。分布：西南、华南至华东。

功能主治：解毒，消肿止痛。治化脓性炎症，乳腺炎，淋巴结炎，头癣，痔疮。

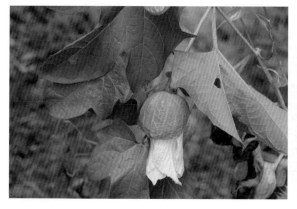

佛手瓜（洋丝瓜）

Sechium edule (Jacq.) Swartz

药用部位：果实或嫩苗。分布：秦岭以南。

功能主治：理气和中，疏肝止咳。治消化不良，胸闷气胀，呕吐，肝胃气痛，气管炎咳嗽多痰。

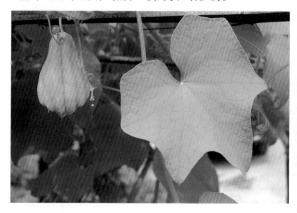

茅瓜（老鼠偷冬瓜）

Solena amplexicaulis (Lam.) Gandhi

药用部位：根。分布：秦岭以南。

功能主治：治结膜炎，疔肿，咽喉炎，腮腺炎，淋巴结核，淋病，胃痛，腹泻，赤白痢。

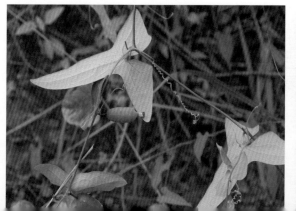

棒瓜（棒锤瓜）

Neoalsomitra integrifoliola (Cogn.) Hutch.

药用部位：根、茎。分布：云南、华南、台湾。

功能主治：清热解毒，健胃止痛。治疟疾，感冒头痛，咽喉炎，黄疸肝炎，胃痛，毒蛇咬伤。

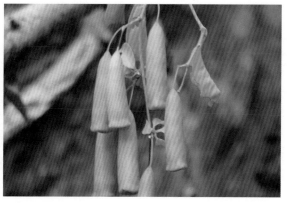

罗汉果（光果木鳖）

Siraitia grosvenorii (Swingle) C. Jeffrey ex A. M. Lu et Z. Y. Zhang

药用部位：果实。分布：秦岭以南。

功能主治：治急、慢性支气管炎，急、慢性扁桃体炎，咽喉炎，急性胃炎，大便秘结。

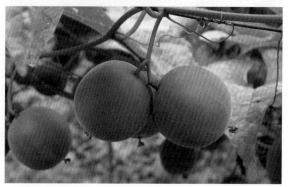

长叶赤瓟

Thladiantha longifolia Cogn. ex Oliv.

药用部位：根。分布：秦岭以南。

功能主治：清热解毒，通乳。治胃寒腹痛，痈疖，乳汁不下。

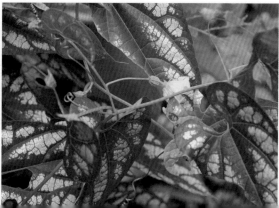

南赤瓟（野丝瓜、丝瓜南）

Thladiantha nudiflora Hemsl. ex Forbes et Hemsl.

药用部位：根和叶。分布：西南、华南、华中至华东。

功能主治：清热解毒，消食化滞。治痢疾，肠炎，消化不良，脘腹胀闷，毒蛇咬伤。

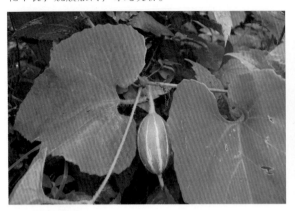

长萼栝楼

Trichosanthes laceribractea Hayata

药用部位：果实。分布：秦岭以南。

功能主治：润肺，化痰，散结，滑肠。治痰热咳嗽，结胸，消渴，便秘。

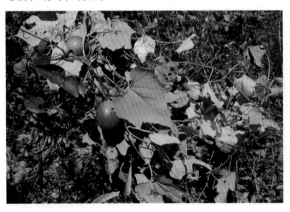

中华栝楼（双边栝楼）

Trichosanthes rosthornii Harms

药用部位：果实。分布：陕西、甘肃、华南及西南。

功能主治：清热化痰，宽胸散结，润燥滑肠。治肺热咳嗽，胸痹，结胸，消渴，便秘，痈肿疮毒。

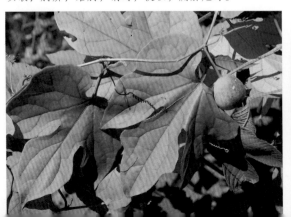

栝楼（瓜蒌、天花粉、瓜蒌子）

Trichosanthes kirilowii Maxim.

药用部位：果皮、种子。分布：辽宁至华东、中南、陕西及西南。

功能主治：果实，治肺热咳嗽，胸闷，心绞痛，便秘，乳腺炎。瓜蒌子，治大便燥结，肺热咳嗽。

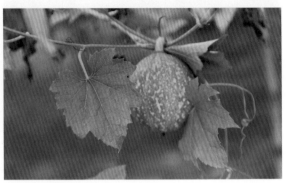

趾叶栝楼（又指叶栝蒌）

Trichosanthes pedata Merr. et Chun

药用部位：全株。分布：秦岭以南。

功能主治：清热解毒。治疮疖。

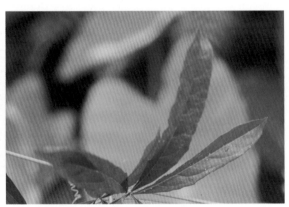

红花栝楼

Trichosanthes rubriflos Thorel ex Cayla

药用部位：果实。分布：华南、西南、华东。

功能主治：清肺化痰，解毒散结。治肺热咳嗽，胸闷胸痛，便秘，疟疾，疮疖肿毒。

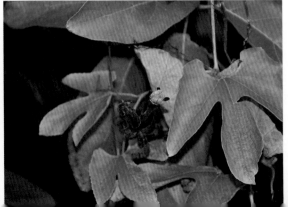

马㼎儿（老鼠拉冬瓜）
Zehneria indica (Lour.) Keraudren

药用部位：根和叶。分布：华南、西南、华东。

功能主治：治咽喉肿痛，结膜炎。外用治疮疡肿毒，淋巴结核，睾丸炎，皮肤湿疹。

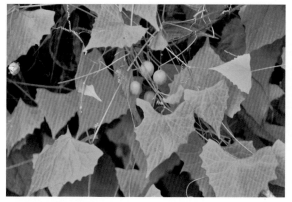

盾叶秋海棠（昌感秋海棠）
Begonia cavaleriei Lévl.

药用部位：全草。分布：海南、广西、云南、贵州。

功能主治：舒筋活络，消肿止痛。治跌打损伤，瘀血肿痛。

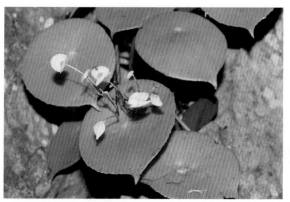

秋海棠（无名相思草）
Begonia evansiana Andr.

药用部位：块根、果。分布：河北、山东和长江以南。

功能主治：治吐血，衄血，咯血，崩漏，白带，月经不调，痢疾，跌打损伤。

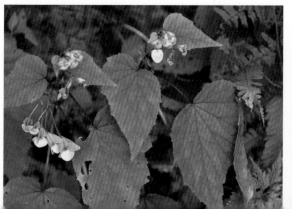

钮子瓜（野杜瓜）
Zehneria maysorensis (Wight et Arn.) Arn.

药用部位：全草。分布：华南及西南。

功能主治：清热、镇痉、解毒。治发热，头痛，咽喉肿痛，疮疡肿毒，淋证，小儿高热抽筋。

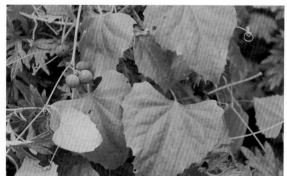

粗喙秋海棠（肉半边莲、黄疸草）
Begonia crassirostris Irmsch.

药用部位：全草。分布：华南及西南。

功能主治：清热解毒，消肿止痛。治咽喉炎，牙痛，淋巴结结核，毒蛇咬伤。外用治烧、烫伤。

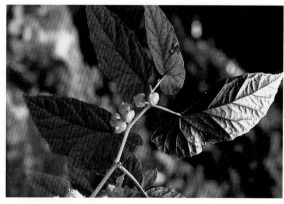

紫背天葵（散血子）
Begonia fimbristipula Hance

药用部位：全草。分布：西南、华南、东南。

功能主治：治中暑发烧，肺热咳嗽，咯血，淋巴结结核，血瘀腹痛。外用治扭伤挫伤。

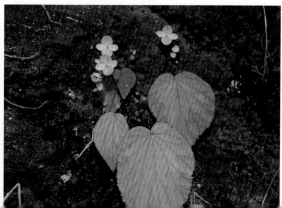

竹节秋海棠
Begonia maculata Raddi

药用部位：全草。分布：西南、华南、东南有栽培。

功能主治：散瘀消肿。治跌打肿痛。

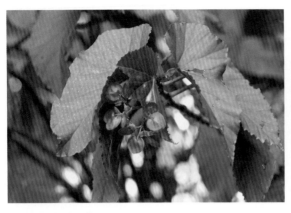

掌裂秋海棠（水八角、水蜈蚣）
Begonia pedatifida Lévl.

药用部位：根状茎。分布：秦岭以南。

功能主治：治吐血，子宫出血，胃痛，风湿关节炎。外用治跌打肿痛、毒蛇咬伤。

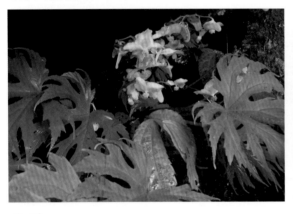

木瓜（番木瓜、万寿果）
Carica papaya Linn.

药用部位：果实。分布：华南、东南、云南。

功能主治：治脾胃虚弱，食欲不振，乳汁缺少，风湿关节疼痛，肢体麻木，胃及十二指肠疼痛。

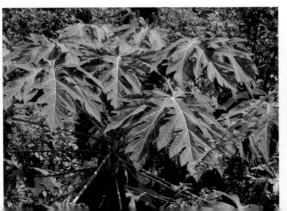

裂叶秋海棠
Begonia palmata D. Don

药用部位：全草。分布：长江以南。

功能主治：治感冒，急性支气管炎，风湿性关节炎，跌打内伤瘀血，闭经，肝脾肿大。

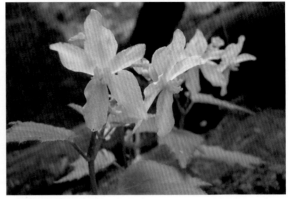

蚬肉秋海棠（四季秋海棠）
Begonia semperflorens Link et Otto

药用部位：全草。分布：我国各地有栽培。

主治功能：清热解毒。治蛇伤，疮疖。

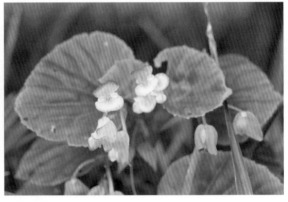

昙花
Epiphyllum oxypetalum (DC.) Ham.

药用部位：叶、花。分布：我国各地有栽培。

功能主治：叶，治跌打损伤，花，治肺结核。

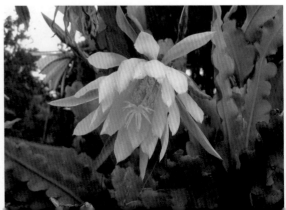

量天尺（剑花、霸王花、霸王鞭）

Hylocereus undatus (Haw.) Britt. et Rose

药用部位：肉质茎及花。分布：东南、云南、华南。

功能主治：花，治肺结核，支气管炎，颈部淋巴结核。茎，外用治骨折，腮腺炎，疮肿。

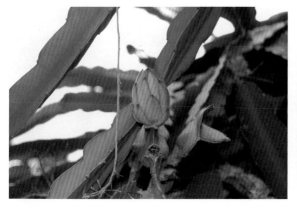

蟹爪兰（锦上添花）

Schlumbergera truncata (Haw.) Moran

药用部位：全草。分布：东南、云南、华南。

功能主治：外用治疮疖肿痛。

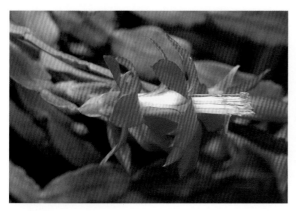

茶梨（红楣、香叶树）

Anneslea fragrans Wall.

药用部位：树皮、叶。分布：长江以南。

功能主治：消食健胃，舒肝退热。治消化不良，肠炎，肝炎。

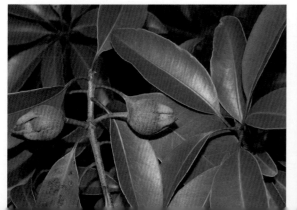

仙人掌（霸王树、山巴掌）

Opuntia stricta Haw. var. **dillenii** (Ker-Gawl.) L. D. Benson

药用部位：全株。分布：福建、云南、华南。

功能主治：治胃、十二指肠溃疡，急性痢疾，咳嗽。外用治流行性腮腺炎，乳腺炎，痈疖肿毒。

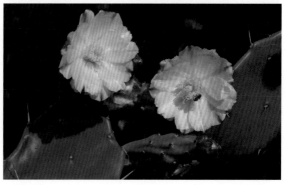

杨桐（黄瑞木、毛药红淡）

Adinandra millettii (Hook. et Arn.) Benth. et Hook. f. ex Hance

药用部位：根及嫩叶。分布：西南、华南、华中及东南。

功能主治：凉血止血，解毒消肿。治衄血，尿血，传染性肝炎，腮腺炎，疖肿，蛇虫咬伤。

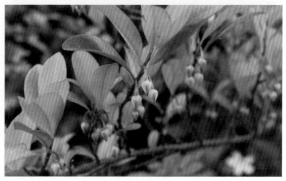

山茶（茶花）

Camellia japonica Linn.

药用部位：根、花。分布：华南、西南东部、华东南。

功能主治：收敛止血，凉血。治吐血，衄血，便血，血崩。外用治烧、烫伤，创伤出血。

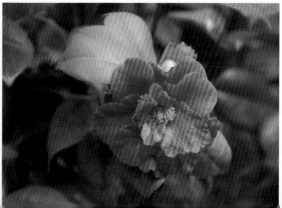

油茶（油茶树、茶子树）
Camellia oleifera Abel

药用部位：根和茶子饼。分布：我国长江以南各地。

功能主治：根，治急性咽喉炎，胃痛，扭挫伤。茶子饼，外用治皮肤瘙痒。

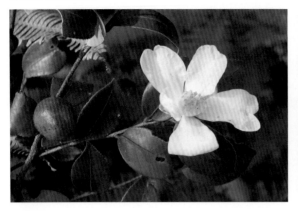

翅柃
Eurya alata Kobuski

药用部位：根皮。分布：黄河以南。

功能主治：理气活血，散瘀消肿。治跌打损伤，肿痛。

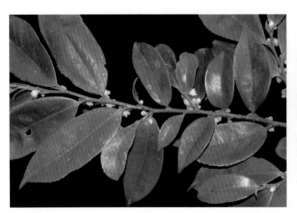

二列叶柃
Eurya distichophylla Hemsl.

药用部位：全株。分布：华南、华东南、贵州。

功能主治：清热解毒，消炎止痛。治急性扁桃腺炎，咽炎，口腔炎，支气管炎，水火烫伤。

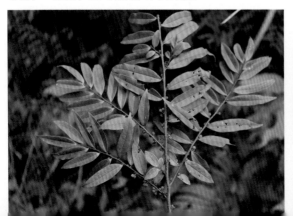

茶（茶叶）
Camellia sinensis (Linn.) O. Kuntze

药用部位：叶、根。分布：长江流域及其以南。

功能主治：叶，治肠炎，痢疾，小便不利，水肿。外用治烧、烫伤。根，治肝炎，心脏病水肿。

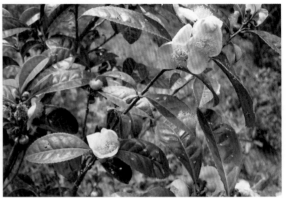

米碎花（岗茶、华柃）
Eurya chinensis R. Br.

药用部位：全株。分布：西南、华中、华南及东南。

功能主治：清热解毒，除湿敛疮。预防流行性感冒。外用治烧、烫伤，脓疱疮。

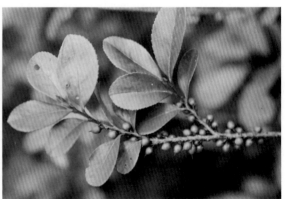

凹脉柃
Eurya impressinervis Kobuski

药用部位：叶和果实。分布：广东、广西。

功能主治：祛风，消肿，止血。治风湿痹痛，疮疡肿痛，外伤出血。

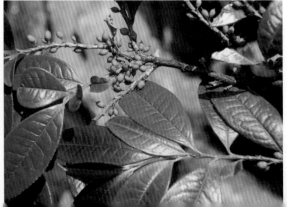

细齿叶柃
Eurya nitida Korthals

药用部位：茎、叶、花。分布：西南、华中、华南及东南。

功能主治：杀虫，解毒。治疮口溃烂，泄泻，上唇疮烂。

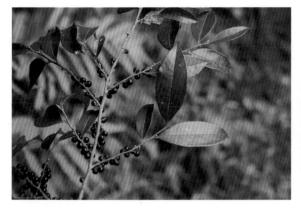

银木荷
Schima argentea Pritz ex Diels

药用部位：根皮。分布：西南、华中、华南。

功能主治：清热止痢，驱虫。治痢疾，蛔虫病，绦虫病。

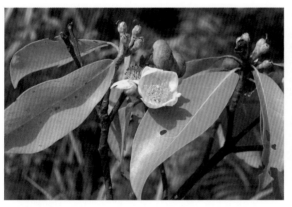

厚皮香（秤杆红、红果树、白花果）
Ternstroemia gymnanthera (Wight. et Arn.) Bedd.

药用部位：果实、叶。分布：西南、华中、华南及东南。

功能主治：清热解毒，消痈肿。治疮疡痈肿，乳腺炎，捣烂外敷，花揉烂擦癣可止痒痛。

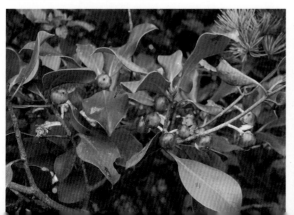

大头茶（羊咪树）
Gordonia axillaris (Roxb.) Dietrich

药用部位：茎皮、果实。分布：秦岭以南。

功能主治：活络止痛，温中止泻。治风湿腰痛，跌打损伤，腹泻。

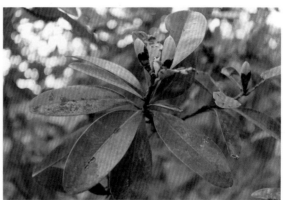

木荷（荷树）
Schima superba Gardn. et Champ.

药用部位：根皮。分布：西南、华中、华南及东南。

功能主治：解毒，消肿。治疔疮，无名肿毒。外用鲜品捣烂敷患处。

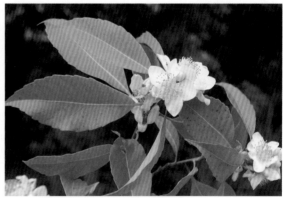

厚叶厚皮香（广东厚皮香）
Ternstroemia kwangtungensis Merr.

药用部位：根。分布：华南、江西。

功能主治：清热解毒。治牙痛，痈疔。

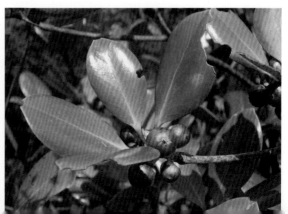

京梨猕猴桃

Actinidia callosa Lindl. var. **henryi** Maxim.

药用部位：根。分布：长江以南，甘肃、陕西。

功能主治：清热解毒，消肿。治周身肿亮，背痈红肿，肠痈绞痛。

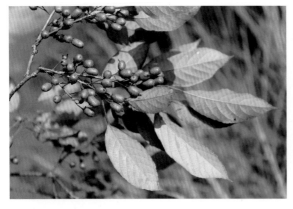

毛花猕猴桃（毛花杨桃）

Actinidia eriantha Benth.

药用部位：根、根皮、叶。分布：华东、湖南、广东、广西和贵州。

功能主治：根，治胃癌，乳癌，食管癌，疮疖，皮炎。根皮，外用治跌打损伤。叶，外用治乳腺炎。

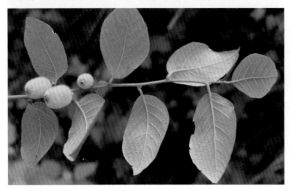

美丽猕猴桃

Actinidia melliana Hand.-Mazz.

药用部位：根、茎、叶。分布：华南、湖南和江西。

功能主治：根，治腰痛，筋骨痛。茎，叶，治瘰疬热症等。

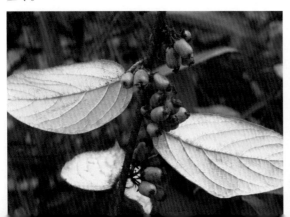

猕猴桃（白毛桃、毛梨子）

Actinidia chinensis Planch.

药用部位：根、果实。分布：长江以南，甘肃。

功能主治：果，治消化不良，食欲不振。根、根皮，治风湿性关节炎，跌打损伤，肝炎，痢疾，癌症。

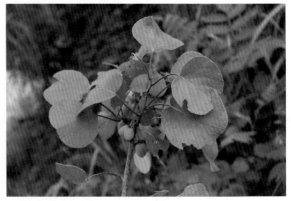

多花猕猴桃（阔叶猕猴桃）

Actinidia latifolia (Gardn. et Champ.) Merr.

药用部位：茎、叶。分布：长江以南各省区。

功能主治：清热除湿，解毒，消肿止痛。治咽喉肿痛，泄泻。

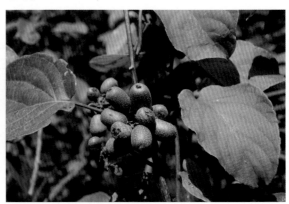

水东哥（米花树、山枇杷）

Saurauia tristyla DC.

药用部位：根、叶。分布：华南、西南、福建。

功能主治：清热解毒，止咳，止痛。治风热咳嗽，风火牙痛。

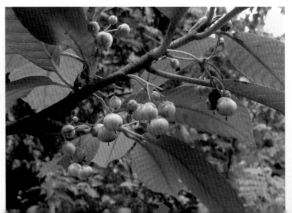

金莲木（油树）
Ochna integerrima (Lour.) Merr.

药用部位：根、茎。分布：华南。

功能主治：收敛固肾。治泄泻，滑精，遗精等。

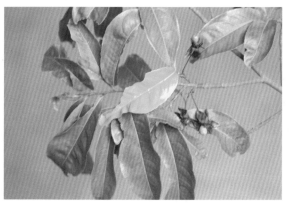

水翁（水榕、大蛇药）
Cleistocalyx operculatus (Roxb.) Merr. et Perry

药用部位：树皮、叶、花蕾。分布：华南、云南。

功能主治：花蕾，感冒发热，细菌性痢疾，消化不良。树皮，外用治烧伤，麻风，皮肤瘙痒。

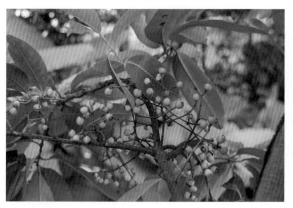

大叶桉（桉树、蚊仔树）
Eucalyptus robusta Smith

药用部位：叶。分布：华南、福建。

功能主治：预防流行性感冒，治上呼吸道感染，咽喉炎，支气管炎，肺炎，急、肠炎，痢疾。

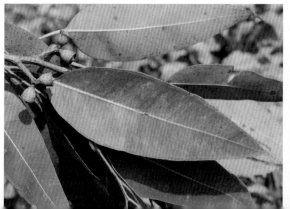

岗松（扫把枝、铁扫把）
Baeckea frutescens Linn

药用部位：全株。分布：我国南部。

功能主治：根，治感冒高热，黄疸型肝炎，胃痛，肠炎，风湿关节痛，膀胱炎，小便不利。

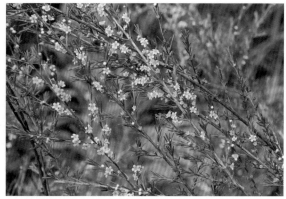

柠檬桉（香桉）
Eucalyptus citriodora Hook.

药用部位：叶。分布：华南、福建。

功能主治：治痢疾。外用煎汤洗疮疖，皮肤诸病及风湿痛。

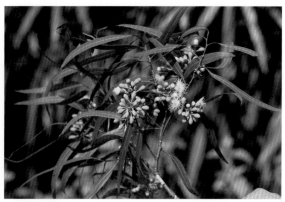

细叶桉
Eucalyptus tereticornis Smith

药用部位：叶。分布：华南、福建。

功能主治：治感冒发热，咳嗽痰喘，脘腹胀痛，泻痢，跌打损伤，疮疡，丹毒，乳痈，疥疮。

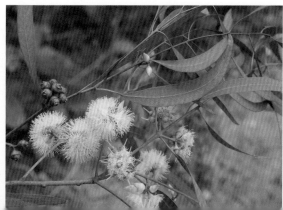

白千层（千层皮、千层纸、玉树）
Melaleuca leucadendron Linn.
药用部位：枝叶。分布：华南、福建。
功能主治：祛风解表，散瘀。治感冒发热，风湿骨痛，肠炎腹泻。

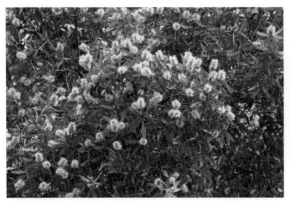

桃金娘（岗稔）
Rhodomyrtus tomentosa (Ait.) Hassk.
药用部位：根、花、果实。分布：长江以南。
功能主治：根，治胃肠炎，肝炎，痢疾，风湿性关节炎。果，治贫血，神经衰弱，耳鸣，遗精。

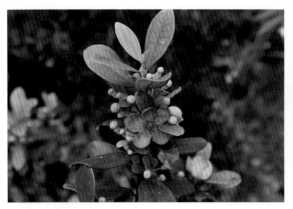

赤楠蒲桃（赤楠）
Syzygium buxifolium Hook. et Arn.
药用部位：根、叶。分布：西南、华南、华中至华东。
功能主治：根、根皮，治浮肿，哮喘。外用治烧、烫伤。叶，治瘰疬，疔疮，漆疮，烧、烫伤。

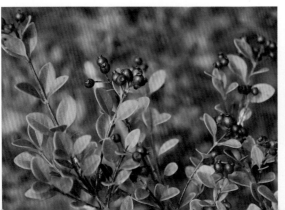

番石榴（鸡矢果）
Psidium guajava Linn.
药用部位：叶、果实。分布：华南、西南、东南。
功能主治：治急、慢性肠胃炎，痢疾；鲜叶，外用治跌打扭伤，外伤出血，臁疮久不愈合。

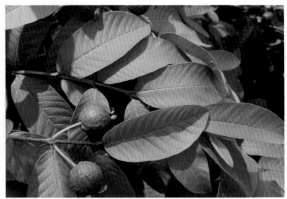

丁子香（丁香）
Syzygium aromaticum (Linn.) Merr. et Perry
药用部位：花蕾。分布：广东、海南。
功能主治：暖胃降逆，壮阳健肾。治脾胃虚寒，呃逆，呕吐，心腹冷痛。

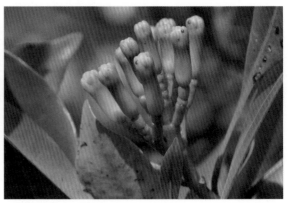

乌墨（海南蒲桃）
Syzygium cumini (Linn.) Skeels
药用部位：果实、茎皮、叶。分布：华南、东南、西南。
功能主治：润肺定喘。治肺结核，哮喘。

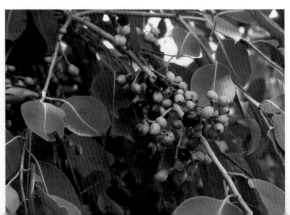

轮叶蒲桃
Syzygium grijsii (Hance) Merr. et Perry

药用部位：根。分布：华南、华东南。

功能主治：祛风散寒，活血破瘀，止痛。治跌打肿痛，风寒感冒，风湿头痛。

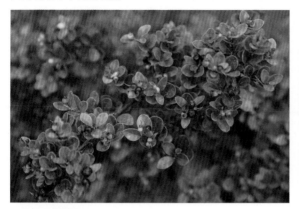

南洋蒲桃
Syzygium samarangense (Blume) Merr. & Perry

药用部位：树皮、叶。分布：华南、东南。

功能主治：外洗治烂疮，阴痒。

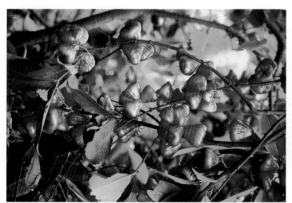

异药花（酸猴儿、臭骨草、伏毛肥肉草）
Fordiophyton faberi Stapf

药用部位：叶。分布：广东、西南。

功能主治：补虚，祛风除湿，清肺解毒。治老人体虚，小儿衰弱，风湿痹痛，肺热咳嗽，漆疮。

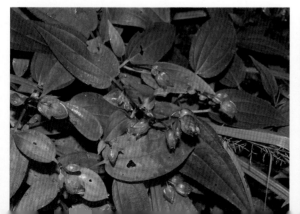

蒲桃（水蒲桃）
Syzygium jambos (Linn.) Alston

药用部位：根皮、果实。分布：华南、东南、西南。

功能主治：凉血，收敛。治痢疾，腹泻。刀伤出血；鲜根皮捣烂外敷，或用根皮研粉撒敷。

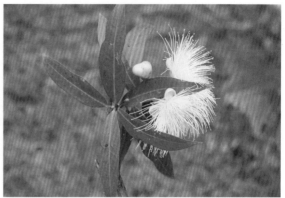

柏拉木（野锦香）
Blastus cochinchinensis Lour.

药用部位：根、叶。分布：福建、云南、华南。

功能主治：治产后流血不止，月经过多，肠炎腹泻。跌打损伤，外伤出血；鲜叶捣烂外敷。

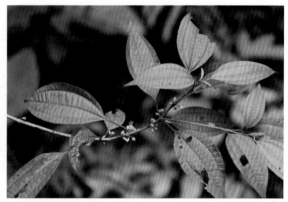

肥肉草（酸酒子、酸杆、福笛木、羊刀尖）
Fordiophyton fordii (Oliv.) Krass.

药用部位：全株。分布：长江以南。

功能主治：清热利湿，凉血消肿。治痢疾，腹泻，吐血，痔血。

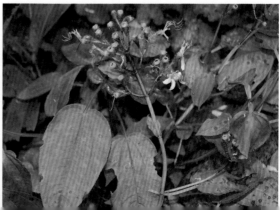

多花野牡丹（酒瓶果、催生药、野广石榴）

Melastoma affine D. Don

药用部位：根、叶。分布：华南、西南东部、台湾。

功能主治：治消化不良，肠炎，痢疾，肝炎，衄血。外用治跌打损伤，刀伤出血。

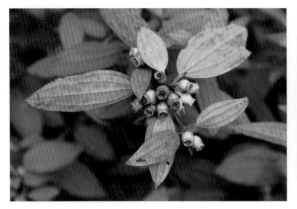

地菍（铺地菍、地茄子）

Melastoma dodecandrum Lour.

药用部位：根。分布：长江以南。

功能主治：治肠炎，痢疾，肺脓疡，盆腔炎，子宫出血，贫血，白带，风湿骨痛，外伤出血。

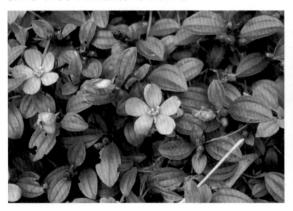

展毛野牡丹（肖野牡丹、白爆牙郎）

Melastoma normale D. Don

药用部位：全株。分布：西藏、四川、东南以南。

功能主治：治痢疾，外伤出血，消化不良，肠炎腹泻，便血，月经过多，白带，牙痛，疮疡溃烂。

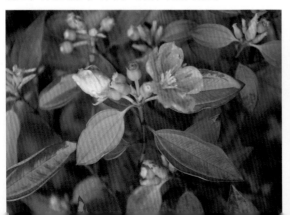

野牡丹（罐罐草）

Melastoma candidum D. Don

药用部位：根、叶。分布：华南、东南、云南。

功能主治：根，治消化不良，肠炎，痢疾，肝炎，衄血，便血。叶，外用治跌打损伤。

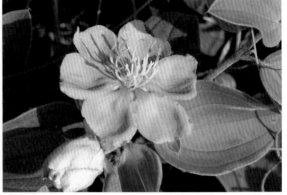

细叶野牡丹（铺地莲）

Melastoma intermedium Dunn

药用部位：全株。分布：华南、东南、贵州。

功能主治：消肿解毒。外洗治眼镜蛇咬伤口溃疡。

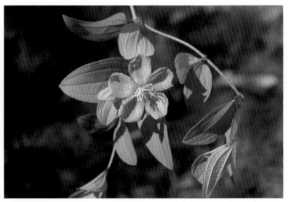

毛菍（红爆牙郎、红毛菍）

Melastoma sanguineum Sims

药用部位：根、叶。分布：广东、广西。

功能主治：收敛止血，止痢。治腹泻，月经过多，便血。外用治创伤出血。

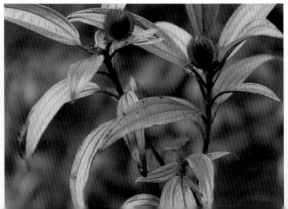

金锦香（仰天钟、金香炉）

Osbeckia chinensis Linn.

药用部位：全株。分布：长江流域以南。

功能主治：治急性细菌性痢疾，阿米巴痢疾，阿米巴肝脓疡，肠炎，感冒咳嗽，咽喉肿痛。

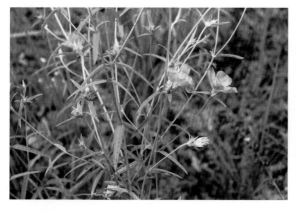

毛柄锦香草

Phyllagathis anisophylla Diels

药用部位：全株。分布：华南、湖南。

功能主治：化痰止咳。治咳嗽。

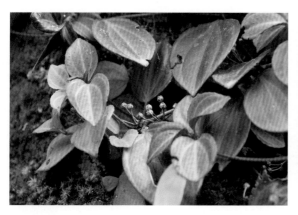

叶底红（野海棠、叶下红）

Phyllagathis fordii (Hance) C. Chen

药用部位：全株。分布：华南、华东南、贵州。

功能主治：益肾调经，活血补血。治病后虚弱，贫血，脾胃虚弱带下，不孕症，月经不调。

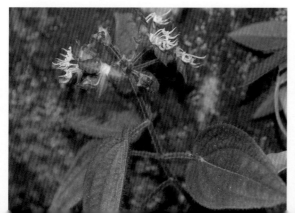

朝天罐（罐子草、线鸡腿、大金钟）

Osbeckia opipara C. Y. Wu et C. Chen

药用部位：全株。分布：长江流域以南。

功能主治：治菌痢，肠炎，虚咳，咯血，小便失禁，白带过多，肺结核咯血，鼻咽癌，乳腺癌。

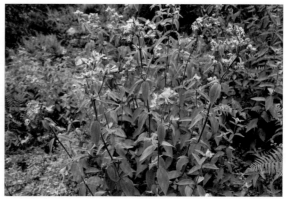

锦香草（铁高杯）

Phyllagathis cavaleriei (Lévl. et Van.) Guill.

药用部位：全株。分布：长江以南。

功能主治：清热解毒，凉血，消肿利湿。治痢疾，痔疮出血，小儿阴囊肿大。

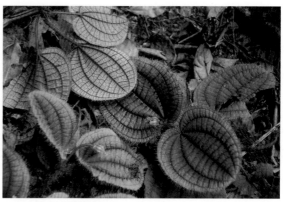

尼泊尔肉穗草（楮头红）

Sarcopyramis nepalensis Wall.

药用部位：全株。分布：西南、华南、华中及华东。

功能主治：清肝明目。治耳鸣，耳聋，目雾羞明。

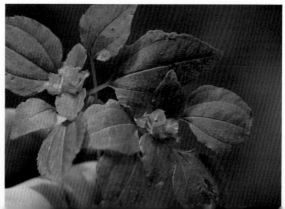

蜂斗草（桑勒草）

Sonerila cantonensis Stapf

药用部位：全株。分布：华南、云南、福建。

功能主治：通经活络。治跌打肿痛，目生翳膜。

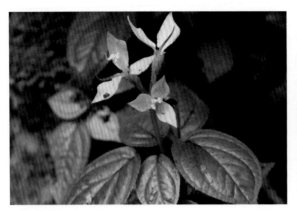

使君子（留球子）

Quisqualis indica Linn.

药用部位：种子。分布：西南、华南、华中及华东。

功能主治：杀虫。治蛔虫病。

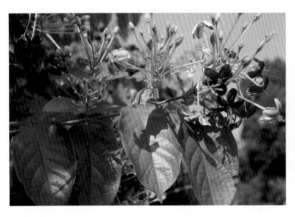

诃子（诃黎勒）

Terminalia chebula Retz.

药用部位：果实。分布：华南有栽培。

功能主治：治慢性肠炎，慢性气管炎，哮喘，慢性喉头炎，溃疡病，便血，脱肛，痔疮出血。

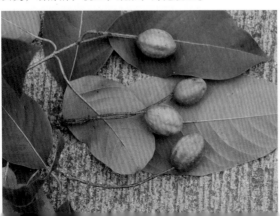

华风车子（水番桃、清凉树）

Combretum alfredii Hance

药用部位：根、叶。分布：华南、江西、湖南。

功能主治：根，治黄疸型肝炎。叶，治蛔虫病、鞭虫病。外用鲜叶治烧、烫伤。

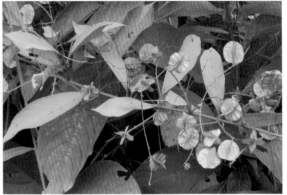

榄仁树（假桃杷）

Terminalia catappa Linn.

药用部位：树皮、叶。分布：华南有栽培。

功能主治：收敛，化痰止咳。治腹泻下痢，感冒咳嗽，支气管炎。

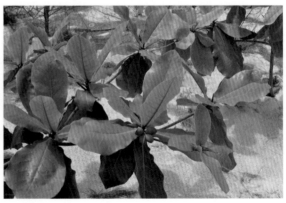

木榄（包罗剪定、鸡爪浪）

Bruguiera gymnorrhiza (Linn.) Lam.

药用部位：树皮。分布：华南、东南。

功能主治：收敛止泻。治腹泻。

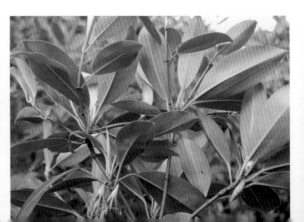

竹节树（鹅肾木、气管木）

Carallia brachiata (Lour.) Merr.

药用部位：树皮。分布：华南。

功能主治：截疟。治疟疾。

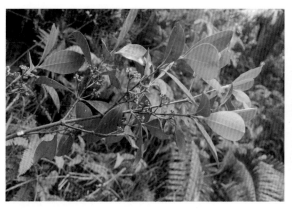

角果木（剪子树、海枒子、海淀子）

Ceriops tagal (Perr.) C. B. Rob.

药用部位：全株。分布：华南、东南。

功能主治：消肿解毒，收敛止血治痈疽疮疡，丹毒，恶疱，无名肿毒，虫蛇咬伤等症。

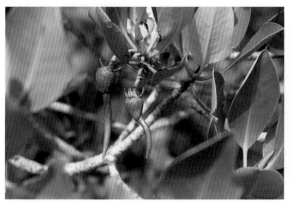

红茄苳（茄藤）

Rhizophora mucronata Lam.

药用部位：树皮和根。分布：华南、台湾。

功能主治：解毒利咽，清热利湿，凉血止血。治咽喉肿痛，泄泻，痢疾，尿血，外伤出血。

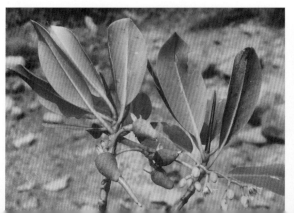

锯叶竹节树（旁杞木）

Carallia longipes Chun ex W. C. Ko

药用部位：叶。分布：华南、云南。

功能主治：清热凉血，利尿消肿，接筋骨。治感冒发热，暑热口渴，跌打肿痛，骨折，刀伤出血。

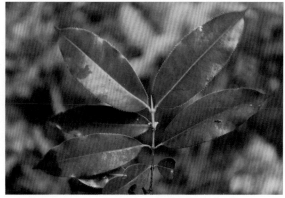

秋茄树（茄行树、红浪、浪柴）

Kandelia candel (L.) Druce

药用部位：树皮。分布：华南、东南。

功能主治：止血敛伤。治金创刀伤等外伤性出血或水火烫伤等。外用鲜品捣烂敷患处。

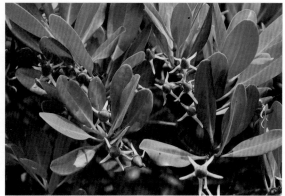

黄牛木（黄牛茶、黄芽茶）

Cratoxylum cochinchinense (Lour.) Bl.

药用部位：全株。分布：华南、云南。

功能主治：解暑清热，利湿消滞。治感冒，中暑发热，急性胃肠炎，黄疸。

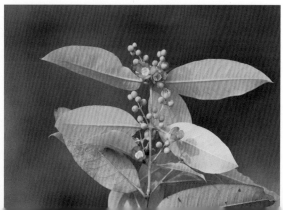

黄海棠（湖南连翘）

Hypericum ascyron Linn.

药用部位：全株。分布：黑龙江及以南、四川及以东。

功能主治：治吐血，咯血，尿血，便血，崩漏，跌打损伤，痛经，风热感冒，疟疾，肝炎，痢疾。

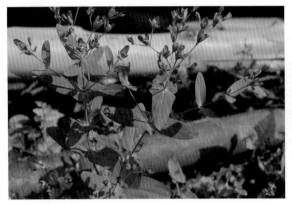

金丝桃（金丝海棠、五心花）

Hypericum chinense Linn.

药用部位：根。分布：长江流域以南。

功能主治：清热解毒，祛风消肿。治急性咽喉炎，眼结膜炎，肝炎，蛇咬伤。

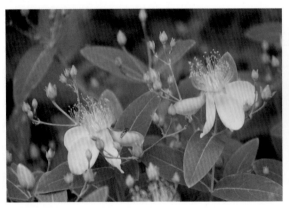

田基黄（地耳草、小田基黄、雀舌草）

Hypericum japonicum Thunb. ex Murray

药用部位：全株。分布：我国中部以南。

功能主治：治肝炎，早期肝硬化，阑尾炎，眼结膜炎，扁桃体炎。外用治痈疖肿毒，跌打损伤。

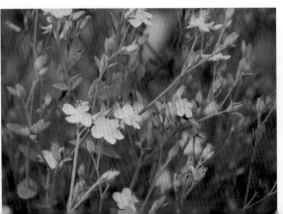

赶山鞭（野金丝桃）

Hypericum attenuatum Choisy

药用部位：全株。分布：除东北外，几遍全国。

功能主治：治咯血，吐血，子宫出血，风湿关节痛，神经痛，跌打损伤，乳汁缺乏，乳腺炎。

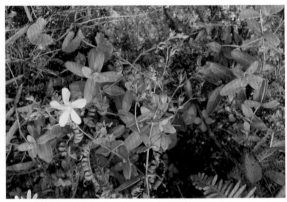

小连翘（千金子、旱莓草、小金雀）

Hypericum erectum Thunb. ex Murray

药用部位：全株。分布：华东、华中南、华南。

功能主治：解毒消肿，散瘀止血。治吐血，衄血，无名肿毒，毒蛇咬伤，跌打肿痛。

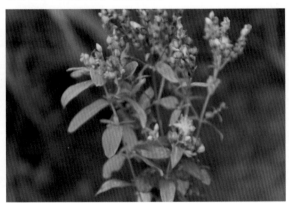

金丝梅（芒种花、剪耳花）

Hypericum patulum Thunb. ex Murry

药用部位：全株。分布：广东、云南、西藏。

功能主治：治上呼吸道感染，肝炎，痢疾，肾炎。果，治血崩，鼻衄。叶，外用治皮肤瘙痒，黄水疮。

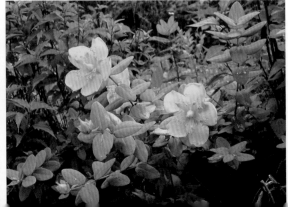

贯叶连翘（千层楼、小对叶草、小过路黄、赶山鞭）
Hypericum perforatum Linn.

药用部位：全株。分布：华中、西北及华东。

功能主治：治吐血，咯血，月经不调。外用治创伤出血，痈疖肿毒，烧、烫伤。

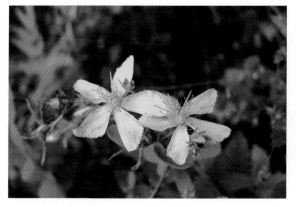

薄叶红厚壳（横经席、跌打将军）
Calophyllum membranaceum Gardn. et Champ.

药用部位：根、叶。分布：华南。

功能主治：治风湿关节痛，腰腿痛，跌打损伤，黄疸型肝炎，月经不调，痛经。

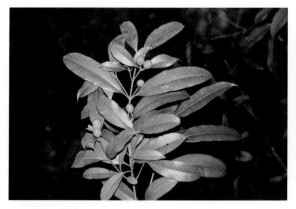

岭南山竹子（黄牙果、岭南倒捻子）
Garcinia oblongifolia Champ. ex Benth.

药用部位：树皮、果实。分布：华南。

功能主治：消炎止痛，收敛生肌。治肠炎，小儿消化不良，胃、十二指肠溃疡，口腔炎，牙周炎。

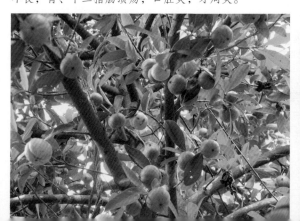

元宝草（合掌草、小连翘）
Hypericum sampsonii Hance

药用部位：全株。分布：甘肃以南。

功能主治：治小儿高热，痢疾，肠炎，吐血，月经不调，白带。外用治外伤出血，跌打损伤。

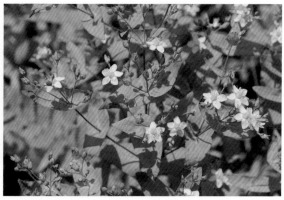

多花山竹子（山竹子）
Garcinia multiflora Champ. ex Benth.

药用部位：树皮、果实。分布：华南、东南、中南及西南。

功能主治：治肠炎，小儿消化不良，胃、十二指肠溃疡，溃疡病轻度出血，口腔炎，牙周炎。

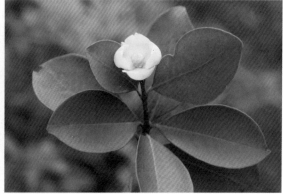

单花山竹子（山竹子）
Garcinia oligantha Merr.

药用部位：树皮。分布：海南。

功能主治：清热解毒，收敛生肌。治湿疹，口腔炎，牙周炎，下肢溃疡，烧伤，烫伤。

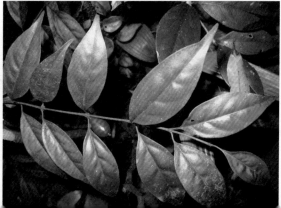

田麻（毛果田麻）
Corchoropsis tomentosa (Thunb.) Makino

药用部位：全草。分布：陕西及长江以南。

功能主治：平肝利湿，解毒，止血。治小儿疳积，白带过多，痈疖肿毒，外伤出血。

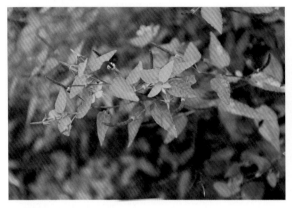

甜麻（野黄麻、假黄麻、针筒草）
Corchorus aestuans Linn.

药用部位：全草。分布：长江以南。

功能主治：清热解毒，消肿拔毒。治中暑发热，痢疾，咽喉疼痛。外用治疮疖肿毒。

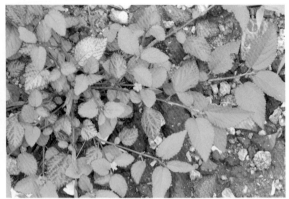

黄麻（苦麻叶、络麻）
Corchorus capsularis Linn.

药用部位：叶、种子、根。分布：长江以南有栽培。

功能主治：清热解毒，拔毒消肿。预防中暑，治中暑发热，痢疾。外用治疮疖肿毒。

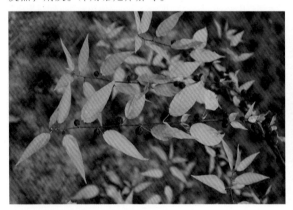

扁担杆（娃娃拳、麻糖果、葛荆麻、月亮皮）
Grewia biloba G. Don.

药用部位：全草。分布：西北至山东以南。

功能主治：治小儿疳积，脾虚久泻，遗精，血崩，白带，子宫脱垂，脱肛，风湿关节痛。

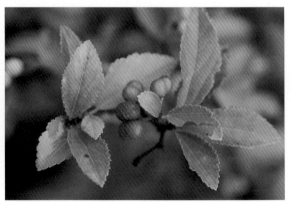

毛果扁担杆（杠木、山麻树）
Grewia eriocarpa Juss.

药用部位：花、叶。分布：华南、西南东部、江苏、台湾。

功能主治：治胃痛。

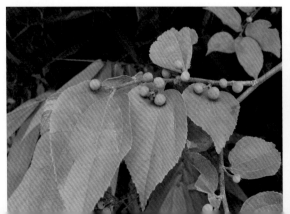

破布叶（布渣叶）
Microcos paniculata Linn.

药用部位：叶。分布：华南、云南。

功能主治：清暑，消食，化痰。治感冒，中暑，食滞，消化不良，腹泻。

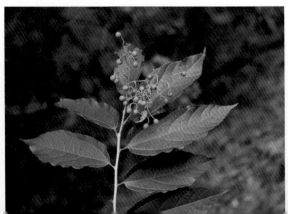

毛刺蒴麻（山黄麻）

Triumfetta cana Bl.

药用部位：根、叶。分布：华南、西南、福建。

功能主治：清热解毒。治痢疾，跌打损伤。

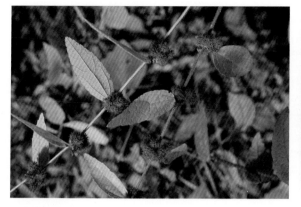

刺蒴麻

Triumfetta rhomboidea Jacq.

药用部位：全草。分布：华南、东南、云南。

功能主治：解表清热，利尿散结。治风热感冒，泌尿系结石。

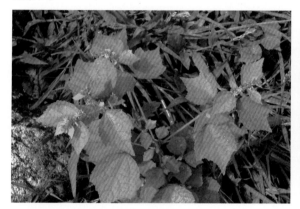

冬桃杜英（褐毛杜英）

Elaeocarpus duclouxii Gagnep.

药用部位：果实。分布：秦岭以南。

功能主治：清热解毒。用于宣肺止咳，通淋，养胃消食。

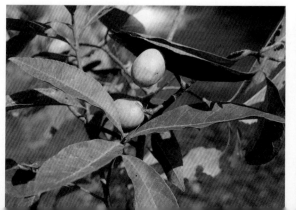

长勾刺蒴麻（黐头婆、虱麻头、密马专）

Triumfetta pilosa Roth.

药用部位：全草。分布：华南、西南、湖南。

功能主治：活血行气，散瘀消肿。治月经不调，瘀积疼痛，跌打损伤。

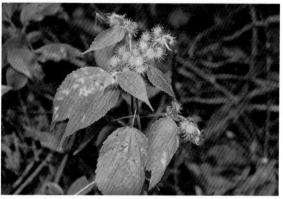

华杜英（小冬桃）

Elaeocarpus chinensis (Gardn.et Champ.) Hook. f. ex Benth.

药用部位：根。分布：华南、华东南、云南、贵州。

功能主治：活血化瘀，散瘀消肿。治跌打瘀肿。

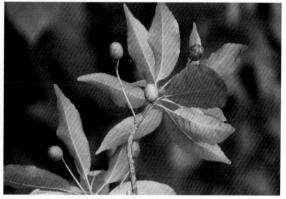

山杜英（羊屎树）

Elaeocarpus sylvestris (Lour.) Poir.

药用部位：根皮。分布：华中、华南及西南。

功能主治：清热解毒，散瘀消肿。治跌打瘀肿，痈肿，牙痛。

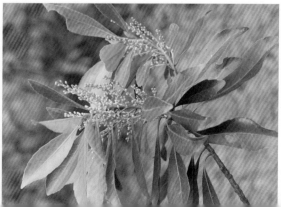

猴欢喜
Sloanea sinensis (Hance) Hemsl.

药用部位：根。分布：华中、华南及西南。

功能主治：散寒行气，止痛。治虚寒胃痛，腹痛。

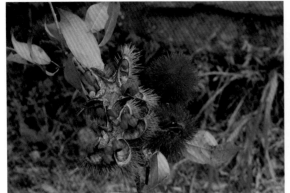

昂天莲（仰天盅）
Ambroma augusta (Linn.) Linn. f.

药用部位：根、叶。分布：华南、云南、贵州。

功能主治：活血散瘀，消肿，驳骨，通经。治跌打骨折，月经不调，疮疖红肿。

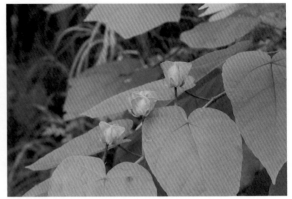

刺果藤（大滑藤、大胶藤）
Byttneria aspera Colebr.

药用部位：根、茎。分布：华南、台湾、云南。

功能主治：补血，祛风，消肿，接骨。治风湿骨痛，跌打骨折。

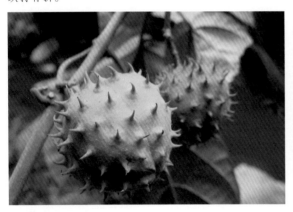

梧桐（榇桐、翠果子）
Firmiana platanifolia (Linn. f.) Marsili

药用部位：根、茎皮、种子。分布：我国南北各地有栽培。

功能主治：根，治关节痛，跌打损伤，白带，蛔虫病。茎皮，治痔疮，脱肛。种子，治胃痛。

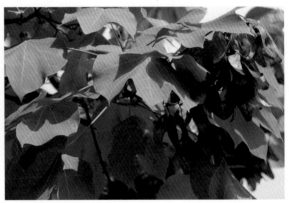

山芝麻（野芝麻）
Helicteres angustifolia Linn.

药用部位：全株。分布：除西藏外，长江以南。

功能主治：治感冒高热，扁桃体炎，咽喉炎，腮腺炎，麻疹，咳嗽，疟疾。外用治外伤出血，痔疮。

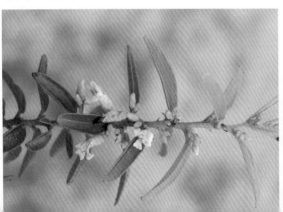

火索麻（火索木）
Helicteres isora Linn.

药用部位：根。分布：海南及云南。

功能主治：解表，理气止痛。治感冒发热，慢性胃炎，胃溃疡，肠梗阻。

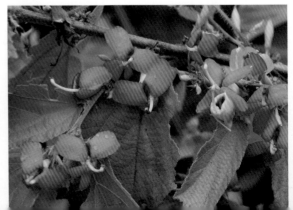

银叶树（银叶板根、大白叶仔）

Heritiera littoralis Dryand. ex Ait.

药用部位：种子。分布：华南、台湾。

功能主治：涩肠止泻。治大便稀薄、腹泻、消化不良。

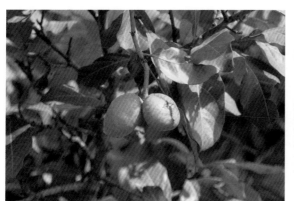

翅子树（翅子木、白桐）

Pterospermum acerifolium Willd.

药用部位：叶。分布：华南、云南、东南。

功能主治：散瘀止血。治跌打损伤肿痛。外用鲜品捣烂敷患处。

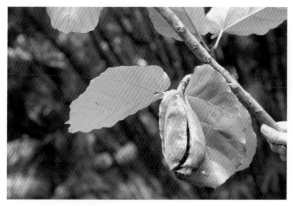

窄叶半枫荷（假木棉、翅子树）

Pterospermum lanceaefolium Roxb.

药用部位：根。分布：华南、福建、云南。

功能主治：治风湿性关节炎，类风湿性关节炎，腰肌劳损，半身不遂，跌打损伤，扭挫伤。

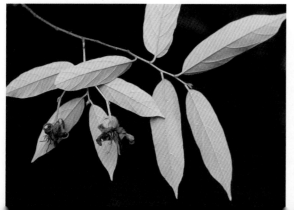

马松子（过路黄）

Melochia corchorifolia Linn.

药用部位：茎、叶。分布：长江以南。

功能主治：清热利湿。治黄疸型肝炎。

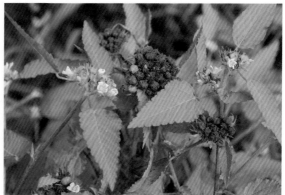

翻白叶树（半枫荷、异叶翅子树）

Pterospermum heterophyllum Hance

药用部位：根或茎枝。分布：华南、福建。

功能主治：治风湿性关节炎，类风湿性关节炎，腰肌劳损，半身不遂，跌打损伤，扭挫伤。

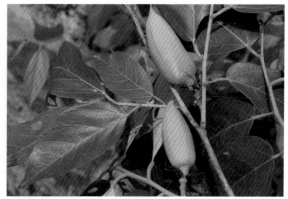

假苹婆（赛苹婆、鸡冠木）

Sterculia lanceolata Cav.

药用部位：叶。分布：广东、广西、西南东部。

功能主治：消肿镇痛。治跌打。外用鲜品捣烂敷患处。

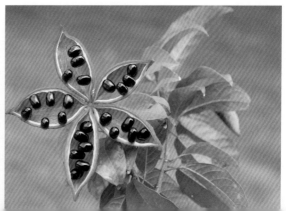

苹婆（凤眼果、鸡冠子、九层皮）
Sterculia nobilis Smith
药用部位：叶、果壳。分布：华南、云南、东南。
功能主治：叶，治风湿骨痛，水肿；果壳，治血痢。

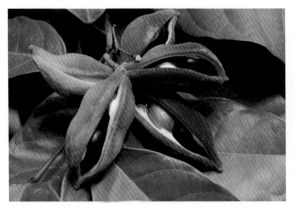

木棉（红棉、英雄树、攀枝花）
Bombax ceiba Linn.
药用部位：花、根皮、树皮。分布：华东南、华南及西南。
功能主治：花，治肠炎，痢疾。树皮，治风湿痹痛，跌打肿痛。根，治胃痛，颈淋巴结核。

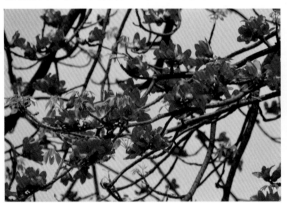

黄葵（野芙蓉、假棉花）
Abelmoschus moschatus (Linn.) Medicus
药用部位：全株。分布：我国南方各地。
功能主治：根，治高热不退，肺热咳嗽，大便秘结，阿米巴痢疾，尿路结石。叶，外用治痈疮，瘰疬。

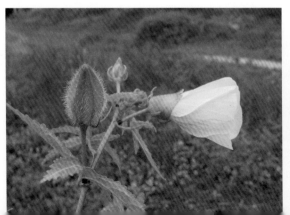

蛇婆子（满地毯）
Waltheria indica Linn.
药用部位：根、茎。分布：华南、东南、云南。
功能主治：祛风除湿，消炎，解毒。治黄疸肝炎，腹泻，眼热红肿，小儿疳积，白带。

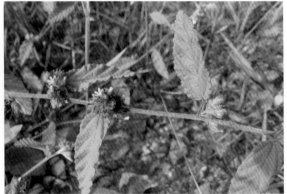

咖啡黄葵（越南芝麻、羊角豆）
Abelmoschus esculentus (Linn.) Moench
药用部位：根、叶、花、种子。分布：长江以南有栽培。
功能主治：利咽，通淋，下乳，调经。治咽喉肿痛，小便淋痛，产后乳汁稀少，月经不调。

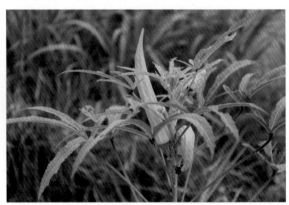

箭叶秋葵（五指山参）
Abelmoschus sagittifolius (Kurz.) Merr.
药用部位：根。分布：华南、贵州、云南。
功能主治：滋补强壮，利水渗湿。治头晕，胃痛，腰腿痛，关节痛，气虚，小便短赤。

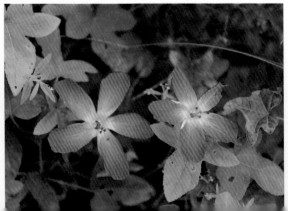

磨盘草（磨仔草）

Abutilon indicum (Linn.) Sweet

药用部位：全株。分布：我国长江以南。

功能主治：治感冒，久热不退，流行性腮腺炎，耳鸣，耳聋，肺结核，小便不利。

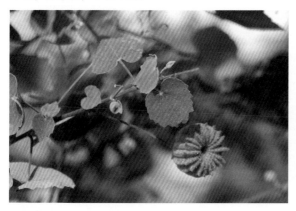

蜀葵（棋盘花、麻杆花）

Althaea rosea (Linn.) Cavan

药用部位：种子、根。分布：全国各地栽培。

功能主治：根，治肠炎，痢疾，尿路感染，子宫颈炎白带。种子，治尿路结石，水肿。

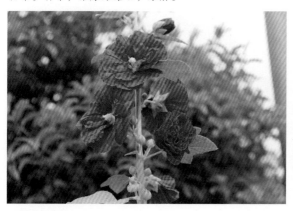

陆地棉（高地棉、棉花）

Gossypium hirsutum Linn.

药用部位：根、种子。分布：全国各地栽培。

功能主治：根，治慢性支气管炎，子宫脱垂。种子，治月经过多，乳汁缺乏，胃痛，腰膝无力。

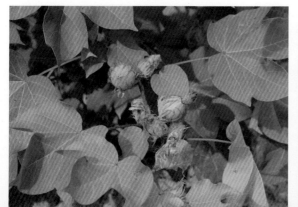

苘麻（白麻子、冬葵子）

Abutilon theophrastii Medicus

药用部位：种子。分布：除青藏高原外，各地均有。

功能主治：清热利湿，退翳。治角膜云翳，痢疾，痈肿。

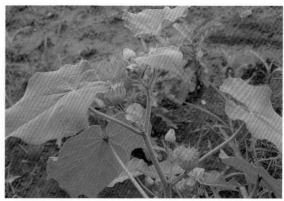

草棉（小棉）

Gossypium herbaceum Linn.

药用部位：根。分布：全国各地栽培。

功能主治：补气，平喘，止咳。治慢性支气管炎，体虚浮肿，子宫脱垂。

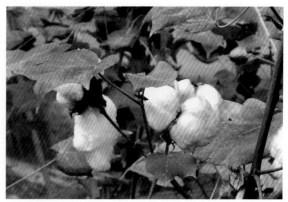

木芙蓉（芙蓉花）

Hibiscus mutabilis Linn.

药用部位：花、叶、根。分布：黄河以南各地。

功能主治：治肺热脓肿，月经过多，白带。外用治乳腺炎，淋巴结炎，腮腺炎，跌打损伤。

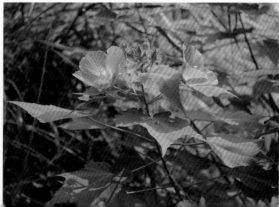

扶桑（佛桑、大红花）

Hibiscus rosa-sinensis Linn.

药用部位：根、叶。分布：华南、东南、云南、四川。

功能主治：根，治腮腺炎，支气管炎，子宫颈炎，白带，月经不调，闭经。叶，外用治淋巴结炎。

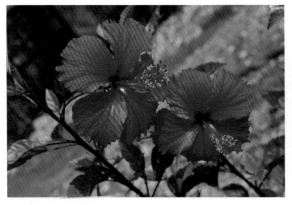

吊灯花（假藏红花）

Hibiscus schizopetalus (Mast.) Hook. f.

药用部位：根。分布：华南、东南、云南。

功能主治：消滞行气。治腹胀。

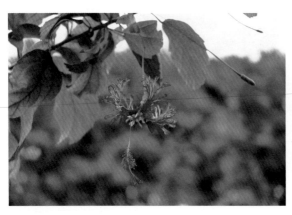

黄槿（海麻、黄木槿）

Hibiscus tiliaceus Linn.

药用部位：叶、花、树皮。分布：华南、东南。

功能主治：治木薯中毒，鲜花或嫩叶捣烂取汁冲白糖水服。治疮疖肿痛，鲜嫩叶捣烂外敷。

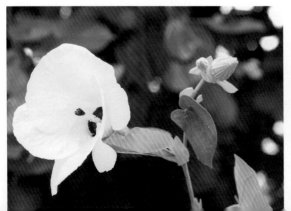

玫瑰茄（山茄）

Hibiscus sabdariffa Linn.

药用部位：花。分布：华南、东南、云南。

功能主治：外用治疮疥。

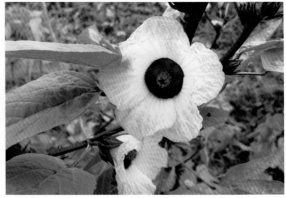

木槿（鸡肉花、白带花）

Hibiscus syriacus Linn.

药用部位：花、根皮、果实。分布：全国各地。

功能主治：花、根皮，治痢疾，白带。果实，治痰喘咳嗽，神经性头痛。

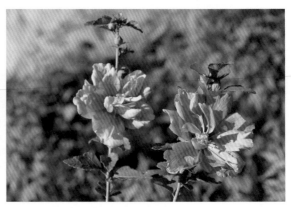

锦葵（荆葵、钱葵、小钱花）

Malva sinensis Cav.

药用部位：全株。分布：全国各地栽培。

功能主治：理气通便，清热利湿。治大小便不畅，淋巴结结核，白带，脐腹痛，咽喉肿痛。

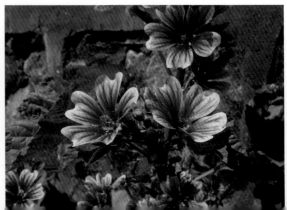

冬葵（冬苋菜）
Malva verticillata Linn

药用部位：根、种子。分布：长江以南有栽培。
功能主治：种子，治泌尿系感染，乳汁不通，大便燥结。
根，治气虚乏力，脱肛，子宫脱垂。

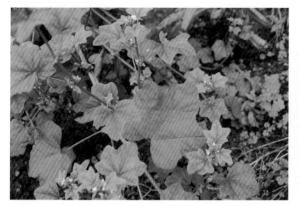

悬铃花（垂花悬铃花）
Malvaviscus arboreus Cav. var. **penduliflorus**
(DC.) Schery

药用部位：根。分布：华南、西南有栽培。
功能主治：拔毒消肿。治恶疮肿毒。外用鲜品捣烂敷患处。

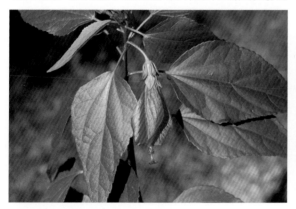

长梗黄花稔（长梗黄花稔）
Sida cordata (Burm. f.) Boiss.

药用部位：全株。分布：华南、东南。
功能主治：利尿，清热解毒。治水肿，小便淋痛，咽
喉痛，感冒发热，泄泻。

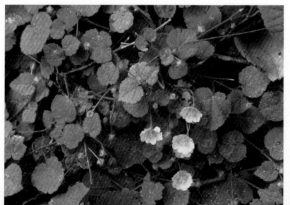

赛葵（黄花棉）
Malvastrum coromandelianum (Linn.) Garcke

药用部位：全草。分布：华南、东南、云南。
功能主治：治感冒，肠炎，痢疾，黄疸型肝炎，风湿
关节痛。外用治跌打损伤，疔疮，痈肿。

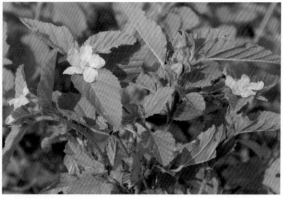

黄花稔（拔毒散）
Sida acuta Burm. f.

药用部位：根、叶。分布：华南、东南、云南。
功能主治：治感冒，乳腺炎，肠炎，痢疾，跌打扭伤，
外伤出血，疮疡肿毒。

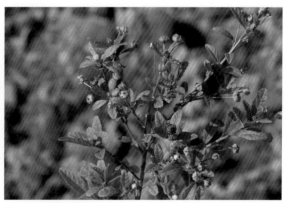

心叶黄花稔
Sida cordifolia Linn.

药用部位：全株。分布：华南、东南、云南、四川。
功能主治：清热解毒，利尿。治腹泻，淋病等。

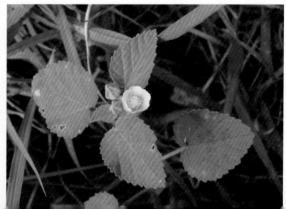

粘毛黄花稔
Sida mysorensis Wight et Arn.

药用部位：全株。分布：华南、西南东部及台湾。

功能主治：清肺止咳，散瘀消肿。治支气管炎，乳腺炎，痈疮肿毒，阑尾炎。

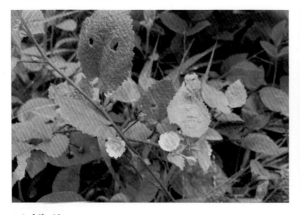

地桃花（肖梵天花、狗脚迹）
Urena lobata Linn.

药用部位：全株。分布：长江流域以南。

功能主治：治风湿关节痛，感冒，疟疾，肠炎，痢疾，小儿消化不良，白带。

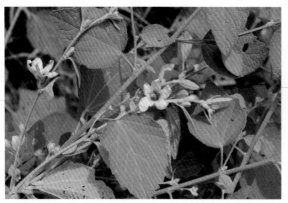

风车藤（红龙、狗角藤）
Hiptage benghalensis (Linn.) Kurz

药用部位：藤茎。分布：华南、东南、云南、贵州。

功能主治：敛汗涩精，固肾助阳。治遗精，小儿盗汗，早泄阳痿，尿频，风寒痹痛。

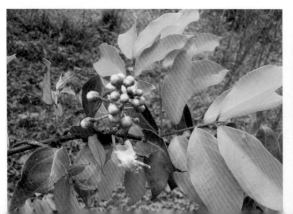

白背黄花稔（黄花母）
Sida rhombifolia Linn.

药用部位：全株。分布：华南、东南、湖北和西南。

功能主治：治感冒发热，扁桃体炎，细菌性痢疾，泌尿系结石，黄疸，疟疾，腹中疼痛。

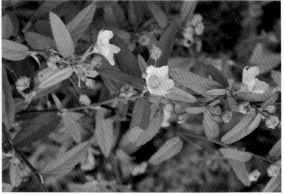

梵天花（狗脚迹、地棉花）
Urena procumbens Linn.

药用部位：全株。分布：华南、东南、湖南。

功能主治：治感冒，风湿性关节炎，肠炎，痢疾，肺热咳嗽。外用治跌打损伤，疮疡肿毒。

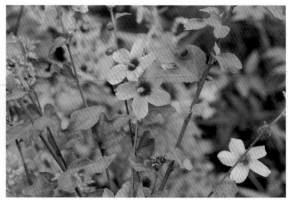

东方古柯（细叶接骨丹）
Erythroxylum sinense C. Y. Wu

药用部位：叶。分布：西南、华南至东南。

功能主治：治哮喘，骨折疼痛，疟疾，疲劳。由叶中提制出的古柯碱为局部麻醉药。

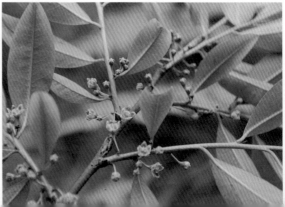

铁苋菜（海蚌含珠）

Acalypha australis Linn.

药用部位：全草。分布：除西部高寒或干燥地区外，大部。

功能主治：治肠炎，细菌性痢疾，小儿疳积，肝炎，疟疾，吐血，衄血，尿血，便血。

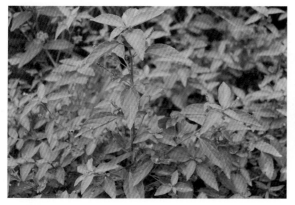

裂苞铁苋菜（短穗铁苋菜）

Acalypha brachystachya Hornem.

药用部位：全草。分布：河北、山西至甘肃以南。

功能主治：治痢疾，泄泻，吐血，衄血，尿血，便血，崩漏，小儿疳积，痈疖疮疡，皮肤湿疹。

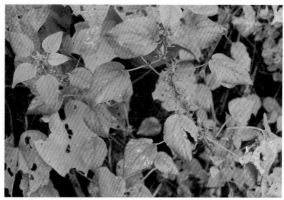

红桑（三色铁苋菜）

Acalypha wilkesiana Muell.-Arg.

药用部位：叶。分布：华南、东南、云南有栽培。

功能主治：清热消肿。治跌打损伤。外用鲜叶捣烂敷患处。

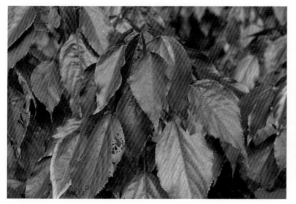

红背山麻杆（红背叶）

Alchornea trewioides (Benth.) Muell.-Arg.

药用部位：根、叶。分布：华南、华东南、湖南、云南。

功能主治：治痢疾，小便不利，血尿，尿路结石，红崩，白带，腰腿痛，跌打肿痛。

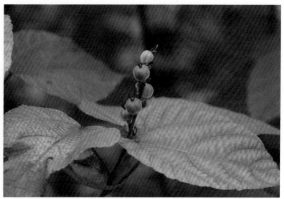

石栗（黑油桐树）

Aleurites moluccana (Linn.) Willd.

药用部位：叶。分布：华南、东南、云南有栽培。

功能主治：止血。治外伤出血。鲜叶捣烂，或用叶研粉外敷。

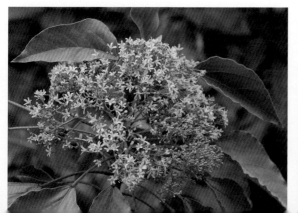

五月茶（五味叶、酸味树）

Antidesma bunius (Linn.) Spreng.

药用部位：叶、根。分布：华南、贵州。

功能主治：收敛，止泻，止渴，生津，行气活血。治津液缺乏，食欲不振，消化不良。

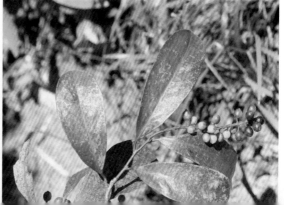

黄毛五月茶（早禾仔树）

Antidesma fordii Hemsl.

药用部位：叶。分布：华南、福建、云南。

功能主治：清热解毒。治痈疮。外用鲜叶敷或洗患处。

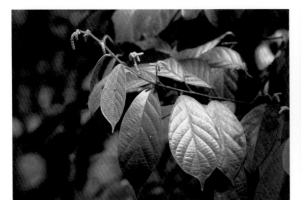

酸味子（日本五月茶、禾串果）

Antidesma japonicum Sieb. et Zucc.

药用部位：全株。分布：西南、华南及华东。

功能主治：清热解毒。治蛇伤。外用鲜品捣烂敷患处。

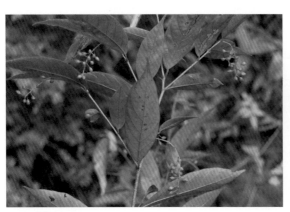

重阳木（秋枫）

Bischofia polycarpa (Lévl.) Airy Shaw

药用部位：根、树皮、叶。分布：秦岭以南。

功能主治：根及树皮，治风湿骨痛；叶，治食道癌，胃癌，传染性肝炎，小儿疳积，肺炎，咽喉炎。

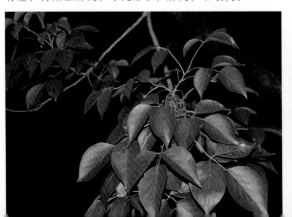

方叶五月茶（田边木、圆叶早禾子）

Antidesma ghaesembilla Gaertn.

药用部位：叶。分布：华南、云南。

功能主治：拔脓止痒。治小儿头疮。外用鲜品捣烂敷患处。

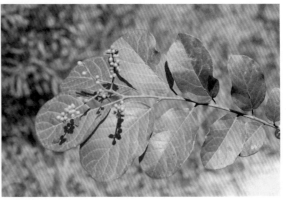

秋枫（茄冬）

Bischofia javanica Bl.

药用部位：根、树皮、叶。分布：华南、东南、西南东部。

功能主治：根及树皮，治风湿骨痛；叶，治食道癌，胃癌，传染性肝炎，小儿疳积，肺炎，咽喉炎。

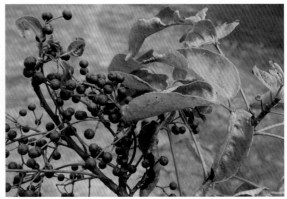

黑面神（鬼画符、黑面叶）

Breynia fruticosa (Linn.) Hook. f.

药用部位：全株。分布：华南、华东南、云南、贵州。

功能主治：根，治急性胃肠炎，扁桃体炎，支气管炎，尿路结石。叶，外用治湿疹，皮肤瘙痒。

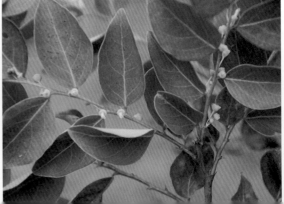

尖叶土蜜树（禾串树）

Bridelia insulana Hance

药用部位：叶。分布：华南、西南、东南。

功能主治：消炎。治慢性气管炎。

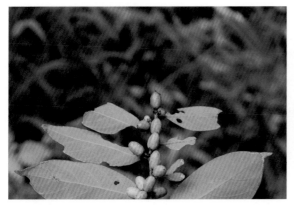

白桐树（丢了棒、追风棍、咸鱼头、泡平桐）

Claoxylon indicum (Reinw. ex Bl.) Hassk.

药用部位：根、叶。分布：华南、云南。

功能主治：根，治风湿关节炎，跌打肿痛，脚气水肿。叶，外用治烧、烫伤，外伤出血。

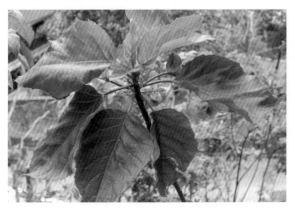

棒柄花（三台花）

Cleidion brevipetiolatum Pax et Hoffm.

药用部位：树皮。分布：华南、云南、贵州。

功能主治：利湿解毒，清热解表。治风热感冒，咽喉肿痛。

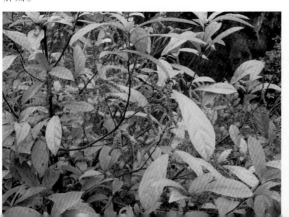

土密树（逼迫子）

Bridelia tomentosa Bl.

药用部位：树皮、根、叶。分布：华南、东南、云南。

功能主治：清热解毒，安神调经。治神经衰弱，月经不调，狂犬咬伤，疔疮肿毒。

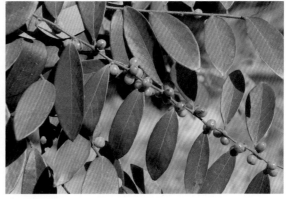

蝴蝶果（山板栗、唛别）

Cleidiocarpon cavaleriei (Lévl.) Airy Shaw

药用部位：果实。分布：华南、云南、贵州。

功能主治：清热解毒，利咽。治咽喉炎，扁桃体炎。

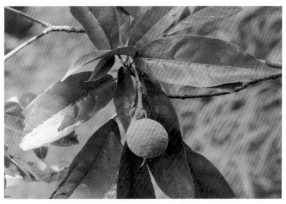

洒金榕（变叶木）

Codiaeum variegatum (Linn.) A. Juss.

药用部位：叶。分布：我国南部有栽培。

功能主治：散瘀消肿，清热理肺。治跌打肿痛，肺热咳嗽。

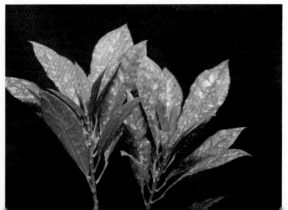

鸡骨香（鸡脚香、驳骨消）

Croton crassifolius Geisel.

药用部位：根。分布：华南、福建。

功能主治：行气止痛，祛风消肿。治风湿性关节痛，胃痛，腹痛，疝气痛，痛经，跌打肿痛。

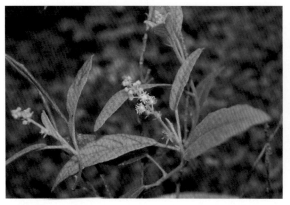

巴豆（双眼龙）

Croton tiglium Linn.

药用部位：种子、根。分布：长江以南。

功能主治：种子，治寒积停滞，胸腹胀满。根，治风湿性关节炎，跌打肿痛，毒蛇咬伤。

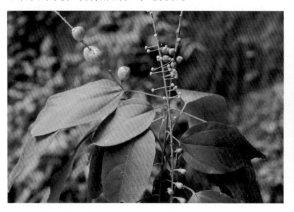

火殃簕（霸王鞭、金刚纂）

Euphorbia antiquorum Linn.

药用部位：茎、叶。分布：华南、福建有栽培。

功能主治：治急性胃肠炎，跌打肿痛，皮癣。

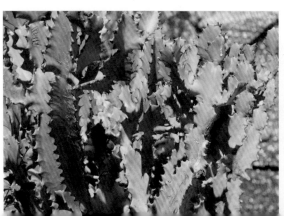

毛果巴豆（小叶双龙眼）

Croton lachnocarpus Benth.

药用部位：根、叶。分布：华南、江西、湖南、贵州。

功能主治：祛风除湿，散瘀消肿。治风湿性关节痛，跌打肿痛，毒蛇咬伤。

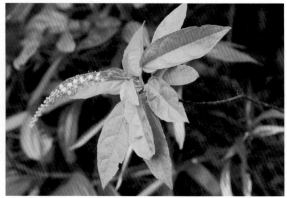

黄桐（黄虫树）

Endospermum chinense Benth.

药用部位：树皮、叶、根。分布：华南、福建、云南。

功能主治：舒筋活络，祛瘀生新，消肿镇痛。治风寒湿痹；根，治黄疸肝炎。

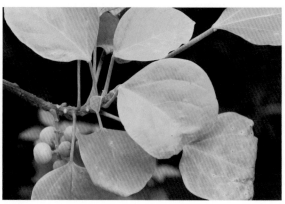

乳浆大戟（猫眼草、烂疤眼、华北大戟）

Euphorbia esula Linn.

药用部位：全草。分布：除西南部高寒地区外，南北各地。

功能主治：利尿消肿，散结，杀虫。治水肿，鼓胀，瘰疬，皮肤瘙痒。

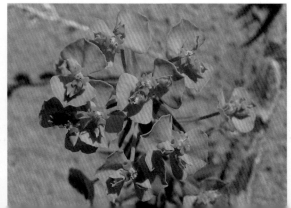

泽漆（五朵云、五灯草、五凤草）

Euphorbia helioscopia Linn.

药用部位：全草。分布：我国大部分省区。

功能主治：治水气肿满，痰饮喘咳，疟疾，细菌性痢疾，瘰疬，结核性瘘管，骨髓炎。

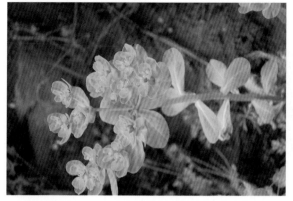

白苞猩猩草（一品红、叶象花）

Euphorbia heterophylla Linn.

药用部位：全草。分布：华南、西南、江西、台湾。

功能主治：治月经过多，风寒咳嗽，跌打损伤。外用治创伤出血，骨折。

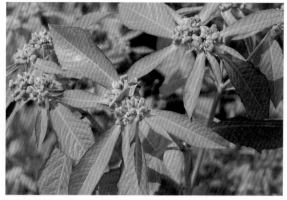

飞扬草（大飞扬、节节花）

Euphorbia hirta Linn.

药用部位：全草。分布：我国南部各省区。

功能主治：治细菌性痢疾，肠炎，肠道滴虫，肾盂肾炎。外用治湿疹、皮炎，皮肤瘙痒。

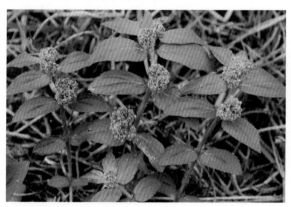

地锦（地锦草、铺地锦、田代氏大戟）

Euphorbia humifusa Willd.

药用部位：全草。分布：黑龙江、陕西至长江以南。

功能主治：治湿热痢疾，黄疸，咯血，吐血，崩漏，乳汁不下，小儿疳积，跌打损伤，疮疡肿毒。

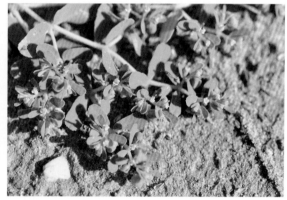

通奶草（光叶飞扬）

Euphorbia hypericifolia Linn.

药用部位：全草。分布：我国南部。

功能主治：治刀伤出血，妇女乳汁不通，水肿，泄泻，痢疾，皮炎，烧、烫伤，疥癣。

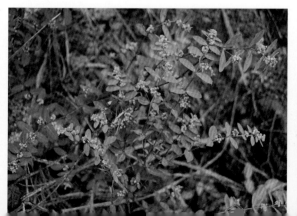

续随子（千金子）

Euphorbia lathyris Linn.

药用部位：种子。分布：除西北外，全国广布。

功能主治：治水肿，二便不利，经闭，疥癣癫疮，痈肿，毒蛇咬伤。

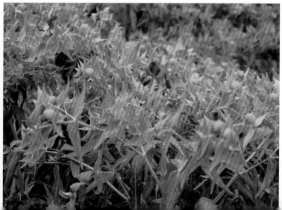

铁海棠（麒麟花）
Euphorbia milii Desmoul.

药用部位：全株。分布：南方各地有栽培。

功能主治：花，治功能性子宫出血。根，治便毒，跌打损伤。茎、叶，外用治痈疽肿毒。

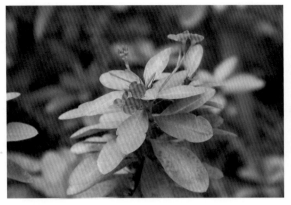

一品红（状元红、圣诞红、一片红）
Euphorbia pulcherrima Willd. ex Klotzch

药用部位：全株。分布：南部各省区均有栽培。

功能主治：调经止血，接骨消肿。治月经过多，跌打损伤，外伤出血，骨折。

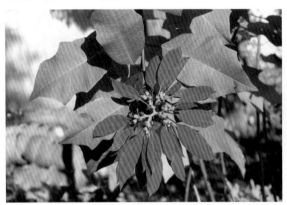

绿玉树（细叶飞扬草、小乳汁草、苍蝇翅）
Euphorbia tirucalli Linn.

药用部位：全株。分布：南方各省区有栽培。

功能主治：催乳，杀虫。治缺乳，疥癣。

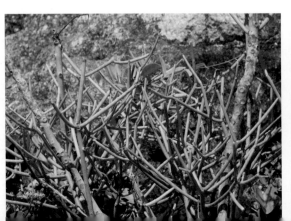

京大戟（大戟、龙虎草）
Euphorbia pekinensis Rupr.

药用部位：根。分布：除西南高寒及热带地区外均布。

功能主治：治肾炎水肿，血吸虫病硬肝化，结核性腹膜炎引起腹水，胸膜积液，痰饮积聚。

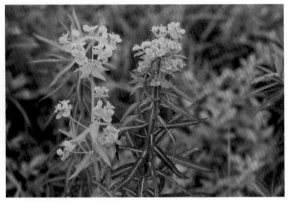

千根草（细叶飞扬草、小乳汁草、苍蝇翅）
Euphorbia thymifolia Linn.

药用部位：全株。分布：南方各省区。

功能主治：治细菌性痢疾，肠炎腹泻，痔疮出血。外用治湿疹，过敏性皮炎，皮肤瘙痒。

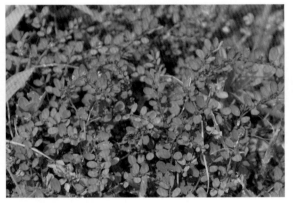

红背桂（叶背红、金琐玉）
Excoecaria cochinchinensis Lour.

药用部位：全株。分布：华南、云南、福建。

功能主治：通经活络，止痛。治麻疹，腮腺炎，扁桃体炎，心绞痛，肾绞痛，腰肌劳损。

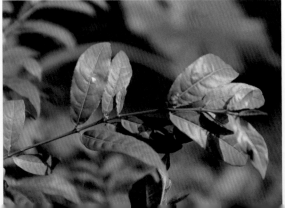

毛果算盘子（漆大姑、漆大伯）

Glochidion eriocarpum Champ. ex Benth.

药用部位：根、叶。分布：华南、东南、云南、贵州。

功能主治：根，治肠炎，痢疾。叶，外用治生漆过敏，水田皮炎，皮肤瘙痒，荨麻疹，湿疹。

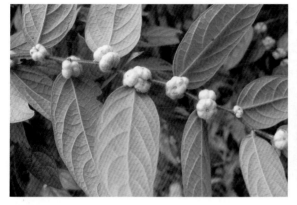

厚叶算盘子（大叶水榕、大洋算盘、水泡木）

Glochidion hirsutum (Roxb.) Voigt.

药用部位：根、叶。分布：华南、东南、云南、西藏。

功能主治：祛风消肿。治风湿骨痛，跌打肿痛，脱肛，子宫下垂，白带，泄泻，肝炎。

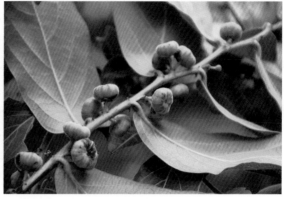

泡果算盘子（大叶算盘子、艾胶树）

Glochidion lanceolarium (Roxb.) Voigt.

药用部位：茎、叶、根。分布：华南、云南。

功能主治：茎、叶，治跌打损伤，牙龈炎，口腔炎。根，治黄疸。

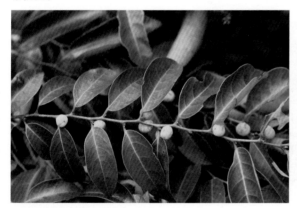

算盘子（算盘珠、馒头果）

Glochidion puberum (Linn.) Hutch.

药用部位：根、叶。分布：长江以南。

功能主治：治感冒发热，咽喉痛，疟疾，急性胃肠炎，消化不良，痢疾，跌打损伤，白带。

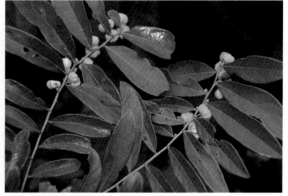

圆果算盘子（山柑算盘子）

Glochidion sphaerogynum (Muell.-Arg.) Kurz

药用部位：枝、叶。分布：华南、云南。

功能主治：治骨折，刀伤出血，感冒发热，暑热口渴，口腔炎。外用治湿疹，疮疡溃烂。

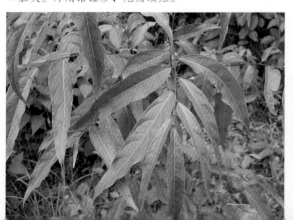

白背算盘子

Glochidion wrightii Benth.

药用部位：叶。分布：华南、福建、云南。

功能主治：清热利湿，活血止痛。治湿热泻痢，咽喉肿痛，疮疖肿痛，蛇伤，跌打损伤。

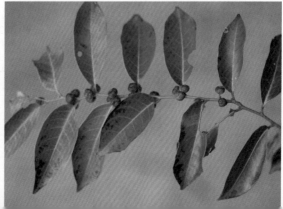

香港算盘子（金龟树）

Glochidion zeylanicum (Gaertn.) A. Juss.

药用部位：根皮、树皮、叶。分布：华南、东南、云南。

功能主治：根皮，治咳嗽；树皮、叶，治腹痛，鼻出血。

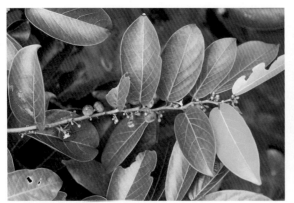

水柳（水椎木、水杨柳、细杨柳）

Homonoia riparia Lour.

药用部位：根。分布：华南、西南、台湾。

功能主治：清热利胆，消炎解毒。治急、慢性肝炎。

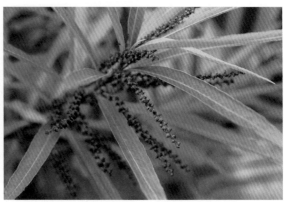

麻疯树（木花生、黄肿树）

Jatropha curcas Linn.

药用部位：种子、叶、树皮。分布：华南、东南、云南、贵州有栽种。

功能主治：治跌打创伤，烧、烫伤，湿疹，皮肤瘙痒。

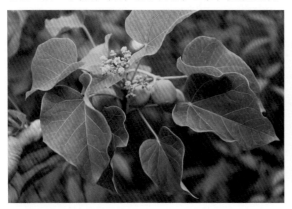

盾叶木

Macaranga adenantha Gagnep.

药用部位：根。分布：华南、云南、贵州。

功能主治：行气消胀，止痛。治腹胀，肝郁气滞之两胁胀痛。

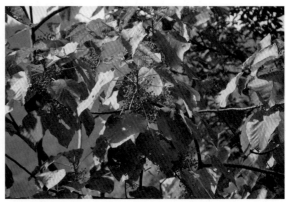

中平树（牢麻）

Macaranga denticulata (Bl.) Muell.-Arg.

药用部位：根。分布：华南、贵州、云南、西藏。

功能主治：治黄疸。

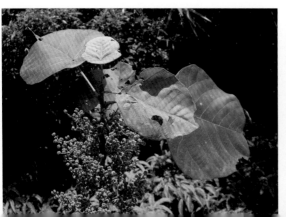

白背叶（野桐、叶下白）

Mallotus apelta (Lour.) Muell.-Arg.

药用部位：根。分布：华南、东南、湖南、云南。

功能主治：治慢性肝炎，肝脾肿大，子宫脱垂，脱肛，白带，妊娠水肿。

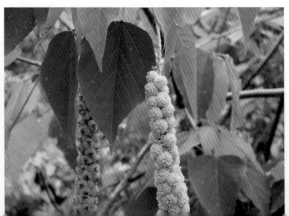

毛桐（紫糠木）

Mallotus barbatus (Wall.) Muell.-Arg.

药用部位：根。分布：华南、湖南、西南。

功能主治：清热利尿。治消化不良，肠炎腹泻，尿道炎，白带。

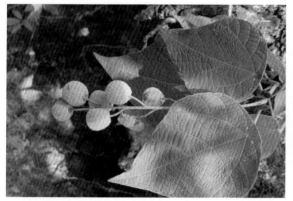

石岩枫（山龙眼）

Mallotus repandus(Willd.) Muell.-Arg.

药用部位：根、茎、叶。分布：西南、华南、华中及东南。

功能主治：祛风活络，舒筋止痛。治风湿关节炎，腰腿痛，产后风瘫。外用治跌打损伤。

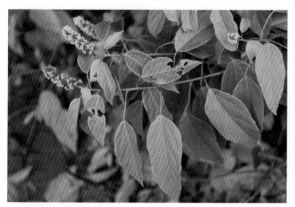

小盘木（狗骨树）

Microdesmis caseariaefolia Planch. ex Hook.

药用部位：树汁。分布：华南、云南。

功能主治：止痛。外用治齿痛。

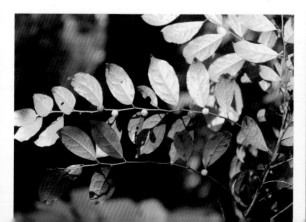

粗糠柴（香桂树）

Mallotus philippinensis (Lam.) Muell.-Arg.

药用部位：根。分布：西南、华南、华中及东南。

功能主治：根，治急、慢性痢疾，咽喉肿痛。

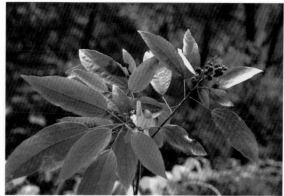

木薯（树葛）

Manihot esculenta Crantz

药用部位：叶。分布：西南、华南及东南有栽培。

功能主治：拔毒消肿。治无名肿毒。外用鲜品捣烂敷患处。

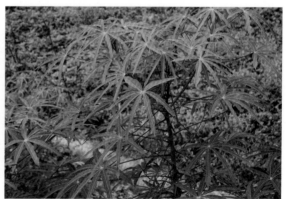

红雀珊瑚（扭曲草）

Pedilanthus tithymaloides (Linn) Poir.

药用部位：全株。分布：华南、云南有栽培。

功能主治：外用治跌打损伤，骨折，外伤出血，疔肿疮疡，眼结膜炎。

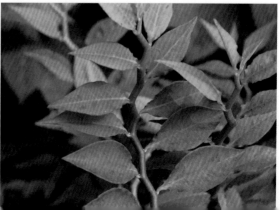

越南叶下珠（乌蝇翼、牙脓草）

Phyllanthus cochinchinensis Spreng.

药用部位：全株。分布：华南、海南。

功能主治：清热解毒，消肿止痛。治牙龈脓肿，哮喘。

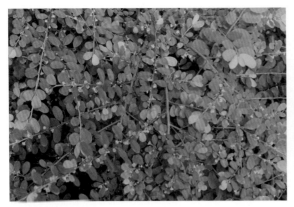

落萼叶下珠（弯曲叶下珠）

Phyllanthus flexuosus (Sieb. et Zucc.) Muell. Arg.

药用部位：全株。分布：福建及华南与西南。

功能主治：治痢疾，消化不良，肝炎，蛇伤，风湿病，肾盂肾炎，膀胱炎。

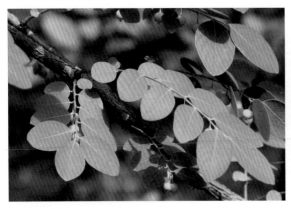

海南叶下珠（海南油柑）

Phyllanthus hainanensis Merr.

药用部位：全株。分布：海南。

功能主治：清热解毒。治眼发炎。

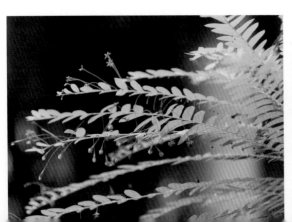

余甘子（油甘子、紫荆皮）

Phyllanthus emblica Linn.

药用部位：根、果。分布：华南、西南、东南。

功能主治：果，治感冒发热，咽喉痛，咳嗽，口干烦渴，牙痛。根，治高血压病，胃痛，肠炎。

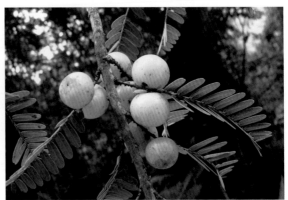

青灰叶下珠

Phyllanthus glaucus Wall. ex Muell. Arg.

药用部位：根。分布：我国西南部至东南部。

功能主治：祛风除湿，健脾消积。治风湿痹痛，小儿疳积。

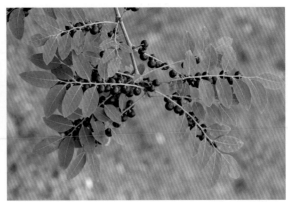

水油甘

Phyllanthus parvifolius Buch.-Ham.

药用部位：根、叶。分布：华南、云南。

功能主治：解表通窍。治外感头痛，鼻塞，目赤肿痛，关节痛。

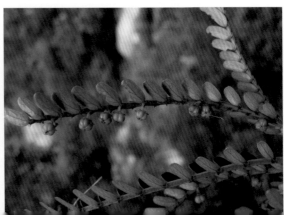

小果叶下珠（烂头钵、龙眼睛）

Phyllanthus reticulatus Poir.

药用部位：根。分布：华东及华南与西南。

功能主治：消炎，收敛，止泻。治痢疾，肠炎，肠结核，肝炎，肾炎，小儿疳积。

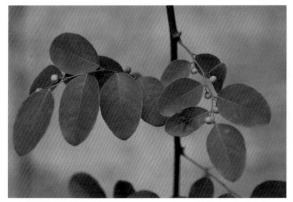

黄珠子草（乳痈根）

Phyllanthus virgatus Forst. f.

药用部位：全株。分布：秦岭南坡、长江流域以南。

功能主治：清热散结，健胃消积。治小儿疳积，乳腺炎。

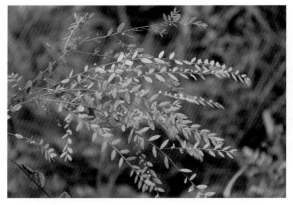

山乌桕（红乌桕）

Sapium discolor (Champ. ex Benth.) Muell.-Arg.

药用部位：根皮、树皮、叶。分布：长江以南。

功能主治：根皮、树皮，治肾炎水肿，肝硬化腹水；叶，外用治跌打肿痛，湿疹，带状疱疹。

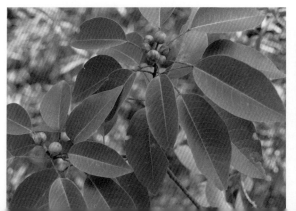

叶下珠（假油树、珍珠草、珠仔草）

Phyllanthus urinaria Linn.

药用部位：全株。分布：秦岭以南。

功能主治：清热散结，健胃消积。治痢疾，肾炎水肿，泌尿系统感染，暑热，目赤肿痛。

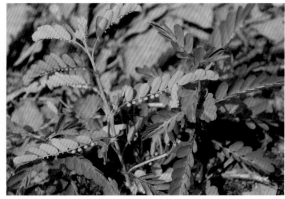

蓖麻（蓖麻子）

Ricinus communis Linn.

药用部位：全株。分布：栽培几遍全国。

功能主治：治子宫脱垂，脱肛，捣烂敷头顶百会穴；疮疡化脓未溃、淋巴结核，捣成膏状外敷。

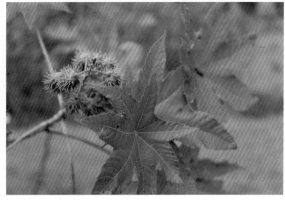

白木乌桕（白乳木、日本乌桕、银粟子）

Sapium japonicum (Sieb. et Zucc.) Pax et Hoffm.

药用部位：根皮。分布：东部各省区。

功能主治：治尿少浮肿，劳伤腰部酸痛。

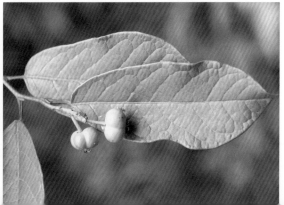

圆叶乌桕

Sapium rotundifolium Hemsl.

药用部位：叶、果实。分布：湖南、广西、云南、贵州。

功能主治：解毒消肿，杀虫。治蛇伤，疥癣，湿疹，疮毒。

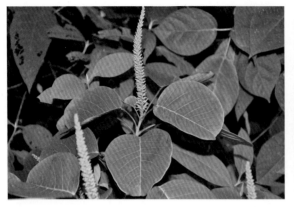

乌桕（白乌桕）

Sapium sebiferum (Linn.) Roxb.

药用部位：根皮、树皮、叶。分布：秦岭以南。

功能主治：治血吸虫病，肝硬化腹水。外用治疔疮，鸡眼、乳腺炎，跌打损伤，湿疹，皮炎。

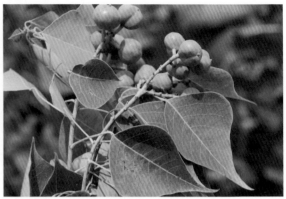

艾堇（桃子草、胶锥饭）

Sauropus bacciformis (Linn.) Airy Shaw

药用部位：全株。分布：华南、台湾。

功能主治：清热利尿，理气化痰。治肺热咳嗽，胸肋外伤，血尿，小便混浊。

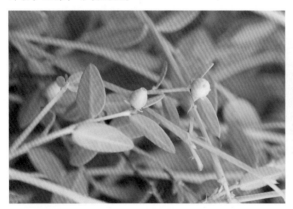

龙脷叶（龙舌叶、龙味叶）

Sauropus spatulifolius Beille

药用部位：叶。分布：华南、福建。

功能主治：治肺燥咳嗽，急性支气管炎，支气管哮喘，咯血，口干，失音，喉痛，大便秘结。

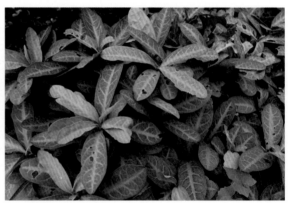

地杨桃（荔枝草）

Sebastiania chamaelea (Linn.) Muell.-Arg.

药用部位：全株。分布：华南。

功能主治：强壮补益。治美尼攸氏综合征。

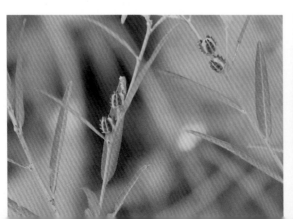

叶底珠（一叶萩）

Securinega suffruticosa (Pall.) Rehd.

药用部位：全株。分布：东部各省。

功能主治：治面神经麻痹，小儿麻痹后遗症，眩晕，耳聋，神经衰弱，嗜睡症，阳痿。

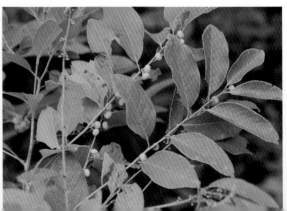

白饭树（鱼眼木、白倍子）

Securinega virosa (Roxb. ex Willd.) Baill.

药用部位：全株。分布：华东、华南及西南。

功能主治：治寒热疬症，跌打，湿疹，疮疖。外用鲜叶捣烂敷患处。

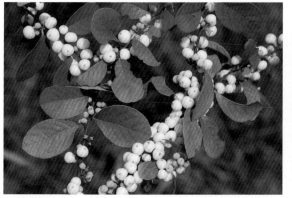

宿萼木（施巴木）

Strophioblachia fimbricalyx Boerl.

药用部位：叶。分布：海南、广西和云南。

功能主治：杀虫。治疥疮。外用鲜品捣烂敷患处。

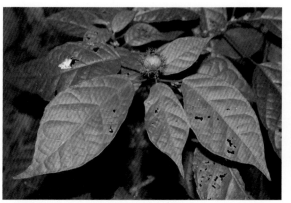

油桐（三年桐、罂子桐、虎子桐）

Vernicia fordii (Hemsl.) Airy Shaw

药用部位：根、叶。分布：秦岭以南。

功能主治：根，治蛔虫病，食积腹胀，风湿筋骨痛，湿气水肿。叶，外用治疮疡，癣疥。

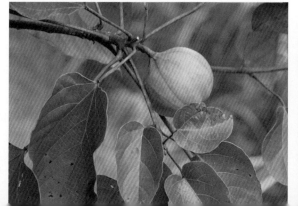

广州地构叶（透骨草）

Speranskia cantonensis (Hance) Pax et Hoffm.

药用部位：全株。分布：长江流域以南。

功能主治：祛风湿，通经络，破瘀止痛。治风湿痹痛，癥瘕积聚，瘰疬，疔疮肿毒，跌打损伤。

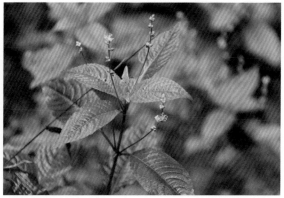

滑桃树（红背叶）

Trewia nudiflora Linn.

药用部位：叶。分布：云南、广西和海南。

功能主治：杀虫。治疥疮。外用鲜品捣烂敷患处。

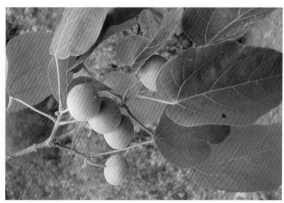

千年桐（木油桐、皱桐）

Vernicia montana Lour.

药用部位：叶、种子。分布：西南、华南至东南。

功能主治：祛风湿。治风湿痹痛，水火烫伤。

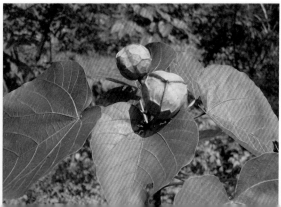

牛耳枫（老虎耳）

Daphniphyllum calycinum Benth.

药用部位：根、叶。分布：华南、东南、湖南、贵州。

功能主治：清热解毒，活血舒筋。治感冒发热，扁桃体炎，风湿关节痛；跌打肿痛，疮疡肿毒。

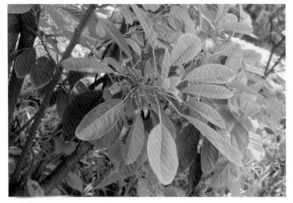

虎皮楠（四川虎皮楠、南宁虎皮楠）

Daphniphyllum oldhami (Hemsl.) Rosenth.

药用部位：根。分布：长江流域以南。

功能主治：清热解毒，活血散瘀。治感冒发热，咽喉肿痛，毒蛇咬伤，骨折创伤。

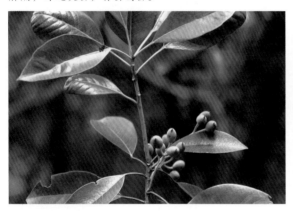

矩形叶鼠刺（长圆叶鼠刺）

Itea oblonga Hand.-Mazz.

药用部位：根。分布：长江流域以南。

功能主治：治身体虚弱，劳伤乏力，咳嗽，咽痛，产后关节痛，腰痛，白带，跌打损伤，骨折。

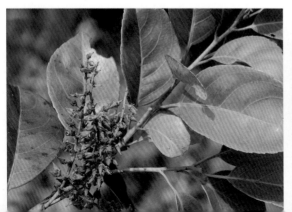

交让木（虎皮楠）

Daphniphyllum macropodium Miq.

药用部位：叶、种子。分布：长江流域以南。

功能主治：治疮疖肿毒。外用适量。种子和叶，加食盐捣烂敷患处；叶煎水喷洒，可杀蚜虫。

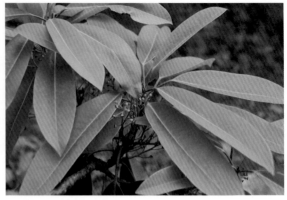

鼠刺（老鼠刺）

Itea chinensis Hook. et Arn.

药用部位：根、花。分布：华南、云南。

功能主治：祛风除湿、消肿。治身体虚弱，劳伤脱力，产后风痛，跌打损伤，腰痛白带。

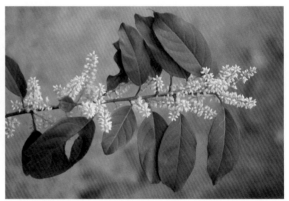

四川溲疏（川溲疏）

Deutzia setchuenensis Franch.

药用部位：枝、叶、果实。分布：西南、广东、中南、东南。

功能主治：治外感暑湿，身热烦渴，热淋涩痛，小便不利，热结膀胱，风湿痹痛，湿热疮毒。

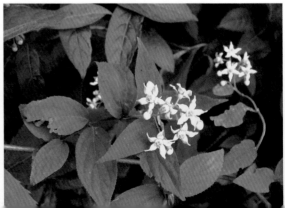

常山（土常山、白常山）

Dichroa febrifuga Lour.

药用部位：叶、根。分布：长江以南各省区。

功能主治：截疟，解热。治间日疟，三日疟，恶性疟疾。孕妇忌服，老年体弱者慎用。

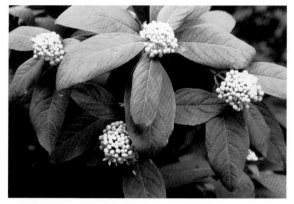

广西绣球（粤西绣球）

Hydrangea kwangsiensis Hu

药用部位：根、叶。分布：广西、贵州。

功能主治：消肿镇痛，止血。治跌打损伤，刀伤出血。外用鲜叶捣烂敷患处。

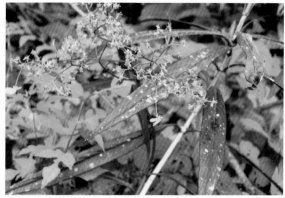

绣球（八仙花、粉团花）

Hydrangea macrophylla (Thunb.) Ser.

药用部位：全株。分布：栽培几遍全国。

功能主治：清热，抗疟。治疟疾，心热惊悸，烦躁。

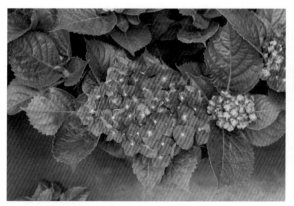

圆锥绣球（水亚木、土常山）

Hydrangea paniculata Sieb.

药用部位：根。分布：西南、华南至东南。

功能主治：截疟退热，消肿和中。治疟疾，食积不化，胸腹胀满。

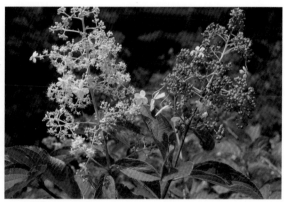

腊莲绣球（羊耳朵树、土常山）

Hydrangea strigosa Rehd.

药用部位：根。分布：秦岭以南。

功能主治：截疟退热，消肿和中。治疟疾，食积不化，胸腹胀满。

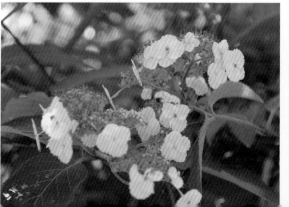

星毛冠盖藤（星毛青棉花）

Pileostegia tomentella Hand.-Mazz.

药用部位：根。分布：华南、东南、湖南。

功能主治：祛风除湿。治风湿痹痛，腰腿酸痛，跌打损伤，骨折，外伤出血，痈肿疮毒。

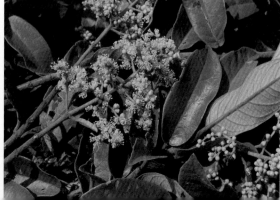

冠盖藤（青棉花藤）

Pileostegia viburnoides Hook. f. et Thoms.

药用部位：根、藤、叶。分布：西南、华南至东南。

功能主治：祛风除湿，散瘀止痛。治腰腿酸痛，风湿麻木。外用治跌打损伤，骨折，外伤出血。

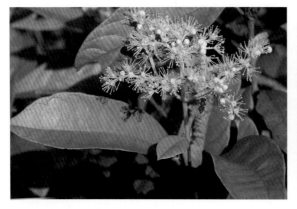

龙芽草（仙鹤草）

Agrimonia pilosa Ledeb.

药用部位：全草。分布：几遍全国。

功能主治：治呕血，咯血，衄血，尿血，便血，功能性子宫出血，胃肠炎，痢疾，肠道滴虫。

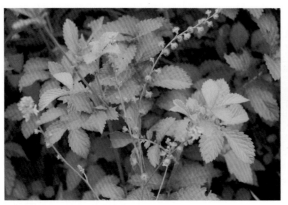

梅（酸梅、红梅花、黄仔、合汉梅、干枝梅）

Armeniaca mume Sieb.

药用部位：花蕾、果实。分布：全国各地有栽培。

功能主治：治肺虚久咳，口干烦渴，胆道蛔虫，胆囊炎，细菌性痢疾，月经过多，癌瘤，牛皮癣。

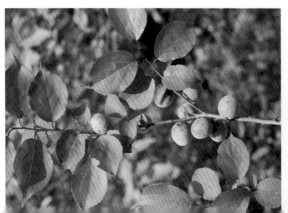

钻地风（全叶钻地风、桐叶藤、利筋藤）

Schizophragma integrifolium Oliv.

药用部位：根、藤。分布：西南、华南至东南。

功能主治：舒筋活络，祛风活血。治风湿筋骨疼痛，四肢关节酸痛。

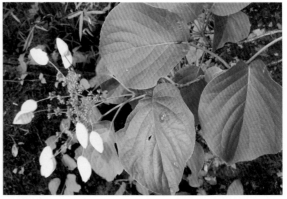

桃（毛桃、桃子）

Amygdalus persica Linn.

药用部位：根、茎、树皮、种仁。分布：全国各地有栽培。

功能主治：种仁治痛经，闭经，跌打损伤，瘀血肿痛，肠燥便秘。根、茎、树皮治跌打损伤。

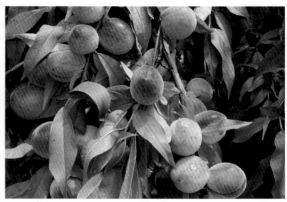

杏（杏子、杏仁、山杏）

Armeniaca vulgaris Lam.

药用部位：种子。分布：全国各地有栽培。

功能主治：止咳，平喘，宣肺润肠。治咳嗽气喘，大便秘结。

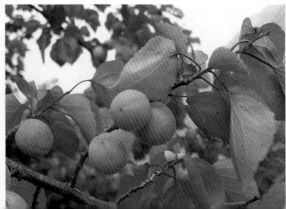

郁李（爵梅、秧李）

Cerasus japonica (Thunb.) Lois.

药用部位：种子。分布：东北、华东、河北、湖南。

功能主治：润肠通便，下气利水。治大肠气滞，肠燥便秘，水肿腹满，脚气，小便不利。

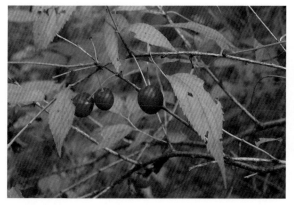

木瓜（光皮木瓜、木桃）

Chaenomeles sinensis (Thouin) Koehne

药用部位：果实。分布：山东、陕西、湖北、广西、华东。

功能主治：治风湿关节炎，肺炎，支气管炎，肺结核，咳嗽，跌打损伤，扭伤。

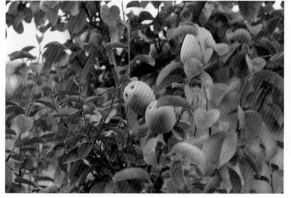

平枝灰栒子（栒刺木、岩楞子、山头姑娘）

Cotoneaster horizontalis Decne

药用部位：枝叶，根。分布：西北东、华中南、西南。

功能主治：止咳，止带。治咳嗽，带下。

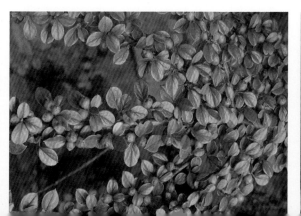

樱桃（莺桃、荆桃、楔桃、英桃）

Cerasus pseudocerasus (Lindl.) G. Don

药用部位：叶、果核。分布：辽宁至河南，西北、西南东部以东。

功能主治：治脾虚泄泻，肾虚遗精，风湿腰腿疼痛，四肢麻木，瘫痪，冻疮麻疹不透。

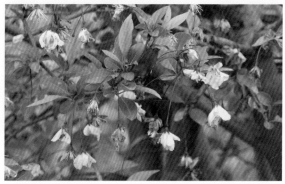

皱皮木瓜（木瓜、楙、贴梗海棠、贴梗木瓜）

Chaenomeles speciosa (Sweet) Nakai

药用部位：果实。分布：西北及西南东部。

功能主治：舒筋活络，和胃化湿。治风湿痹痛，肢体酸重，筋脉拘挛，吐泻转筋，脚气水肿。

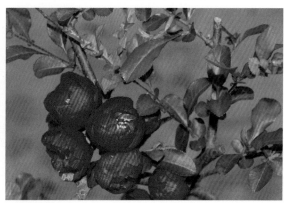

野山楂（红果子、棠棣子）

Crataegus cuneata Sieb. et Zucc.

药用部位：果，根。分布：西南、华南至东南。

功能主治：果治积滞，消化不良，小儿疳积，细菌性痢疾，肠炎，高血压病。根治风湿关节痛。

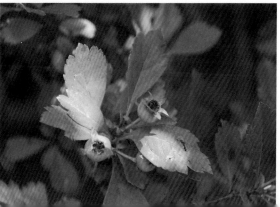

蛇莓（蛇泡草、蛇盘草）

Duchesnea indica (Andr.) Focke

药用部位：全草。分布：辽宁以南。

功能主治：治感冒发热，咳嗽，小儿高热惊风，咽喉肿痛，白喉，黄疸型肝炎，细菌性痢疾。

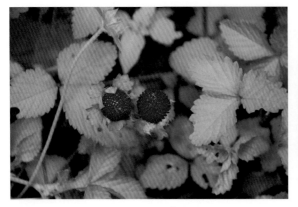

枇杷（卢橘）

Eriobotrya japonica (Thunb.) Lindl.

药用部位：叶、根。分布：甘肃、陕西、河南以南。

功能主治：叶，治支气管炎，肺热咳喘，胃热呕吐。枇杷根，治肺结核咳嗽，乳汁不通。

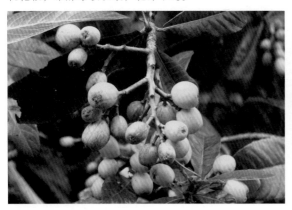

棣棠（棣棠花、画眉杠）

Kerria japonica (Linn.) DC.

药用部位：嫩枝叶、花、根。分布：西北东部、山东以南。

功能主治：花，治肺结核咳嗽。茎、叶，治风湿关节痛，小儿消化不良，荨麻疹，湿疹。

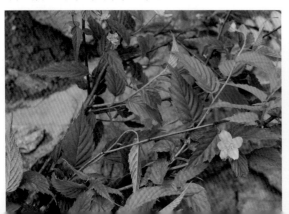

大花枇杷（山枇杷）

Eriobotrya cavaleriei (Lévl.) Rehd.

药用部位：根皮。分布：秦岭以南。

功能主治：止咳平喘，消肿镇痛。治咳嗽多痰，气喘，跌打骨折。

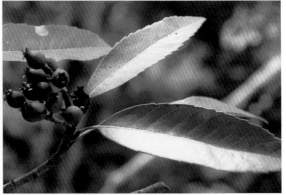

草莓（凤梨草莓）

Fragaria x ananassa Duch.

药用部位：果实。分布：全国各地有栽培。

功能主治：清热止渴，健胃消食。治口渴，食欲不振，消化不良。适量食用。

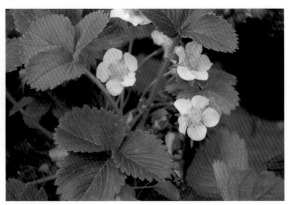

腺叶桂樱（腺叶野樱）

Laurocerasus phaeosticta (Hance) S. K. Schenid.

药用部位：全株。分布：西南、华南至东南。

功能主治：活血化瘀，镇咳利尿；种子活血化瘀，润燥滑肠。治经闭，痈疽，大便燥结。

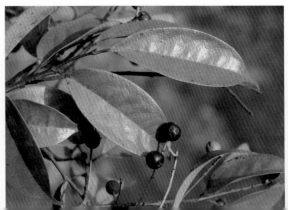

刺叶桂樱（刺叶稠李）

Laurocerasus spinulosa (Sieb. et Zucc.) Schneid.

药用部位：种子。分布：长江以南。

功能主治：止痢。治痢疾。

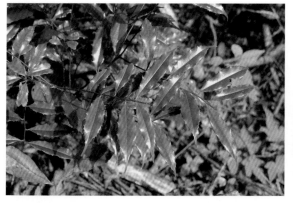

大叶桂樱（大叶野樱、大驳骨、驳骨木、黑茶树）

Laurocerasus zippeliana (Miq.) Yü et Lu

药用部位：叶。分布：甘肃、陕西以南。

功能主治：治全身瘙痒，鹤膝风，跌打损伤。

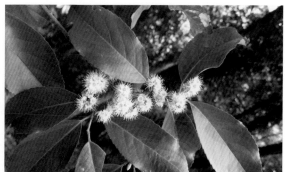

尖嘴林檎（尖嘴海棠、台湾海棠、山楂、野山楂）

Malus doumeri (Bois) A. Chevalier

药用部位：果实。分布：西南东部以东。

功能主治：消积，健胃，助消化。治脾胃虚弱，食积停滞。

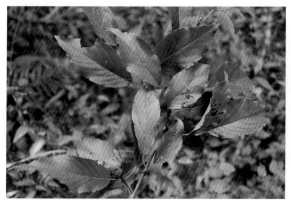

三叶海棠（野梨子、山楂梨）

Malus sieboldii (Regel) Rehd.

药用部位：果实。分布：辽宁、甘肃以南。

功能主治：消食健胃。治饮食积滞。

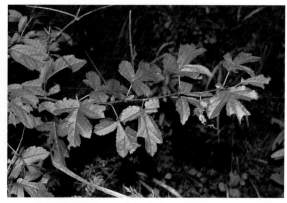

中华绣线梅（刺叶稠李）

Neillia sinensis Oliv.

药用部位：根。分布：黄河以南。

功能主治：利水除湿，清热止血。治水肿，咯血。

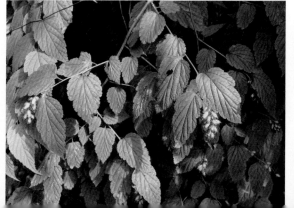

中华石楠（假思桃）

Photinia beauverdiana Schneid.

药用部位：叶。分布：黄河以南。

功能主治：治风湿痹痛，跌打损伤，外伤出血。外用鲜叶捣烂敷患处。

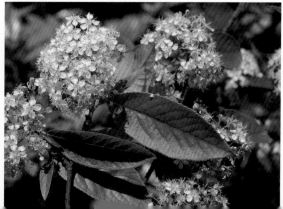

椤木石楠（水红树花、梅子树、凿树）
Photinia davidsoniae Rehd. et Wils.

药用部位：根、叶。分布：黄河以南。

功能主治：养阴补肾，利筋骨，祛风止痛。治风湿痹痛。

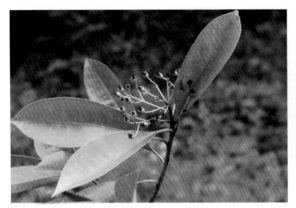

石楠（石楠叶、凿木）
Photinia serrulata Lindl.

药用部位：根、叶。分布：黄河以南。

功能主治：祛风止痛。治头风头痛，腰膝无力，风湿筋骨疼痛。

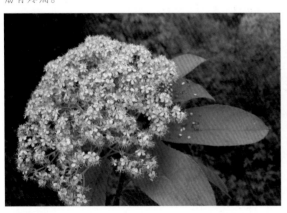

委陵菜（翻白草、一白草、生血丹、扑地虎、五虎嚙血）
Potentilla chinensis Ser.

药用部位：全草。分布：除新疆、青海外，几遍全国。

功能主治：凉血止痢，清热解毒。治赤痢腹痛，久痢不止，痔疮出血，疮痈肿毒。

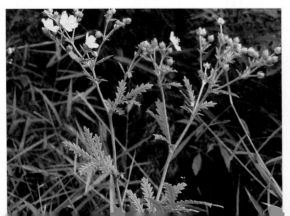

光叶石楠（假思桃）
Photinia glabra (Thunb.) Maxim.

药用部位：枝叶。分布：西南、华南至东南。

功能主治：祛风寒，强腰膝，补虚，镇痛，解热。治风湿痹痛。

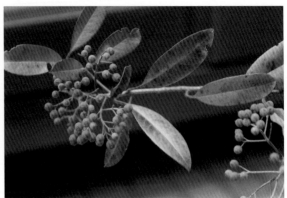

小叶石楠（牛奶子）
Photinia villosa (Thunb.) DC. var. **parvifolia** (Pritz.) P. S. Hsu et L. C. Li

药用部位：根。分布：长江流域以南。

功能主治：行血活血，止痛。治牙痛，黄疸，乳痈。

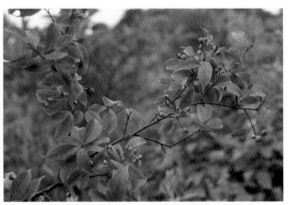

翻白草（鸡腿根、天藕、翻白委陵菜）
Potentilla discolor Bunge.

药用部位：全草。分布：辽宁、河北及黄河以南。

功能主治：凉血止血。治肠炎、细菌性痢疾，吐血，衄血，便血，白带。外用治创伤，痈疖肿毒。

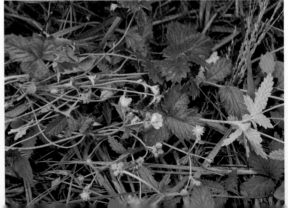

三叶委陵菜（三张叶）

Potentilla freyniana Bornm.

药用部位：全草。分布：东北至西北以南。

功能主治：治肠炎，牙痛，胃痛，腰痛，胃肠出血，月经不调，骨髓炎，跌打损伤，外伤出血。

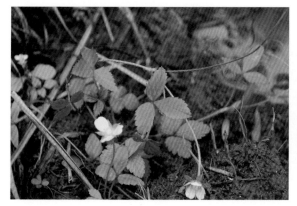

蛇含委陵菜（蛇含、五爪龙、翻白草）

Potentilla kleiniana Wight. et Arn

药用部位：全草。分布：辽宁及黄河以南。

功能主治：治外感咳嗽，百日咳，咽喉肿痛，疟疾，痢疾。外用治腮腺炎，外伤出血。

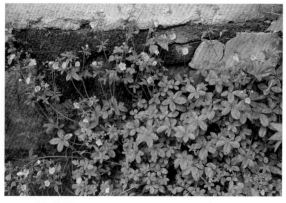

李（山李子、嘉庆子、嘉应子）

Prunus salicina Lindl.

药用部位：根、种子。分布：几遍全国。

功能主治：根，治牙痛，消渴，痢疾，白带。种仁，治跌打损伤，瘀血作痛，大便燥结，浮肿。

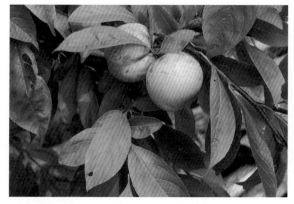

全缘火棘（救军粮、木瓜刺）

Pyracantha atalantioides (Hance) Stapf

药用部位：根、叶。分布：陕西以东以南。

功能主治：解毒拔脓，消肿止痛。治阴疽，骨髓炎，感冒。

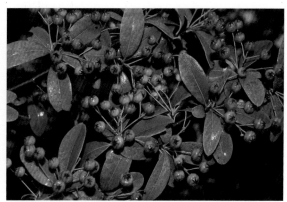

豆梨（鹿梨、阳檖、赤梨、糖梨、杜梨）

Pyrus calleryana Decne.

药用部位：根、叶、果实。分布：山东、河南以南。

功能主治：根、叶治肺燥咳嗽，急性眼结膜炎。果实治饮食积滞，泻痢。

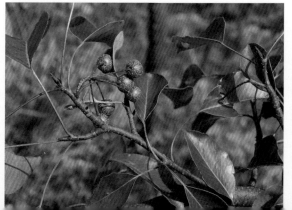

棠梨（野梨仔、铁梨树）

Pyrus calleryana Decne. var. **koehnei** (Schneid.) T. T. Yü

药用部位：根、叶。分布：华南、华东南。

功能主治：润肺止咳，清热解毒。治肺燥咳嗽，急性眼结膜炎。

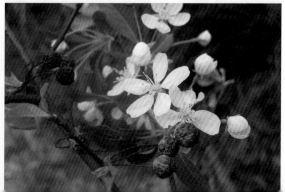

梨（沙梨）
Pyrus pyrifolia (Burm. f.) Nakai
药用部位：果实。分布：长江以南。
功能主治：清暑解渴，生津收敛。治干咳，热病烦渴，汗多等症。

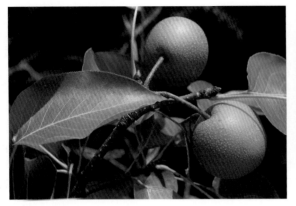

沙梨（雪梨、淡水梨）
Pyrus serrulata Rehd.
药用部位：果实。分布：秦岭以南。
功能主治：润肺清心，消痰降火，除痰解渴，解酒毒。治痰热咳嗽，热病烦渴，大便秘结。

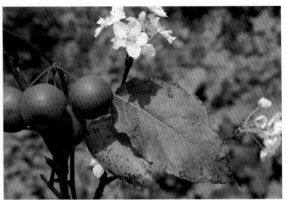

车轮梅（石斑木、春花木）
Rhaphiolepis indica (Linn.) Lindl.
药用部位：根、叶。分布：长江以南。
功能主治：活血消肿，凉血解毒。治跌打损伤，骨髓炎，关节炎。叶外用治刀伤出血。

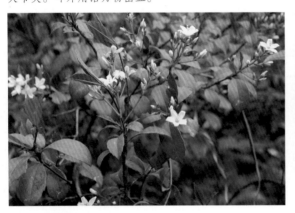

月季花（月月红）
Rosa chinensis Jacq.
药用部位：花、根、叶。分布：栽培几遍全国。
功能主治：花、根，治月经不调，痛经，痈疖肿毒，淋巴结结核。叶，淋巴结结核，跌打损伤。

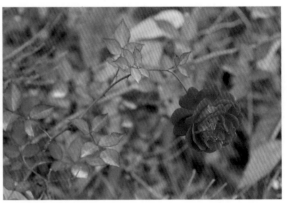

小果蔷薇（小金樱、七姊妹）
Rosa cymosa Tratt.
药用部位：根、叶。分布：长江以南。
功能主治：根，治风湿关节痛，跌打损伤，腹泻，脱肛，子宫脱垂。叶，外用治痈疖疮疡。

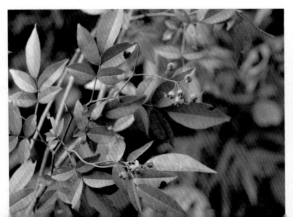

金樱子（刺糖果）
Rosa laevigata Michx.
药用部位：果实。分布：陕西及长江以南。
功能主治：治神经衰弱，久咳，自汗，盗汗，慢性肾炎，遗精，遗尿，尿频，白带，崩漏。

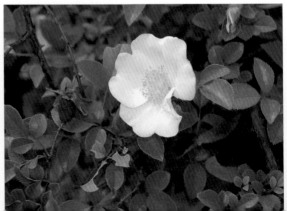

野蔷薇（多花蔷薇、小金樱）
Rosa multiflora Thunb.

药用部位：叶、根、果。分布：黄河以南。

功能主治：根，治风湿关节痛，跌打损伤，白带，遗尿。叶，外用治痈疖疮疡。果，治肾炎水肿。

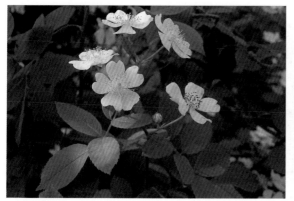

缫丝花（刺梨子、文光果、刺槟榔根、木梨子）
Rosa roxburghii Tratt.

药用部位：根、果。分布：西北、华东、华中南、西南。

功能主治：治食积腹胀，痢疾，肠炎，自汗盗汗，遗精，白带，月经过多，痔疮出血。

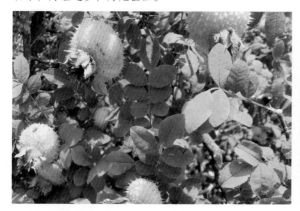

粗叶悬钩子（大叶蛇泡簕、狗头泡、老虎泡、八月泡）
Rubus alceaefolius Poir.

药用部位：根、叶。分布：华南、中南、东南、西南。

功能主治：治肝炎，肝脾肿大，口腔炎，乳腺炎，痢疾，肠炎，跌打损伤，风湿骨痛。

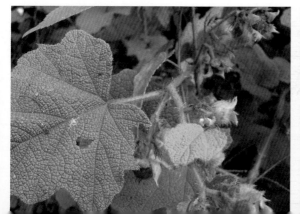

粉团蔷薇（十姊妹）
Rosa multiflora Thunb. var. **cathayensis** Rehd. et Wils.

药用部位：根、叶。分布：陕西、甘肃、河北以南。

功能主治：治暑热胸闷，口渴，呕吐，食少，口疮，口糜，烫伤，黄疸，痞积，白带。

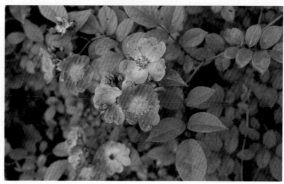

玫瑰
Rosa rugosa Thunb.

药用部位：花。分布：栽培几遍全国。

功能主治：理气，活血。治肝胃气痛，上腹胀满，月经不调。

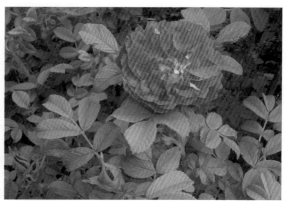

寒莓（寒刺泡、山火莓）
Rubus buergeri Miq.

药用部位：全草。分布：长江以南。

功能主治：根，治黄疸型肝炎，胃痛，月经不调，小儿高热，痔疮。叶，治肺结核咯血。

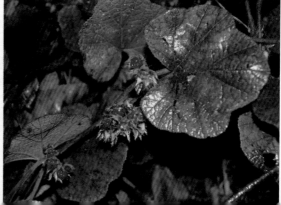

掌叶覆盆子（大号角公、牛奶母、华东覆盆子）
Rubus chingii Hu

药用部位：果实。分布：华东、广西、广东。

功能主治：治肾虚遗尿，小便频数，阳痿早泄，遗精滑精。

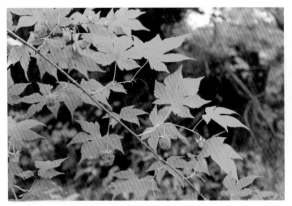

蛇泡勒（越南悬钩子、小猛虎、鸡足刺）
Rubus cochinchinensis Tratt.

药用部位：根、叶。分布：华南。

功能主治：祛风，除湿行气。治腰腿痛，四肢痹痛，风湿骨痛。叶外敷治跌打肿痛。

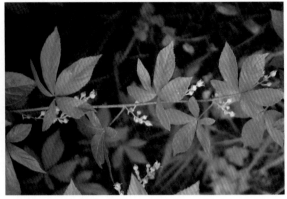

小柱悬钩子（三叶吊杆泡）
Rubus columellaris Tutch.

药用部位：叶。分布：长江以南。

功能主治：清热解毒。治痢疾，胃炎，肠炎，风湿关节炎，乳痛，毒蛇咬伤。

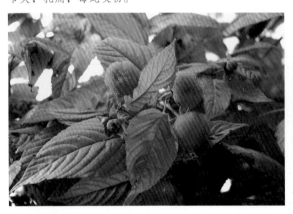

山莓（三月泡、五月泡）
Rubus corchorifolius Linn. f.

药用部位：根、叶。分布：除高原、高寒地区外，几遍全国。

功能主治：根，治吐血，便血，肠炎，痢疾，风湿关节痛，跌打损伤。叶，外用治痈疖肿毒。

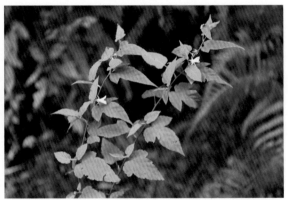

插田泡（高丽悬钩子）
Rubus coreanus Miq.

药用部位：根。分布：陕西、甘肃、河南以南。

功能主治：治跌打损伤，骨折，月经不调，吐血，衄血，风湿痹痛，水肿，小便不利，瘰疬。

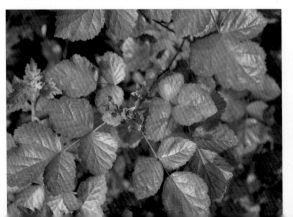

戟叶悬钩子（红绵藤）
Rubus hastifolius Lévl. et Vant.

药用部位：叶。分布：长江以南。

功能主治：收敛止血。治咯血，吐血，崩漏，尿血，金疮出血。

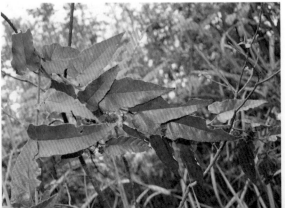

蓬藟（野杜利、三月泡）

Rubus hirsutus Thunb.

药用部位：根、叶。分布：华南、河南和华东。

功能主治：叶，治断指。根，治小儿惊风，风湿筋骨痛。

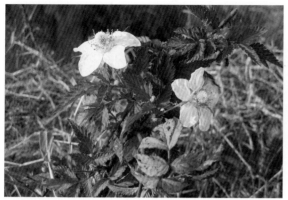

白叶莓（白叶悬钩子、刺泡）

Rubus innominatus S. Moore

药用部位：根。分布：河南、陕西、甘肃以南。

功能主治：祛风散寒，止咳平喘。治风寒咳嗽。

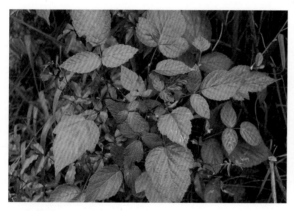

高粱泡（细烟筒子、秧泡子）

Rubus lambertianus Ser.

药用部位：根、叶。分布：长江以南。

功能主治：治产后腹痛，血崩，产褥热，痛经，风湿关节痛，偏瘫；叶外用治创伤出血。

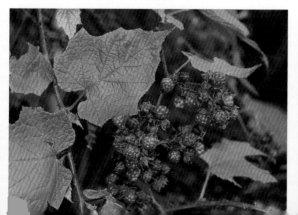

宜昌悬钩子（红五泡、黄藨子、黄泡子）

Rubus ichangensis Hemsl. et Kuntze

药用部位：根、叶。分布：黄河流域及以南。

功能主治：治吐血，衄血，痔血，尿血，痛经，小便短涩，湿热疮毒，黄水疮。

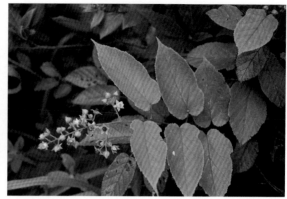

灰毛泡（地五泡藤）

Rubus irenaeus Focke

药用部位：根、叶。分布：华东、华中、西南及广东。

功能主治：理气止痛，散毒生肌。治气滞腹痛，月经不调，口角疮。

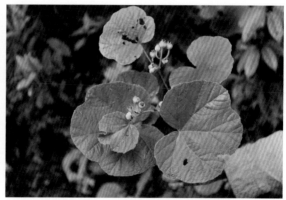

白花悬钩子（白钩簕藤、南蛇簕）

Rubus leucanthus Hance

药用部位：根。分布：华南、湖南、福建、云南、贵州。

功能主治：利湿止泻。治腹泻，赤痢，烫伤，崩漏。

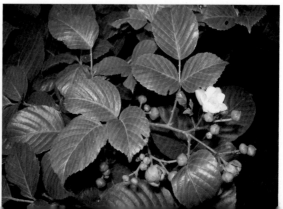

茅莓（蛇泡簕、三月泡、红梅消）

Rubus parvifolius Linn.

药用部位：全草。分布：东北、陕西、甘肃、山东以南。

功能主治：治感冒发热，咽喉肿痛，咯血，吐血，痢疾，肠炎，肝炎，肝脾肿大，肾炎水肿。

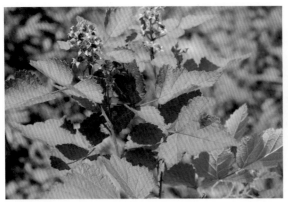

绣毛莓（红泡刺）

Rubus reflexus Ker Gawl.

药用部位：根。分布：湖南、华东南、华南。

功能主治：祛风除湿，活血消肿。用于驳骨，治跌打损伤，痢疾，腹痛，发热头重。

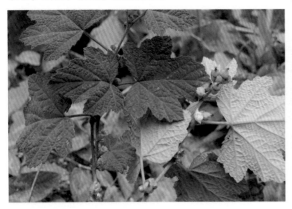

甜叶悬钩子（甜茶）

Rubus suavissimus S. Lee

药用部位：根、叶。分布：广东、广西。

功能主治：治咽喉肿痛、无名肿毒、糖尿病、肾炎、小便不利、风湿骨痛、痢疾、高血压。

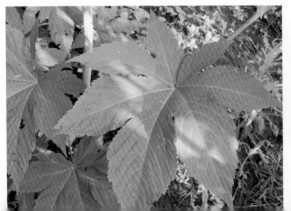

梨叶悬钩子（太平悬钩子、蛇泡）

Rubus pirifolius Smith

药用部位：全草。分布：华南、东南、西南东部。

功能主治：强筋骨，祛寒湿。治寒湿腹痛。

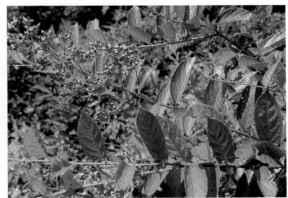

空心泡（蔷薇莓、白花三月泡）

Rubus rosaefolius Smith

药用部位：根、嫩枝、叶。分布：长江以南。

功能主治：治肺热咳嗽，百日咳咯血，盗汗，牙痛，筋骨痹痛，跌打损伤。外用治烧、烫伤。

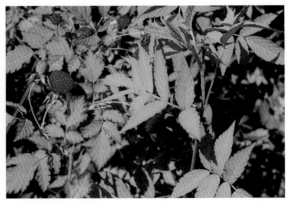

红腺悬钩子（马泡、红刺苔、牛奶莓）

Rubus sumatranus Miq.

药用部位：根、叶。分布：长江以南。

功能主治：治产后寒热腹痛，食纳不佳，身面浮肿，中耳炎，湿疹，黄水疮。

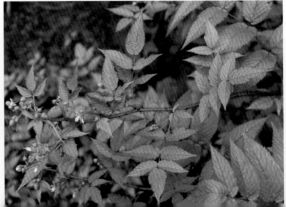

木莓（高脚老虎扭、斯氏悬钩子）

Rubus swinhoei Hance

药用部位：全株。分布：陕西及长江以南。

功能主治：凉血止血，活血调经，收敛解毒。治牙痛，疮漏，疔肿疮疡，月经不调。

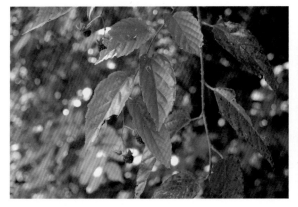

灰白毛莓（灰绿悬钩子、乌龙摆尾）

Rubus tephrodes Hance

药用部位：根、叶、种子。分布：长江以南。

功能主治：根，治风湿疼痛，慢性肝炎，痢疾；叶，外用治痈疖疮疡；种子，治神经衰弱。

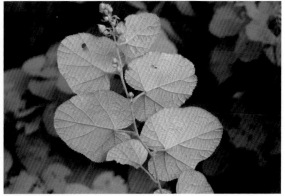

地榆（黄瓜香、玉札、山枣子）

Sanguisorba officinalis Linn.

药用部位：根。分布：全国各地。

功能主治：治咯血，吐血，便血，尿血，痔疮出血，功能性子宫出血，白带，痢疾，慢性炎症。

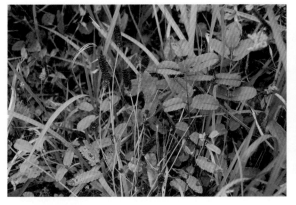

水榆花楸（黄山榆、花楸、枫榆）

Sorbus alnifolia (Sieb. et Zucc.) K. Koch

药用部位：果实。分布：东北、陕西、甘肃以南。

功能主治：养血补虚。治血虚萎黄，劳倦乏力。

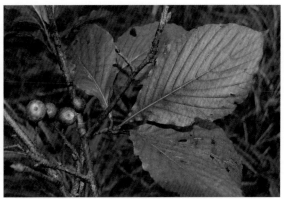

美脉花楸（川花楸、豆格盘、山黄果）

Sorbus caloneura (Stapf) Rehd.

药用部位：根、果实。分布：华南、中南和西南。

功能主治：消食健胃，收敛止泻。治肠炎下痢，小儿疳积。

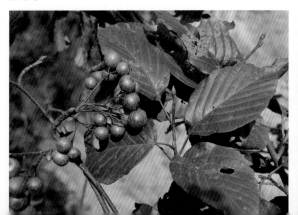

石灰花楸（粉背叶、石灰树）

Sorbus folgneri (Schneid.) Rehd.

药用部位：根。分布：陕西、甘肃、河南以南。

功能主治：祛风除湿，舒筋活络。治风湿骨痛，全身麻木。

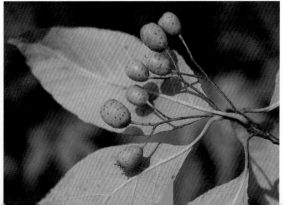

绣球绣线菊（珍珠绣球、麻叶绣球）

Spiraea blumei G. Don

药用部位：根。分布：黄河流域以南。

功能主治：治跌打损伤，瘀滞疼痛，咽喉肿痛，肠胃炎，白带，疮毒，湿疹。

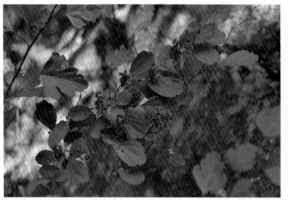

华空木（野珠兰、中国小米空木）

Stephanandra chinensis Hance

药用部位：根。分布：长江以南。

功能主治：解毒利咽，止血调经。治咽喉肿痛，血崩，月经不调。

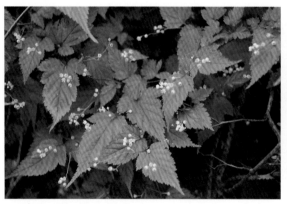

蜡梅（黄梅花、黄蜡梅、腊木、铁筷子）

Chimonanthus praecox (Linn.) Link

药用部位：根、花。分布：山东、河南、陕西以南。

功能主治：花蕾，治呕吐，气郁胃闷，麻疹，百日咳。根，治风寒感冒，风湿关节炎。

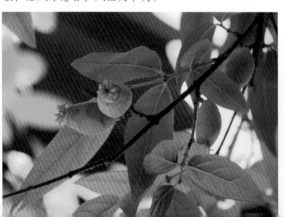

中华绣线菊（华绣线菊）

Spiraea chinensis Maxim.

药用部位：根。分布：黄河流域以南。

功能主治：清热解毒，祛风散瘀。治风湿关节痛，咽喉肿痛。

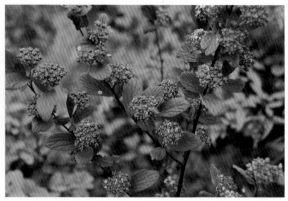

山蜡梅（臭蜡梅、岩马桑、铁筷子）

Chimonanthus nitens Oliv.

药用部位：叶。分布：陕西及长江以南。

功能主治：祛风解表，芳香化湿。治流行性感冒，中暑，慢性支气管炎，湿困胸闷。

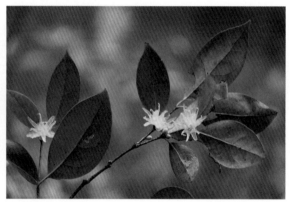

儿茶（儿茶膏、孩儿茶、黑儿茶）

Acacia catechu (Linn. f.) Willd.

药用部位：树干加水煎汁而成的干浸膏。分布：西南、华南有栽培。

功能主治：治肺热咳嗽，咯血，腹泻，小儿消化不良。外用治皮肤湿疹，湿疮，扁桃体炎。

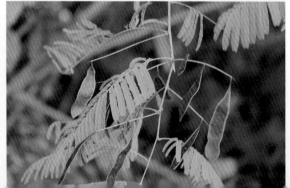

台湾相思（相思树、台湾柳）

Acacia confusa Merr.

药用部位：枝叶。分布：华南、东南、云南。

功能主治：外用煎水洗治烂疮。种子有毒，误食引起腹痛、头痛、恶心。

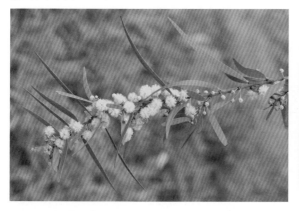

金合欢（鸭皂树、消息花、金钱梅、洋梅花、刺根）

Acacia farnesiana (Linn.) Willd.

药用部位：树皮、根、叶。分布：华南、东南、西南。

功能主治：治肺结核，冷性脓肿，风湿性关节炎。

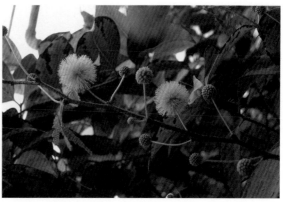

羽叶金合欢（蛇藤、龙骨刺）

Acacia pennata (Linn.) Willd.

药用部位：根。分布：华南、云南、东南。

功能主治：祛风湿，强筋骨，活血止痛。治脊椎骨损伤及腰脊四肢风湿疼痛等。

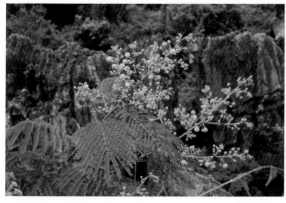

藤金合欢（南蛇公、小样南蛇簕、小金合欢）

Acacia sinuata (Lour.) Merr.

药用部位：叶。分布：长江以南。

功能主治：解毒消肿。治急剧腹痛，用鲜叶捣烂取汁冲酒服。

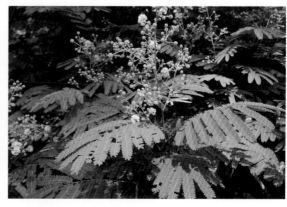

楹树（牛尾木）

Albizia chinensis (Osbeck) Merr.

药用部位：树皮。分布：长江以南。

功能主治：固涩止泻，收敛生肌。治肠炎，腹泻，痢疾。

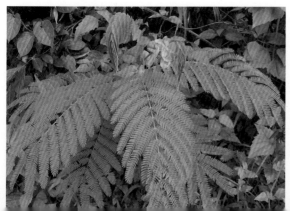

天香藤（刺藤、藤山丝）

Albizia corniculata (Lour.) Druce

药用部位：藤茎。分布：华南、福建。

功能主治：行气散瘀，止血。治跌打损伤，创伤出血。

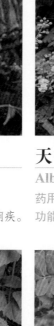
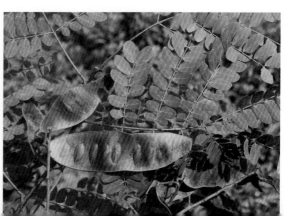

合欢（合欢皮、绒花树、马樱花、夜合花）

Albizia julibrissin Durazz.

药用部位：树皮、花。分布：东北至华南及西南部。

功能主治：树皮，治心神不安，失眠，肺脓疡，咯脓痰。花，治失眠健忘，胸闷不舒。

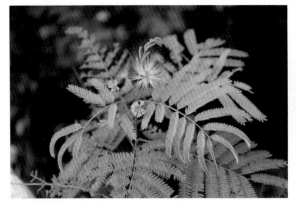

阔荚合欢（大叶合欢）

Albizia lebbeck (Linn.) Benth.

药用部位：树皮。分布：华南及西南有栽培。

功能主治：消肿，镇痛。治跌打肿痛，疮疖，肿毒，眼炎，牙床溃疡，腹泻。

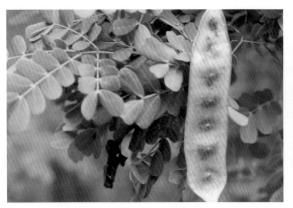

亮叶猴耳环（亮叶围涎树、尿桶公、水肿木、火烫木）

Archidendron lucidum (Benth.) Nielsen

药用部位：枝叶。分布：西南、华南、东南。

功能主治：消肿。治风湿痛，跌打，火烫伤。

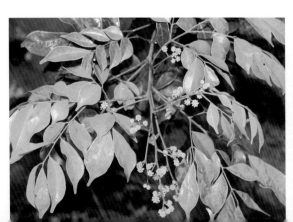

山合欢（山槐、黑心树、夜蒿树）

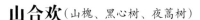
Albizia kalkora (Roxb.) Prain

药用部位：树皮。分布：华北、西北、华东、华南至西南。

功能主治：安神解郁，和血止痛。治心神不安，失眠，肺脓疡，筋骨损伤，痈疖肿痛。

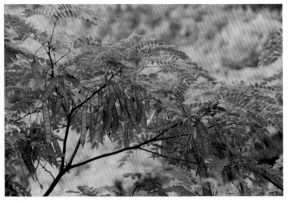

猴耳环（蛟龙木、尿桶公）

Archidendron clypearia (Jack.) Nielsen

药用部位：叶、果实、种子。分布：华东南、华南、云南。

功能主治：治上呼吸道感染，咽喉炎，扁桃体炎，痢疾。外用治烧、烫伤，疮痈疖肿。

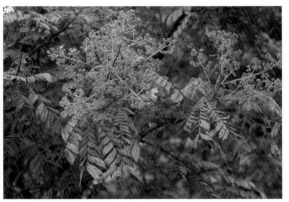

大叶合欢（鼎湖合欢、桂合欢、胀荚合欢）

Cylindrokelupha turgida (Merr.) T. L. Wu

药用部位：根。分布：广东、广西。

功能主治：止痛。治肚痛。

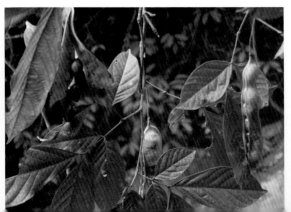

榼藤子（过江龙、眼镜豆、扭龙、左右扭、扭骨风）

Entada phaseoloides (Linn.) Merr.

药用部位：藤、种仁。分布：长江以南。

功能主治：藤，治风湿性关节炎，跌打损伤，四肢麻木。种仁，治黄疸，脚气，水肿。

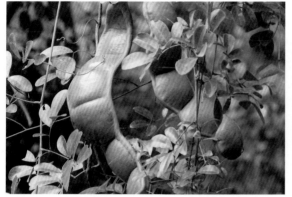

含羞草（感应草、知羞草、喝呼草、怕丑草）

Mimosa pudica Linn.

药用部位：全草。分布：华南、华东南、云南。

功能主治：治感冒，急性结膜炎，支气管炎，胃炎，肠炎，泌尿系结石，疟疾，神经衰弱。

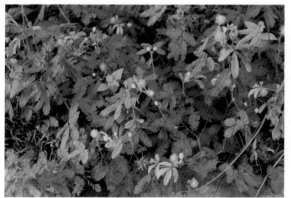

首冠藤（深裂羊蹄甲）

Bauhinia corymbosa Roxb. ex DC.

药用部位：叶。分布：华南。

功能主治：清热解毒。治痢疾，湿疹，疥癣，疮毒。

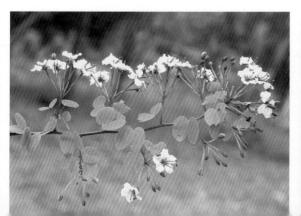

银合欢（白合欢）

Leucaena leucocephala (Lam.) de Wit.

药用部位：叶。分布：华东南、华南、云南。

功能主治：收敛止血。治疔疮脓肿。外用鲜叶捣烂敷患处。

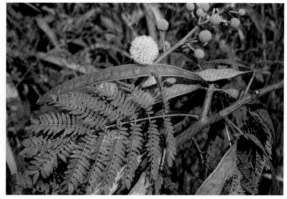

龙须藤（九龙藤、乌郎藤）

Bauhinia championii (Benth.) Benth.

药用部位：藤茎。分布：长江以南。

功能主治：祛风除湿，活血止痛，健脾理气。治跌打损伤，风湿性关节痛，胃痛，小儿疳积。

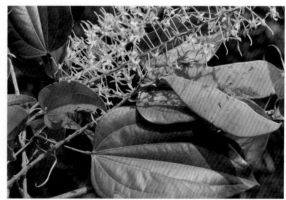

粉叶羊蹄甲（拟粉叶羊蹄甲）

Bauhinia glauca (Wall. ex Benth.) Benth.

药用部位：枝叶。分布：长江以南。

功能主治：收敛止痒。治皮肤湿疹。捣烂冲洗米水或煎水洗患处。

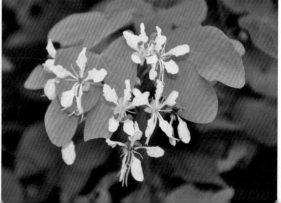

羊蹄甲（玲甲花）

Bauhinia purpurea Linn.

药用部位：树皮、根、花。分布：南部有栽培。

功能主治：清热解毒，收敛。治烫伤，脓疮；嫩叶榨汁液或取粉末治咳嗽。

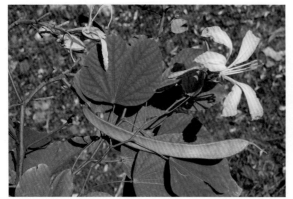

刺果云实（大托叶云实）

Caesalpinia bonduc (Linn.) Roxb.

药用部位：叶。分布：华南、台湾。

功能主治：治肝功能失调，急慢性胃炎，胃溃疡，痈疮疖肿，消化不良，便秘。

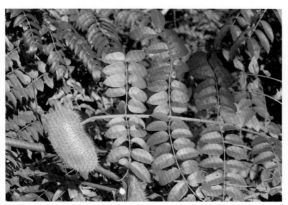

云实（药王子、铁场豆、马豆）

Caesalpinia decapetala (Roth) Alston

药用部位：种子。分布：长江以南。

功能主治：解毒除湿，止咳化痰。治痢疾，疟疾，慢性气管炎，小儿疳积，虫积。

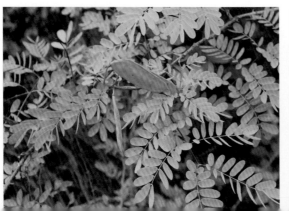

洋紫荆（猪迹树、羊蹄甲）

Bauhinia variegta Linn.

药用部位：根、树皮、叶、花。分布：华南有栽培。

功能主治：根治咯血，消化不良。树皮治消化不良，急性胃肠炎。叶治咳嗽，便秘。花治肝炎。

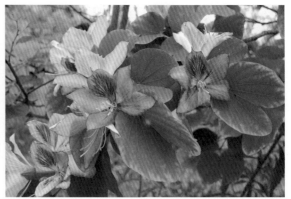

华南云实（刺果苏木、假老虎簕、虎耳藤、双角龙）

Caesalpinia crista Linn.

药用部位：根。分布：秦岭以南。

功能主治：祛瘀止痛，清热解毒。治急、慢性胃炎，胃溃疡，痈疮疖肿。

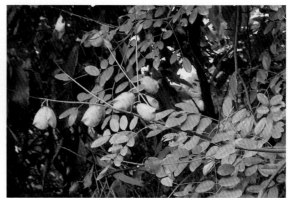

大叶云实（铁藤根）

Caesalpinia magnifoliolata Metc.

药用部位：根。分布：华南、云南和贵州。

功能主治：活血消肿。治跌打损伤。

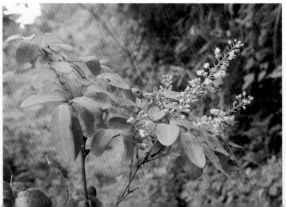

小叶云实
Caesalpinia millettii Hook. et Arn.

药用部位：根。分布：华南、湖南、江西。

功能主治：健脾和胃，消食化积。治胃病，消化不良，风湿痹痛。

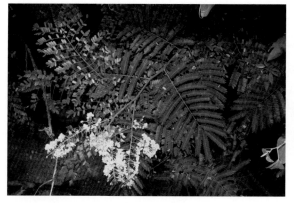

金凤花（洋金凤、黄蝴蝶、蛱蝶花）
Caesalpinia pulcherrima (Linn.) Sw.

药用部位：种子。分布：华南、云南、台湾有栽。

功能主治：活血消肿。治跌打损伤。

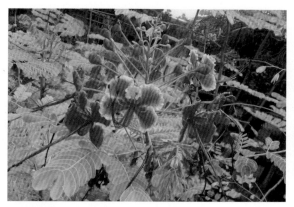

鸡嘴簕
Caesalpinia sinensis (Hemsl.) Vidal

药用部位：叶。分布：长江以南。

功能主治：止泻。治痢疾。

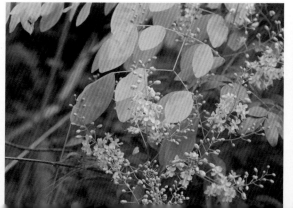

喙荚云实（南蛇簕、石莲子）
Caesalpinia minax Hance

药用部位：根、茎、叶、种仁。分布：华南、西南东、福建。

功能主治：根、茎、叶，治感冒发热，风湿性关节炎。种仁，治急性胃肠炎，痢疾，膀胱炎。

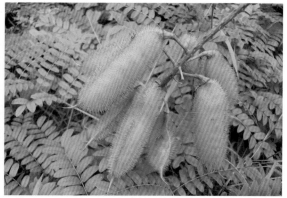

苏木（苏方木）
Caesalpinia sappan Linn.

药用部位：心材。分布：华南、云南、台湾有栽。

功能主治：治产后流血不上或瘀阻腹痛，内伤积瘀，外伤瘀肿，跌打损伤，肠炎。外用治外伤出血。

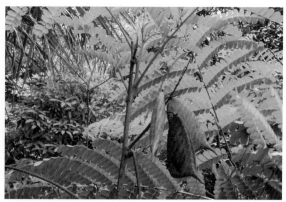

翅荚决明（对叶豆、非洲木通）
Cassia alata Linn.

药用部位：叶。分布：华南、云南有栽培。

功能主治：治神经性皮炎，牛皮癣，湿疹，皮肤瘙痒，疮疖肿疡。用鲜叶适量捣汁擦患处。

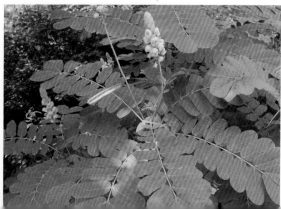

腊肠树（清泻山扁豆、牛角树、波斯皂荚）

Cassia fistula Linn.

药用部位：种子、果瓢、根、树皮。分布：华南和西南有栽。

功能主治：泻药。治便秘。

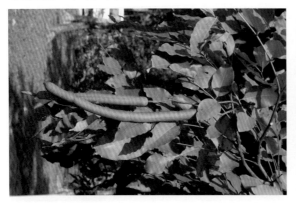

含羞草决明（山扁豆、小扁豆）

Cassia mimosoides Linn.

药用部位：全草。分布：秦岭以南。

功能主治：清热解毒，利尿，通便。治肾炎水肿，口渴，咳嗽痰多，习惯性便秘，毒蛇咬伤。

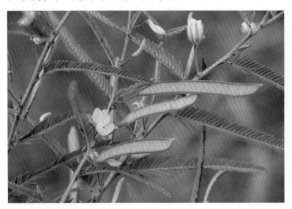

槐叶决明（茳芒决明、望江南）

Cassia sophera Linn.

药用部位：根。分布：长江以南。

功能主治：治痢疾，胃痛，肝脓疡，喉炎，淋巴腺炎。外治阴道滴虫，烧、烫伤。

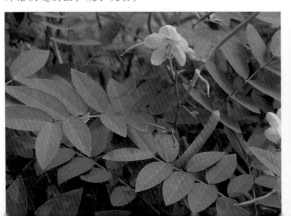

短叶决明（地甘油、牛旧藤）

Cassia leschenaultiana DC.

药用部位：全草。分布：长江以南。

功能主治：消食化积，清热解毒，利湿。治水肿，小儿疳积，蛇伤，蛇头疮。

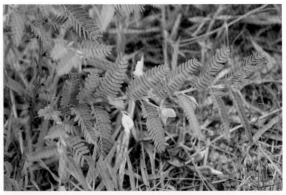

望江南（野扁豆）

Cassia occidentalis Linn.

药用部位：种子。分布：秦岭以南。

功能主治：治高血压头痛，目赤肿痛，口腔糜烂，习惯性便秘，痢疾腹痛，慢性肠炎。

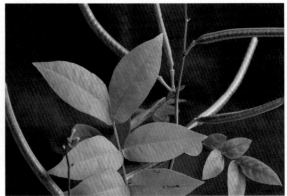

黄槐（黄槐决明）

Cassia surattensis Burm. f.

药用部位：叶。分布：华南、华东南有栽。

功能主治：清凉，解毒，润肠。治肠燥便秘。

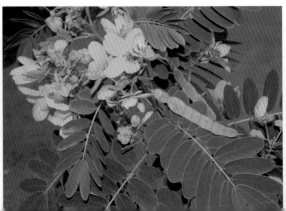

决明（草决明）
Cassia tora Linn.

药用部位：种子或全草。分布：长江以南。

功能主治：治胃痛，胁痛，肝炎，高血压，结合膜炎，便秘，皮肤瘙痒，毒蛇咬伤等。

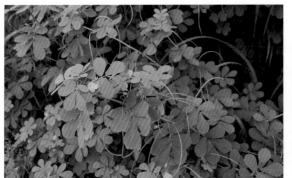

凤凰木（红花楹树）
Delonix regia (Boj.) Raf.

药用部位：树皮。分布：华南、华东南、云南有栽。

功能主治：降压。治高血压。

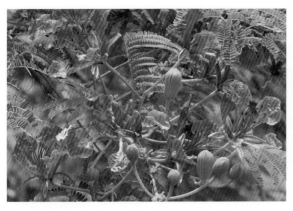

小果皂荚
Gleditsia australis Hemsl.

药用部位：根。分布：华南。

功能主治：止痛。治胃病。

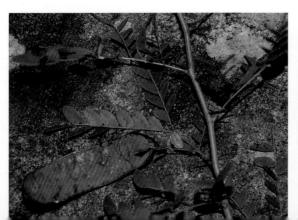

紫荆（紫荆皮）
Cercis chinensis Bunge

药用部位：树皮。分布：河北、陕西以南。

功能主治：治月经不调，痛经，经闭腹痛，风湿性关节炎，跌打损伤，咽喉肿痛。

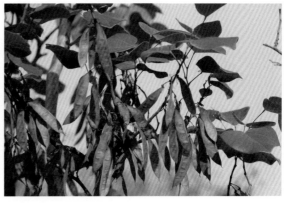

格木（孤坟柴、赤叶木、斗登风）
Erythrophleum fordii Oliv.

药用部位：种子、树皮。分布：华南、华东南。

功能主治：强心，益气活血。治心气不足所致的气虚血瘀之症。慎用。

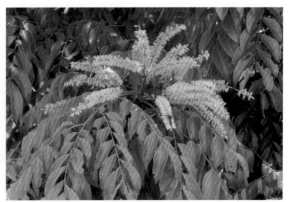

皂荚（猪牙皂、皂角）
Gleditsia sinensis Lam.

药用部位：枝刺、果实。分布：黄河流域及以南。

功能主治：治咳嗽气喘，卒然昏迷，癫痫痰盛。枝刺，治淋巴结结核，乳腺炎，痈肿不溃。

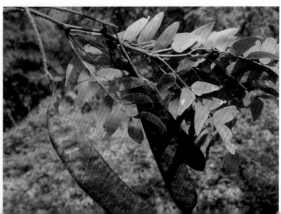

肥皂荚（肉皂角、肥皂树、肥猪子）

Gymnocladus chinensis Baill.

药用部位：树皮、根、种子。分布：秦岭以南。

功能主治：祛风除湿，活血消肿。治风湿疼痛，跌打损伤，疔疮肿毒。

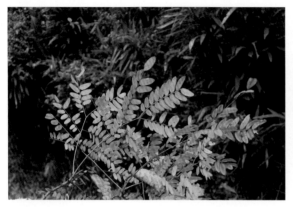

老虎刺（倒爪刺、石龙花、倒钩藤、崖婆勒）

Pterolobium punctatum Hemsl.

药用部位：枝、叶。分布：秦岭以南。

功能主治：治疗疮肿痛，肺热咳嗽，咽痛，风湿痹痛，牙痛，跌打损伤。

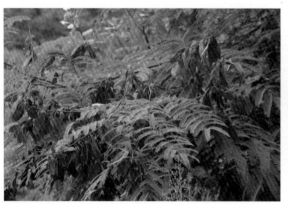

鸡骨草（广州相思子）

Abrus cantoniensis Hance

药用部位：全株（摘除荚果）。分布：华南、湖南。

功能主治：治急、慢性黄疸型肝炎，肝硬化腹水，胃痛，风湿骨痛，毒蛇咬伤。

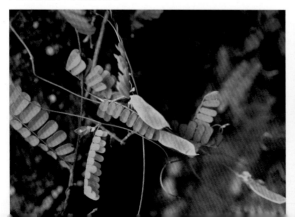

仪花（铁罗伞、单刀根）

Lysidice rhodostegia Hance

药用部位：根、叶。分布：华南、西南东部。

功能主治：根，治风湿痹痛，跌打损伤。根、叶，外用治外伤出血。

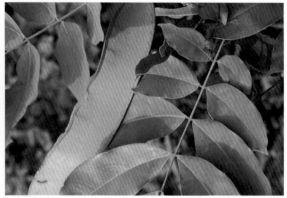

酸豆（罗望子）

Tamarindus indica Linn.

药用部位：果实。分布：华南、东南、云南。

功能主治：清热解暑，消食化积。治中暑，食欲不振，小儿疳积，妊娠呕吐，便秘。

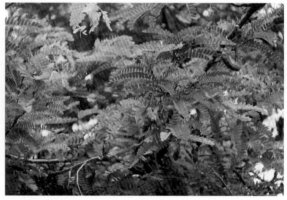

毛相思子（蜻蜓藤、油甘藤、毛鸡骨草）

Abrus mollis Hance

药用部位：全株。分布：华南、福建。

功能主治：消炎解毒。治乳疮。

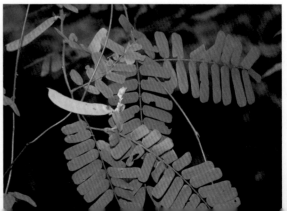

相思子（相思豆、红豆）

Abrus precatorius Linn.

药用部位：全株。分布：华南、台湾、云南。

功能主治：根、藤，治咽喉肿痛，肝炎；叶，治支气管炎。种子，外用，治癣疥，痈疮，湿疹。

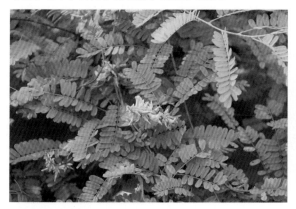

柴胡叶链荚豆（长叶链荚豆）

Alysicarpus bupleurifolius (Linn.) DC.

药用部位：全株。分布：华南、云南和台湾。

功能主治：驳骨消肿，去腐生肌。治刀伤，骨折，外伤出血，疮疡溃烂。

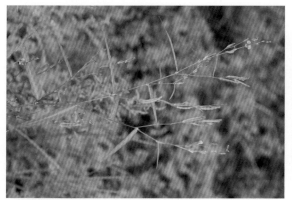

紫穗槐（椒条、棉条、棉槐、紫槐）

Amorpha fruticosa Linn.

药用部位：叶。分布：东北、华北、西北以南。

功能主治：清热解毒，收敛，消肿。治烧、烫伤，痈疮，湿疹。

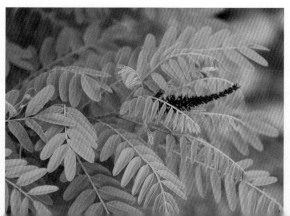

合萌（水皂角）

Aeschynomene indica Linn.

药用部位：全株。分布：除草原、荒漠，全国广布。

功能主治：治尿路感染，腹泻，水肿，老人眼蒙，目赤，胆囊炎，黄疸，疳积，疮疥。

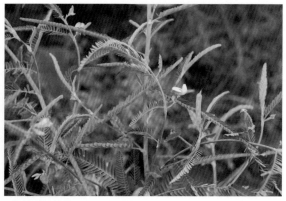

链荚豆（假地豆、狗蚁草、小号野花生、山花生）

Alysicarpus vaginalis (Linn.) DC.

药用部位：全株。分布：华南、华东南、云南。

功能主治：活血通络，清热化湿，驳骨消肿。治半身不遂，股骨酸痛，慢性肝炎。

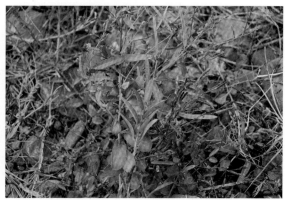

两型豆（野毛豆）

Amphicarpaea edgeworthii Benth.

药用部位：全株。分布：东北、华北、西北以南。

功能主治：消食，解毒，止痛。治食后腹胀，体虚自汗，诸般疼痛，疮疖。

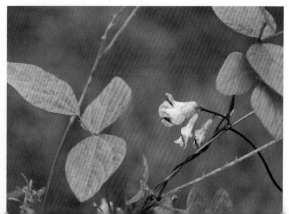

肉色土栾儿（满塘红）
Apios carnea (Wall.) Benth. ex Baker
药用部位：根。分布：除东北外广布。
功能主治：清热解毒，利气散结，补肾强筋。治腰痛，咽喉肿痛。

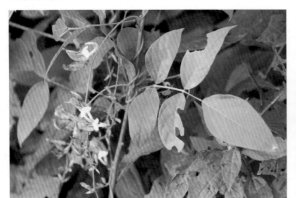

花生（落花生、花豆、地豆）
Arachis hypogaea Linn.
药用部位：花生皮。分布：全国有栽培。
功能主治：治血友病，类血灰病肝病出血症，术后出血，胃、肠、肺、子宫等出血。

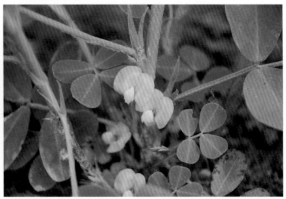

紫云英（苕子草、沙蒺藜、红花草、翘摇）
Astragalus sinicus Linn.
药用部位：全株。分布：西南至长江以南有栽。
功能主治：根，治肝炎，白带，月经不调。全草，治急性结膜炎，神经痛，疮疖痈肿，痔疮。

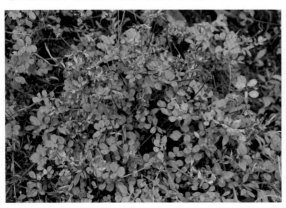

黄芪（膜荚黄耆）
Astragalus membranaceus (Fisch.) Bunge.
药用部位：根。分布：东北、华北及西北。
功能主治：治气虚乏力，食少便溏，久泻脱肛，表虚自汗，气虚水肿，内热消渴，血虚萎黄。

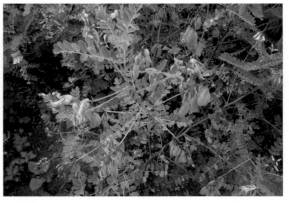

藤槐（包令豆）
Bowringia callicarpa Champ. ex Benth.
药用部位：根、叶。分布：华南、福建。
功能主治：清热、凉血。治血热所致的吐血，衄血。

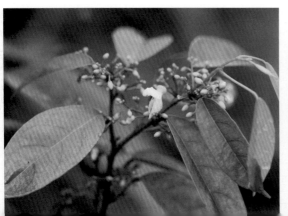

木豆（豆蓉、山豆根、扭豆）
Cajanus cajan (Linn.) Millsp
药用部位：根。分布：西南、华南至东南有栽。
功能主治：治黄疸型肝炎，风湿关节痛，跌打损伤，瘀血肿痛，便血，衄血。

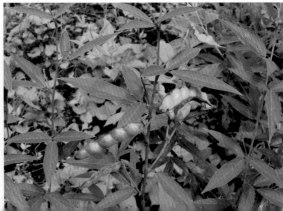

蔓草虫豆（止血草、水风草、地豆草）

Cajanus scarabaeoides (Linn.) Thouars

药用部位：叶。分布：西南及华南、华东南。

功能主治：解暑利尿，止血生肌。治伤风感冒，风湿水肿。

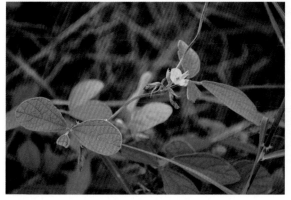

刀豆（刀豆子、挟剑豆、刀坝豆、刀豆角）

Canavalia gladiata (Jacq.) DC.

药用部位：种子、果壳、根。分布：长江以南有栽。

功能主治：种子，治胃痛，肾虚，腰痛。果壳，治腰痛，久痢，闭经。根，跌打损伤，腰痛。

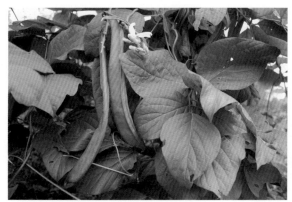

铺地蝙蝠草（半边钱、蝴蝶叶）

Christia obcordata (Poir.) Bakh. f. ex Meeuwen

药用部位：全株。分布：华南、东南。

功能主治：治结膜炎，小便不利，膀胱炎，尿道炎，慢性肾炎，乳腺炎，石淋，白带。

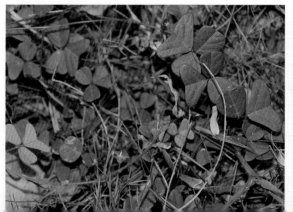

杭子梢

Campylotropis macrocarpa (Bunge) Rehd.

药用部位：根、枝叶。分布：黄河流域及以南。

功能主治：疏风解表，活血通络。治风寒感冒，痧症，肾炎水肿，肢体麻木，半身不遂。

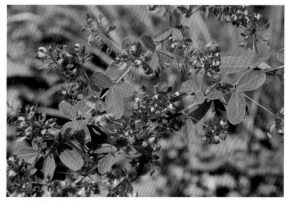

锦鸡儿（金雀花、大绣花针）

Caragana sinica (Buchoz) Rehd.

药用部位：根。分布：河北、陕西以南。

功能主治：根，治高血压病，头昏头晕，耳鸣眼花，体弱乏力，月经不调，白带，跌打损伤。

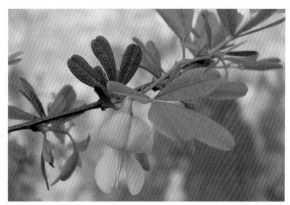

蝙蝠草（蝴蝶草、飞锡草）

Christia vespertilionis (Linn. f.) Bakh. f.

药用部位：全株。分布：华南。

功能主治：治肺结核，支气管炎，扁桃体炎。跌打骨折，鲜全草捣烂或用全草研粉敷患处。

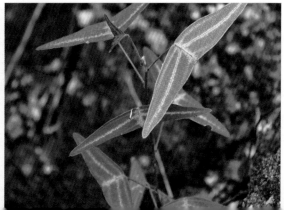

翅荚香槐
Cladrastis platycarpa (Maxim.) Makino
药用部位：根、果实。分布：长江以南。
功能主治：祛风止痛。治关节肿痛。

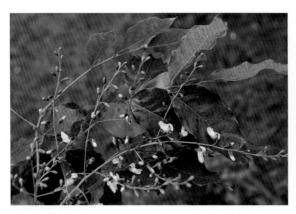

圆叶舞草
Codariocalyx gyroides (Roxb. ex Link) Hassk.
药用部位：全株。分布：华南、西南东、东南。
功能主治：去瘀生新，活血消肿。治跌打肿痛，骨折，小儿疳积，风湿骨痛。

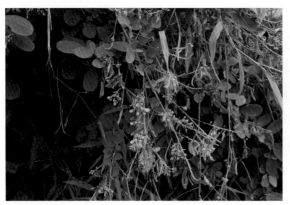

响铃豆（黄花地丁、小响铃、马口铃）
Crotalaria albida Heyne ex Roth
药用部位：全株。分布：长江以南。
功能主治：治尿道炎，膀胱炎，肝炎，胃肠炎，痢疾，支气管炎，肺炎，哮喘，疟疾。

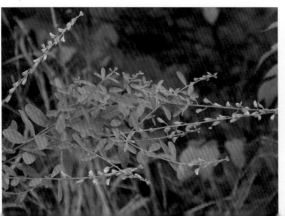

蝶豆（蓝蝴蝶、蝴蝶花豆）
Clitoria ternatea Linn.
药用部位：根、种子。分布：华南、西南东、东南。
功能主治：泻药。治便秘。

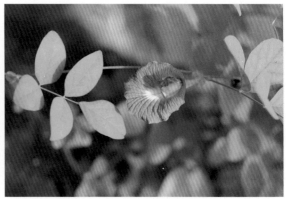

舞草（钟萼豆）
Codariocalyx motorius (Houtt.) Ohashi
药用部位：全株。分布：长江以南。
功能主治：去瘀生新，活血消肿，舒筋活络。治跌打肿痛，骨折，风湿骨痛。

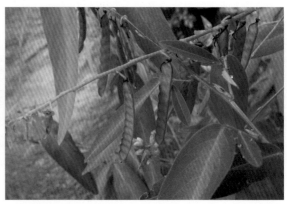

大猪屎豆（马铃根、自消容、凸尖野百合、大猪屎青）
Crotalaria assamica Benth.
药用部位：叶。分布：台湾、华南、西南东。
功能主治：清热解毒，凉血降压，利水。治热咳，吐血，降血压。

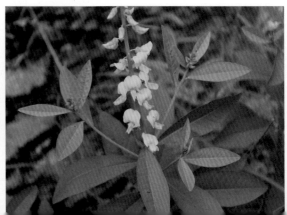

长萼野百合（长萼猪屎豆、狗铃豆）
Crotalaria calycina Schrank.

药用部位：全株。分布：华南、东南、西南西。

功能主治：健脾消食。治小儿疳积，消化不良，脘腹胀满。

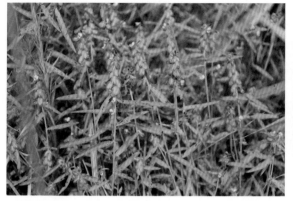

线叶猪屎豆（条叶猪屎豆、小苦参）
Crotalaria linifolia Linn. f.

药用部位：根。分布：长江以南。

功能主治：清热解毒，理气消积。治腹痛，耳鸣，肾亏，遗精，妇女干血痨。

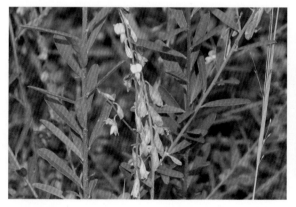

野百合（农吉利、鼠蛋草、响铃草）
Crotalaria sessiliflora Linn.

药用部位：全株。分布：辽宁、河北、山东以南。

功能主治：解毒，抗癌。治疔疮，皮肤鳞状上皮癌，食道癌，宫颈癌。

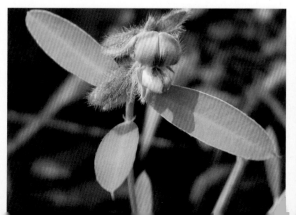

假地蓝（狗响铃、响铃草、荷猪草）
Crotalaria ferruginea Grah. ex Benth.

药用部位：全株。分布：长江以南。

功能主治：治肝肾不足致头晕目眩，耳鸣耳聋，遗精，肾炎，支气管炎，哮喘，月经不调。

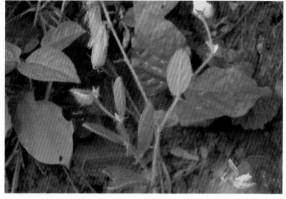

猪屎豆（野花生、猪屎青）
Crotalaria pallida Ait.

药用部位：根、种子。分布：西南、华南及东南。

功能主治：根，治乳腺炎，痢疾，小儿疳积。种子，治头晕目花，神经衰弱，遗精，早泄。

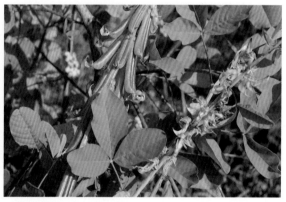

南岭黄檀（南岭檀、水相思、黄类树）
Dalbergia balansae Prain

药用部位：心材。分布：长江以南。

功能主治：行气止痛，解毒消肿。治跌打瘀痛，外伤疼痛，痈疽肿毒。

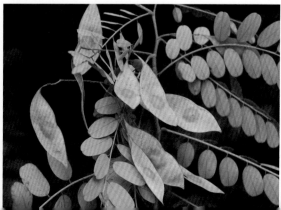

两广黄檀（蕉藤麻、藤春）

Dalbergia benthamii Prain

药用部位：藤茎。分布：华南。

功能主治：活血通经。治月经不调。

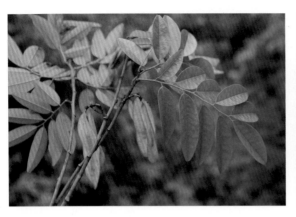

海南檀（海南檀、花梨公、花梨木）

Dalbergia hainanensis Merr. et Chun

药用部位：心材。分布：海南。

功能主治：理气止痛，止血。治胃痛气痛，刀伤出血。

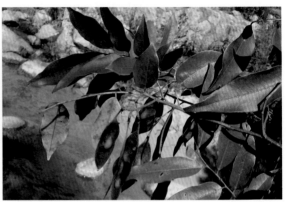

藤檀（藤黄檀、大香藤）

Dalbergia hancei Benth.

药用部位：茎、根。分布：华东、华南、西南。

功能主治：茎，理气止痛；治胃痛，腹痛，胸胁痛。根，治腰腿关节痛。

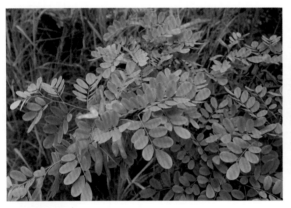

黄檀（檀树、黄檀树）

Dalbergia hupeana Hance

药用部位：根。分布：山东及长江以南。

功能主治：治疥疮。外用研粉调敷。

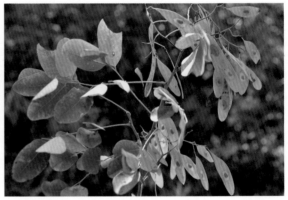

香港黄檀

Dalbergia millettii Benth.

药用部位：叶。分布：秦岭以南。

功能主治：清热解毒。治疔疮，痈疽，蜂窝组织炎，毒蛇咬伤。

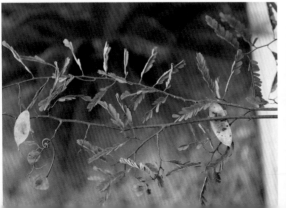

降香檀（花梨母）

Dalbergia odorifera T. Chen

药用部位：树干和根部心材。分布：华南。

功能主治：行气活血，止痛，止血。治脘腹疼痛，肝郁胁痛，胸痹刺痛，跌打损伤。

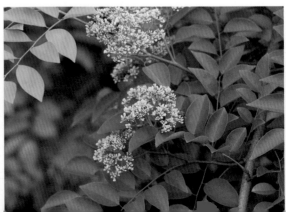

斜叶黄檀（斜叶檀、罗望子叶黄檀）

Dalbergia pinnata (Lour.) Prain

药用部位：叶。分布：长江以南。

功能主治：消肿止痛。治风湿痛，跌打肿痛，扭挫伤。外用鲜品捣烂敷患处。

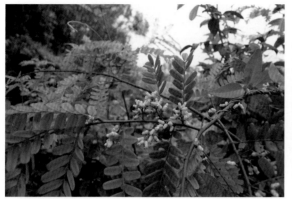

假木豆（野蚂蝗）

Dendrolobium triangulare (Retz.) Schindl.

药用部位：根、叶。分布：秦岭以南。

功能主治：清热，凉血，强筋，壮骨，健脾利湿。治喉痛，腹泻，跌打损伤，骨折，内伤吐血。

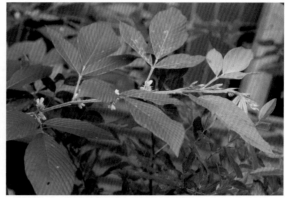

中南鱼藤（霍氏鱼藤）

Derris fordii Oliv.

药用部位：茎。分布：秦岭以南。

功能主治：杀虫解毒。治皮肤湿疹，跌打肿痛，关节疼痛。外用煎水洗患处。

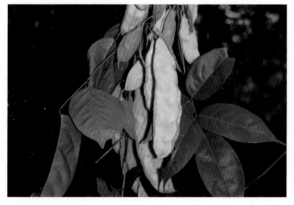

鱼藤（毒鱼藤、露藤）

Derris trifoliata Lour.

药用部位：全株。分布：华南、东南。

功能主治：枝、叶，外用治湿疹，风湿关节肿痛，跌打肿痛。

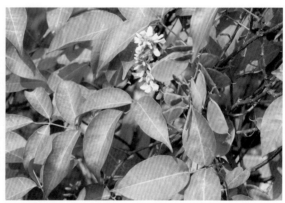

小槐花（草鞋板、味噌草、羊带归）

Desmodium caudatum (Thunb.) DC.

药用部位：全株。分布：长江以南。

功能主治：清热解毒，祛风利湿。治感冒发热，胃肠炎，痢疾，小儿疳积，风湿关节痛。

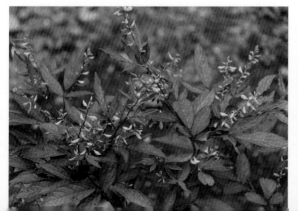

假地豆（异果山绿豆、假花生、大叶青、稗豆）

Desmodium heterocarpon (Linn.) DC.

药用部位：全株。分布：长江以南。

功能主治：清热解毒，消肿止痛。预防腮腺炎，治流行性乙型脑炎，喉痛。外用治跌打肿痛。

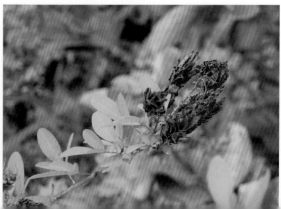

异叶山蚂蝗（假地豆、异叶山绿豆）

Desmodium heterophyllum (Willd.) DC.

药用部位：全株。分布：华南、东南、云南。

功能主治：利水通淋，散瘀消肿。治泌尿系结石，跌打瘀肿，外伤出血。

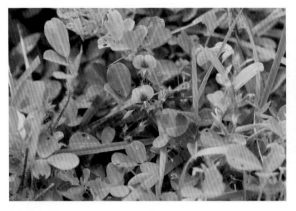

小叶三点金（铺地山绿豆、红藤）

Desmodium microphyllum (Thunb.) DC.

药用部位：全株。分布：长江以南。

功能主治：治小儿疳积，黄疸，痢疾，咳嗽，哮喘，支气管炎。外用治痈疮溃烂，漆疮，痔疮。

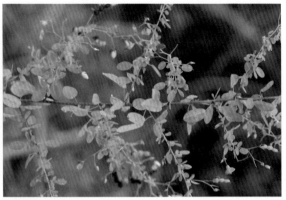

饿蚂蝗（山豆根、粘身草）

Desmodium multiflorum DC.

药用部位：全株。分布：西南、华南至华东。

功能主治：清热解毒，消食止痛。治胃痛，小儿疳积，腮腺炎，淋巴结炎，毒蛇咬伤。

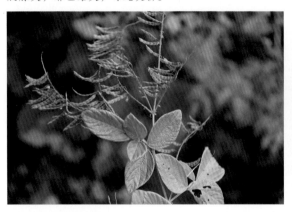

显脉山绿豆（假花生）

Desmodium reticulatum Champ. ex Benth.

药用部位：全株。分布：华南、云南。

功能主治：去腐，生肌。治痢疾，刀伤。

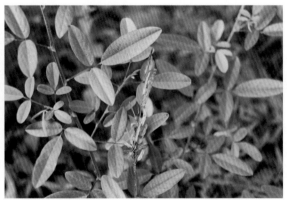

长波叶山蚂蝗（波叶山蚂蝗、瓦子草）

Desmodium sequax Wall.

药用部位：茎叶。分布：秦岭以南。

功能主治：清热泻火，活血祛瘀，敛疮。治风热目赤，胞衣不下，血瘀经闭，烧伤。

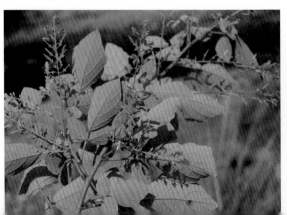

广东金钱草（金钱草、铜钱草、广金钱草）

Desmodium styracifolium (Osbeck) Merr.

药用部位：全株。分布：华南、云南。

功能主治：清热去湿，利尿。治泌尿系感染，泌尿系结石，胆石症，急性黄疸型肝炎。

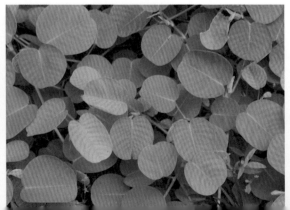

三点金（三花山绿豆、八字草）
Desmodium triflorum (Linn.) DC.

药用部位：全株。分布：华南、东南、云南。

功能主治：行气止痛，温经散寒，解毒。治中暑腹痛，疝气痛，月经不调，痛经，产后关节痛。

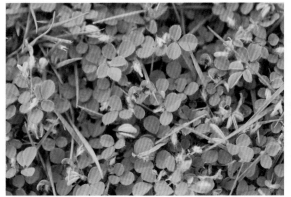

圆叶野扁豆（罗网藤、假绿豆）
Dunbaria punctata (Wight & Arn.) Benth.

药用部位：全株。分布：秦岭以南、江苏。

功能主治：清热解毒，止血生肌。治急性肝炎，肺热，大肠湿热。

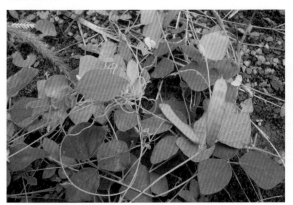

龙牙花（象牙红）
Erythrina corallodendron Linn.

药用部位：树皮。分布：秦岭以南栽培。

功能主治：麻醉镇静剂，对中枢神经发生作用，但对运动神经及肌肉收缩不发生作用。

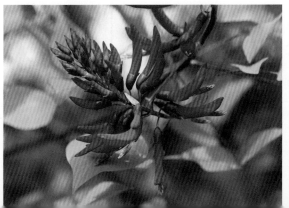

长柄野扁豆（山绿豆）
Dunbaria podocarpa Kurz.

药用部位：全株。分布：秦岭以南。

功能主治：清热解毒，消肿痛。治咽喉肿痛，乳痈，牙痛，毒蛇咬伤，白带过多。

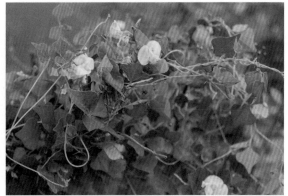

鸡头薯（猪仔笠、地草果、毛瓣花）
Eriosema chinense Vog.

药用部位：块根。分布：秦岭以南。

功能主治：清热解毒，生津止渴，止咳化痰。治上呼吸道感染，发热烦渴，肺脓疡，痢疾。

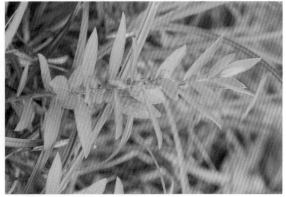

刺桐（海桐皮、鸡桐木、空桐树、山芙蓉）
Erythrina variegata Linn.

药用部位：树皮和叶。分布：华南、东南。

功能主治：祛风湿，舒筋活络。治风湿麻木，腰腿筋骨疼痛，跌打损伤。

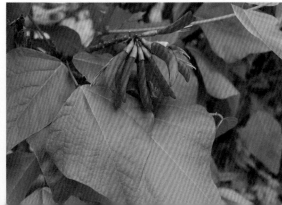

山豆根（三叶丹、鸦片七）

Euchresta japonica Hook. f. ex Regel

药用部位：全株。分布：长江以南。

功能主治：治急性咽喉炎，牙龈肿痛，肺热咳嗽，湿热黄疸，痈疖肿毒，便秘。

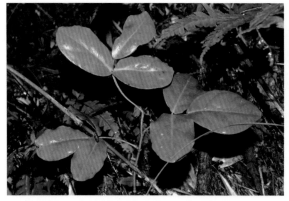

千斤拔（蔓性千斤拔、一条根、老鼠尾）

Flemingia prostrata Roxb. f. ex Roxb.

药用部位：根。分布：秦岭以南。

功能主治：祛风湿，强腰膝。治风湿关节炎，腰腿痛，腰肌劳损，白带，跌打损伤。

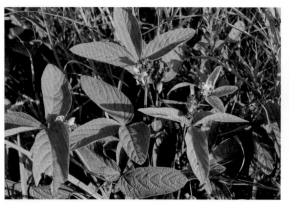

茎花豆（水罗伞、野京豆、虾须豆、干花豆）

Fordia cauliflora Hemsl.

药用部位：根。分布：华南。

功能主治：散瘀消肿，润肺化痰。治风湿骨痛，跌打骨折，瘀积疼痛，肺结核咳嗽。

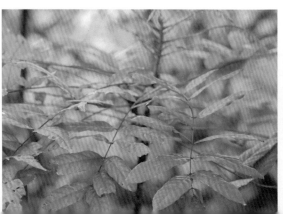

大叶千斤拔

Flemingia macrophylla (Willd.) Prain

药用部位：根。分布：西南、东南、华南。

功能主治：壮筋骨，强腰肾，祛风湿。治风湿关节炎，腰腿痛，腰肌劳损，白带，跌打损伤。

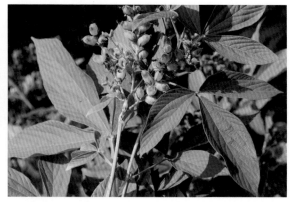

球穗千斤拔（咳嗽草）

Flemingia strobilifera (Linn.) et Ait. f.

药用部位：根。分布：华南、云南、东南。

功能主治：止咳祛痰，清热除湿。治咳嗽，黄疸，劳伤，风湿痹痛，疳积，百日咳肺炎。

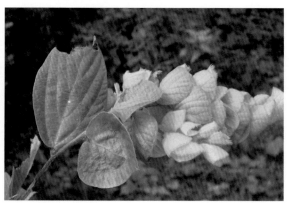

乳豆（细花乳豆）

Galactia tenuiflora (Klein ex Willd.) Wight et Arn.

药用部位：全株。分布：长江以南。

功能主治：行气活血。治风湿痹痛。

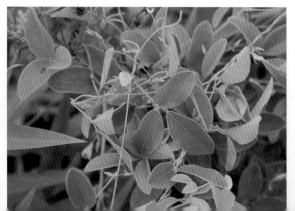

甘草（国老、甜草、甜根子）

Glycyrrhiza uralensis Fisch.

药用部位：根和根状茎。分布：东北、华北、西北。

功能主治：治脾胃虚弱，倦怠乏力，心悸气短，咳嗽痰多，脘腹疼痛，痈肿疮毒，食物中毒。

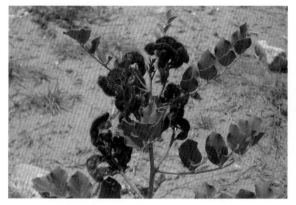

野大豆（马料豆、乌豆、蔓大豆、野黄豆）

Glycine soja Sieb. et Zucc.

药用部位：种子。分布：除新疆、青海、海南，几遍全国。

功能主治：益肾，止汗。治头晕，目昏，风痹汗多。

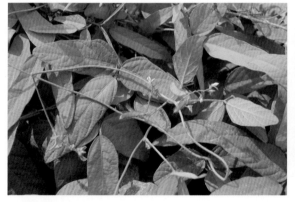

深紫木蓝（线苞木蓝）

Indigofera atropurpurea Buch.-Ham. ex Hornem.

药用部位：根。分布：长江以南。

功能主治：截疟。治风寒暑湿，疟疾。

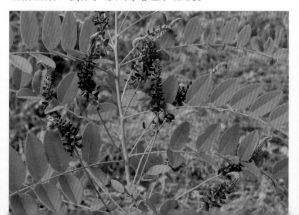

大豆（黄豆、白豆）

Glycine max (Linn.) Merr.

药用部位：种子。分布：全国有栽。

功能主治：清热，除湿，解表。治暑湿发热，麻疹不透，胸闷不舒，骨节疼痛，水肿胀满。

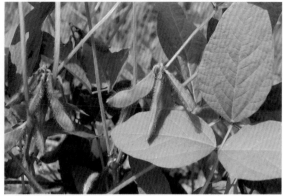

羽叶长柄山蚂（藤甘草、羽叶山绿豆、羽叶山蚂蝗）

Hylodesmum oldhamii (Oliver) H. Ohashi & R. R. Mill

药用部位：全株。分布：除华南、西藏外几遍全国。

功能主治：祛风活血，解表散寒，利尿。治风湿骨痛，劳伤咳嗽，吐血等。

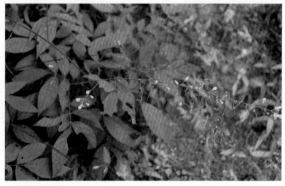

庭藤（铜锣伞、胡豆）

Indigofera decora Lindl.

药用部位：根。分布：华东、华南。

功能主治：散瘀积，消肿痛。治跌打损伤，积瘀疼痛。

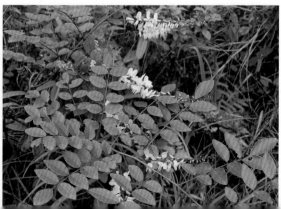

宜昌木蓝

Indigofera decora Lindl. var. **ichangensis** (Craib.) Y. Y. Fang et C. Z. Zheng

药用部位：全株。分布：秦岭以南。

功能主治：治暑温，热结便秘，咽喉肿痛，肺热咳嗽，黄疸，痔疮，秃疮，蛇、虫咬伤。

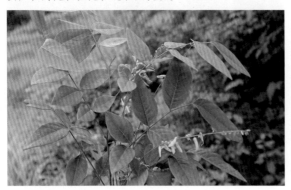

马棘（一味药、野绿豆、马料梢）

Indigofera pseudotinctoria Matsum.

药用部位：全株。分布：秦岭以南。

功能主治：治感冒咳嗽，扁桃体炎，颈淋巴结结核，小儿疳积，痔疮。外用治疗疮。

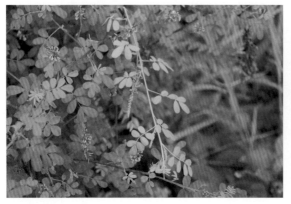

假蓝靛（木蓝）

Indigofera suffruticosa Mill.

药用部位：全株。分布：华东、华南、云南。

功能主治：凉血解毒，消炎止痛。治皮肤瘙痒，高热，急性咽喉炎，淋巴结结核，腮腺炎。

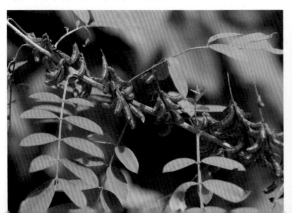

硬毛木蓝（刚毛木蓝）

Indigofera hirsuta Linn.

药用部位：枝、叶。分布：华东、湖南、华南、云南。

功能主治：解毒消肿，杀虫止痒。治疮疖，毒蛇咬伤，皮肤瘙痒，疥癣。

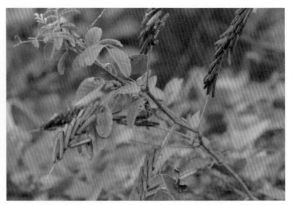

远志木蓝（块根木蓝、地萝卜、鸡心薯）

Indigofera squalida Prain

药用部位：全株。分布：广东、广西、贵州、云南。

功能主治：活血舒筋，消肿止痛。治劳伤疼痛，骨折，胃痛，喉炎。

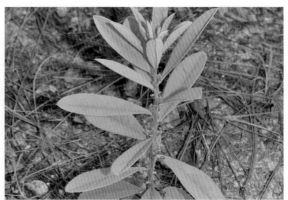

木蓝（蓝靛）

Indigofera tinctoria Linn.

药用部位：叶或全株。分布：华东、华南有栽培。

功能主治：清热解毒。防治流行性乙型脑炎，腮腺炎。外用治疮疖肿毒，丹毒。

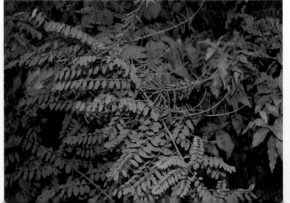

三叶木蓝（地蓝根）

Indigofera trifoliata Linn.

药用部位：全株。分布：华南、西南。

功能主治：清热消肿。治急、慢性咽喉炎。

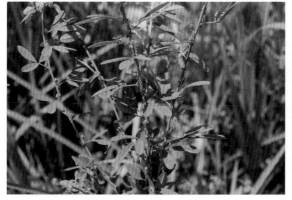

扁豆（白扁豆、峨眉豆、雪豆、扁豆子）

Lablab purpureus (Linn.) Sweet

药用部位：种子。分布：栽培几遍全国。

功能主治：和胃化湿，健脾止泻。脾虚腹泻，恶心呕吐，食欲不振，白带。

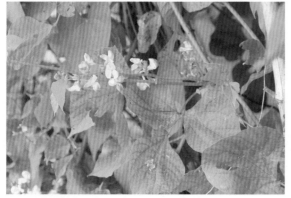

中华胡枝子（太阳草、高脚硬梗）

Lespedeza chinensis G. Don

药用部位：根或全株。分布：秦岭以南。

功能主治：治小儿高热，中暑发痧，哮喘，痢疾，乳痈肿痛，疟疾，脚气，风湿痹痛，关节炎。

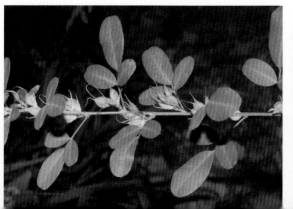

鸡眼草（掐不齐、牛黄黄、公母草）

Kummerowia striata (Thunb.) Schindl.

药用部位：全株。分布：除西北外广布。

功能主治：治胃肠炎，痢疾，肝炎，夜盲症，泌尿系感染，跌打损伤，疔疮疖肿。

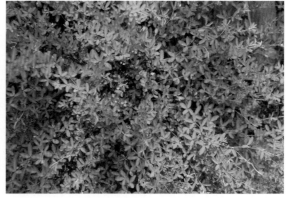

胡枝子（胡枝条、扫皮、随军茶）

Lespedeza bicolor Turcz.

药用部位：枝、叶。分布：黄河流域以北及长江以南。

功能主治：清热润肺，利尿通淋，止血。治肺热咳嗽，感冒发热，百日咳，淋证，吐血，尿血，便血。

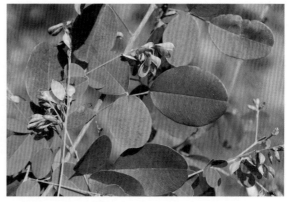

截叶铁扫帚（铁扫帚、铁马鞭、苍蝇翼）

Lespedeza cuneata (Dum.-Cours.) G. Don

药用部位：全株。分布：除东北、华北外广布。

功能主治：治小儿疳积，消化不良，胃肠炎，胃痛，肝炎，肾炎水肿，白带，口腔炎，咳嗽。

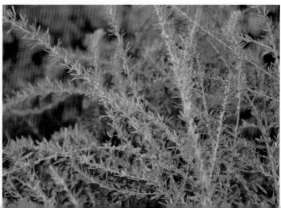

大叶胡枝子（大叶乌梢、活血丹）

Lespedeza davidii Franch.

药用部位：全株。分布：秦岭以南。

功能主治：治外感头痛，发热，痧疹不透，痢疾，咳嗽，咯血，尿血，便血，崩漏，腰痛。

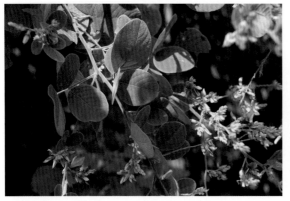

美丽胡枝子（马扫帚、白花羊牯枣）

Lespedeza formosa (Vog.) Koehne

药用部位：根、全株。分布：长江以南、黄河流域及以北。

功能主治：治肺热咯血，肺脓肿，疮痈疖肿，便血，风湿关节痛，跌打肿痛。外用治扭伤，骨折。

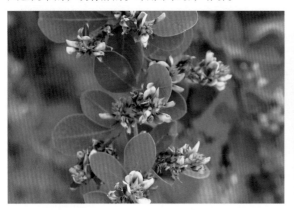

绒毛胡枝子（山豆花、毛胡枝子、白萩）

Lespedeza tomentosa (Thunb.) Sieb. ex Maxim.

药用部位：根。分布：除新疆及西藏外广布。

功能主治：健脾补虚。治虚痨，血虚头晕，水肿，腹水，痢疾，痛经。

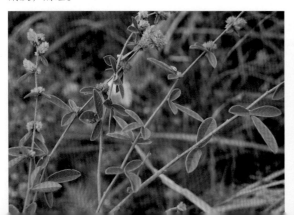

多花胡枝子（铁鞭草、米汤草、石告杯）

Lespedeza floribunda Bunge

药用部位：全株。分布：长江以南、黄河流域及以北。

功能主治：消积，截疟。治小儿疳积，疟疾。

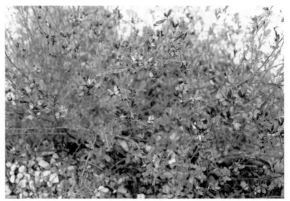

铁马鞭（野花生、狗尾巴）

Lespedeza pilosa (Thunb.) Sieb. et Zucc.

药用部位：全株。分布：陕西、甘肃及长江以南。

功能主治：治颈淋巴结结核，冷脓肿，虚热不退，水肿，腰腿筋骨痛。

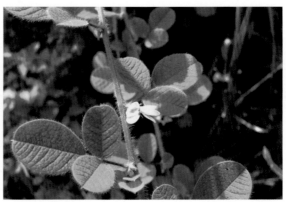

天蓝苜蓿（杂花苜蓿）

Medicago lupulina Linn.

药用部位：全株。分布：几遍全国。

功能主治：治湿热黄疸，热淋，石淋，风湿痹痛，咳喘，痔瘘下血，指头疔，毒蛇咬伤。

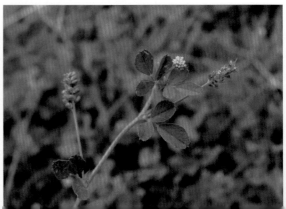

南苜蓿（刺苜蓿，刺荚苜蓿，黄花苜蓿）
Medicago polymorpha Linn.

药用部位：全株。分布：长江以南及陕西、甘肃。

功能主治：治热病烦满，黄疸，腹痛吐泻，痢疾，水肿，石淋，痔疮出血。

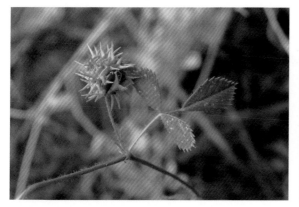

草木犀（辟汗草、黄香草木犀）
Melilotus officinalis (Linn.) Pall.

药用部位：全株。分布：东北、华南、西南。

功能主治：治暑热胸闷，痢疾，疟疾，淋病，带下，口疮，口臭，皮肤疮疡，湿疮，淋巴结核。

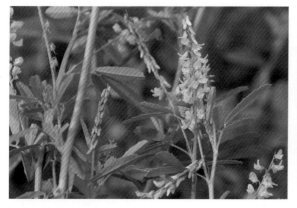

异果崖豆藤
Millettia dielsiana Harms var. **heterocarpa** (Chun ex T. Chen) Z. Wei

药用部位：根。分布：东南、华南、贵州。

功能主治：补血、行血。治月经不调，风湿关节痛。

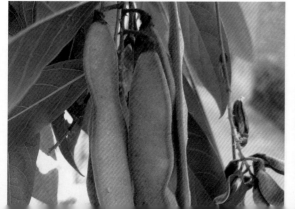

紫苜蓿（苜蓿）
Medicago sativa Linn.

药用部位：全株。分布：全国广栽。

功能主治：清热凉血，利湿退黄，通淋排石。治黄疸，痢疾，石淋，痔疮。

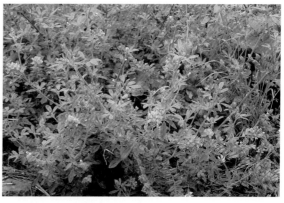

香花崖豆藤（贯肠血藤、山鸡血藤）
Millettia dielsiana Harms

药用部位：根和藤。分布：陕西、甘肃、长江以南。

功能主治：治贫血，月经不调，闭经，风湿痹痛，腰腿酸痛，四肢麻木。

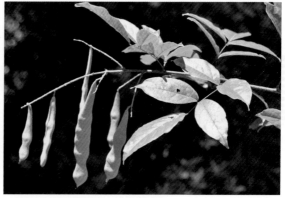

亮叶鸡血藤（光叶崖豆藤）
Millettia nitida Benth.

药用部位：藤茎。分布：华南、东南、贵州。

功能主治：治贫血，产后体弱，头晕目眩，月经不调，风湿痹痛，四肢麻木。

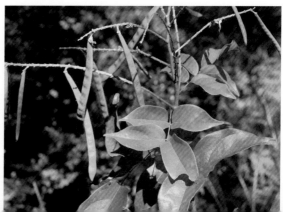

皱果崖豆藤

Millettia oosperma Dunn

药用部位：全株。分布：秦岭以南。

功能主治：补血。治贫血。

毛瓣鸡血藤（白药根、雷公藤蹄）

Millettia pachyloba Drake

药用部位：藤茎。分布：华南、西南。

功能主治：消炎止痛。外用治癣疥。煎水洗患处。

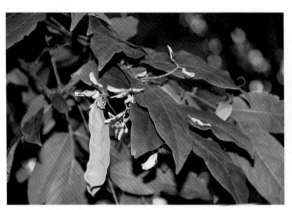

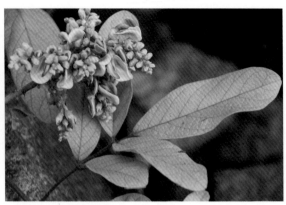

疏叶鸡血藤（冲天子、闹鱼藤、崖豆藤）

Millettia pulchra (Benth.) Kurz var. **laxior** (Dunn) Z. Wei

药用部位：根。分布：秦岭以南。

功能主治：散瘀，消肿，止痛。治跌打肿痛。外用鲜品捣烂敷患处。

昆明鸡血藤（鸡血藤、网络崖豆藤）

Millettia reticulata Benth.

药用部位：根。分布：长江以南。

功能主治：治风湿痹痛，腰腿痛，月经不调，闭经，白带，遗精，胃痛，贫血。

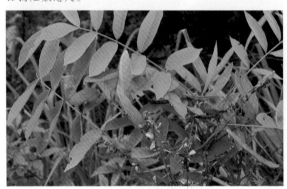

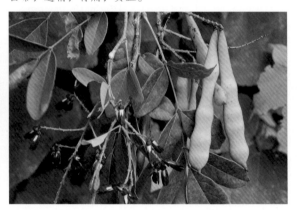

牛大力（美丽崖豆藤、猪脚笠、倒吊金钟）

Millettia speciosa Champ. ex Benth.

药用部位：块根。分布：秦岭以南。

功能主治：治腰肌劳损，风湿性关节炎，肺结核，慢性支气管炎，慢性肝炎，遗精，白带。

喙果崖豆藤（三叶鸡血藤、徐氏鸡血藤）

Millettia tsui Metc.

药用部位：藤茎。分布：秦岭以南。

功能主治：补血，驱风湿。治血虚头晕，心跳，月经不调，风湿骨痛，跌打骨折。

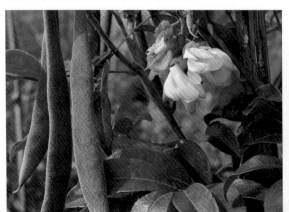

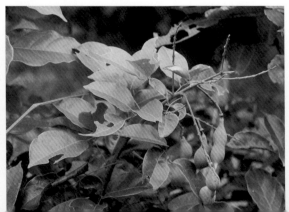

白花油麻藤（血藤、鸡血藤、禾雀花）
Mucuna birdwoodiana Tutch.
药用部位：藤茎。分布：秦岭以南。
功能主治：补血，通经络，强筋骨。治贫血，白细胞减少症，月经不调，瘫痪，腰腿痛。

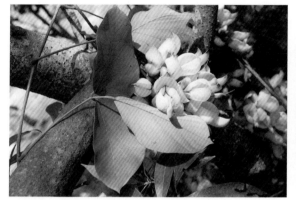

肥荚红豆（福氏红豆、鸭公青、青竹蛇、大红豆）
Ormosia fordiana Oliv.
药用部位：树皮、根、叶。分布：华南、西南。
功能主治：治跌打损伤，肿痛，风火牙痛，烧、烫伤，均外用，叶捣烂敷患处，根熬膏涂患处。

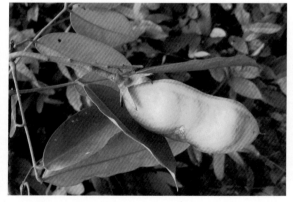

沙葛（凉薯、葛薯）
Pachyrhizus erosus (Linn.) Urb.
药用部位：块根。分布：长江以南有栽。
功能主治：治慢性酒精中毒，用鲜块根拌白糖吃。酒醉口渴，用鲜块根250g嚼吃。

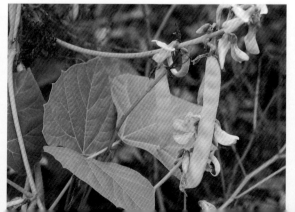

常春油麻藤（常绿油麻藤、牛马藤）
Mucuna sempervirens Hemsl.
药用部位：藤茎。分布：秦岭以南。
功能主治：活血调经，补血舒筋。治月经不调，痛经，闭经，产后血虚，贫血，风湿痹痛，四肢麻木，跌打损伤。

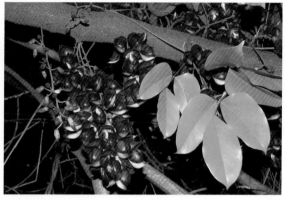

花榈木（花梨木、鸭公青、牛屎樵）
Ormosia henryi Prain
药用部位：根、根皮、茎、叶。分布：秦岭以南。
功能主治：治跌打损伤，腰肌劳损，风湿关节痛，产后血瘀腹痛，白带，流行性腮腺炎。

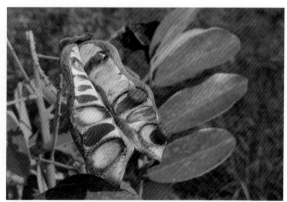

棉豆（金甲豆、香豆）
Phaseolus lunatus Linn.
药用部位：种子。分布：长江以南有栽。
功能主治：补血，活血，消肿。治血虚，胸腹疼痛，跌打肿痛，水肿。

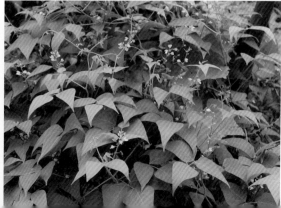

菜豆（云藊豆、四季豆）

Phaseolus vulgaris Linn.

药用部位：果实。分布：长江以南有栽。

功能主治：滋养解热，利尿消肿。治暑热烦渴，水肿，脚气。

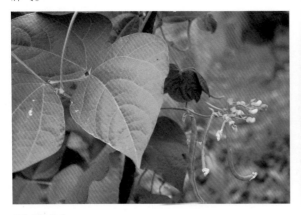

排钱树（排钱草、虎尾金钱、钱串草）

Phyllodium pulchellum (Linn.) Desv.

药用部位：根和叶。分布：华东、华南。

功能主治：治感冒发热，疟疾，肝炎，肝硬化腹水，血吸虫病肝脾肿大，风湿疼痛，跌打损伤。

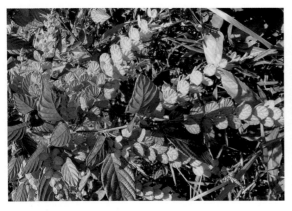

补骨脂（破故纸、和兰苋、胡韭子）

Psoralea corylifolia Linn.

药用部位：种子。分布：华北、西北以南，华南以北。

功能主治：治腰膝酸痛，老年遗尿，尿频，性神经衰弱，遗精。外用治白癜风，鸡眼，秃发。

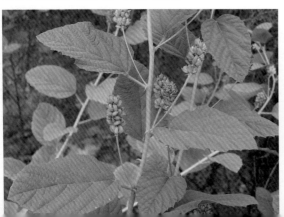

毛排钱树（连里尾树）

Phyllodium elegans (Lour.) Desv.

药用部位：根和叶。分布：华东、华南、云南。

功能主治：治感冒发热，疟疾，肝炎，肝硬化腹水，血吸虫病肝脾肿大，风湿疼痛，跌打损伤。

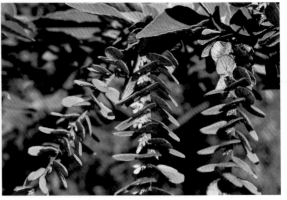

豌豆（麦豆）

Pisum sativum Linn.

药用部位：种子。分布：几遍全国。

功能主治：治消渴，吐逆，泄痢澼下，脚气水肿，腹胀满，痈冲痘疮，霍乱吐呕。

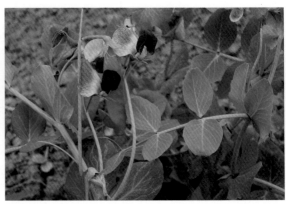

青龙木（印度紫檀）

Pterocarpus indicus Willd.

药用部位：树脂、心材、胶。分布：华南、东南、云南有栽。

功能主治：治头痛，心腹痛，恶露不尽，小便淋痛，风毒痈肿，金疮出血。

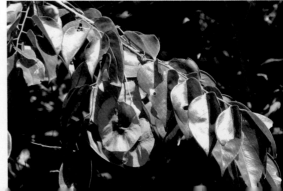

野葛（葛藤）
Pueraria lobata (Willd.) Ohwi
药用部位：块根、花。分布：除新疆、高原外，几遍全国。
功能主治：治感冒发热，口渴，疹出不透，急性胃肠炎，肠梗阻，痢疾，高血压，心绞痛。

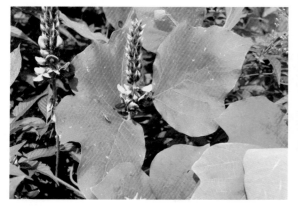

粉葛
Pueraria lobata (Willd.) Ohwi var. thomsonii (Benth.) van der Maesen
药用部位：块根、花。分布：西南、江西、华南。
功能主治：治感冒发热，口渴，疹出不透，急性胃肠炎，肠梗阻，痢疾，高血压，心绞痛。

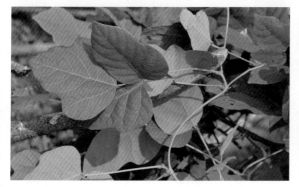

密子豆（假番豆草）
Pycnospora lutescens (Poir.) Schindl.
药用部位：全草。分布：华东南、华南、西南。
功能主治：利水通淋，消肿解毒。治砂淋，癃闭，白浊，水肿，无名肿毒。

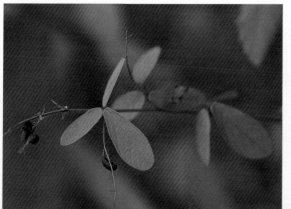

葛麻姆（葛藤）
Pueraria lobata (Willd.) Ohwi var. montana (Lour.) van der Maesen
药用部位：块根。分布：长江以南。
功能主治：治感冒发热，口渴，疹出不透，急性胃肠炎，肠梗阻，痢疾，高血压，心绞痛。

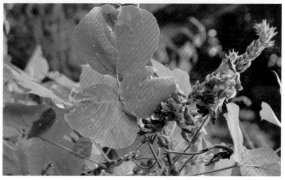

三裂叶野葛
Pueraria phaseoloides (Roxb.) Benth.
药用部位：全株。分布：云南、华南和浙江。
功能主治：解热，透发麻疹，驱虫。

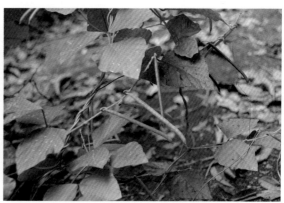

菱叶鹿藿（山黄豆藤）
Rhynchosia dielsii Harms ex Diels
药用部位：根、茎。分布：四川、陕西以东以南。
功能主治：清热解毒，祛风定惊。治小儿高热惊风，心悸，风热感冒，咳嗽，乳痈。

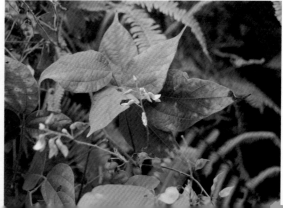

鹿藿（山黑豆、老鼠眼、痰切豆）

Rhynchosia volubilis Lour.

药用部位：全草。分布：长江以南。

功能主治：治小儿疳积，牙痛，神经性头痛，颈淋巴结结核，风湿关节炎，腰肌劳损。

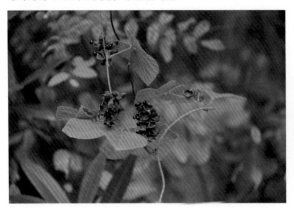

田菁（小野蚂蚱豆）

Sesbania cannabina (Retz.) Pers

药用部位：叶和种子。分布：华东、华南、云南。

功能主治：清热凉血，解毒利尿。治发热，目赤，肿痛，小便淋痛，尿血，毒蛇咬伤。

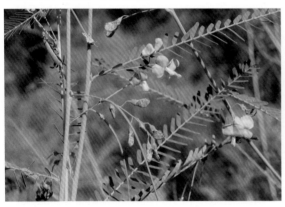

苦参（野槐、好汉枝、苦骨）

Sophora flavescens Ait.

药用部位：根。分布：几遍全国。

功能主治：治痢疾，肠炎，黄疸，结核性腹膜炎，尿路感染，小便不利，白带，麻风。

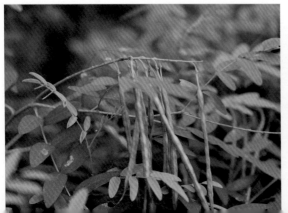

刺槐（洋槐、槐树、刺儿槐）

Robinia pseudoacacia Linn.

药用部位：花。分布：全国广栽。

功能主治：利尿止血。治大肠下血，咯血，吐血及妇女红崩。

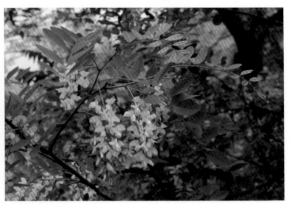

坡油甘（田基豆）

Smithia sensitiva Ait.

药用部位：全草。分布：东南、华南、西南。

功能主治：解毒消肿，止咳。治疮毒，咳嗽，蛇伤。

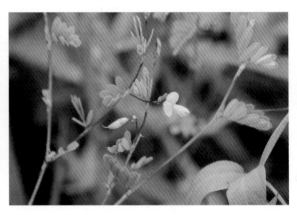

槐（金药树、护房树、豆槐）

Sophora japonica Linn.

药用部位：花蕾。分布：全国广栽。

功能主治：治吐血，衄血，便血，痔疮出血，血痢，崩漏，风热目赤，高血压病，皮肤风疹。

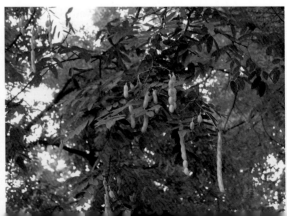

越南槐（柔枝槐、山豆根、广豆根）

Sophora tonkinensis Gagnep.

药用部位：根。分布：华南。

功能主治：治急性咽喉炎，扁桃体炎，牙龈肿痛，肺热咳嗽，湿热黄疸，痈疖肿毒，便秘。

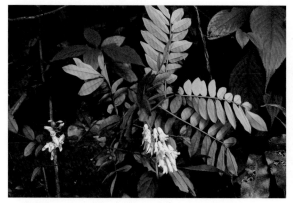

密花豆（鸡血藤、血风、血藤、血风藤）

Spatholobus suberectus Dunn

药用部位：藤茎。分布：华南、东南。

功能主治：治贫血，月经不调，闭经，风湿痹痛，腰腿酸痛，四肢麻木，瘫痪，筋骨无力，遗精。

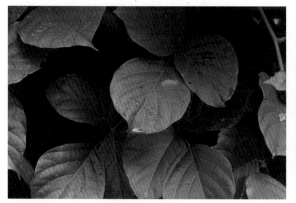

灰叶（野蓝靛、野青树、假靛青、山青）

Tephrosia purpurea (Linn.) Pers.

药用部位：根、茎、叶。分布：华南、东南、云南。

功能主治：治风热感冒，消化不良，腹胀腹痛，慢性胃炎。外用治湿疹，皮炎。

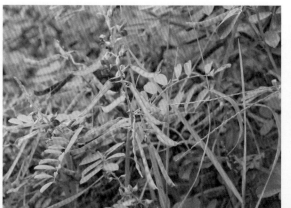

红血藤（华密花豆、血格龙）

Spatholobus sinensis Chun et T. Chen

药用部位：根、茎。分布：华南。

功能主治：活血止痛，祛风去湿。治风湿痹痛。

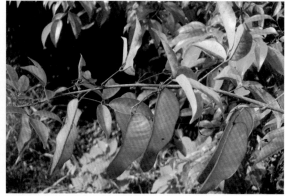

葫芦茶（剃刀柄、虫草、金剑草）

Tadehagi triquetrum (Linn.) Ohashi

药用部位：全株。分布：长江以东南。

功能主治：治感冒发热，咽喉肿痛，肾炎，黄疸性肝炎，肠炎，细菌性痢疾，小儿疳积。

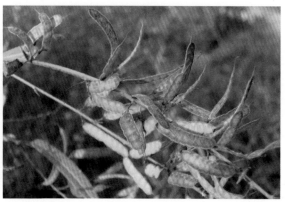

白车轴草（白三叶、荷兰翘摇）

Trifolium repens Linn.

药用部位：全草。分布：全国广栽。

功能主治：清热，凉血，宁心。治癫痫，痔疮出血，硬结肿块。

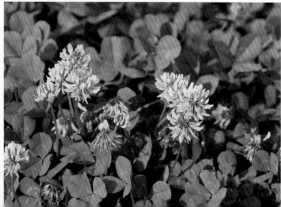

胡芦巴（香草、香豆、芸香）

Trigonella foenum-graecum Linn.

药用部位：种子。分布：全国广栽。

功能主治：温肾，祛寒，止痛。治肾脏虚冷，小腹冷痛，小肠疝气，寒湿脚气。

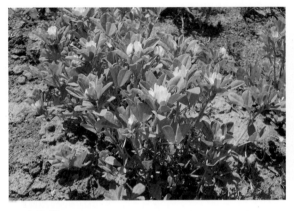

狸尾草（兔尾草、龙狗尾、狐狸尾）

Uraria lagopodioides (Linn.) Desv. et DC.

药用部位：全草。分布：长江以南。

功能主治：散结消肿，清热解毒。治颈淋巴结结核，毒蛇咬伤，痈疽肿痛。

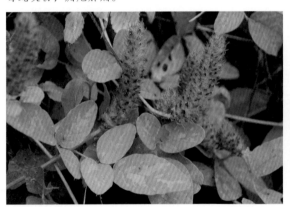

蚕豆（胡豆）

Vicia faba Linn.

药用部位：叶梗、豆荚、花、种子。分布：全国广栽。

功能主治：花，治咯血，吐血，便血，白带，高血压病。种子，治脚气水肿。豆荚，治脓疱疮。

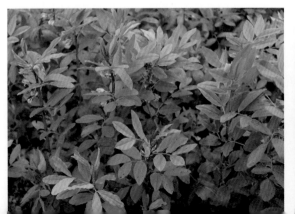

猫尾草（狐狸尾、猫尾射）

Uraria crinita (Linn.) Desv. ex DC.

药用部位：全草。分布：东南、华南、云南。

功能主治：治外感风热，咳嗽痰多，疟疾，吐血，咳嗽，咯血，尿血，刀伤出血，子宫脱垂。

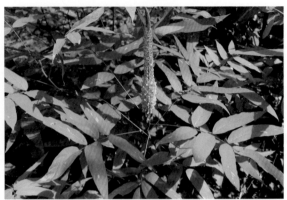

广布野豌豆（草藤、落豆秧）

Vicia cracca Linn.

药用部位：全草。分布：几遍全国。

功能主治：治风湿痹痛，肢体瘫痪，跌打损伤，湿疹，疮毒，月经不调，咳嗽痰多，疟疾。

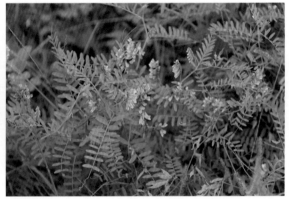

小巢菜（小麦豆）

Vicia hirsuta (Linn.) S. F. Gray

药用部位：全草。分布：除东北、华北外大部。

功能主治：活血平胃，利五脏，明目。治疔疮，肾虚遗精，腰痛。

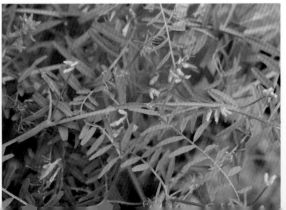

救荒野豌豆（野豌豆、大巢菜、野绿豆、马豆草、野麻碗）

Vicia sativa Linn.

药用部位：全草。分布：几遍全国。

功能主治：补肾调经，祛痰止咳。治肾虚腰痛，遗精，月经不调，咳嗽痰多。外用治疗疮。

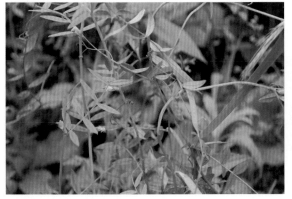

贼小豆（山绿豆）

Vigna minima (Roxb.) Ohwi et H. Ohashi

药用部位：种子。分布：北部、东南至华南。

功能主治：利水除湿，和血排脓，消肿解毒。治水肿，痈肿。

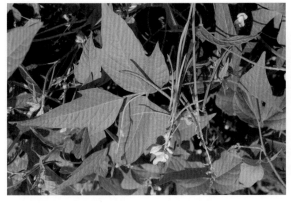

赤小豆（小豆、红饭豆、多花菜豆）

Vigna umbellata (Thunb.) Ohwi et Ohashi

药用部位：种子。分布：全国广栽。

功能主治：清湿热，利尿，排脓消肿。治水肿，脚气，小便不利，疮疡肿毒。

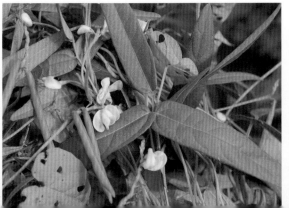

赤豆（红豆、赤小豆）

Vigna angularis (Willd.) Ohwi et H. Ohashi

药用部位：种子。分布：全国广栽。

功能主治：清湿热，利尿，排脓消肿。治水肿，脚气，小便不利，疮疡肿毒。

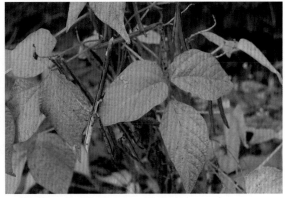

绿豆（青小豆、植豆）

Vigna radiata (Linn.) Wilczek

药用部位：种子。分布：全国广栽。

功能主治：清热祛暑，解毒。预防中暑，治暑热烦渴，疮疖肿毒，药食物中毒。

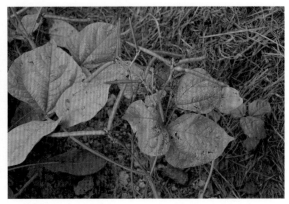

豇豆（豆角）

Vigna unguiculata (Linn.) Walp.

药用部位：种子、叶、果荚、根。分布：全国广栽。

功能主治：健胃利湿，清热解毒，敛汗止血。治食积腹胀，白带，蛇伤，尿血；根，治疗疮。

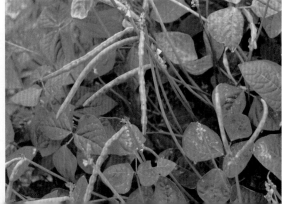

野豇豆（山土瓜、云南山土瓜）
Vigna vexillata (Linn.) Rich.

药用部位：根。分布：华东、华南至西南。

功能主治：治头晕乏力，暑热烦渴，乳少，失眠，脱肛，风火牙痛，疮疖，咽喉肿痛，瘰疬。

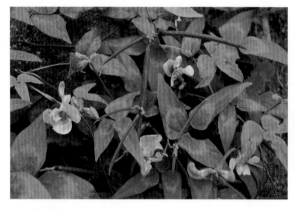

丁葵草（人字草、二叶人字草、苍蝇翼、铺地锦）
Zornia gibbosa Spanog.

药用部位：全草。分布：长江以南。

功能主治：治感冒，咽喉炎，急性黄疸性肝炎，急性胃肠炎，急性阑尾炎，眼结膜炎。

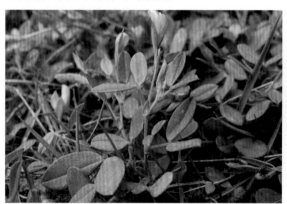

喜马山旌节花（通条木）
Stachyurus himalaicus Hook. f. et Thoms. ex Benth.

药用部位：茎髓、根、叶。分布：长江以南。

功能主治：治水肿，淋病，急性肾炎，膀胱炎，乳汁不通，肺热咳嗽，心烦失眠。

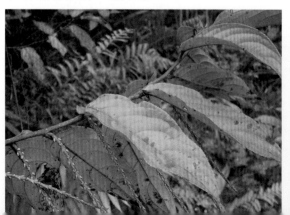

紫藤（藤萝）
Wisteria sinensis (Sims) Sweet

药用部位：茎皮、花。分布：全国广栽。

功能主治：利水，止痛，杀虫。治水鼓，浮肿，关节疼痛，腹痛，蛲虫病。

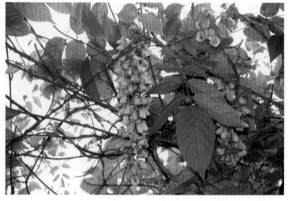

中国旌节花（水凉子、小通花、小通草、小通藤）
Stachyurus chinensis Franch.

药用部位：茎部髓心。分布：陕西、甘肃及长江以南。

功能主治：清热利水，通乳。治尿路感染，尿闭或尿少，热病口渴，小便黄赤，乳汁不通。

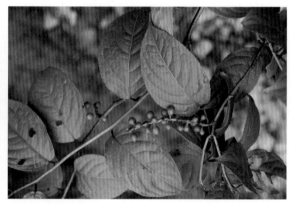

阿丁枫（蕈树）
Altingia chinensis (Champ.) Oliv. ex Hance

药用部位：根、枝、叶。分布：秦岭以南。

功能主治：治风湿关节炎，类风湿关节炎，腰肌劳损，慢性腰腿痛，半身不遂，跌打损伤。

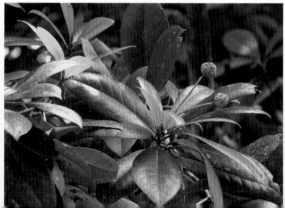

细柄阿丁枫（细柄蕈树、龙泉檀香、细叶枫）
Altingia gracilipes Hemsl.

药用部位：泌树脂。分布：华南、东南。

功能主治：解毒止痛，止血。治外伤出血，跌打肿痛。

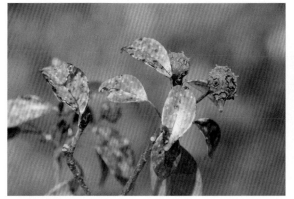

蜡瓣花（中华蜡瓣花、连核梅、连合子）
Corylopsis sinensis Hemsl.

药用部位：根皮、叶。分布：长江以南。

功能主治：疏风和胃，宁心安神。治外感风邪，头痛，恶心呕吐，心悸，烦躁不安。

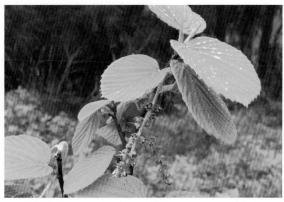

杨梅叶蚊母树
Distylium myricoides Hemsl.

药用部位：根。分布：秦岭以南。

功能主治：利水渗湿，祛风活络。治风湿痹痛，跌打损伤，手脚浮肿。

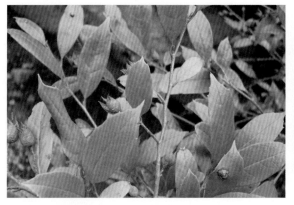

马蹄荷
Exbucklandia populnea (R. Br.) R. W. Brown

药用部位：茎、枝。分布：华南、西南。

功能主治：祛风活络，止痛。治风湿关节炎，坐骨神经痛。

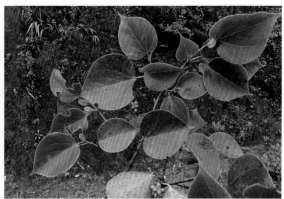

大果马蹄荷（宽幡、剃头刀树）
Exbucklandia tonkinensis (Lec.) Steenis

药用部位：根。分布：秦岭以南。

功能主治：祛风除湿，活血舒筋，止痛。治风湿痛，腰膝酸痛，偏瘫。

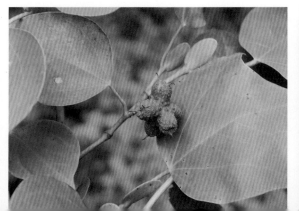

金缕梅（木里香、牛踏果）
Hamamelis mollis Oliver

药用部位：根。分布：长江以南。

功能主治：益气。治劳伤乏力。

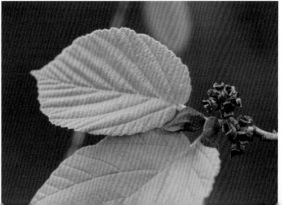

枫香（枫香树、路路通、大叶枫、枫子树）

Liquidambar formosana Hance

药用部位：根、果实。分布：河南、山东及以南。

功能主治：根，治风湿性关节痛、牙痛。果，治乳汁不通，月经不调，风湿关节痛，荨麻疹。

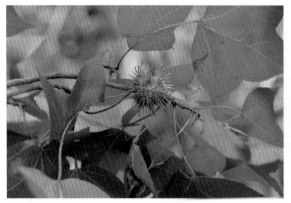

红花檵木

Loropetalum chinensis Oliver f. **rubrum** H. T. Chang

药用部位：根、叶、花。分布：华南、湖南、福建。

功能主治：治肺热咳嗽，咯血，鼻衄，肠风便血，血痢，崩漏。

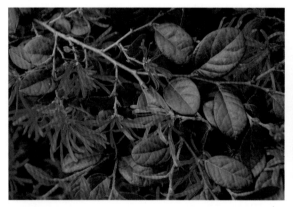

半枫荷（木荷树、小叶半枫荷）

Semiliquidambar cathayensis H. T. Chang

药用部位：根、叶、树皮。分布：华南、江西、贵州。

功能主治：治风湿性关节炎，类风湿性关节炎，腰肌劳损，半身不遂，跌打损伤。

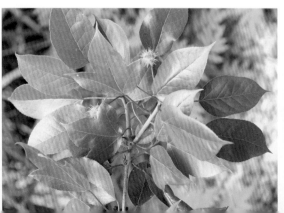

檵木（桎木柴、继花、坚漆）

Loropetalum chinense (R. Br.) Oliv.

药用部位：根、叶、花。分布：长江流域以南。

功能主治：叶，治子宫出血，腹泻。花，治鼻出血，外伤出血。根，治血瘀经闭，跌打损伤。

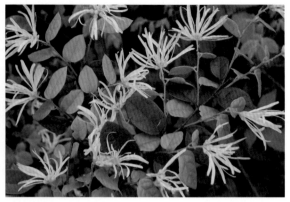

红花荷（红苞木）

Rhodoleia championi Hook.

药用部位：叶。分布：华南。

功能主治：活血止血。治刀伤出血。外用鲜叶捣烂敷患处。

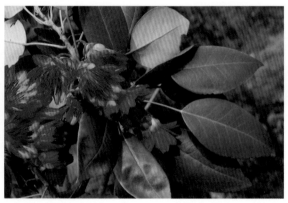

细柄半枫荷

Semiliquidambar chingii (Metc.) H. T. Chang

药用部位：根。分布：华南、福建、湖南。

功能主治：祛风除湿，活血消肿。治风湿痹痛，腰肌劳损，跌打损伤。

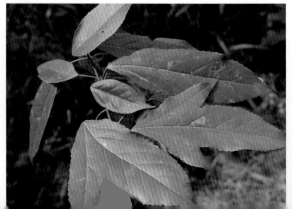

尖水丝梨
Sycopsis dunnii Hemsl.
药用部位：根皮、叶。分布：秦岭以南。
功能主治：养阴润燥，清心除烦。治烦乱昏迷。

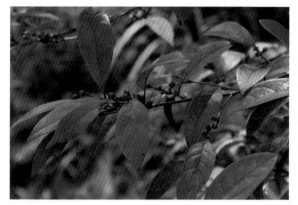

雀舌黄杨
Buxus bodinieri Lévl.
药用部位：叶。分布：甘肃、长江流域及以南。
功能主治：止咳，止血，清热解毒。治咳嗽，咯血，疮疡肿毒。

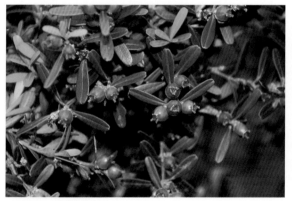

多毛富贵草
Pachysandra axillaris Franch. var. **stylosa** (Dunn) M. Cheng
药用部位：全株。分布：陕西、长江以南。
功能主治：散风祛湿，活血。治风寒痹痛，手足顽麻，劳损腰痛，跌打损伤，头风头痛。

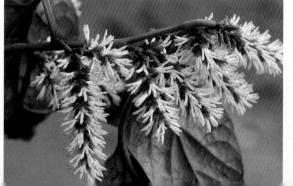

杜仲（扯丝皮、思仲，丝棉皮、玉丝皮、川杜仲）
Eucommia ulmoides Oliv.
药用部位：树皮。分布：西北东、西南、华中。
功能主治：治高血压病，头晕目眩，腰膝酸痛，筋骨痿软，肾虚尿频，妊娠胎漏，胎动不安。

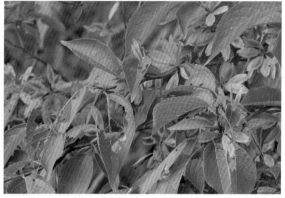

黄杨（小叶黄杨、瓜子黄杨）
Buxus sinica (Rehd. et Wils.) M. Cheng
药用部位：根和叶。分布：长江以南有栽。
功能主治：祛风除湿。治风湿关节痛，痢疾，胃痛，腹胀，牙痛，跌打损伤，疮痈肿毒。

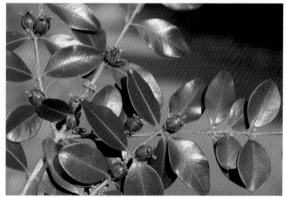

长叶柄野扇花
Sarcococca longipetiolata M. Cheng
药用部位：全株。分布：秦岭以南。
功能主治：治黄疸型肝炎，肝痛腹胀，腹痛，胃痛，跌打损伤，风湿关节痛，喉痛，无名肿毒。

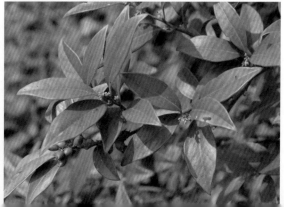

野扇花（清香桂、地金橘、野樱桃）

Sarcococca ruscifolia Stapf

药用部位：根、果。分布：秦岭以南。

功能主治：根，治急、慢性胃炎，胃溃疡，风湿关节疼痛，跌打损伤。果，治头晕，心悸。

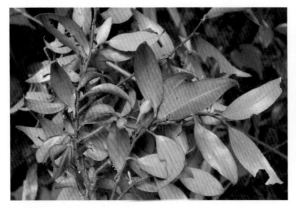

垂柳（柳树、清明柳）

Salix babylonica Linn.

药用部位：全株。分布：长江流域与黄河流域。

功能主治：叶，治慢性气管炎，尿道炎，膀胱炎，高血压。枝、根皮，治风湿性关节炎。

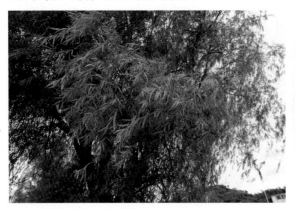

青杨梅（青梅、火梅）

Myrica adenophora Hance

药用部位：果实。分布：华南。

功能主治：祛痰，解酒毒，止吐。

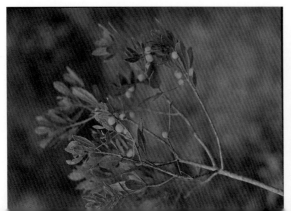

响叶杨（绵杨）

Populus adenopoda Maxim.

药用部位：根皮、叶。分布：陕西以南。

功能主治：祛风止痛，活血通络。治风湿痹痛，四肢麻木，龋齿疼痛，损伤瘀肿痛。

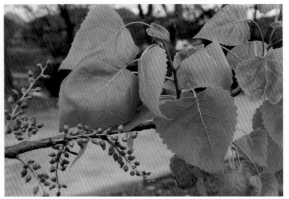

银叶柳

Salix chienii Cheng

药用部位：根、枝、叶。分布：华中、华东。

功能主治：治感冒发热，咽喉肿痛，皮肤瘙痒，膀胱炎，尿道炎，跌打损伤。

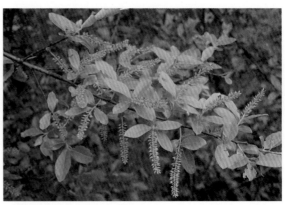

毛杨梅（杨梅）

Myrica esculenta Buch.-Ham. ex D. Don

药用部位：根皮。分布：华南、西南。

功能主治：治痢疾，肠炎，腰肌劳损，跌打损伤，湿疹，秃头疮，慢性疮疡。

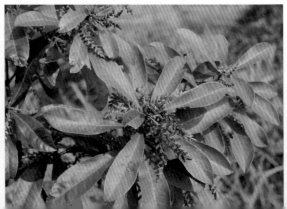

杨梅（树梅、珠红）

Myrica rubra Sieb. et Zucc.

药用部位：果实、树皮、根。分布：长江以南。

功能主治：根、树皮，治跌打损伤，骨折，痢疾，牙痛。外用治创伤出血。果，治食欲不振。

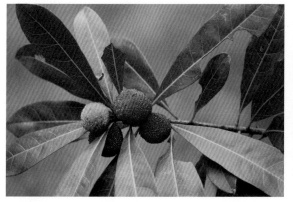

江南桤木

Alnus trabeculosa Hand.-Mazz.

药用部位：根皮、叶。分布：华南、华中、华东。

功能主治：清热解毒。治湿疹，荨麻疹。外用鲜品煎水洗患处。

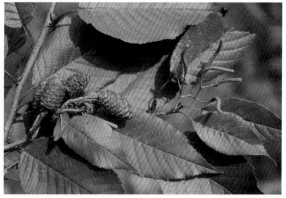

华南桦

Betula austro-sinensis Chun ex P. C. Li

药用部位：树皮。分布：华南、湖南、西南。

功能主治：清热，通淋，解毒。治淋证，水肿，疮毒。

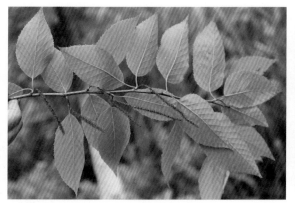

亮叶桦（光皮桦、尖叶桦、大叶椛）

Betula luminifera H. Winkl.

药用部位：叶。分布：西北东部及秦岭以南。

功能主治：清热利尿。治水肿。外用治疖毒，鲜叶捣烂敷患处。

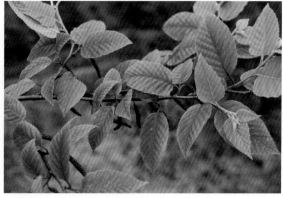

锥栗（尖栗、箭栗、旋栗）

Castanea henryi Rehd. et Wils.

药用部位：种子。分布：除热带，秦岭以南。

功能主治：安神宁心。治失眠。煮熟吃。

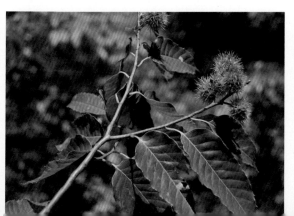

板栗（栗子、枫栗、毛栗壳）

Castanea mollissima Bl.

药用部位：种子、花序、叶。分布：除西北、海南外广布。

功能主治：果实，治肾虚腰痛。花序，治腹泻，红白痢疾，久泻不止，小儿消化不良。

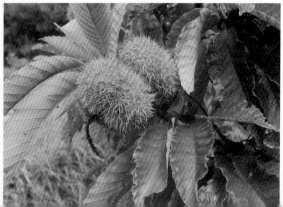

茅栗（野栗子、毛栗、毛板栗）
Castanea seguinii Dode

药用部位：根。分布：大别山以南、五岭南坡以北。

功能主治：清热解毒，消食。治肺热咳嗽，肺结核，食后腹胀，丹毒，疮毒。

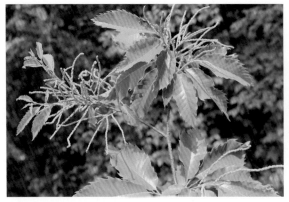

甜槠（丝栗、甜锥、反刺槠）
Castanopsis eyrei (Champ.) Tutch.

药用部位：种子。分布：长江以南东部。

功能主治：理气止痛，止泄。治胃痛，腹泻，肠炎。

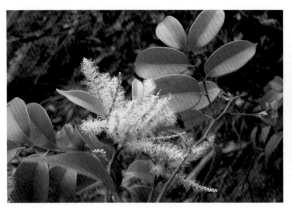

苦槠（槠栗、苦槠锥、血槠）
Castanopsis sclerophylla (Lindl.) Schott.

药用部位：种子。分布：长江以南、南岭以北。

功能主治：涩肠，止渴。治泻痢，伤津口渴。

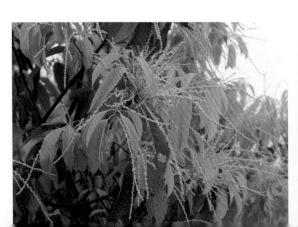

锥（栲栗、锥栗、山锥、锥子树）
Castanopsis chinensis Hance

药用部位：果壳、叶和种子。分布：西南、华南。

功能主治：种子，治肾虚，痿弱，消瘦。壳斗、叶，治湿热，腹泻。

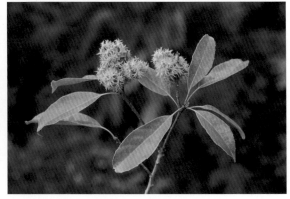

红锥（锥栗、刺锥栗、红锥栗、锥丝栗）
Castanopsis hystrix A. DC.

药用部位：种子。分布：长江以南。

功能主治：滋养强壮，健胃消食。治食欲不振，脾虚泄泻。

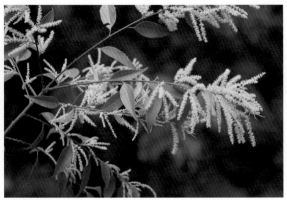

钩锥（大叶钩栗、大叶锥栗）
Castanopsis tibetana Hance

药用部位：果实。分布：秦岭以南。

功能主治：敛肠，止痢。治痢疾。

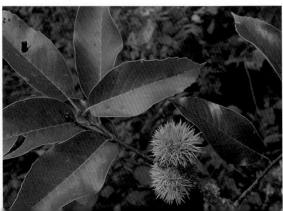

饭甑青冈（尖栗、箭栗、旋栗）

Cyclobalanopsis fleuryi (Hick. et A. Camus) Chun

药用部位：果实。分布：东南、华南、西南。

功能主治：清热解毒，收敛肺气，止咳。治肺燥咳嗽，痰火瘰疬病，湿热痢疾，小肠气。

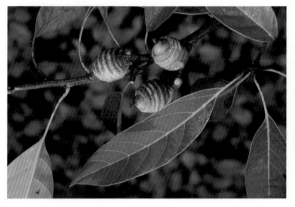

杨梅叶青冈（青椆）

Cyclobalanopsis myrsinaefolia (Blume) Oerst.

药用部位：种子。分布：陕西及长江以南。

功能主治：涩肠，止渴。治泻痢，伤津口渴。

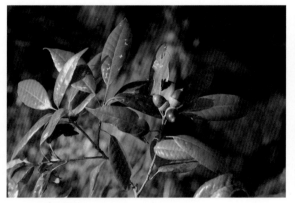

木姜叶柯（多穗椆、甜茶）

Lithocarpus litseifolius (Hance) Chun

药用部位：根、叶。分布：秦岭以南。

功能主治：滋补肝肾，祛风湿，止痹痛。治肾虚腰痛，风湿痹痛。

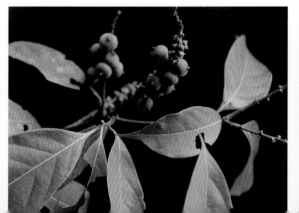

青冈（青冈栎、铁椆）

Cyclobalanopsis glauca (Thunb.) Oerst.

药用部位：种子。分布：陕西、甘肃及长江以南。

功能主治：涩肠止泻，生津止渴。治泄泻，痢疾，津伤口渴，伤酒。

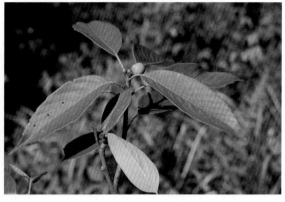

椆（椆木、柯、石栎）

Lithocarpus glaber (Thunb.) Nakai

药用部位：树皮。分布：除海南和云南，秦岭南坡以南。

功能主治：行气，利水。治腹水肿胀，腹泻。

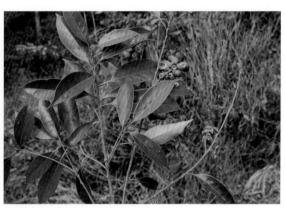

麻栎（青冈、栎、橡椀树）

Quercus acutissima Carruth.

药用部位：果实。分布：辽宁、黄河流域及长江以南。

功能主治：止血，固涩，解毒。治痢疾，脱肛，痔疮。

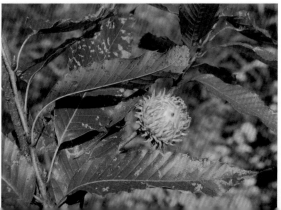

白栎（柴子树、白紫蒲树、栎子、橡子）

Quercus fabri Hance

药用部位：种子、根及果实的虫瘿。分布：陕西及长江以南。

功能主治：治小儿疳积，大人疝气，火眼结膜炎。

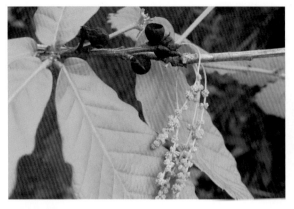

糙叶树（糙皮树、牛筋树、沙朴）

Aphananthe aspera (Thunb.) Planch.

药用部位：根皮、树皮。分布：长江以南。

功能主治：化瘀止痛。治腰部损伤。

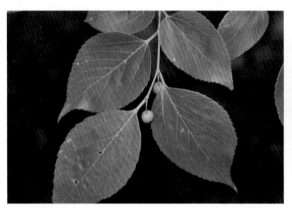

小叶朴（黑弹朴）

Celtis bungeana Blume

药用部位：树干及枝条。分布：西北、华北、西南及东南。

功能主治：祛痰止咳，平喘。治慢性咳嗽，哮喘。

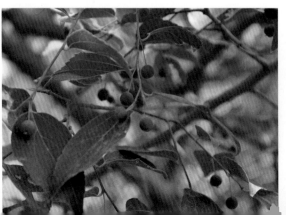

栓皮栎（于杠碗、软木栎、粗皮栎、白麻栎）

Quercus variabilis Bl.

药用部位：果壳。分布：辽宁、黄河流域及长江以南。

功能主治：止咳，涩肠。治咳嗽，久泻，久痢，痔瘘出血，乳房红肿。

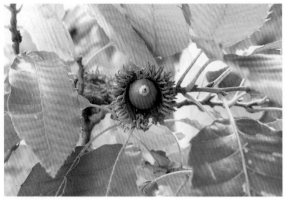

黑弹朴（紫弹树、朴树、中筋树）

Celtis biondii Pamp.

药用部位：叶、根皮、茎、枝。分布：陕西、甘肃及长江以南。

功能主治：清热解毒，祛痰，利小便。治小儿脑积水及小儿头软骨，腰骨酸痛，乳腺炎。

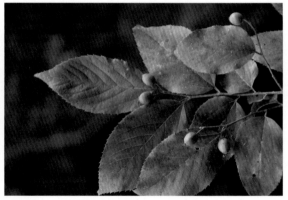

朴树（小叶牛筋树）

Celtis sinensis Pers.

药用部位：根皮、树皮、叶、果。分布：黄河流域及长江流域以南。

功能主治：治腰疼，漆疮，荨麻疹。

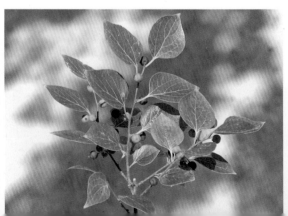

假玉桂 (大叶朴树)

Celtis timorensis Span.

药用部位：叶、根皮。分布：华南、华东、西南。

功能主治：治跌打瘀肿，扭挫伤；鲜根皮捣烂酒调外敷。

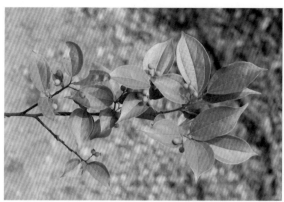

青檀 (檀树、翼朴)

Pteroceltis tatarinowii Maxim.

药用部位：枝、叶。分布：几遍全国。

功能主治：祛风，止痛，止血。治跌打损伤。

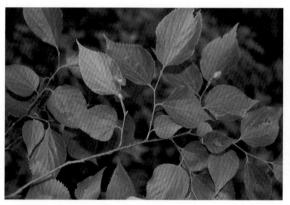

光叶山黄麻 (硬壳郎、滑郎树)

Trema cannabina Lonr.

药用部位：根皮。分布：长江以南。

功能主治：健脾利水，化瘀生新。治水泻，骨折。

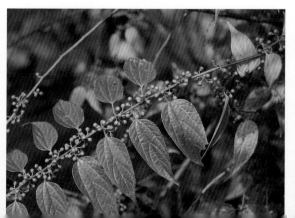

白颜树 (大叶白颜树)

Gironniera subaequalis Planch.

药用部位：根、叶。分布：华南、云南。

功能主治：止血，止痛。治跌打瘀肿，刀伤出血。

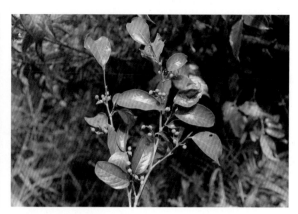

狭叶山黄麻 (小麻筋木、细尖叶谷木树)

Trema angustifolia (Planch.) Blume

药用部位：根、叶。分布：华南、云南。

功能主治：疏风清热、凉血止血。治风热感冒，温病初起，血热妄行之诸种出血证。

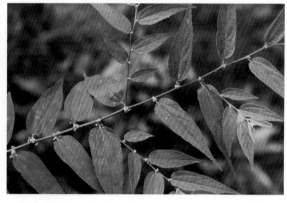

山油麻 (山油桐、野丝棉)

Trema cannabina Lour. var. **dielsiana** (Hand.-Mazz.) C. J. Chen

药用部位：叶。分布：秦岭以南。

功能主治：解毒消肿，止血。治疮疖肿痛，外伤出血。

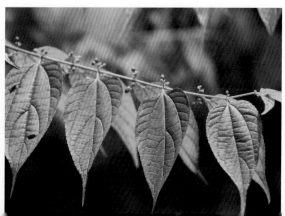

异色山黄麻（山麻木、山角麻、九层麻、麻桐树、山王麻）
Trema orientalis (Linn.) Bl.

药用部位：根、叶。分布：华南、东南、西南。

功能主治：消肿，止血。治跌打瘀肿；鲜根皮捣烂，酒炒，外敷。治外伤出血；鲜叶捣烂外敷。

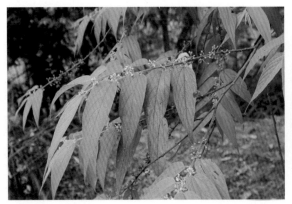

榔榆（白榆、家榆、榆钱、春榆、粘榔树）
Ulmus parvifolia Jacq.

药用部位：果、树皮、叶、根皮。分布：黄河流域及长江流域。

功能主治：果，治神经衰弱，失眠，食欲不振，白带。皮、叶，治神经衰弱，失眠，体虚浮肿。

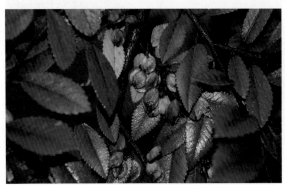

见血封喉（箭毒木、加毒、大毒木）
Antiaris toxicaria (Pers.) Lesch.

药用部位：根皮、树皮。分布：华南、云南。

功能主治：煎水洗治皮肤湿疹。

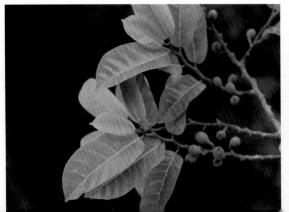

山黄麻（麻桐树、麻络木、山麻、母子树、麻布树）
Trema tomentosa (Roxb.) Hara

药用部位：根。分布：长江以南。

功能主治：散瘀，消肿，止血。治跌打损伤，肿痛。外用鲜品捣烂敷患处。

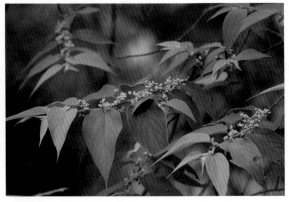

榉树（大叶榉）
Zelkova schneideriana Hand.-Mazz.

药用部位：树皮、叶。分布：陕西、辽宁以南、以东。

功能主治：治感冒，头痛，肠胃实热，痢疾，妊娠腹痛，全身水肿，小儿血痢，急性结膜炎。

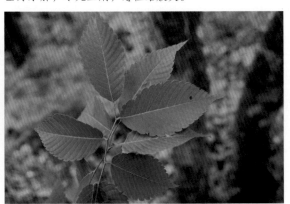

白桂木（将军木、胭脂木、狗卵果）
Artocarpus hypargyreus Hance

药用部位：根。分布：长江以南。

功能主治：祛风利湿，止痛。治风湿关节痛，腰膝酸软，胃痛，黄疸。

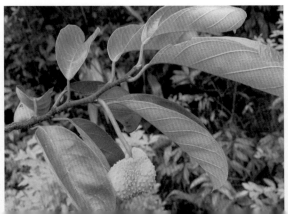

树菠萝（木菠萝、菠萝蜜、将军木、蜜冬瓜）

Artocarpus macrocarpus Dancer

药用部位：树液、果仁。分布：华南、东南、云南有栽。

功能主治：树液，治疮疖红肿，急性淋巴结炎，湿疹用树液涂患处。果仁，治脾胃虚弱。

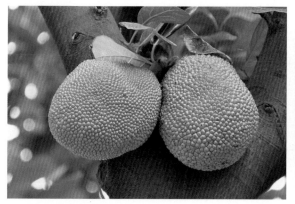

二色波罗蜜（奶浆果、木皮）

Artocarpus styracifolius Pierre

药用部位：根。分布：华南、西南东。

功能主治：祛风除湿，舒筋活血。治风湿关节痛，腰肌劳损，跌打损伤。

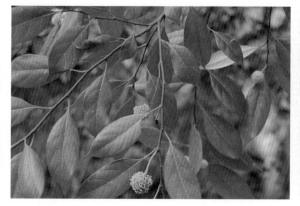

构树（楮实子、楮树、沙纸树、谷木、谷浆树）

Broussonetia papyrifera (Linn.) L'Hert. ex Vent.

药用部位：种子、叶。分布：秦岭以南。

功能主治：种子，治腰膝酸软，肾虚目昏，阳痿，水肿。叶，治鼻衄，肠炎，痢疾。

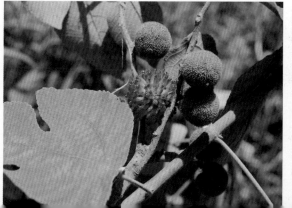

桂木（大叶胭脂、胭脂公、狗果树）

Artocarpus nitidus Tréc. subsp. **lingnanensis** (Merr.) Jarr.

药用部位：果实和根。分布：华南、云南。

功能主治：果，治肺结核咯血，支气管炎，鼻衄，吐血，咽喉肿痛。根，治胃炎，跌打损伤。

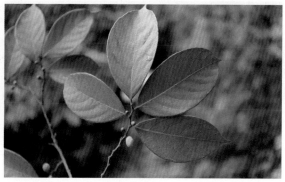

小构树（藤构、葡蟠、谷树）

Broussonetia kazinoki Sieb.

药用部位：根、根皮、树皮、叶。分布：秦岭以南。

功能主治：根、根皮，治跌打损伤，腰痛。叶、树皮汁，外用治神经性皮炎，顽癣。

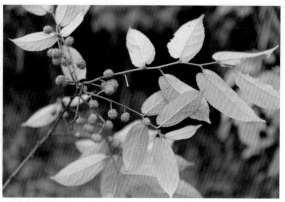

号角树（蚁栖树）

Cecropia peltata Linn.

药用部位：嫩叶、树汁。分布：华南有栽。

功能主治：消炎，利水。印第安人用嫩叶煎剂治肝炎和浮肿；南美洲用树汁治赤痢。

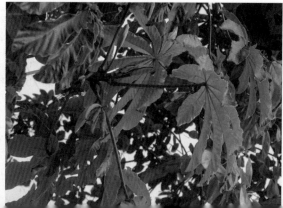

葨芝（穿破石、金蝉退壳、黄龙退壳、牵扯入石）

Cudrania cochinchinensis (Lour.) Kudo & Masamune

药用部位：根。分布：西南、华中、华南及华东。

功能主治：治肺结核，黄疸型肝炎，肝脾肿大，胃、十二指肠溃疡，风湿性腰腿痛。

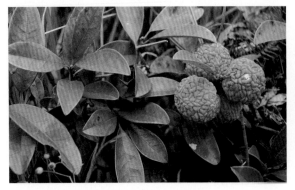

柘树（黄筋根、黄霜筋、猫爪筋）

Cudrania tricuspidata (Carr.) Bur. ex Lavallee

药用部位：根。分布：河北以南。

功能主治：舒经络，壮筋骨，散瘀消肿。治跌打损伤肿痛，骨折，风湿痛，小儿麻痹。

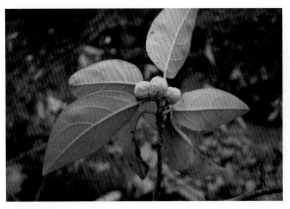

石榕树（毛脉榕、水榕）

Ficus abelii Miq.

药用部位：叶。分布：长江以南、江苏。

功能主治：消肿止痛，去腐生新。治乳痈，刀伤。外用鲜叶捣烂敷患处。

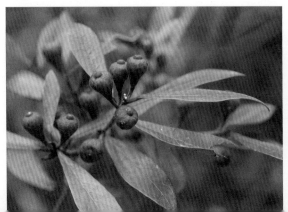

毛柘藤（黄桑、黄勒婆）

Cudrania pubescens Tréc.

药用部位：根、心材。分布：华南、东南、西南东。

功能主治：祛风散寒，止咳。治风湿痹痛，感冒咳嗽。

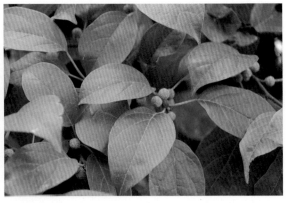

水蛇麻（小蛇麻）

Fatoua villosa (Thunb.) Nakai

药用部位：全草。分布：河北、陕西以南。

功能主治：清热解毒。治疮毒疖肿。

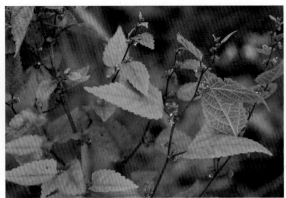

高山榕（鸡榕、大叶榕）

Ficus altissima Bl.

药用部位：根。分布：华南、西南东。

功能主治：清热解毒，活血，止痛。治跌打瘀痛。

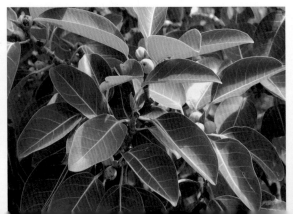

垂叶榕（吊丝榕）

Ficus benjamina Linn.

药用部位：叶、气根。分布：南部至西南部。

功能主治：行气，消肿散瘀。治跌打瘀痛，疝气。

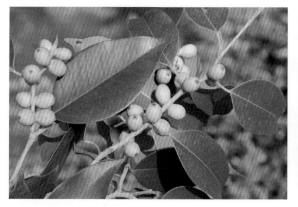

印度胶树（橡胶榕）

Ficus elastica Roxb. ex Hornem.

药用部位：树胶。分布：南部常栽。

功能主治：止血。治外伤出血。

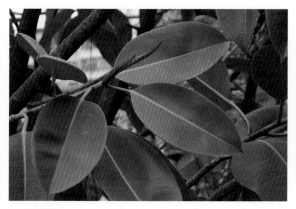

黄毛榕（老虎掌、老鸦风、大敖婆树、毛稞）

Ficus esquiroliana Lévl.

药用部位：根皮。分布：华南、东南、西南。

功能主治：健脾益气。治气血虚弱，子宫下垂，脱肛，水肿，风湿痹痛，便溏泄泻。

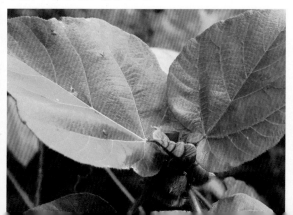

无花果（文先果、奶浆果、树地瓜、映日果、明目果、密果）

Ficus carica Linn.

药用部位：根、果实、叶。分布：中南部有栽。

功能主治：果，治咳喘，咽喉肿痛，便秘，痔疮。根、叶，治肠炎，腹泻。外用治痈肿。

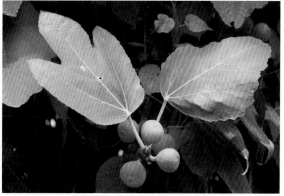

天仙果（水风藤、牛乳茶、牛奶子、野枇杷、鹿饭榕）

Ficus erecta Thunb. var. **beecheyana** (Hook. et Arn.) King

药用部位：根。分布：中南部、东南部至西南。

功能主治：治关节风湿疼痛，头风疼痛，跌打损伤，月经不调，腹痛，腰疼带下。

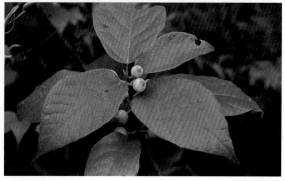

水同木（哈氏榕）

Ficus fistulosa Reinw. ex Bl.

药用部位：根皮、叶。分布：华南、东南、云南。

功能主治：补气润肺，活血，渗湿利尿。治五劳七伤，跌打，小便不利，湿热腹泻。

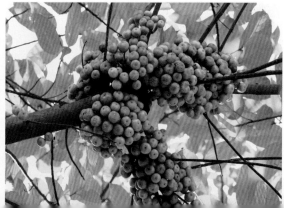

台湾榕（细叶牛奶树、石榕、长叶牛奶树）

Ficus formosana Maxim.

药用部位：全株。分布：秦岭以南。

功能主治：柔肝和脾，清热利湿。治急慢性肝炎，腰脊扭伤，急性肾炎，泌尿系感染。

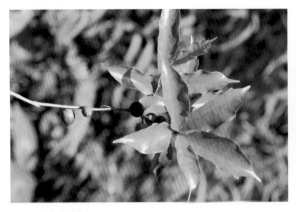

绿叶冠毛榕

Ficus gasparriniana Miq. var. **viridescens** (Lévl. et Vant.) Corner

药用部位：果实。分布：秦岭以南。

功能主治：下乳。治乳汁不足。

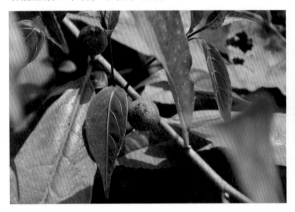

粗叶榕（五指毛桃、掌叶榕、佛掌榕、大叶牛奶子）

Ficus hirta Vahl

药用部位：根、果。分布：东南至西南部。

功能主治：治肺结核咳嗽，慢性支气管炎，风湿性关节炎，腰腿痛，脾虚浮肿，病后盗汗。

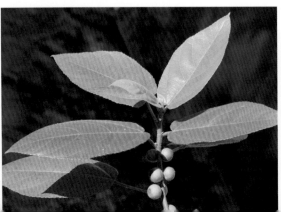

窄叶台湾榕（竹叶牛奶）

Ficus formosana Maxim. var. **shimadai** (Hayata) W. C. Chen

药用部位：根或根皮。分布：东南、华南、西南。

功能主治：根与猪骨煲服治小儿疳积；与猪尾巴及麻雀肉煲服治阳痿；根皮水煎服治胃痛。

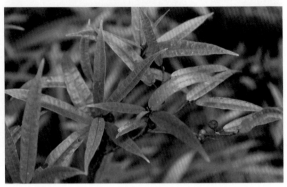

异叶榕（奶浆果、大山枇杷、牛奶子、山榕）

Ficus heteromorpha Hemsl.

药用部位：果实。分布：陕西以南。

功能主治：下乳补血，健脾补气。治脾虚胃弱，缺乳症。

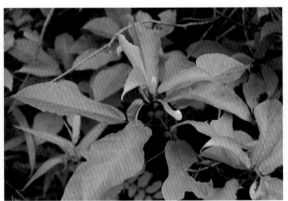

对叶榕（牛奶树、牛奶子、多糯树、稔水冬瓜）

Ficus hispida Linn. f.

药用部位：叶、根、果、皮。分布：华南、西南。

功能主治：清热去湿，消积化痰。治感冒，气管炎，消化不良，痢疾，风湿性关节炎。

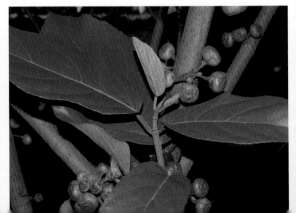

榕树（小叶榕）

Ficus microcarpa Linn. f.

药用部位：气根、叶。分布：东南、华南至西南。

功能主治：叶，治流行性感冒，疟疾，支气管炎，百日咳。气根，治风湿骨痛，跌打损伤。

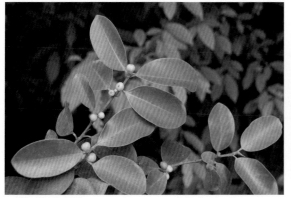

狭全缘榕（牛奶子树）

Ficus pandurata Hance var. **angustifolia** Cheng

药用部位：全株。分布：东南。

功能主治：治腰痛，黄疸，疟疾，百日咳，背痛，乳痈，乳汁不足，齿龈肿痛，毒蛇咬伤。

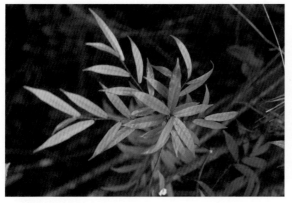

薜荔（凉粉果、王不留行、爬墙虎、木馒头）

Ficus pumila Linn.

药用部位：果实、不育幼枝(络石藤)。分布：长江以南。

功能主治：果，治遗精，阳痿，乳汁不通，闭经，乳糜尿。络石藤，治风湿性关节炎，腰腿痛。

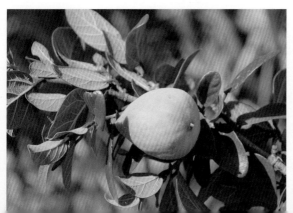

琴叶榕（牛奶子树、铁牛入石、倒吊葫芦）

Ficus pandurata Hance

药用部位：根、叶。分布：东南至西南。

功能主治：治月经不调，乳汁不通，跌打损伤，腰腿疼痛。外用治乳腺炎。

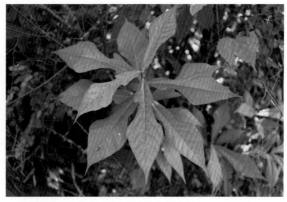

全缘榕（牛奶子树）

Ficus pandurata Hance var. **holophylla** Migo

药用部位：根、叶。分布：东南至南部。

功能主治：祛风除湿，解毒消肿。治风湿痹痛，跌打损伤，毒蛇咬伤，汗多。

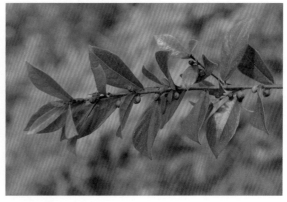

舶梨榕（梨果榕）

Ficus pyriformi Hook. & Arn.

药用部位：根、茎。分布：华南、福建、云南。

功能主治：清热止痛，利水通淋。治小便淋沥，尿路感染，水肿，胃脘痛，腹痛。

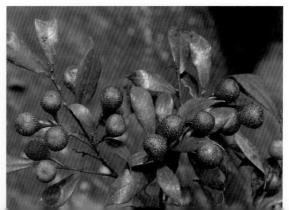

菩提树（思维树）

Ficus religiosa Linn.

药用部位：树皮、花、果实。分布：南部有栽。

功能主治：树皮收敛，止痛；花、果实发汗解热、镇静。花、果实，能退烧，树皮，治牙痛。

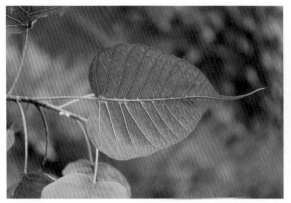

纽榕（爬藤榕）

Ficus sarmentosa Buch.-Ham. ex J. E. Sm. var. **impressa** (Champ.ex Benth.) Corner

药用部位：根、茎。分布：河北以南。

功能主治：祛风除湿，行气活血，消肿止痛。治风湿痹痛，神经性头痛，小儿惊风，胃痛，跌打损伤。

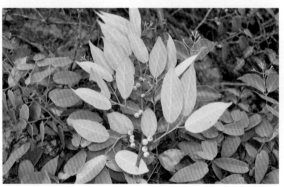

竹叶榕（狭叶榕、水稻清、竹叶牛奶树、水边柳）

Ficus stenophylla Hemsl.

药用部位：全株。分布：长江以南。

功能主治：祛痰止咳，行气活血，祛风除湿。治咳嗽，胸痛，跌打肿痛，肾炎，风湿骨痛，乳少。

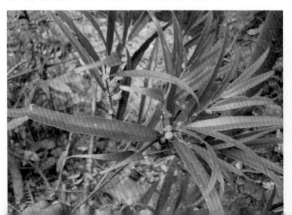

珍珠莲（凉粉树、冰粉树）

Ficus sarmentosa Buch.-Ham. ex J. E. Sm. var. **henryi** (King ex D. Oliv.) Corner

药用部位：果实。分布：陕西以南。

功能主治：消肿止痛，止血。治睾丸偏坠，风湿关节炎，痛风，跌打损伤，内痔便血。

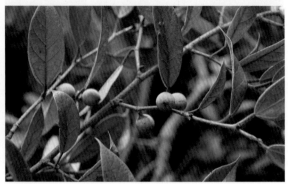

裂掌榕（五指毛桃）

Ficus simplicissima Lour.

药用部位：根、叶。分布：华南。

功能主治：健脾化湿，行气化痰，舒筋活络。治肺结核咳嗽，慢性支气管炎，风湿性关节炎，腰腿痛，脾虚浮肿，病后盗汗，白带。

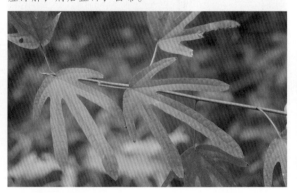

笔管榕（笔管树、雀榕）

Ficus superba (Miq.) Miq. var. **japonica** Miq.

药用部位：根、叶。分布：东南至西南。

功能主治：治漆疮，鹅儿疮，乳腺炎。用量15g，酒水各半煎服，或加生姜5片煎水熏洗。

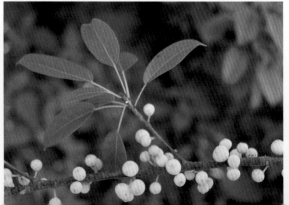

斜叶榕（马勒）

Ficus tinctoria G. Forst. f. subsp. **gibbosa** (Bl.) Corner

药用部位：树皮、根、叶。分布：华南、西南东。

功能主治：治感冒，高热抽搐，腹泻痢疾。外用治风火眼痛，斜叶榕煎水，热敷患眼。

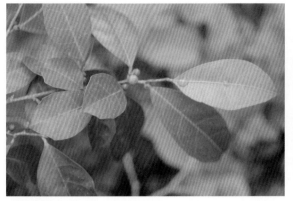

变叶榕（击常木、赌博赖）

Ficus variolosa Lindl. ex Benth.

药用部位：根。分布：秦岭以南。

功能主治：补脾健胃，祛风去湿。治脾虚泄泻，跌打，风湿痹痛，四肢无力，疲劳过度等。

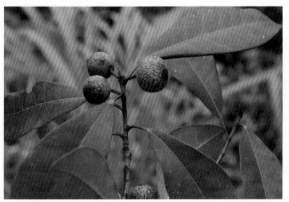

牛筋藤（包饭果藤）

Malaisia scandens (Lour.) Planch.

药用部位：根。分布：华南、东南。

功能主治：祛风湿，止痛，补血，利尿。治风湿骨痛，贫血。

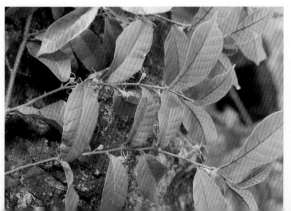

青果榕

Ficus variegata Bl. var. **chlorocarpa** (Benth.) King

药用部位：根、叶。分布：华南、西南东。

功能主治：清热泻火。治乳腺炎。

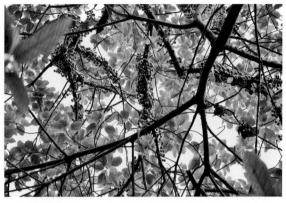

黄葛树（雀树、大叶榕、马尾榕）

Ficus virens Ait. var. **sublanceolata** (Miq.) Corner

药用部位：根、叶。分布：秦岭以南。

功能主治：治跌打肿痛，骨折，风湿痹痛，半身不遂，急性关节炎，皮肤湿疹等。

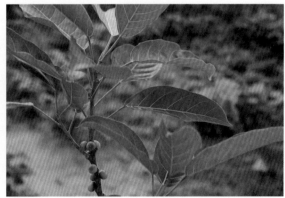

桑（桑白皮）

Morus alba Linn.

药用部位：根部内皮(桑白皮)、桑枝、桑叶、果序(桑椹)。分布：几遍全国。

功能主治：桑白皮治肺热喘咳，面目浮肿，高血压病。果序，养血祛风。桑叶，清肝明目。

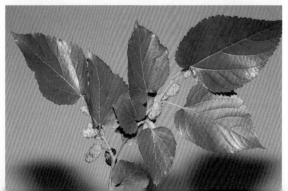

鸡桑（小叶桑）

Morus australis Poir.

药用部位：根部内皮(桑白皮)、桑枝、桑叶、果序(桑椹)。

分布：辽宁、陕西以南。

功能主治：桑白皮，治肺热喘咳，面目浮肿，高血压病。果序，养血祛风。桑叶，清肝明目。

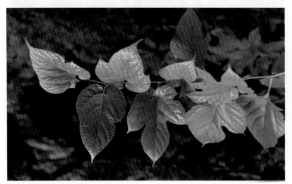

假鹊肾树（青树跌打）

Streblus indicus (Bur.) Corner

药用部位：树皮。分布：华南、云南。

功能主治：止血，止痛。治消化道出血，胃痛；外用治外伤出血。

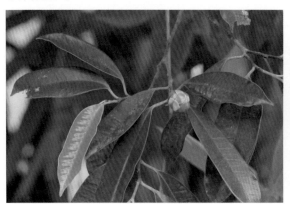

海岛苎麻

Boehmeria formosana Hayata

药用部位：叶。分布：华南、华东、湖南。

功能主治：活血散瘀，消肿止痛。治跌打损伤，瘀血肿痛。外用鲜品捣烂敷患处。

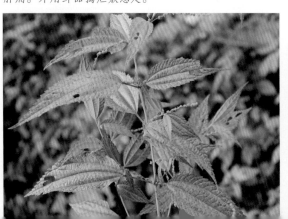

鹊肾树（鸡压树、鸡德树、百日晒）

Streblus asper Lour.

药用部位：树皮、叶。分布：华南、云南。

功能主治：治顽痰壅盛，吐泻，感冒，瘢痧，蛇伤。

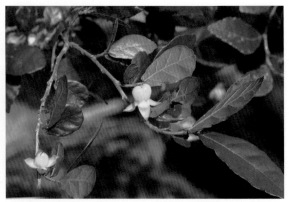

序叶苎麻（合麻仁、水苎麻、水苏麻）

Boehmeria clidemioides Miq. var. **diffusa** (Wedd.) Hand.-Mazz.

药用部位：全草。分布：甘肃和陕西以南。

功能主治：散风除湿。治风湿筋骨痛。

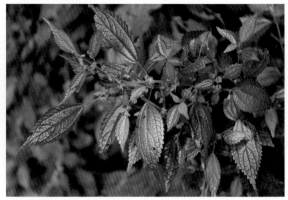

细野麻（麦麸草、野线麻、红锦麻）

Boehmeria gracilis C. H. Wright

药用部位：全草。分布：陕西、吉林以南。

功能主治：消肿，止血。治头面肿痛，外伤出血。外用鲜品捣烂敷患处。

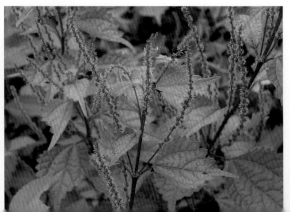

大叶苎麻（蒙自苎麻）

Boehmeria longispica Steud.

药用部位：全草。分布：河南、陕西、山东以南。

功能主治：治风热感冒，麻疹，痈肿，毒蛇咬伤，皮肤瘙痒，风湿痹痛，跌打损伤，骨折，疥疮。

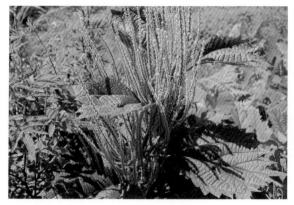

苎麻（白麻、青麻、家苎麻、圆麻）

Boehmeria nivea (Linn.) Gaud.

药用部位：根、叶。分布：甘肃、陕西、河南以南。

功能主治：根，治感冒发热，麻疹高烧，尿路感染，肾炎水肿，孕妇腹痛，胎动不安。

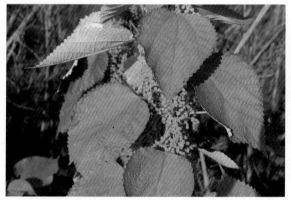

悬铃叶苎麻（方麻、水苎麻、水麻）

Boehmeria tricuspis (Hance) Makino

药用部位：根、叶。分布：黄河流域及以南。

功能主治：清热解毒，收敛止血，生肌。治咯血，衄血，尿血，崩漏，跌打损伤，无名肿毒。

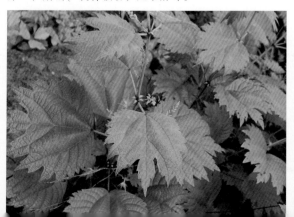

糙叶水苎麻

Boehmeria macrophylla Hornem. var. **scabrella** (Roxb.) Long

药用部位：全草。分布：华南、西南。

功能主治：治风湿骨痛，疮毒等。

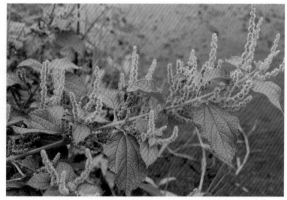

小赤麻（小红活麻）

Boehmeria spicata (Thunb.) Thunb.

药用部位：全草。分布：华中、华东、华南。

功能主治：利尿消肿。治小儿麻疹，水肿腹胀。

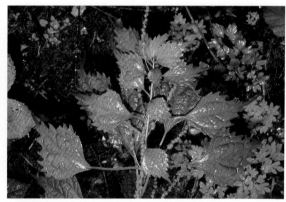

微柱麻（小米麻草、水苏麻、地水麻）

Chamabainia cuspidata Wight.

药用部位：全草。分布：秦岭以南。

功能主治：止血，生肌敛疮。治金疮出血，痢疾，腹痛。外用鲜品捣烂敷患处。

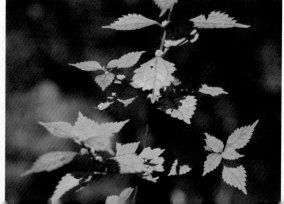

水麻（柳莓、水麻桑、水麻叶）

Debregeasia orientalis C. J. Chen

药用部位：枝、叶。分布：秦岭以南。

功能主治：治外感咳嗽，咯血，小儿急惊风，麻疹不透，跌打损伤，妇女腹中包块，外伤出血。

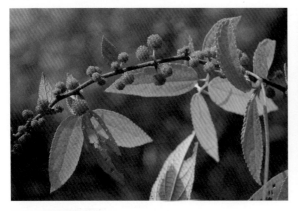

锐齿楼梯草

Elatostema cyrtandrifolium (Zoll. et Mor.) Miq.

药用部位：全草。分布：甘肃、秦岭以南。

功能主治：祛风除湿，解毒杀虫。治风湿痹痛，痈肿，疥疮。外用鲜品捣烂敷患处。

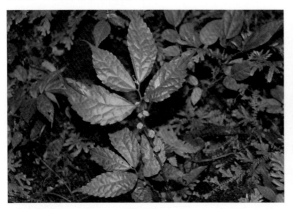

掌叶蝎子草（大荨麻、虎掌荨麻、掌叶蝎子草）

Girardinia diversifolia (Link) Friis

药用部位：全草。分布：西南、湖北。

功能主治：治咳嗽痰多，风湿痹痛，跌打疼痛，头痛，皮肤瘙痒，水肿疮毒，蛇咬伤。

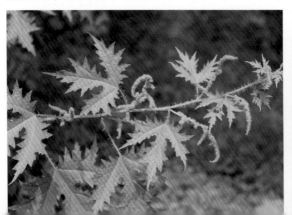

鳞片水麻（大血吉、野苎麻、山苎麻、山草麻）

Debregeasia squamata King ex Hook. f.

药用部位：全草。分布：华南、西南、福建。

功能主治：凉血止血。治跌打损伤，刀伤出血。外用鲜品捣烂敷患处。

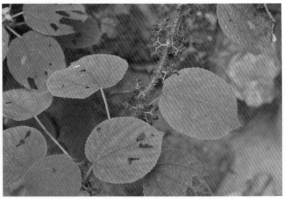

宽叶楼梯草

Elatostema platyphyllum Wedd.

药用部位：全草。分布：西南。

功能主治：清热解毒。治咽喉肿痛，痈肿疮疡，肺痈，痢疾。外用鲜品捣烂敷患处。

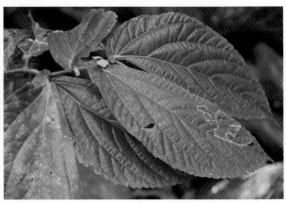

糯米团（糯米草、糯米藤、糯米条）

Gonostegia hirta (Bl.) Miq.

药用部位：全草。分布：河南、陕西以南。

功能主治：治消化不良，食积胃痛，白带。外用治疗疮疖肿，乳腺炎，跌打肿痛，外伤出血。

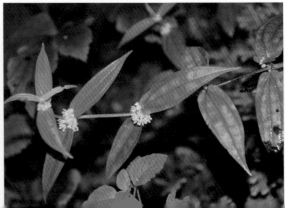

珠芽艾麻（零余子荨麻、铁秤砣、火麻）

Laportea bulbifera Wedd.

药用部位：全草。分布：东北、山西以南。

功能主治：祛风除湿，活血止痛。治风湿痹痛，肢体麻木，跌打损伤，骨折疼痛。

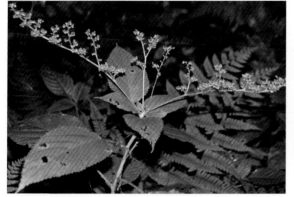

艾麻（蝎子草、红火麻、红线麻、千年老鼠屎）

Laportea cuspidata (Wedd.) Friis

药用部位：全草。分布：华南以北，陕西、河北东南。

功能主治：治风湿痹痛，肢体麻木，腰腿疼痛，虚肿水肿，淋巴结结核，蛇咬伤。

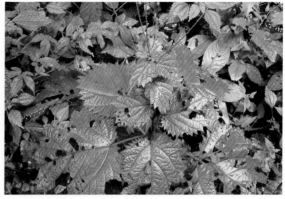

圆齿艾麻（全缘火麻树、老虎脯）

Dendrocnide sinuata (Bl.) Chew

药用部位：全草。分布：西藏、云南、华南。

功能主治：活血化瘀，止痛。治跌打肿痛，骨折。外用鲜品捣烂敷患处。

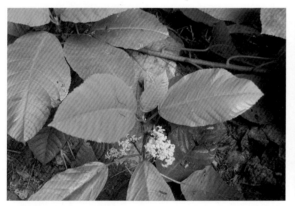

假楼梯草（长梗盘花麻、头花荨麻）

Lecanthus peduncularis (Wall. ex Royle) Wedd.

药用部位：全草。分布：秦岭以南。

功能主治：润肺止咳，止血。治肺热咳嗽或阴虚久咳，咯血。

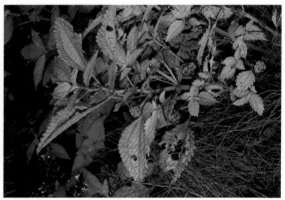

毛花点草（花点草、雪药、油点草）

Nanocnide lobata Wedd.

药用部位：全草。分布：秦岭以南。

功能主治：治肺热咳嗽，瘰疬咯血，烧、烫伤，疮疖，痈肿，跌打损伤，蛇伤，外伤出血，痱子。

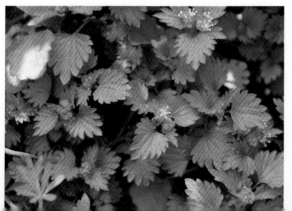

紫麻（山麻、紫苎麻、白水苎麻）

Oreocnide frutescens (Thunb.) Miq.

药用部位：全株。分布：陕西、甘肃以南。

功能主治：治感冒发热，跌打损伤，牙痛，麻疹不透，肿疡。外用鲜品捣烂敷患处。

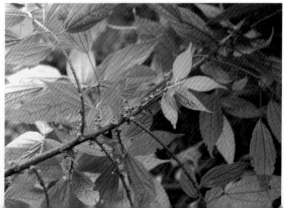

倒卵叶紫麻

Oreocnide obovata (C. H. Wright) Merr.

药用部位：根。分布：华南、云南、湖南。

功能主治：发表透疹，祛风化湿，活血散瘀。治小儿麻疹，水痘，风湿，跌打损伤，骨折。

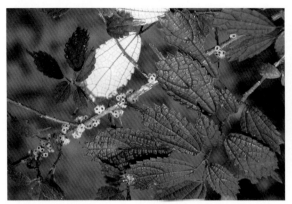

短叶赤车（小叶赤车）

Pellionia brevifolia Benth.

药用部位：全草。分布：华南、华中、华东。

功能主治：活血化瘀，消肿镇痛。治跌打损伤，骨折。

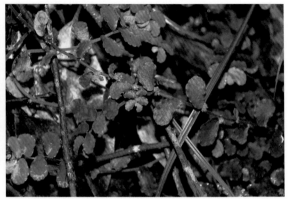

赤车（赤车使者、岩下青、坑兰）

Pellionia radicans (Sieb. et Zucc.) Wedd.

药用部位：全草。分布：秦岭以南。

功能主治：治风湿关节痛，跌打损伤，骨折，疮疖痈肿，牙痛，骨髓炎，肝炎，咳嗽，烧、烫伤。

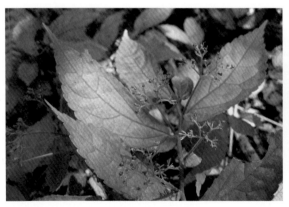

吐烟花

Pellionia repens (Lour.) Merr.

药用部位：全草。分布：华南、云南。

功能主治：治急、慢性肝炎，神经衰弱。外洗治过敏性皮炎，下肢溃疡及疖肿。

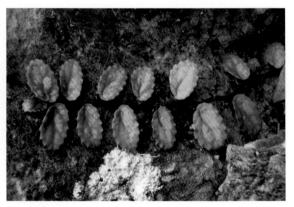

蔓赤车（毛赤车、羊眼草、石解骨、坑兰、坑冷）

Pellionia scabra Benth.

药用部位：全草。分布：长江以南。

功能主治：治急性结膜炎，流行性腮腺炎，扭挫伤，牙痛，带状疱疹，妇女闭经，毒蛇咬伤。

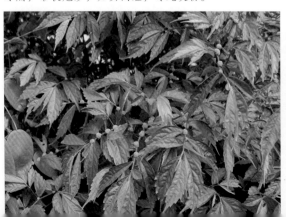

长柄赤车

Pellionia tsoongii Merr.

药用部位：全草。分布：长江以南。

功能主治：清热解毒。治疮毒。外用鲜品捣烂敷患处。

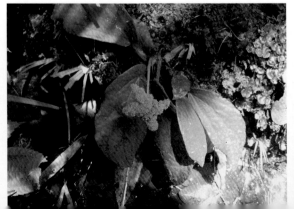

波缘冷水花（石油菜、石苋菜、肥奴奴草）
Pilea cavaleriei Lévl.

药用部位：全草。分布：秦岭以南。

功能主治：治肺热咳嗽，肺结核病，肾炎水肿。外用治跌打损伤，烧、烫伤，疮疖肿毒。

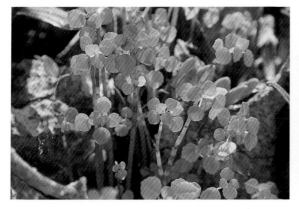

山冷水花（山美豆、苔水花、华东冷水花）
Pilea japonica (Maxim.) Hand.-Mazz.

药用部位：全草。分布：吉林、陕西、甘肃以南。

功能主治：清热解毒，利水通淋。治小便淋痛，尿血，喉痛，乳蛾，小儿胎毒，丹毒，赤白带下，阴痒。

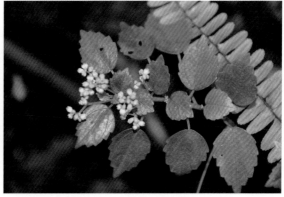

小叶冷水花（透明草、玻璃草）
Pilea microphylla (Linn.) Liebm.

药用部位：全草。分布：华南、东南。

功能主治：治痈疮肿痛，无名肿毒；鲜全草捣烂，调红糖少许，外敷。

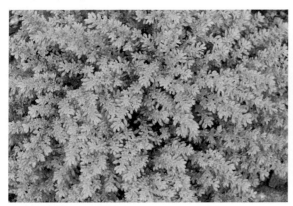

冷水花（长柄冷水麻）
Pilea notata C. H. Wright

药用部位：全草。分布：甘肃、陕西、河南以南。

功能主治：治湿热黄疸，肺痨，小儿夏季热，消化不良，神经衰弱，赤白带下，淋浊，尿血。

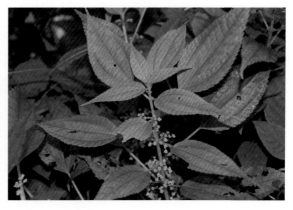

盾叶冷水花（盾状冷水花、背花疮）
Pilea peltata Hance

药用部位：全草。分布：广东、广西、湖南。

功能主治：治肺热咳嗽，肺痨咳喘，咯血，疮疡肿毒，跌打损伤，外伤出血，小儿疳积。

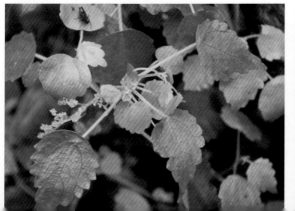

西南冷水花（全缘冷水花、石稔草）
Pilea plataniflora C. H. Wright

药用部位：全草。分布：甘肃、陕西及秦岭以南。

功能主治：舒筋活络，消肿利尿。治风寒湿痹，筋骨疼痛，手足麻木，肾炎水肿，尿闭。

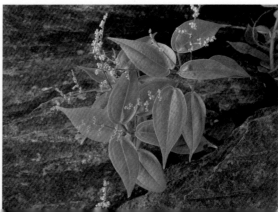

透茎冷水花 (美青豆、直苎麻)

Pilea pumila (Linn.) A. Gray

药用部位：全草。分布：除西北及热带，几遍全国。

功能主治：治糖尿病，孕妇胎动，先兆流产。根、叶，治急性肾炎，尿道炎，出血，子宫脱垂。

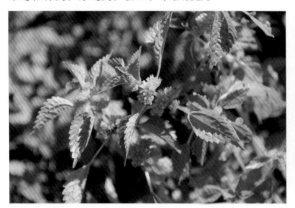

雾水葛 (啜脓膏、粘榔根)

Pouzolzia zeylanica (Linn.) Benn.

药用部位：全草。分布：甘肃及长江以南。

功能主治：治肠炎，痢疾，尿路感染。外用治疖肿，乳腺炎。外用适量鲜品捣烂敷患处。

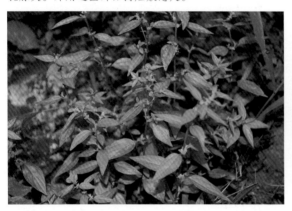

大麻 (火麻仁、大麻仁、火麻、线麻子)

Cannabis sativa Linn.

药用部位：果实。分布：全国广栽。

功能主治：润燥，滑肠。治体弱，津亏便秘。

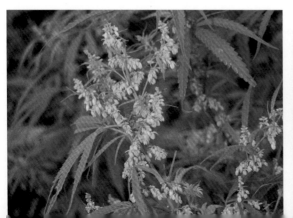

三角冷水花 (玻璃草)

Pilea swinglei Merr.

药用部位：全草。分布：秦岭以南。

功能主治：清热解毒，消肿。治疗肿痈毒，竹叶青蛇咬伤，跌打肿痛。外用鲜品捣烂敷患处。

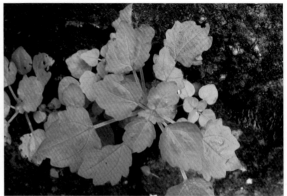

藤麻 (平滑楼梯草、石羊草、金玉叶)

Procris wightiana Wall. et Wedd.

药用部位：全草。分布：西南、华南、东南。

功能主治：水肿拔毒，清热凉肝，润肺止咳。治肺病，水泻，痈疮疖肿，脓成未溃。

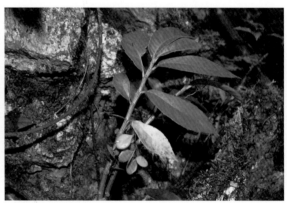

葎草 (割人藤、拉拉秧、拉拉藤、五爪龙)

Humulus japonicus Sieb.et Zucc.

药用部位：全草。分布：几遍全国。

功能主治：治肺结核潮热，胃肠炎，痢疾，感冒发热，小便不利，肾盂肾炎，急性肾炎，膀胱炎。

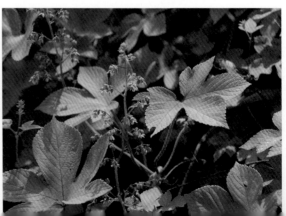

满树星（鼠李冬青、秤星木、天星木）

Ilex aculeolata Nakai

药用部位：根皮。分布：华南、华中、华东。

功能主治：清热解毒，化痰止咳。治感冒咳嗽，烧、烫伤，牙痛。

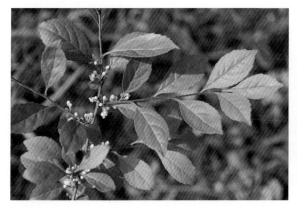

冬青（四季红、红冬青、油叶树）

Ilex chinensis Sims

药用部位：根、叶。分布：河南及长江以南。

功能主治：抗菌消炎。治上呼吸道感染，慢性气管炎、肾盂肾炎、细菌性痢疾。外用治乳腺炎。

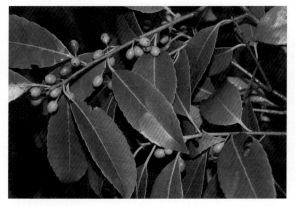

黄毛冬青

Ilex dasyphylla Merr.

药用部位：根。分布：华南、东南。

功能主治：清热解毒。治无名肿毒。外用鲜品捣烂敷患处。

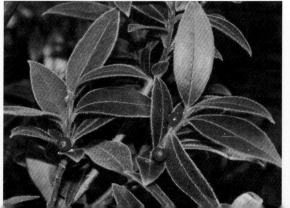

梅叶冬青（岗梅、秤星树、点称星、山梅根、假青梅）

Ilex asprella (Hook. et Arn.) Champ. ex Benth.

药用部位：根、茎、叶。分布：华南、华中、华东。

功能主治：治感冒，高热烦渴，扁桃体炎，咽喉炎，气管炎，百日咳，肠炎，痢疾，肝炎。

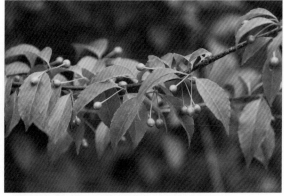

枸骨（功劳叶、羊角刺、老鼠刺）

Ilex cornuta Lindl. ex Paxt.

药用部位：根、叶、果实。分布：秦岭以南。

功能主治：根，治关节痛，头痛，牙痛，肝炎。叶，治肺结核，骨结核。果，治慢性腹泻。

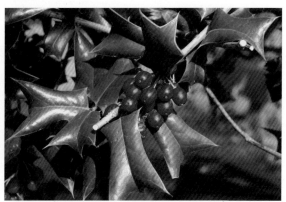

榕叶冬青（台湾糊樗、仿蜡树、野香雪）

Ilex ficoidea Hemsl.

药用部位：根。分布：长江以南。

功能主治：清热解毒，活血止痛。治湿热黄疸，胁痛，跌打肿痛。

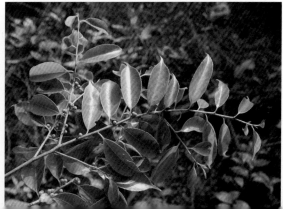

广东冬青

Ilex kwangtungensis Merr.

药用部位：根和叶。分布：长江以南。

功能主治：清热解毒。治无名肿毒。外用鲜品捣烂敷患处。

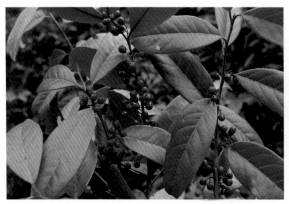

大果冬青

Ilex macrocarpa Oliv.

药用部位：全株。分布：陕西、河南以南。

功能主治：清热解毒，润肺止咳，祛风止痛。治风湿骨痛，肺热咳嗽，喉头肿痛，咯血，眼翳。

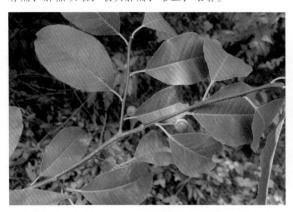

毛冬青（乌尾丁、酸味木、毛披树、细叶冬青、山熊胆）

Ilex pubescens Hook. et Arn.

药用部位：根、茎。分布：长江以南。

功能主治：治心绞痛，心肌梗死，血栓闭塞性脉管炎，扁桃体炎，咽喉炎，小儿肺炎，冻疮。

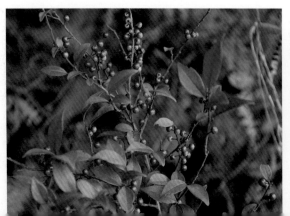

大叶冬青（苦登茶、大叶茶）

Ilex latifolia Thunb.

药用部位：叶。分布：广东、广西、云南。

功能主治：清热解毒，止渴生津。治斑痧肚痛，病后烦渴，疟疾，并作凉茶配料。

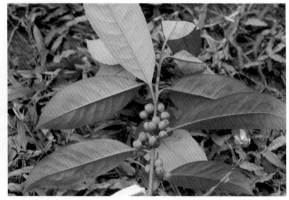

小果冬青（细果冬青、球果冬青）

Ilex micrococca Maxim.

药用部位：根、树皮、叶。分布：长江以南。

功能主治：清热解毒，疗疮消肿。治痈疮疖肿。外用鲜品捣烂敷患处。

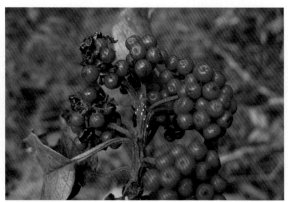

铁冬青（救必应、熊胆木、白银香、白兰香）

Ilex rotunda Thunb.

药用部位：树皮、根或叶。分布：长江以南。

功能主治：治感冒，扁桃体炎，咽喉肿痛，急性胃肠炎，风湿骨痛。外用治跌打损伤。

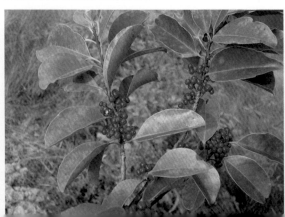

四川冬青（川冬青、枝桃树、小万年青）

Ilex szechwanensis Loes.

药用部位：叶。分布：秦岭以南。

功能主治：清热解毒。治痈疽。外用鲜品捣烂敷患处。

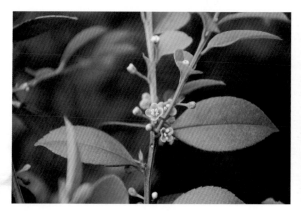

绿冬青（亮叶冬青、细叶三花冬青）

Ilex viridis Champ. ex Benth.

药用部位：根和叶。分布：秦岭以南。

功能主治：治烫伤，闭塞性脉管炎，急、慢性支气管炎，肺炎，尿路感染，菌痢，冻疮，皲裂。

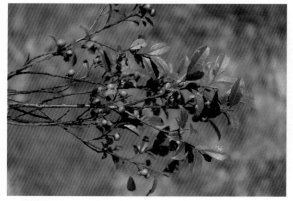

苦皮藤

Celastrus angulatus Maxim.

药用部位：根。分布：河北、陕西、甘肃以南。

功能主治：祛风除湿，舒筋活络，消肿止血，清热解毒。治风湿痹痛，骨折，闭经，阴痒。

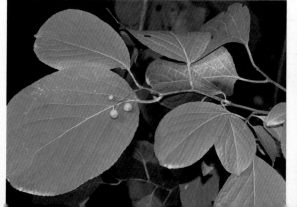

三花冬青

Ilex triflora Bl.

药用部位：根。分布：秦岭以南。

功能主治：清热解毒。治疮疡肿毒。外用鲜品捣烂敷患处。

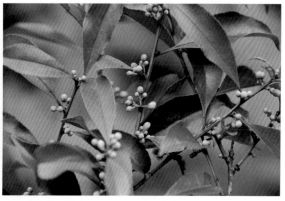

过山枫

Celastrus aculeatus Merr.

药用部位：根、茎。分布：华南、东南、云南。

功能主治：祛湿止痛、利胆，平肝潜阳。治风湿痹痛。

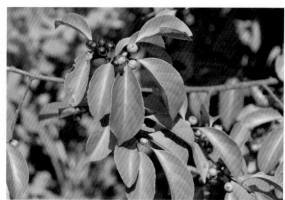

大芽南蛇藤（哥兰叶、霜红藤、地南蛇、米汤叶、绵条子）

Celastrus gemmatus Loes.

药用部位：根。分布：河南、陕西、甘肃以南。

功能主治：舒筋活血，散瘀。治风湿关节痛，月经不调。

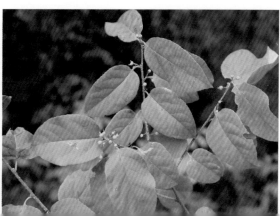

青江藤（夜茶藤、黄果藤）

Celastrus hindsii Benth.

药用部位：根。分布：长江以南。

功能主治：通经，利尿，祛风除湿，壮筋骨。治经闭，小便不利。

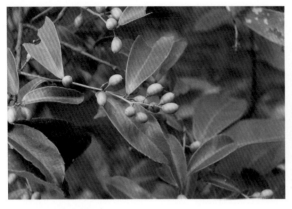

圆叶南蛇藤（过山枫、秤星蛇、双虎排牙）

Celastrus kusanoi Hayata

药用部位：根。分布：长江以南。

功能主治：宣肺除痰，止咳解毒。治喉痛，喉炎。

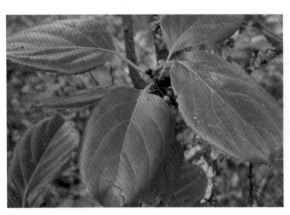

刺果卫矛

Euonymus acanthocarpus Franch.

药用部位：根。分布：秦岭以南。

功能主治：祛风除湿，活血止痛，利水消肿。治风湿痹痛，劳伤，水肿。

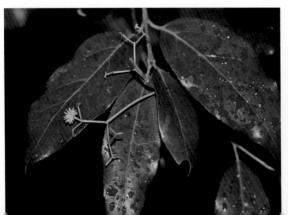

粉背南蛇藤

Celastrus hypoleucus (Oliv.) Warb. ex Loes

药用部位：根、茎。分布：长江以南。

功能主治：化瘀消肿。治跌打红肿。外用煎水洗患处。

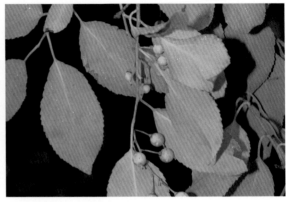

南蛇藤（南蛇风、过山风）

Celastrus orbiculatus Thunb.

药用部位：全株。分布：东北、陕西、甘肃以南。

功能主治：根、藤，治风湿性关节炎，跌打损伤，腰腿痛，闭经。果，治心悸，失眠，健忘。

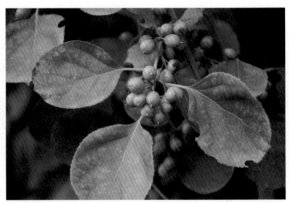

卫矛（鬼箭羽、麻药、四棱树）

Euonymus alatus (Thunb.) Sieb.

药用部位：带翅的枝条。分布：除北部、海南外，广布。

功能主治：治症瘕结块，心腹疼痛，闭经，痛经，崩漏，恶露不下，疝气，疮肿，跌打损伤。

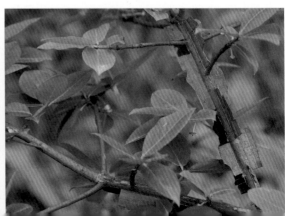

紫刺卫矛

Euonymus angustatus Sprague

药用部位：根。分布：华南、湖南。

功能主治：祛风除湿，舒筋活络。治风湿疼痛，脚抽筋。

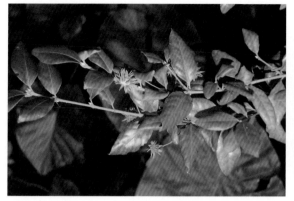

裂果卫矛

Euonymus dielsianus Loes. ex Diels

药用部位：根。分布：秦岭以南。

功能主治：强筋壮骨，活血调经。治肾虚腰膝酸痛，月经不调，跌打损伤。

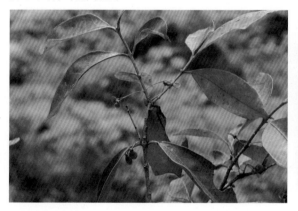

常春卫矛

Euonymus hederaceus Champ. ex Benth.

药用部位：根或树皮。分布：华南、福建。

功能主治：祛风湿，强筋骨。治风湿骨痛。

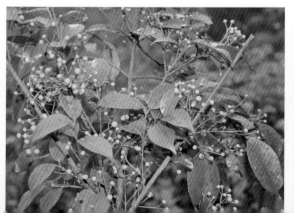

鸦椿卫矛

Euonymus euscaphis Hand.-Mazz.

药用部位：根。分布：华南、华中、西南。

功能主治：活血通络，祛风除湿，消肿解毒。治跌打损伤，瘀肿，腰痛，痛经，风湿痹痛。

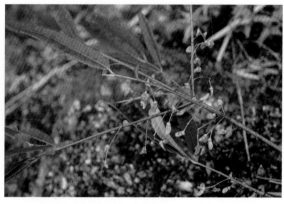

扶芳藤（爬行卫矛）

Euonymus fortunei (Turcz.) Hand.-Mazz.

药用部位：茎、叶。分布：陕西及长江以南。

功能主治：治咯血，月经不调，功能性子宫出血，风湿性关节痛。外用治跌打损伤，骨折，创伤出血。

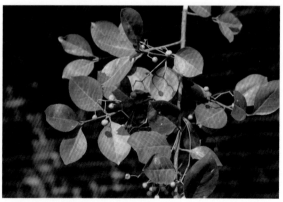

冬青卫矛（大叶黄杨）

Euonymus japonicus Thunb.

药用部位：根。分布：全国广栽。

功能主治：活血调经，祛风湿。治月经不调，痛经，风湿痹痛。

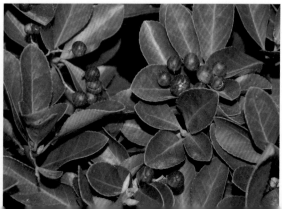

疏花卫矛（山杜仲、飞天驳、土杜仲、木杜仲）

Euonymus laxiflorus Champ. ex Benth.

药用部位：根、树皮。分布：长江以南。

功能主治：祛风湿，强筋骨。治风湿骨痛，腰腿酸痛，跌打疼痛。

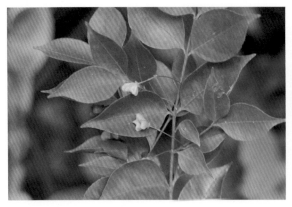

大果卫矛（黄褚、梅风）

Euonymus myrianthus Hemsl.

药用部位：根。分布：长江流域以南。

功能主治：补肾活血，健脾利湿。治妇女头痛，膀胱气痛，腰痛，产后恶露不清，脾胃虚弱。

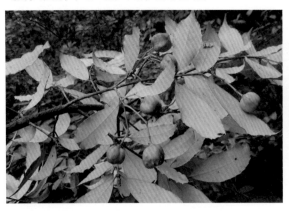

无柄卫矛

Euonymus subsessilis Sprague

药用部位：根、茎皮。分布：秦岭以南。

功能主治：祛风除湿，散瘀续骨。治风湿痹痛，跌打损伤，骨折。

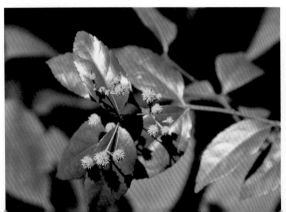

白杜（丝棉木、鸡血兰、明开夜合、桃叶卫矛、白桃树）

Euonymus maackii Rupr.

药用部位：根、茎皮、枝叶。分布：华南以北、以东广布。

功能主治：根、树皮，治膝关节痛；枝、叶，外用治漆疮。

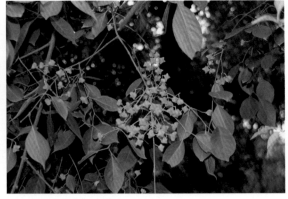

中华卫矛（杜仲藤）

Euonymus nitidus Benth.

药用部位：全株。分布：广东、福建、江西。

功能主治：舒筋活络，强壮筋骨。治风湿腰腿痛，跌打损伤，高血压。

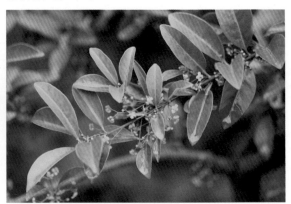

美登木（云南美登木）

Maytenus hookeri Loes.

药用部位：全株。分布：广东、云南。

功能主治：活血化瘀。治症瘕积聚。

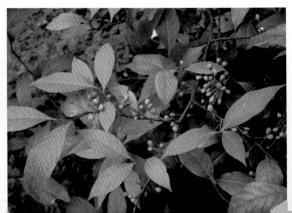

雷公藤（昆明山海棠、紫金藤）

Tripterygium wilfordii Hook. f.

药用部位：根、叶、花。分布：长江以南。

功能主治：外用治风湿关节炎，皮肤发痒。本品剧毒，内服必须在医师指导下进行，需去除根皮。

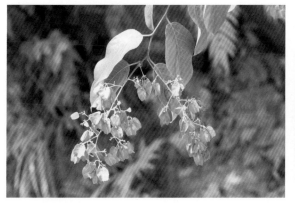

粗丝木（粗毛木）

Gomphandra tetrandra (Wall.) Sleum.

药用部位：根。分布：华南、西南。

功能主治：清热利湿，解毒。治骨髓炎，急性胃肠炎。

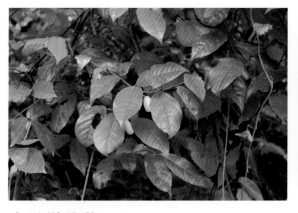

小果微花藤（吹风藤、约有藤、花心藤）

Iodes vitiginea (Hance) Hemsl.

药用部位：根。分布：华南、西南。

功能主治：治风湿关节痛。

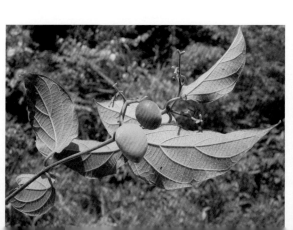

五层龙（杪拉木）

Salacia chinensis Linn.

药用部位：根、茎。分布：广东、海南。

功能主治：通经活络，祛风除痹。治风湿关节炎，腰腿痛，跌打损伤。

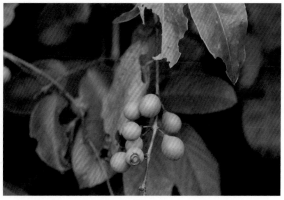

琼榄（黄蒂、金蒂、黄柄木）

Gonocaryum lobbianum (Miers) Kurz

药用部位：根。分布：海南、云南。

功能主治：清热解毒。治黄疸肝炎，胸胁闷痛。

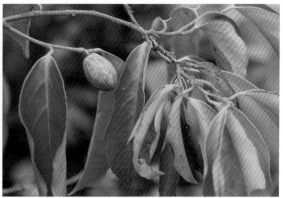

甜果藤（定心藤、马比花、铜钻、藤蛇总管、黄狗骨）

Mappianthus iodoides Hand.-Mazz.

药用部位：根、藤茎。分布：长江以南。

功能主治：治风湿性关节炎，类风湿性关节炎，黄疸，跌打损伤，月经不调，痛经，闭经。

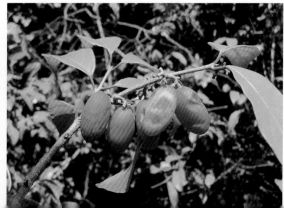

马比木

Nothapodytes pittosporoides (Oliv.) Sleumer

药用部位：根皮。分布：甘肃、秦岭以南。

功能主治：祛风利湿，理气散寒。治风寒湿痹，浮肿，疝气。

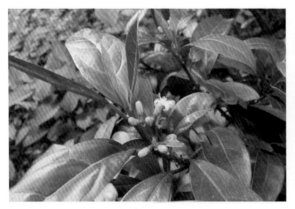

华南青皮木（管花青皮木、香芙木）

Schoepfia chinensis Gardn. et Champ.

药用部位：根、树枝、叶。分布：长江以南。

功能主治：清热利湿，消肿止痛。治急性黄疸型肝炎，风湿关节炎，跌打损伤。

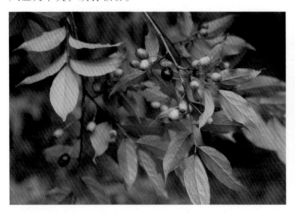

五蕊寄生（乌榄寄生）

Dendrophthoe pentandra (Linn.) Miq.

药用部位：全株。分布：广东、广西、云南。

功能主治：解毒，燥湿，壮腰健肾。治虚寒腹痛，腹泻，赤白痢疾，肾虚腰痛，腰膝酸软无力。

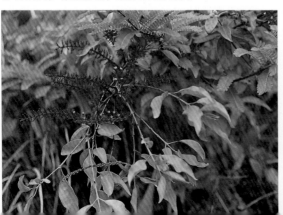

赤苍藤（茶藤、腥藤、土白芍、假黄藤）

Erythropalum scandens Bl.

药用部位：全株。分布：华南、西南。

功能主治：清热利尿。治肝炎，肠炎，尿道炎，急性肾炎，小便不利。

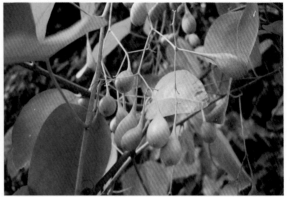

青皮木（脆骨风、碎骨风、吊钟花、鸡白柴、羊脆骨）

Schoepfia jasminodora Sieb. et Zucc.

药用部位：全株。分布：黄河流域及长江流域以南。

功能主治：散瘀消肿，止痛。治风湿关节炎，跌打肿痛。

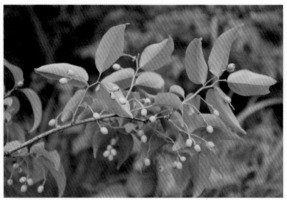

离瓣寄生（五瓣桑寄生）

Helixanthera parasitica Lour.

药用部位：全株。分布：华南、西南、福建。

功能主治：祛痰，止痢，祛风，消肿，补血气。治痢疾，肺结核，眼角炎。

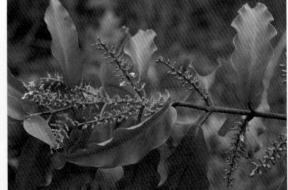

油茶离瓣寄生（油茶桑寄生）

Helixanthera sampsoni (Hance) Danser

药用部位：全株。分布：华南、华东、云南。

功能主治：祛痰，消炎。治肺病，咳嗽，伤积。

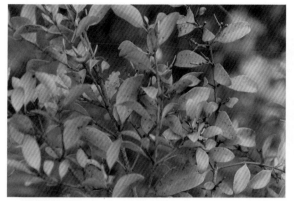

栗寄生

Korthalsella japonica (Thunb.) Engler

药用部位：全株。分布：秦岭以南。

功能主治：祛风湿，补肝肾。治风湿痹痛，肢体麻木，腰膝酸痛，头晕目眩，跌打损伤。

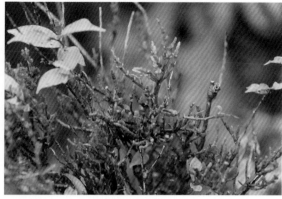

椆树桑寄生（椆寄生）

Loranthus delavayi Van Tiegh.

药用部位：全株。分布：秦岭以南。

功能主治：补肝肾，祛风湿，续筋骨。治风湿痹痛，腰膝疼痛，骨折。

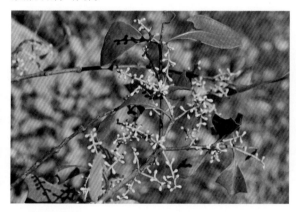

鞘花（杉寄生、枫鞘花寄生）

Macrosolen cochinchinensis (Lour.) Van Tiegh.

药用部位：全株。分布：长江以南。

功能主治：补肝肾，祛风湿。治瘰疬，胃气痛，咯血，咳嗽，疝气，痢疾，脚气肿痛。

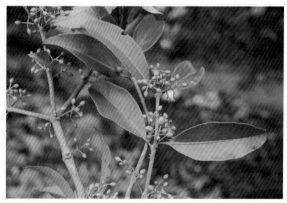

双花鞘花（八角寄生、二苞鞘花）

Macrosolen bibracteolatus (Hance) Danser

药用部位：全株。分布：华南、云南、贵州。

功能主治：补肝肾，祛风湿。治风湿痹痛。

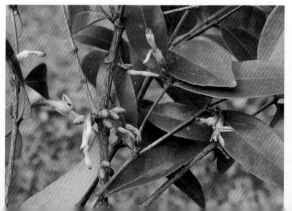

红花寄生（桑寄生、寄生茶、寄生泡）

Scurrula parasitica Linn.

药用部位：全株。分布：华南、华东、西南。

功能主治：治腰膝酸痛，风湿性关节炎，坐骨神经痛，高血压病，四肢麻木，胎动不安，先兆流产。

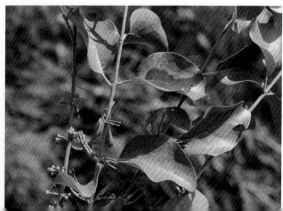

广寄生（桑寄生）

Taxillus chinensis (DC.) Danser

药用部位：全株。分布：华南、福建。

功能主治：治腰膝酸痛，风湿性关节炎，坐骨神经痛，高血压病，四肢麻木，胎动不安，先兆流产。

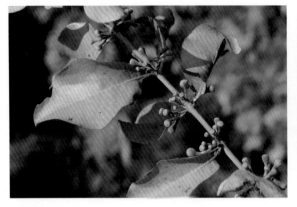

桑寄生（桑上寄生、寄生、四川桑寄生）

Taxillus sutchuenensis (Lecomte) Danser

药用部位：全株。分布：黄河流域及长江以南。

功能主治：治腰膝酸痛，筋骨痿弱，肢体偏枯，风湿痹痛，头昏目眩，胎动不安，崩漏下血。

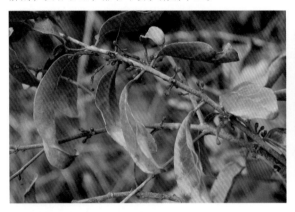

扁枝槲寄生（麻栎寄生）

Viscum articulatum Burm. f.

药用部位：全株。分布：华南、云南。

功能主治：治风湿痹痛，腰膝酸软，跌打疼痛，劳伤咳嗽，崩漏带下，产后血气虚。

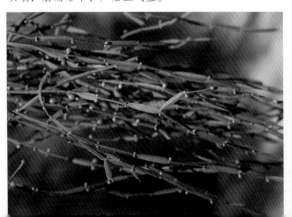

绣毛钝果寄生

Taxillus levinei (Merr.) H. S. Kiu

药用部位：全株。分布：秦岭以南。

功能主治：清肺止咳，祛风湿。治肺热咳嗽，风湿痹痛，皮肤疮疖。

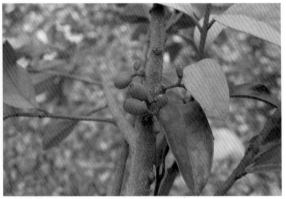

大苞寄生（椰榆寄生）

Tolypanthus maclurei (Merr.) Danser

药用部位：全株。分布：长江以南。

功能主治：清热，补肝肾，祛风湿，止咳。治风湿关节炎，内伤吐血，腰膝酸痛，风湿麻木。

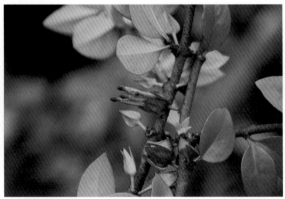

槲寄生（寄生子、台湾槲寄生、北寄生）

Viscum coloratum (Kom.) Nakai

药用部位：全株。分布：几遍全国。

功能主治：治风湿关节炎，筋骨痿弱，偏枯，脚气，风湿痹痛，胎漏血崩，胎动不安，咳嗽，冻伤。

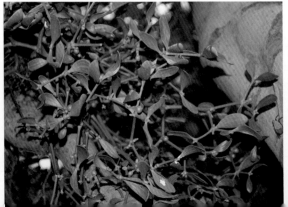

棱枝槲寄生（柿寄生）
Viscum diospyrosicolum Hayata

药用部位：全株。分布：陕西及长江以南。

功能主治：祛风，强壮舒筋，清热止咳嗽。治风湿关节痛，肺病，吐血，水肿胀满。

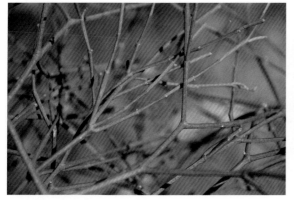

瘤果槲寄生（柄寄生）
Viscum ovalifolium DC.

药用部位：全株。分布：华南、云南。

功能主治：清热消滞，化痰止咳。治咳嗽，痢疾，小儿疳积，麻疹，水痘等。

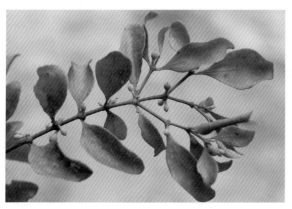

檀梨（油葫芦、鹿子果）
Pyrularia edulis (Wall.) A. DC.

药用部位：茎皮。分布：长江以南。

功能主治：活血化瘀。外用适量治跌打。

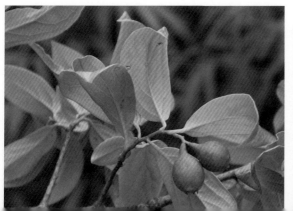

枫香槲寄生（螃蟹脚）
Viscum liquidambaricolum Hayata

药用部位：全株。分布：黄河流域及长江以南。

功能主治：祛风去湿，舒筋活络。治风湿性关节炎，腰肌劳损，瘫痪，血崩，衄血，小儿惊风。

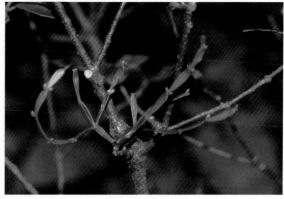

寄生藤（上树酸藤、大叶酸藤、黄藤、堂仙公、酸藤公）
Dendrotrophe varians (Bl.) Miq.

药用部位：全株。分布：华南、云南、福建。

功能主治：疏风解热，除湿。治流行性感冒，跌打损伤。

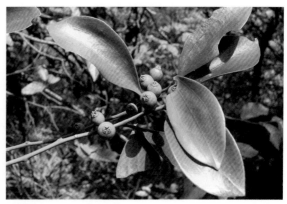

檀香（白檀、白檀木）
Santalum album Linn.

药用部位：心材。分布：华南、西南、东南有栽。

功能主治：理气，和胃，止痛。治胸腹疼痛，气逆，呕吐，冠心病胸中闷痛。

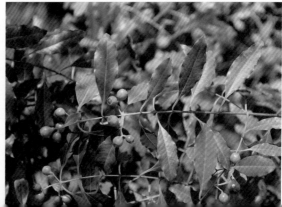

百蕊草（一棵松、凤芽蒿、青龙草、珊瑚草、打食草）

Thesium chinense Turcz.

药用部位：全株。分布：几遍全国。

功能主治：治肺炎，肺脓疡，扁桃体炎，中暑，急性乳腺炎，淋巴结结核，急性膀胱炎。

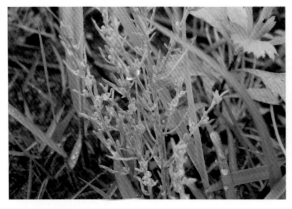

穗花蛇菰（地荔枝、鹿仙草）

Balanophora spicata Hayata

药用部位：全株。分布：长江以南。

功能主治：清热解毒，凉血止血。治咳嗽，吐血。

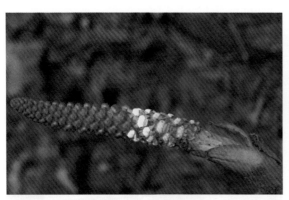

铁包金（老鼠耳、鼠乳根、鸭公青、乌龙根）

Berchemia lineata (Linn) DC.

药用部位：全株。分布：华南、东南。

功能主治：治肺结核咯血，跌打损伤，风湿骨痛，疔疮疖肿，颈淋巴结肿大，睾丸肿痛。

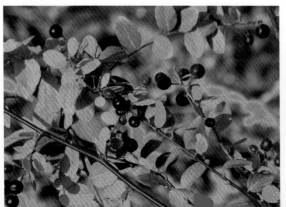

红冬蛇菰（筒鞘蛇菰）

Balanophora harlandii Hook. f.

药用部位：全株。分布：广东、广西、云南。

功能主治：止血，补血。治贫血。

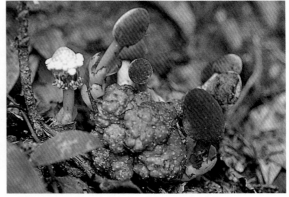

多花勾儿茶（勾儿茶、黄鳝藤）

Berchemia floribunda (Wall.) Brongn.

药用部位：根、茎。分布：黄河以南。

功能主治：祛风利湿，活血止痛。治风湿关节痛，痛经，产后腹痛。外用治骨折肿痛。

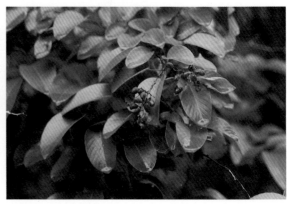

光枝勾儿茶

Berchemia polyphylla Wall. ex Laws. var. **leioclada** Hand.-Mazz.

药用部位：根、茎。分布：陕西及长江以南。

功能主治：治痈疽疔疮，咳嗽咯血，消化道出血，跌打损伤，烫伤，风湿骨痛，风火牙痛。

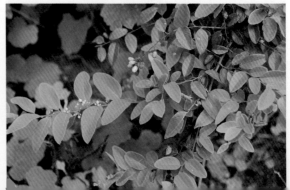

毛嘴签

Gouania javanica Miq.

药用部位：茎、叶。分布：秦岭以南。

功能主治：清热解毒，收敛止血。治烧、烫伤，外伤出血，疮疖红肿，痈疮溃烂。

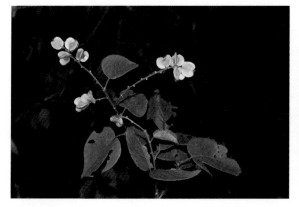

北枳椇（枳椇、万字果）

Hovenia dulcis Thunb.

药用部位：果实、根皮。分布：长江流域以南。

功能主治：止渴除烦，解酒毒，利二便。治醉酒，烦热，口渴，呕吐，二便不利。

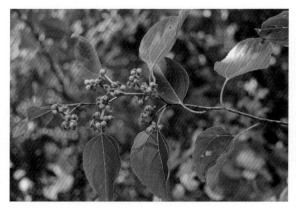

马甲子（铁篱笆、企头簕、雄虎刺）

Paliurus ramosissimus (Lour.) Poir.

药用部位：根、叶。分布：长江流域以南。

功能主治：祛风，止痛，解毒。根，治感冒发热，胃痛。叶，治疱痈肿毒。

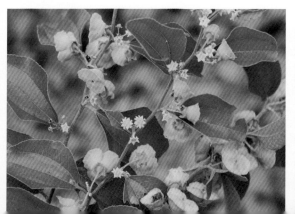

拐枣（枳椇、万字果）

Hovenia acerba Lindl.

药用部位：果实、根皮。分布：长江流域以南。

功能主治：止渴除烦，解酒毒，利二便。治醉酒，烦热，口渴，呕吐，二便不利。

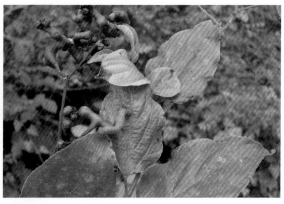

铜钱树（金钱木）

Paliurus hemsleyanus Rehd.

药用部位：根。分布：长江流域以南。

功能主治：祛风湿，解毒。治劳伤乏力，风湿痛。

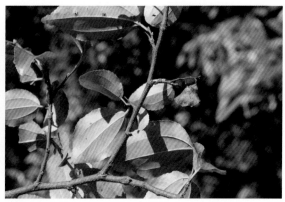

黄药（长叶冻绿）

Rhamnus crenata Sieb. et Zucc.

药用部位：根、叶。分布：长江流域以南。

功能主治：消炎解毒，杀虫止痒，收敛。治黄疸肝炎，疥癣，湿疹，脓疱疮；叶，治骨折。

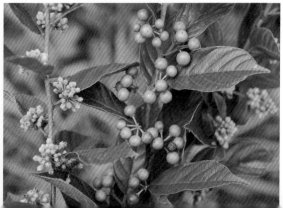

薄叶鼠李（细叶鼠李、绛梨木）

Rhamnus leptophylla Schneid.

药用部位：根、果实。分布：黄河以南。

功能主治：消食顺气，活血去瘀。治食积腹胀，食欲不振，胃痛，嗳气，跌打损伤，痛经。

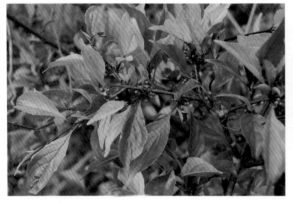

皱叶鼠李

Rhamnus rugulosa Hemsl.

药用部位：果实。分布：黄河流域及长江以南。

功能主治：清热解毒。治肿毒，疮疡。外用鲜品或干品捣烂敷患处。

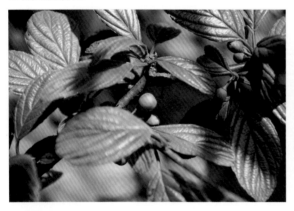

山鼠李（庐山鼠李、冻绿、郊李子）

Rhamnus wilsonii Schneid.

药用部位：果实。分布：长江流域以南。

功能主治：杀虫。治小儿蛔虫病。

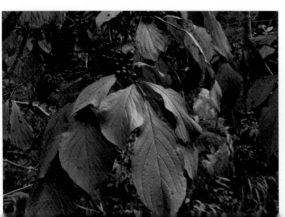

尼泊尔鼠李（叶青、大风药）

Rhamnus napalensis (Wall.) Laws.

药用部位：根、茎。分布：长江流域以南。

功能主治：祛风除湿，利水消胀。治风湿痹痛，胁痛，黄疸，水肿。

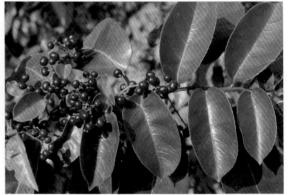

冻绿（狗李、黑狗丹、绿皮刺、冻木树）

Rhamnus utilis Decne.

药用部位：全株或果实。分布：黄河以南。

功能主治：清热利湿，消积通便。治水肿腹胀，疝痕，瘰疬，疮疡，便秘。

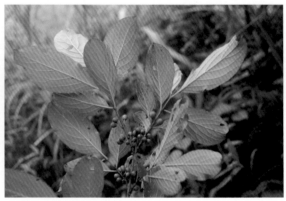

梗花雀梅藤（红雀梅藤、红藤、皱锦藤）

Sageretia henryi Drumm. et Sprague

药用部位：果实。分布：甘肃、陕西及长江以南。

功能主治：清热，降火。治胃热口苦，牙龈肿痛，口舌生疮。

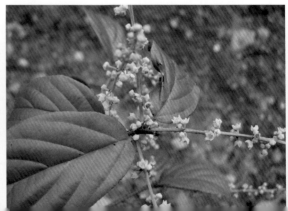

皱叶雀梅藤（锈毛雀梅藤、九把伞）
Sageretia rugosa Hance

药用部位：根。分布：秦岭以南。

功能主治：降气，化痰，祛风利湿。治哮喘，胃痛，鹤膝风，水肿。

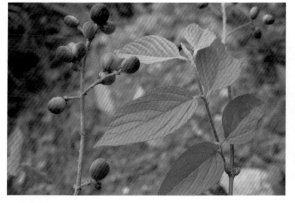

雀梅藤（酸梅簕、对节刺、碎米子、抗癌藤）
Sageretia thea (Osbeck) Johnst.

药用部位：根、叶。分布：长江流域以南。

功能主治：根，治咳嗽气喘，胃痛；叶，外用治疮疡肿毒，烫火伤。

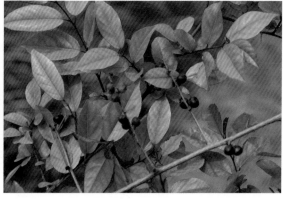

翼核果（血风根、血风藤、红蛇根、青筋藤）
Ventilago leiocarpa Benth.

药用部位：根、茎。分布：长江以南。

功能主治：舒筋活络。治风湿筋骨痛，跌打损伤，腰肌劳损。贫血头晕，四肢麻木，月经不调。

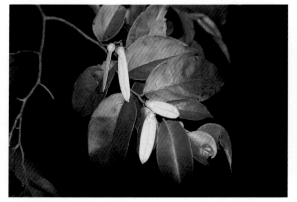

枣（枣子、大甜枣、酸枣、红枣）
Ziziphus jujuba Mill.

药用部位：果实、树皮。分布：几遍全国。

功能主治：果，治脾虚泄泻，心悸，失眠，盗汗。树皮，治气管炎，肠炎，痢疾，崩漏。

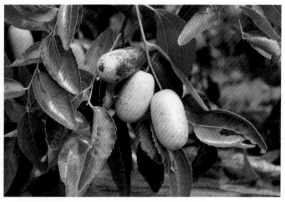

滇刺枣（酸枣、缅枣）
Ziziphus mauritiana Lam.

药用部位：树皮。分布：秦岭以南。

功能主治：消炎生肌。治烧、烫伤。

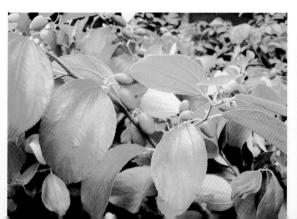

长叶胡颓子（马鹊树、牛奶子）
Elaeagnus bockii Diels

药用部位：根、枝叶、果实。分布：秦岭以南、陕西、甘肃。

功能主治：止咳平喘，活血止痛。治跌打损伤，风湿关节痛，牙痛，痔疮。

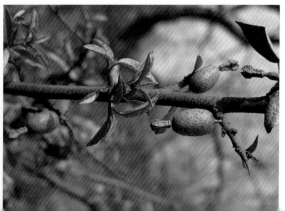

蔓胡颓子（耳环果、羊奶果、甜棒槌）
Elaeagnus glabra Thunb.

药用部位：根、叶。分布：长江以南。

功能主治：治支气管哮喘，慢性气管炎，跌打损伤，腹泻。

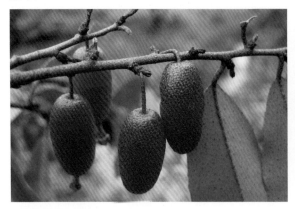

披针叶胡颓子
Elaeagnus lanceolata Warb.

药用部位：根、叶。分布：陕西、秦岭以南。

功能主治：活血通络，疏风止咳。治跌打骨折，劳伤，风寒咳嗽，小便失禁。

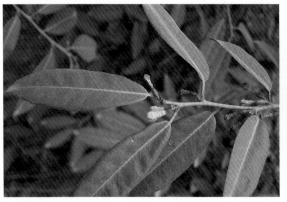

胡颓子（牛奶子根、半春子、半含春、石滚子）
Elaeagnus pungens Thunb.

药用部位：根、叶、果实。分布：秦岭以南。

功能主治：根，治传染性肝炎，咯血，吐血，便血，崩漏；叶，治支气管炎；果，治肠炎，痢疾。

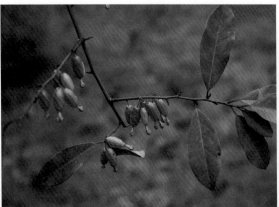

角花胡颓子（羊母奶子、吊中子藤）
Elaeagnus gonyanthes Benth.

药用部位：根、叶、果实。分布：华南、湖南和云南。

功能主治：叶，治慢性支气管炎。根，治风湿性关节炎，腰腿痛，跌打肿痛。果，治泄泻。

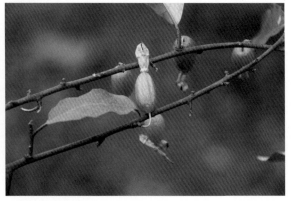

银果牛奶子（银果胡颓子）
Elaeagnus magna (Serv.) Rehd.

药用部位：果实。分布：秦岭以南。

功能主治：生津润燥，消食开胃。治口干咽燥，纳食不香。成熟的新鲜果实食用。

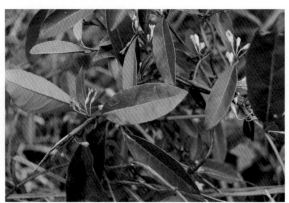

蓝果蛇葡萄（闪光蛇葡萄、蛇葡萄）
Ampelopsis bodinieri (Lévl. et Vant.) Rehd.

药用部位：根、枝叶、果实。分布：陕西、河南及长江以南。

功能主治：治跌打损伤，骨折，风湿腿痛，便血，崩漏，带下病，慢性胃炎，胃溃疡。

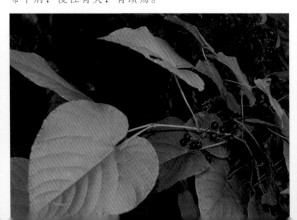

广东蛇葡萄（田浦茶、粤蛇葡萄）

Ampelopsis cantoniensis (Hook. et Arn.) Planch.

药用部位：全株。分布：长江以南。

功能主治：治夏季感冒，风湿痹痛，痈疽肿痛，湿疮湿疹，骨髓炎，急性淋巴结核。

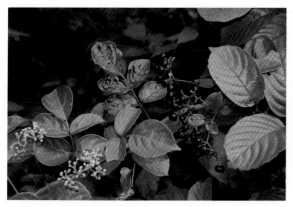

羽叶蛇葡萄

Ampelopsis chaffanjoni (Lévl.) Rehd.

药用部位：根、茎。分布：陕西、山西以东以南。

功能主治：祛风。治风湿痹痛。

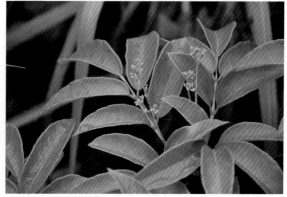

三裂蛇葡萄（绿葡萄）

Ampelopsis delavayana Planch. ex Franch.

药用部位：根、茎。分布：福建、华南、西南。

功能主治：治疝气，偏坠，白浊，淋证，风湿痹痛，跌打损伤，外伤出血，烧、烫伤，疮痈。

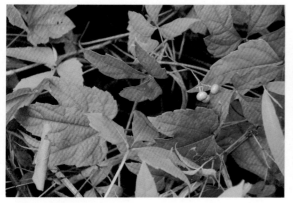

掌裂蛇葡萄（掌裂草葡萄、金钱吊蛤蟆）

Ampelopsis delavayana (Franch.) Planch. var. **glabra** (Diels et Gilg.) C. L. Li

药用部位：块根。分布：湖北及以北。

功能主治：治结核性脑膜炎，痰多胸闷，肠痈，噤口痢，疮痈疔肿，瘰疬，跌打损伤。

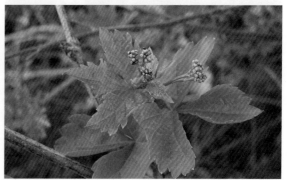

显齿蛇葡萄（甜茶）

Ampelopsis grossedentata (Hand.-Mazz.) W. T. Wang

药用部位：叶、根。分布：秦岭以南。

功能主治：清热解毒，利湿消肿。治感冒发热，咽喉肿痛，黄疸型肝炎，目赤肿痛，痈肿疮疖。

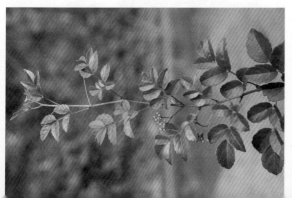

异叶蛇葡萄

Ampelopsis heterophylla (Thunb.) Sieb. et Zucc.

药用部位：根皮。分布：秦岭以南。

功能主治：清热，散瘀，通络，解毒。治产后心烦口渴，脚气水肿，跌打损伤，痈肿恶疮，中风半身不遂。

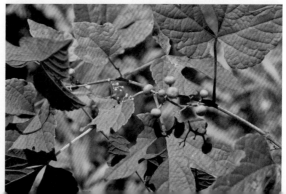

光叶蛇葡萄

Ampelopsis heterophylla (Thunb.) Sieb. et Zucc. var. **hancei** Planch.

药用部位：根。分布：秦岭以南。

功能主治：清热利湿，解毒消肿。治湿热黄疸，肠炎，痢疾，无名肿毒，跌打损伤。

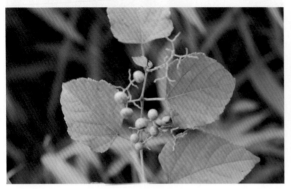

白蔹（山地瓜、野红薯、白根、九牛力、五爪藤）

Ampelopsis japonica (Thunb.) Makino

药用部位：块根。分布：陕西以东以北、四川以东以南。

功能主治：治支气管炎，赤白带下，痔漏。外用治疮疖肿毒，淋巴结结核，跌打损伤。

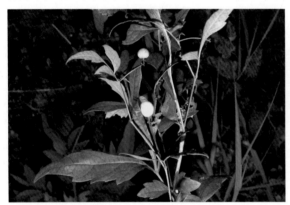

角花乌蔹莓

Cayratia corniculata (Benth.) Gagnep.

药用部位：块根。分布：华南、华东、中南。

功能主治：清热解毒，祛风化痰。治风热咳嗽。

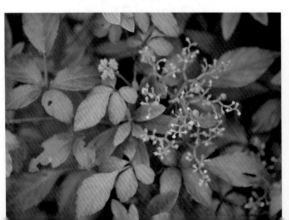

葎叶蛇葡萄（葎叶白蔹、小接骨丹）

Ampelopsis humulifolia Bge.

药用部位：根。分布：辽宁、西北、山东及华北。

功能主治：消炎解毒，活血散瘀，祛风除湿。治跌打损伤，骨折，风湿腿痛。

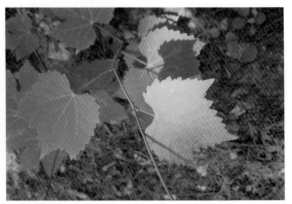

大叶蛇葡萄

Ampelopsis megalophylla Diels et Gilg.

药用部位：枝、叶。分布：甘肃、陕西、湖北、西南。

功能主治：治痢疾，泄泻，小便淋痛，肝阳上亢之眩晕头痛，头昏目胀，跌打损伤。

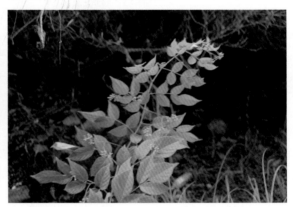

乌蔹莓（母猪藤、五叶藤、地五加、五龙草）

Cayratia japonica (Thunb.) Gagnep.

药用部位：全株。分布：黄河流域及长江以南。

功能主治：治咽喉肿痛，目翳，咯血，血尿，痢疾。外用治痈肿，丹毒，腮腺炎，跌打损伤。

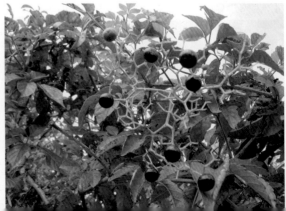

大叶乌蔹莓（华中乌蔹莓）

Cayratia oligocarpa (Lerl. et Vant) Gagnep.

药用部位：根、叶。分布：陕西、秦岭以南。

功能主治：祛风除湿，通络止痛。治风湿痹痛，牙痛，无名肿毒。

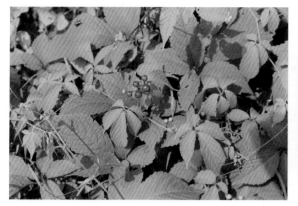

翅茎白粉藤（六方藤、六棱粉藤）

Cissus hexangularis Thorel ex Planch.

药用部位：藤茎。分布：华南。

功能主治：祛风活络，散瘀活血。治风湿关节痛，腰肌劳损，跌打损伤。

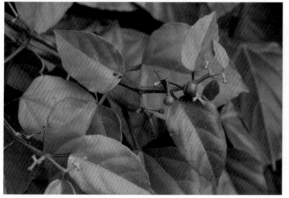

白粉藤（白薯藤、独脚乌桕）

Cissus repens Lamk.

药用部位：全株。分布：华南、福建、西南东。

功能主治：治跌打肿痛，无名肿毒，疔疮，毒蛇咬伤，痰火瘰疬，肾炎，痢疾等。

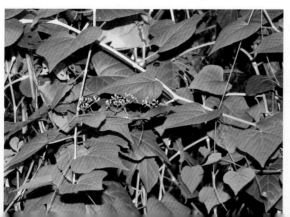

苦郎藤（风叶藤、左爬藤、葫芦叶、粗壳藤、左边藤）

Cissus assamica (Laws.) Craib.

药用部位：根。分布：长江以南。

功能主治：拔脓消肿，散瘀止痛。治跌打损伤，扭伤，风湿关节疼痛，骨折，痈疮肿毒。

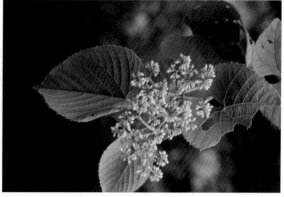

四方藤（方藤、红四方藤、翼枝白粉藤）

Cissus kerrii Craib.

药用部位：藤茎。分布：东南、华南、云南。

功能主治：清热利湿，解毒消肿。治湿热痢疾，痈肿疔疮，湿疹瘙痒，毒蛇咬伤。

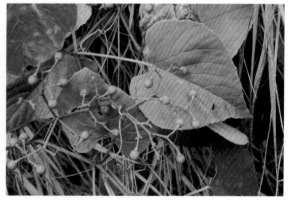

四棱白粉藤

Cissus subtetragona Planch.

药用部位：根。分布：华南、云南。

功能主治：治颈淋巴结结核，扭伤骨折，腰肌劳损，风湿骨痛，坐骨神经痛，疮疡肿毒。

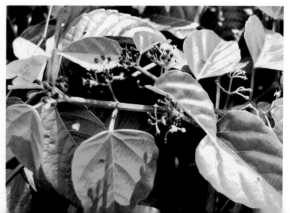

火筒树（祖公柴、五指枫）
Leea indica (Burm. f.) Merr.

药用部位：全株。分布：华南、贵州、云南。

功能主治：清热解毒。治感冒发热等。

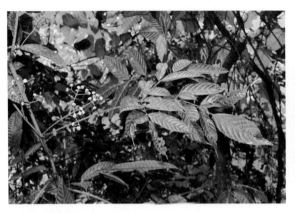

绿叶爬山虎（大绿藤、绿叶地锦、青龙藤）
Parthenocissus laetevirens Rehd.

药用部位：藤茎。分布：秦岭以南。

功能主治：舒筋活络，消肿散瘀，续筋接骨。治荨麻疹，湿疹，过敏性皮炎。煎水内服，外洗。

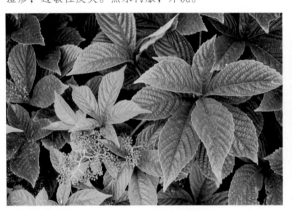

爬山虎（爬墙虎、地棉、假葡萄藤、走游藤、飞天蜈蚣、枫藤）
Parthenocissus tricuspidata (Sieb. et Zucc.) Planch.

药用部位：根茎。分布：吉林以东以南。

功能主治：祛风通络，活血解毒。治风湿关节痛。外用治跌打损伤，痈疖肿毒。

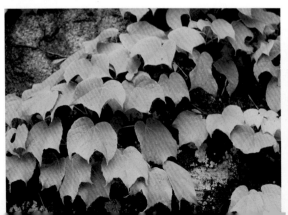

异叶爬山虎（异叶地锦、吊岩风、爬山虎、三叶爬山虎、上树蛇）
Parthenocissus dalzielii Gagnep.

药用部位：全株。分布：秦岭以南。

功能主治：治风湿筋骨痛，赤白带下，产后腹痛。外用治骨折，跌打肿痛，疮疖。

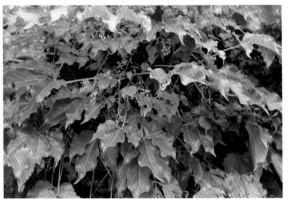

五叶地锦（五叶爬山虎）
Parthenocissus quinquefolia (Linn.) Planch

药用部位：全株。分布：东北、华北有栽。

功能主治：祛风湿，通经络。治风湿痹痛。

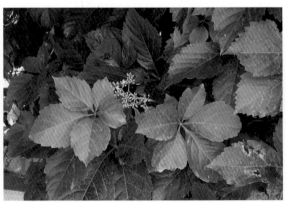

三叶崖爬藤（三叶扁藤、丝线吊金钟、三叶青、小扁藤、骨碎藤）
Tetrastigma hemsleyanum Diels et Gilg

药用部位：全株。分布：秦岭以南。

功能主治：治白喉，小儿高热惊厥，肝炎，痢疾。外用治扁桃体炎，淋巴结结核，跌打损伤。

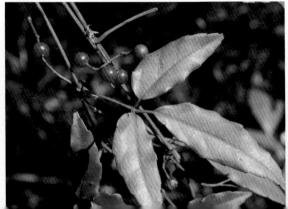

光叶崖爬藤（无毛崖爬藤）

Tetrastigma obtectum (Wall.) Planch. ex Franch. var. **glabrum** (Lévl. & Vant.) Gagnep.

药用部位：全株。分布：东南、华南及西南。

功能主治：接骨生肌，止血消炎。治骨折，瘰疬，外伤出血。外用鲜品捣烂敷患处。

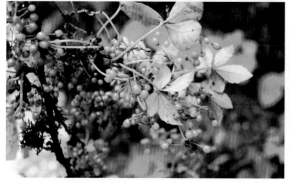

扁担藤（扁藤、大芦藤、铁带藤）

Tetrastigma planicaule (Hook.) Gagnep.

药用部位：全株。分布：华南、福建、西南。

功能主治：祛风除湿，舒筋活络。治风湿骨痛，腰肌劳损，跌打损伤，半身不遂。

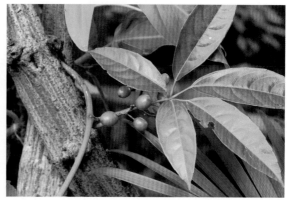

小果野葡萄（小葡萄、葡萄血藤、野葡萄、大血藤、山菩提）

Vitis balanseana Planch.

药用部位：根皮、叶。分布：华南、海南。

功能主治：舒筋活血，清热解毒，生肌利湿。治接骨，风湿瘫痪，劳伤，疮疡肿毒，赤痢。

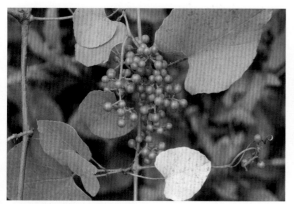

蘡薁（野葡萄、华北葡萄）

Vitis bryoniaefolia Bunge

药用部位：茎、根、果实。分布：黄河流域及长江以南。

功能主治：治暑热伤津，口干，湿热，黄疸，风湿关节炎，跌打损伤，痢疾，痈疮肿毒，瘰疬。

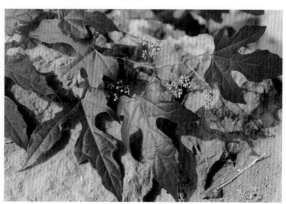

闽赣葡萄

Vitis chungii Metcalf

药用部位：全株。分布：华南、东南。

功能主治：消肿拔毒。治疮痈疖肿。外用鲜品捣烂敷患处。

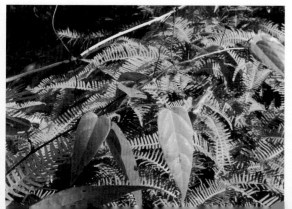

刺葡萄（山葡萄）

Vitis davidii (Roman. du Caill.) Foex.

药用部位：根。分布：陕西、甘肃、长江以南。

功能主治：祛风湿，利小便。治慢性关节炎，跌打损伤。

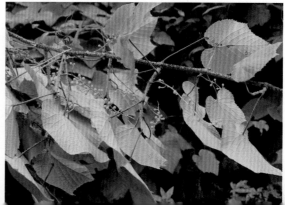

葛藟（蔓山葡萄、割谷镰藤、野葡萄、栽秧藤）

Vitis flexuosa Thunb.

药用部位：全株。分布：黄河流域及长江以南。

功能主治：补五脏，续筋骨，长肌肉。治关节酸痛，跌打损伤，治咳嗽，吐血。

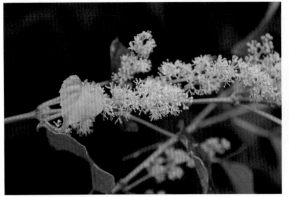

毛葡萄（橡根藤、五角叶葡萄、飞天白鹤、茅婆驳骨）

Vitis heyneana Roem. & Schult.

药用部位：根皮、叶。分布：黄河流域及长江以南。

功能主治：根皮，治月经不调，白带。外用治跌打损伤，筋骨疼痛。叶，治外伤出血，外敷伤处。

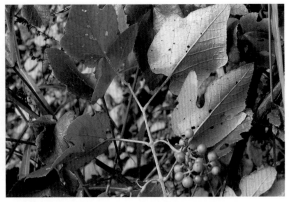

小叶葡萄

Vitis sinocinerea W. T. Wang

药用部位：全株。分布：华东、中南、云南。

功能主治：清热解毒，消肿止痛，活血祛瘀。治疮疡肿毒，跌打损伤。

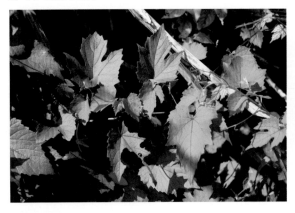

葡萄（索索葡萄、草龙珠、葡萄秧）

Vitis vinifera Linn.

药用部位：果实、根、藤。分布：全国广栽。

功能主治：果，治麻疹不透，小便不利，胎动不安。根、藤，治风湿骨痛，水肿。外用治骨折。

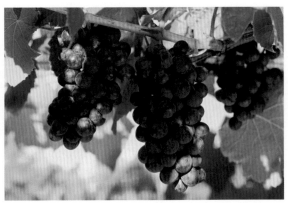

降真香（山油柑、山橘）

Acronychia pedunculata (Linn.) Miq.

药用部位：根、心材、叶、果。分布：华南、东南、云南。

功能主治：根、干木或叶，治跌打肿痛，支气管炎，胃痛，疝气痛。果实，治食欲不振，消化不良。

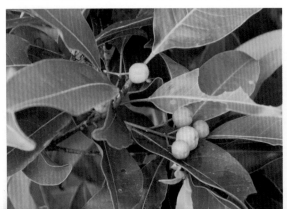

酒饼簕（东风橘、针仔簕、牛屎橘、狗橘刺）

Atalantia buxifolia (Poir.) Oliv. ex Benth.

药用部位：根、叶。分布：华南、东南。

功能主治：治感冒，头痛，咳嗽，支气管炎，疟疾，胃痛，风湿性关节炎，腰腿痛。

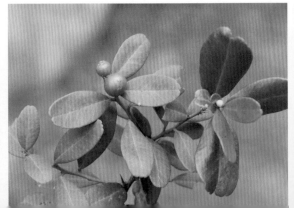

广东酒饼簕（无刺东风橘、无刺酒饼簕）
Atalantia kwangtungensis Merr.

药用部位：根。分布：广东、海南、广西。

功能主治：治疟疾，感冒头痛，咳嗽，风湿痹痛，胃脘寒痛，牙痛等。

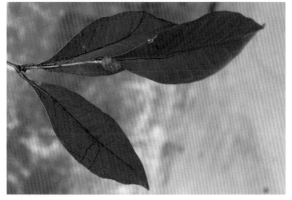

酸橙（枳壳）
Citrus aurantium Linn.

药用部位：果实和幼果。分布：秦岭南坡以南广栽。

功能主治：果实（枳壳），食积痰滞，胸腹胀满，腹胀腹痛，胃下垂，脱肛，子宫脱垂。

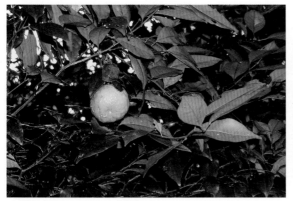

橘红（化州橘红、毛橘红）
Citrus grandis (Linn.) Osbeck var. **tomentosa** Hort.

药用部位：果实。分布：广东、广西。

功能主治：理气化痰，燥湿消食。治风寒咳嗽，痰多气逆，食积嗳气。

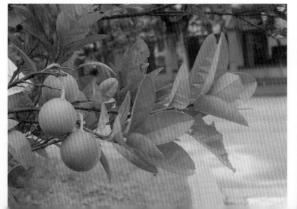

臭节草（松风草、白虎草、臭草、岩椒草、大叶石椒）
Boenninghausenia albiflora (Hook.) Reichb.

药用部位：全草。分布：长江以南各地。

功能主治：治疟疾，感冒发热，支气管炎，跌打损伤。外用治外伤出血，痈疽疮疡。

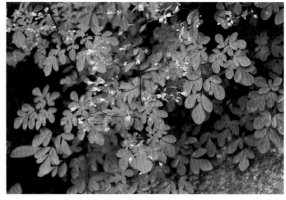

柚（柚子、气柑、朱栾、文旦、棣柚）
Citrus grandis (Linn.) Osbeck

药用部位：果、根、叶。分布：长江以南各地均栽。

功能主治：治气滞腹胀，胃痛，咳嗽气喘，疝气痛。叶，治乳腺炎，扁桃体炎。

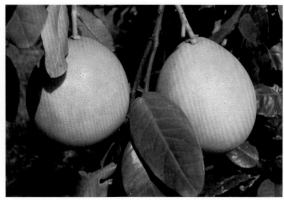

柠檬（黎檬）
Citrus limonia Osbeck

药用部位：果、根。分布：长江以南各地有栽。

功能主治：果，治支气管炎，百日咳，食欲不振，中暑烦渴。根，治胃痛，疝气痛，睾丸炎，咳嗽。

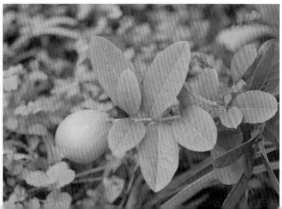

香橼（枸橼、香圆、陈香圆）
Citrus medica Linn.

药用部位：成熟果实。分布：东南、广西、西南东。

功能主治：理气，止痛，化痰。治胸闷，气逆呕吐，胃腹胀痛，痰饮咳嗽。

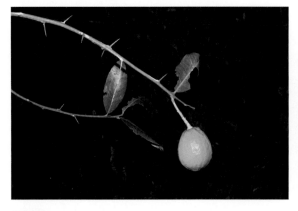

佛手（佛手柑、手柑）
Citrus medica Linn. var. **sarcodactylis** (Noot.) Swingle

药用部位：果实、叶、根。分布：东南、广西、西南东。

功能主治：理气止痛，消食化痰。治胸腹胀满，食欲不振，胃痛，呕吐，咳嗽气喘。

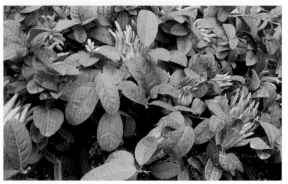

柑橘（陈皮、橘核、橘络、橘叶、青皮、柑）
Citrus reticulata Blanco

药用部位：果皮、种子、橘络、橘叶。分布：长江以南广栽。

功能主治：陈皮，治胃腹胀满，咳嗽痰多。橘核，治乳腺炎，疝痛。橘络，治咳嗽痰多。橘叶，治胁痛。

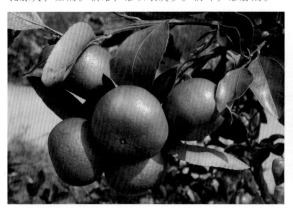

齿叶黄皮（邓氏黄皮）
Clausena dunniana Lévl.

药用部位：根、叶。分布：秦岭以南。

功能主治：治感冒，麻疹，哮喘，水肿，胃痛，风湿痹痛，湿疹，扭伤骨折。

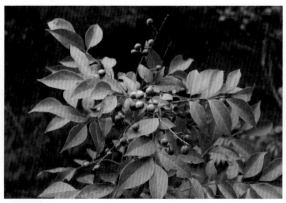

假黄皮（臭黄皮、臭麻木、五暑叶、大果、黑鸡蛋、野黄皮）
Clausena excavata Burm. f.

药用部位：根、叶。分布：华南、东南、云南。

功能主治：治上呼吸道感染，流行性感冒，疟疾，急性胃肠炎，痢疾。外用治湿疹。

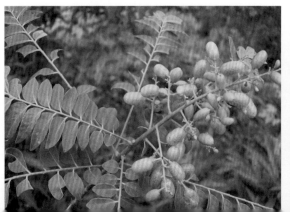

黄皮（油皮、油梅）
Clausena lansium (Lour.) Skeels

药用部位：全株。分布：华南、东南、西南有栽。

功能主治：叶，防治流行性感冒，疟疾，感冒发热。根、核，治胃痛，腹痛。果，治痰饮咳喘。

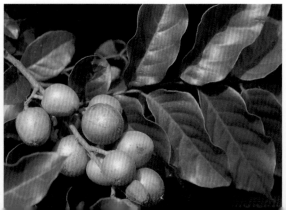

白鲜（八股牛、山牡丹、白膻、白羊鲜、白藓皮）

Dictamnus dasycarpus Turcz.

药用部位：根皮。分布：四川、华东以北。

功能主治：治湿热疮毒，黄水疮，湿疹，风疹，疥癣，风湿痹痛，黄疸尿赤等症。

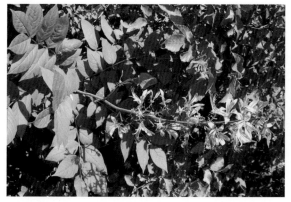

华南吴茱萸（大树椒）

Evodia austro-sinensis Hand.-Mazz.

药用部位：果实。分布：秦岭以南。

功能主治：温中散寒，行气止痛。治胃痛，头痛。

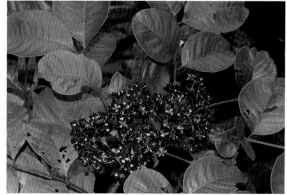

臭辣吴茱萸（臭辣树）

Evodia fargesii Dode

药用部位：果实。分布：秦岭以南。

功能主治：止咳，散寒。治咳嗽，腹泻肚痛。

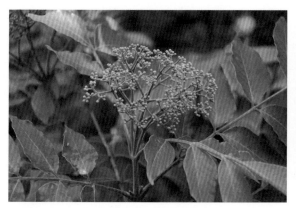

楝叶吴茱萸（野吴芋、野荞子、山辣子）

Evodia glabrifolia (Champ. ex Benth.) Huang

药用部位：根、叶、果实。分布：华南、华东、云南。

功能主治：治胃痛，头痛，肺结核。

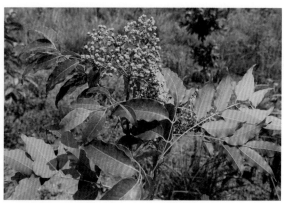

三桠苦（三叉苦、小黄散、鸡骨树、三丫苦、三枝枪）

Evodia lepta (Spreng.) Merr.

药用部位：根、叶。分布：华东、华南、西南东。

功能主治：治感冒高热，扁桃体炎，咽喉炎，肺脓疡，肺炎，疟疾，腰腿痛，胃痛，黄疸型肝炎。

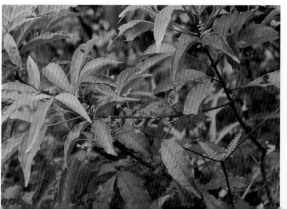

吴茱萸（茶辣、吴黄、辣子、臭辣子）

Evodia rutaecarpa (Juss.) Benth.

药用部位：果实。分布：长江以南。

功能主治：治胃腹冷痛，恶心呕吐，泛酸嗳气，腹泻，蛲虫病。外用治高血压病，湿疹。

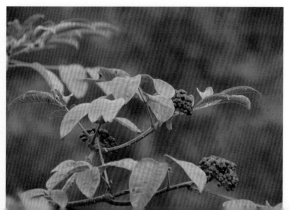

石虎

Evodia rutaecarpa (Juss.) Benth. var. officinalis (Dode) Huang

药用部位：果实。分布：长江以南、五岭以北。

功能主治：治脘腹冷痛，厥阴头痛，疝痛，痛经，脚气肿痛，呕吐吞酸，寒湿泄泻。

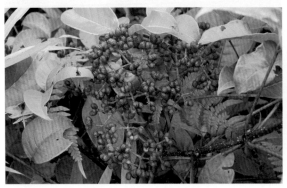

牛纠吴茱萸（牛纠树、五除叶、茶辣、树幽子）

Evodia trichotoma (Lour.) Peirre

药用部位：果实、叶。分布：华南、云南、贵州。

功能主治：果，治胃痛，腹痛，腹泻，感冒，咳嗽；叶，外用治荨麻疹，湿疹，皮肤疮疡。

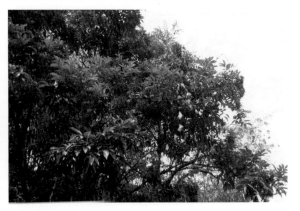

山橘（金豆、猴子柑、山金橘）

Fortunella hindsii (Champ. ex Benth.) Swingle

药用部位：果实、根。分布：华南、华东、湖南。

功能主治：治风寒咳嗽，胃气痛，食积胀满，疝气。

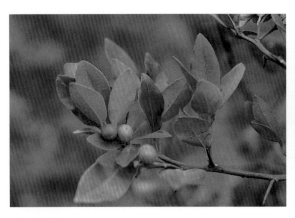

金橘（橘子、金枣、牛奶橘）

Fortunella margarita (Lour.) Swingle

药用部位：果实。分布：华南、华东。

功能主治：治风寒咳嗽，胃气痛，食积胀满，疝气。

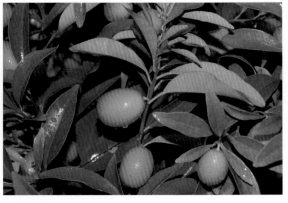

山小橘（山柑橘、野沙柑、酒饼木）

Glycosmis parviflora (Sims) Little

药用部位：根、叶。分布：华南、东南、西南东。

功能主治：治感冒咳嗽，消化不良，食欲不振，食积腹痛，疝痛。外用治跌打瘀血肿痛。

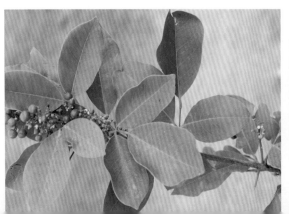

大菅（野黄皮、鸡卵黄）

Micromelum falcatum (Lour.) Tanaka

药用部位：根、叶。分布：华南、云南。

功能主治：散瘀行气，止痛，活血。治毒蛇咬伤，胸痹，跌打扭伤。

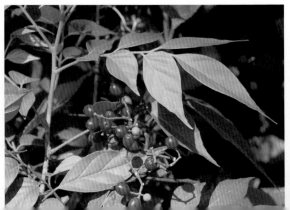

小芸木（野黄皮、鸡屎木、山黄皮、半边枫）

Micromelum integerrimum (Buch.-Ham.) Wight & Arn.

药用部位：根、叶。分布：华南、西南。

功能主治：根，治感冒咳嗽，胃痛，风湿骨痛。外用治跌打肿痛，骨折。

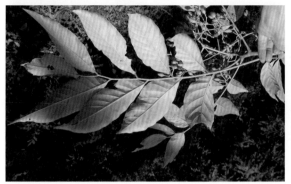

千里香（七经通）

Murraya paniculata (Linn.) Jack.

药用部位：根、叶、花。分布：华南、华东。

功能主治：治跌打肿痛，风湿骨痛，胃痛，牙痛，破伤风，流行性乙型脑炎，局部麻醉。

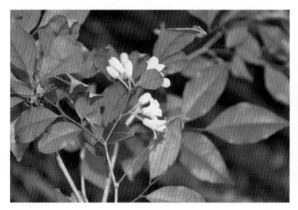

枳（铁篱寨、臭橘、枸橘李、臭杞）

Poncirus trifoliata (Linn.) Raf.

药用部位：未成熟的果实、叶。分布：黄河流域及长江以南。

功能主治：果，治胃痛，胸腹胀痛，便秘，子宫脱垂，脱肛，睾丸肿痛，疝痛。叶，治呕吐。

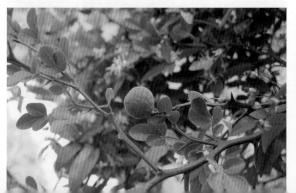

九里香（石桂树）

Murraya exotica Linn.

药用部位：根、叶、花。分布：华南、华东。

功能主治：治跌打肿痛，风湿骨痛，胃痛，牙痛，破伤风，流行性乙型脑炎，局部麻醉。

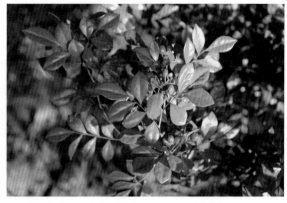

黄柏（黄皮树）

Phellodendron chinense Schneid.

药用部位：树皮。分布：湖北、湖南、四川。

功能主治：治热痢，泄泻，淋浊，肝炎，中耳炎，风湿关节炎，皮肤湿疹，口舌生疮，黄水疮等。

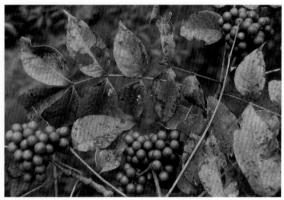

芸香（臭草）

Ruta graveolens Linn.

药用部位：全草。分布：长江以南有栽。

功能主治：清热解毒，散瘀止痛。治感冒发热，牙痛，月经不调，小儿湿疹，疮疖肿毒，跌打损伤。

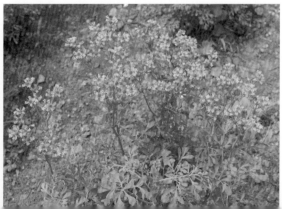

乔木茵芋（美脉茵芋、广西茵芋）

Skimmia arborescens T. Anders. ex Gamble

药用部位：叶。分布：华南、西南。

功能主治：祛风除湿。治风湿痹痛。

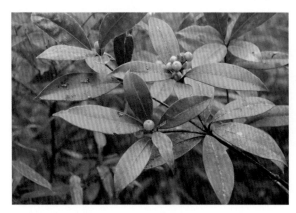

飞龙掌血（血见飞、大救驾、三百棒、簕钩）

Toddalia asiatica (Linn.) Lam.

药用部位：根。分布：秦岭南坡以南。

功能主治：根皮，治风湿痹痛，跌打损伤，胃痛，月经不调，痛经，闭经。外用治骨折，外伤出血。

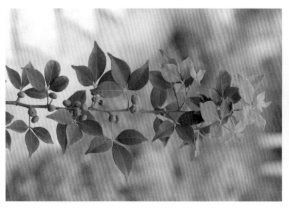

竹叶花椒（香椒、花椒、椒目、竹叶椒）

Zanthoxylum armatum DC.

药用部位：根、叶、果。分布：陕西、甘肃以东南。

功能主治：治胃腹冷痛，呕吐，泄泻，血吸虫病，蛔虫病、丝虫病。外用治牙痛，脂溢性皮炎。

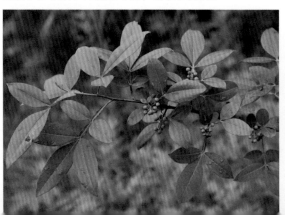

茵芋（黄山桂、深红茵芋、海南茵芋）

Skimmia reevesiana Fort.

药用部位：茎、叶。分布：长江以南。

功能主治：治风湿痹痛，四肢挛急，两足软弱，顽痹拘急挛痛。茵芋有毒，内服宜慎。

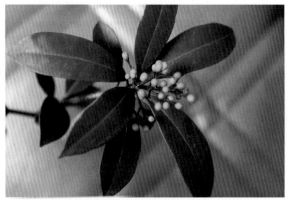

椿叶花椒（樗叶花椒）

Zanthoxylum ailanthoides Sieb. et Zucc.

药用部位：根皮。分布：华东、华南、湖南。

功能主治：祛风通络，活血散瘀，解蛇毒。治跌打肿痛，风湿骨痛，蛇伤肿痛，外伤出血。

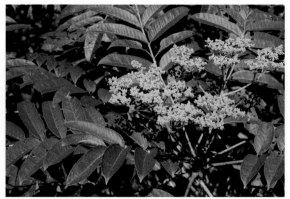

岭南花椒（山胡椒、总管皮、满山香）

Zanthoxylum austro-sinense Huang

药用部位：根。分布：华南、东南、湖南。

功能主治：治风寒感冒，风湿痹痛，气滞胃痛，龋齿痛，跌打肿痛，骨折，毒蛇咬伤。

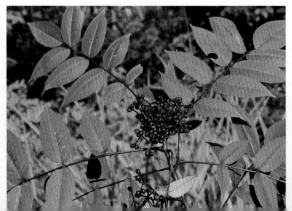

簕党花椒（簕党、狗花椒、鹰不泊、鸡胡党、土花椒）

Zanthoxylum avicennae (Lam.) DC.

药用部位：根、叶、果。分布：华南、东南、云南。

功能主治：根，治黄疸型肝炎，肾炎水肿。果，治胃痛，腹痛。叶，治乳腺炎，疖肿。

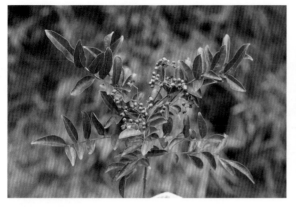

刺壳花椒

Zanthoxylum echinocarpum Hemsl.

药用部位：全株。分布：长江以南。

功能主治：运脾消食，行气止痛。治脾运不健，厌食腹胀，脘腹气滞作痛。

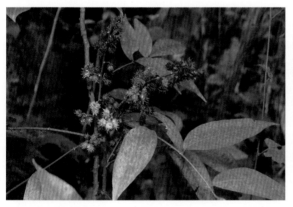

大叶臭椒（驱风通、雷公木、刺椿木）

Zanthoxylum myriacanthum Wall. ex Hook. f.

药用部位：茎、枝、叶。分布：长江以南。

功能主治：治风湿骨痛，感冒风寒，小儿麻痹后遗症，跌打骨折，外伤出血。

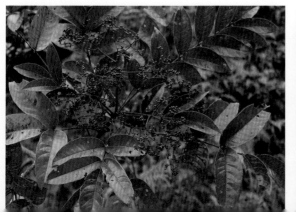

蚌壳花椒（单面针、山枇杷）

Zanthoxylum dissitum Hemsl.

药用部位：根、种子。分布：陕西、甘肃及长江流域。

功能主治：根，治跌打损伤，扭伤，骨折。种子，治疝气痛。

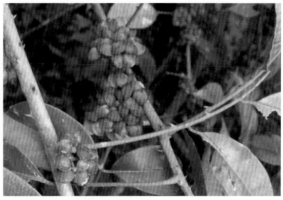

拟砚壳花椒（拟山枇杷）

Zanthoxylum laetum Drake

药用部位：根。分布：华南、云南。

功能主治：止痛。治牙痛。

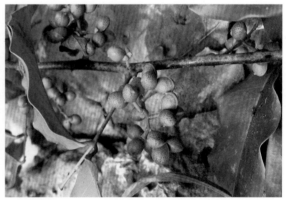

两面针（光叶花椒、入地金牛）

Zanthoxylum nitidum (Roxb.) DC.

药用部位：根、茎。分布：华南、东南、西南东。

功能主治：治风湿关节痛，跌打肿痛，腰肌劳损，牙痛，胃痛，咽喉肿痛，毒蛇咬伤。

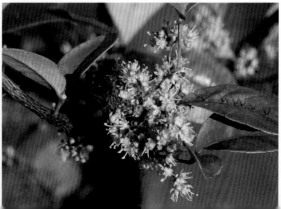

异叶花椒（苍椒、刺三加、羊山刺、三叶花椒）
Zanthoxylum ovalifolium Wight
药用部位：种子。分布：长江以南。
功能主治：治眼翳膜。

花椒簕（藤花椒、花椒藤）
Zanthoxylum scandens Bl.
药用部位：根、叶。分布：长江以南大部。
功能主治：祛风活血。治跌打肿痛，脘腹瘀滞疼痛。

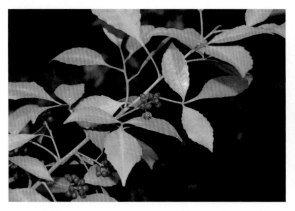

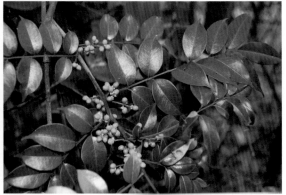

野花椒（柄果花椒）
Zanthoxylum simulans Hance
药用部位：根、茎皮、果实。分布：长江以南。
功能主治：果皮，治胃痛，腹痛，蛔虫病。外用治皮肤瘙痒。种子，治水肿，腹水。根，治风寒痹痛。

臭椿（椿根皮、凤眼草、樗根皮）
Ailanthus altissima (Mill.) Swingle
药用部位：根皮及果。分布：除西北和海南外广布。
功能主治：根皮，治慢性痢疾，肠炎，便血，遗精，白带。果实，治胃痛，便血，尿血。

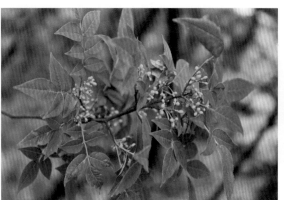

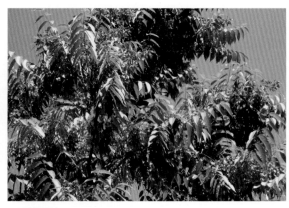

鸦胆子（苦参子、老鸦胆）
Brucea javanica (Linn.) Merr.
药用部位：果实。分布：华南、东南、西南。
功能主治：杀虫，止痢，止疟。治阿米巴痢疾，疟疾。外用除疣，鸡眼。

牛筋果（弓刺、连江簕）
Harrisonia perforata (Blanco) Merr.
药用部位：根。分布：广东、海南、福建。
功能主治：清热解毒。治疟疾。

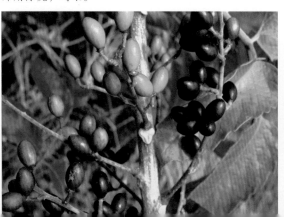

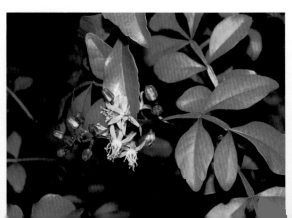

苦木（苦树皮、苦皮树、苦皮子、苦胆木）

Picrasma quassioides (D. Don) Benn.

药用部位：树干。分布：黄河流域以南。

功能主治：治肺热咳嗽，肺痈，霍乱吐泻，痢疾，湿热胁痛，湿疹，烧、烫伤，痈疖肿毒，疥癣。

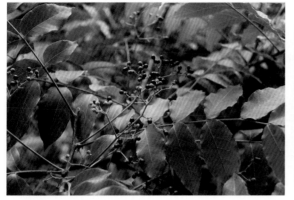

橄榄（白榄、黄榄）

Canarium album (Lour.) Raeusch.

药用部位：果实。分布：华南、东南、云南。

功能主治：清热解毒，利咽喉。治咽喉肿痛，咳嗽，暑热烦渴，肠炎腹泻。

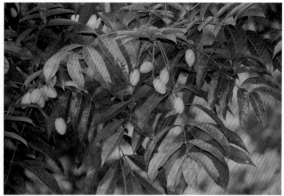

乌榄（黑榄、木威子）

Canarium tramdenum Chan Din Dai & G. P. Yakovlev

药用部位：根、叶。分布：华南、云南。

功能主治：根，治风湿腰腿痛，手足麻木。叶，治感冒，上呼吸道炎，肺炎，多发性疖肿。

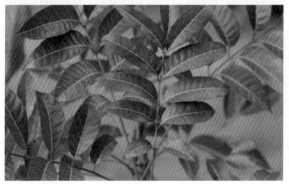

米仔兰（碎米兰、米兰花、珠兰）

Aglaia odorata Lour.

药用部位：枝叶及花。分布：华南、东南、西南。

功能主治：枝、叶，治跌打骨折，痈疮。花，行气解郁；治气郁胸闷，食滞腹胀。

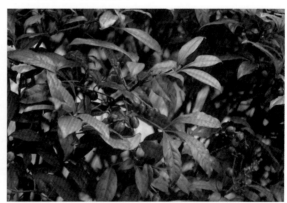

大叶山楝（大叶沙罗、红萝木、苦柏木）

Aphanamixis grandifolia Bl.

药用部位：树皮、叶。分布：华南、云南。

功能主治：祛风消肿。治风湿痹痛。

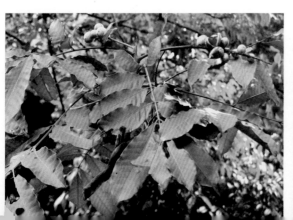

麻楝（白椿）

Chukrasia tabularis A. Juss.

药用部位：根皮。分布：华南、西南。

功能主治：消炎退热。治感冒发热。

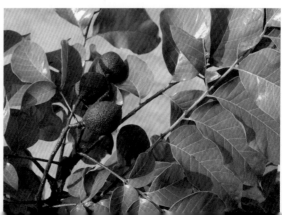

灰毛浆果楝
Cipadessa cinerascens (Pellegr.) Hand.-Mazz.

药用部位：根及叶。分布：华南、西南。

功能主治：治风湿痹痛，跌打损伤，痢疾，疟疾，感冒，大便秘结，小儿皮炎，脓疮，蛇虫咬伤。

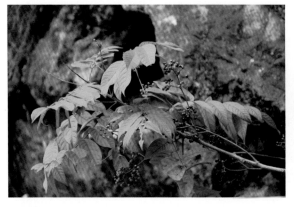

川楝（川楝皮、川楝子、金铃子、川楝实、大果苦楝）
Melia toosendan Sieb. et Zucc.

药用部位：果实、树皮及根皮（二层皮）。分布：华南、西南、湖北、甘肃。

功能主治：果实，胃痛，虫积腹痛，疝痛，痛经。川楝皮，蛔虫病。

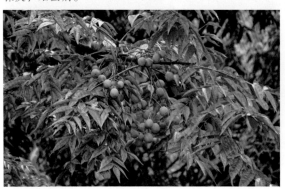

红楝子（赤昨工、红楝子、双翅香椿）
Toona ciliata M. Roem.

药用部位：根皮或果实。分布：长江以南。

功能主治：治久泻久痢，便血，崩漏，带下黄浊，遗精，小便白浊，小儿疳积，疮疥，蛔虫病。

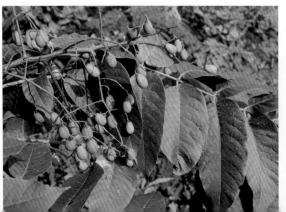

苦楝（苦楝皮、楝树果、楝枣子）
Melia azedarach Linn.

药用部位：根皮。分布：黄河以南。

功能主治：杀虫。治蛔虫病，钩虫病，蛲虫病，疥疮，头癣，水田皮炎。

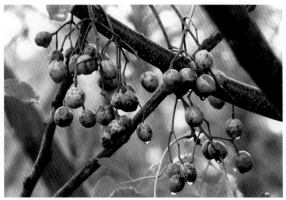

海南地黄连
Munronia hainanensis How et T. Chen

药用部位：全株。分布：华南。

功能主治：祛风除湿，活血化瘀。治风湿骨痛，跌打损伤。

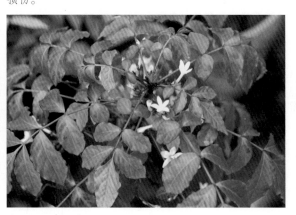

香椿（红椿、椿芽树、椿花、香铃子）
Toona sinensis (A. Juss.) Roem.

药用部位：根皮、果。分布：长江以南。

功能主治：根皮，治痢疾，肠炎，泌尿道感染，便血，血崩，白带，风湿腰腿痛。果，治慢性胃炎。

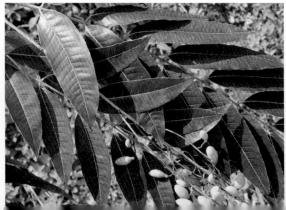

荜果鹧鸪花

Trichilia sinensis Bentv.

药用部位：根、叶、果。分布：华南。

功能主治：治蛔虫症腹痛，下肢溃疡，慢性骨髓炎，疥疮湿疹，外伤出血。

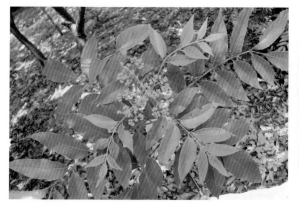

异木患（大果）

Allophylus viridis Radlk.

药用部位：全株。分布：广东、海南。

功能主治：祛风散寒，健胃，行气止痛。治心痛，气虚阳痿，腹胀冷痛。

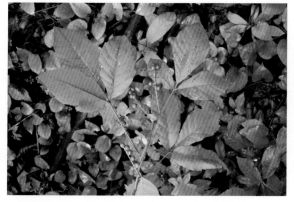

龙眼（桂圆、贺眼、圆眼）

Dimocarpus longan Lour.

药用部位：假果皮(果肉)、种子(龙眼核)。分布：西南至东南。

功能主治：假种皮，治神经衰弱，健忘，心悸，失眠。种子，治胃痛，烧、烫伤，疝气痛。

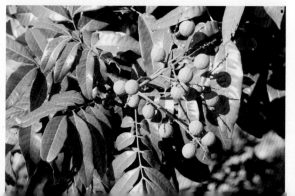

杜楝

Turraea pubescens Hellen

药用部位：全株。分布：广东、海南。

功能主治：解毒，收敛，止泻。治急慢性菌痢，泄泻，咽喉炎，内外伤出血等。

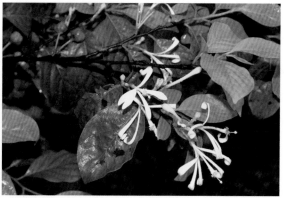

倒地铃（假苦瓜、包袱草、灯笼草、风船葛）

Cardiospermum halicacabum Linn.

药用部位：全草。分布：长江流域以南。

功能主治：治跌打损伤，疮疖痈肿，湿疹，毒蛇咬伤。外用适量鲜品捣烂敷患处或煎水洗。

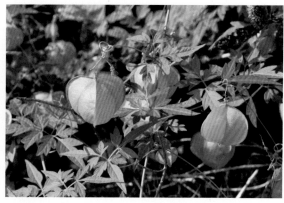

坡柳（山杨柳、油明子、炒米柴）

Dodonaea viscosa (Linn.) Jacq.

药用部位：全株。分布：秦岭以南。

功能主治：治皮肤疮痒，全株研末。外用敷疮毒，湿疹，荨麻疹，皮疹。花、果，治百日咳。

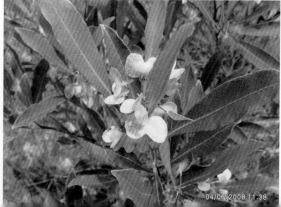

04/07/2008 11:38

复羽叶栾树

Koelreuteria bipinnata Franch.

药用部位：花、果实。分布：秦岭以南。

功能主治：清热泻肝明目，行气消肿止痛。治目痛流泪，疝气痛，腰痛。

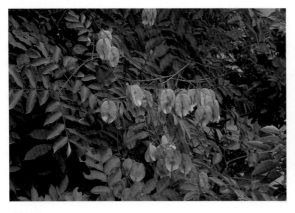

荔枝（大荔、丹荔、丽支、勒荔）

Litchi chinensis Sonn.

药用部位：根、假种皮（果肉）、核。分布：西南至东南。

功能主治：核，治疝气痛，鞘膜积液，睾丸肿痛，胃痛，痛经。假种皮，治脾虚久泻，血崩。根，治胃脘胀痛。

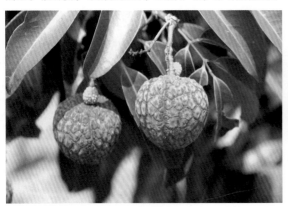

伯乐树（南华木、山桃树、钟萼木）

Bretschneidera sinensis Hemsl.

药用部位：树皮。分布：秦岭以南。

功能主治：祛风活血。治筋骨疼痛。

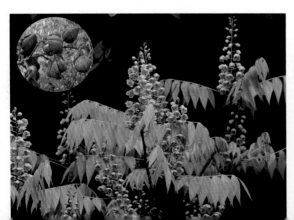

栾树（木栾、栾华、五乌拉叶）

Koelreuteria paniculata Laxm.

药用部位：花。分布：几遍全国。

功能主治：清肝明目。治目赤肿痛，多泪。

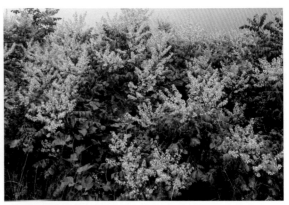

无患子（油患子、苦患子、洗手果）

Sapindus saponaria Linn.

药用部位：根、果。分布：西南、华南和东部。

功能主治：果，治白喉，咽喉炎，扁桃体炎，支气管炎，百日咳。根，治感冒高热，咳嗽，哮喘。

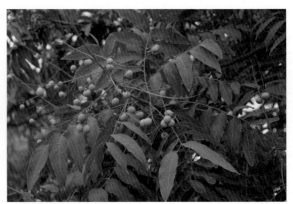

紫果槭（紫槭）

Acer cordatum Pax

药用部位：花。分布：秦岭以南。

功能主治：凉血解毒，止咳化痰。治咯血，扁桃体炎，支气管炎。

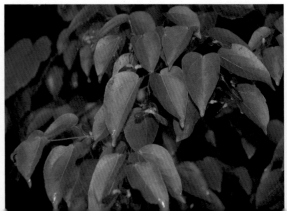

樟叶槭（革叶槭）

Acer coriaceifolium Lévl.

药用部位：根。分布：华东、华中及广西、贵州。

功能主治：祛风湿，止痛。治风湿关节炎。

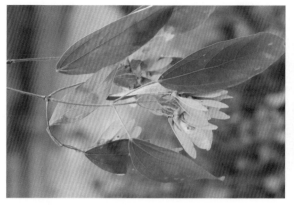

罗浮槭（蝴蝶果、红翅槭、红槭、费伯槭）

Acer fabri Hance

药用部位：果实。分布：秦岭以南。

功能主治：清热，利咽喉。治咽喉肿痛，声音嘶哑，咽喉炎，扁桃体炎。

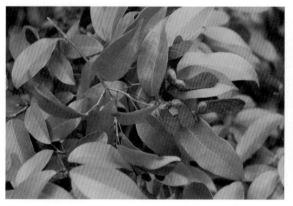

垂枝泡花树

Meliosma flexuosa Pamp.

药用部位：叶。分布：秦岭以南。

功能主治：清热解毒，镇痛，利水。治水肿，腹水，痈疮肿毒，毒蛇咬伤。

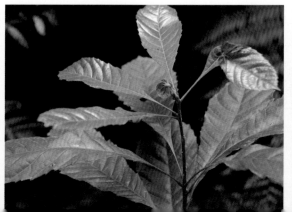

青榨槭（青虾蟆、大卫槭）

Acer davidii Franch

药用部位：根、树皮。分布：陕西、华北以东以南。

功能主治：治风湿痹痛，肢体麻木，关节不利，跌打瘀痛，泄泻，痢疾，小儿消化不良。

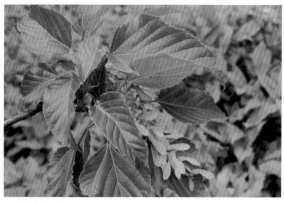

五裂槭

Acer oliverianum Pax

药用部位：枝、叶。分布：除华北、东北外大部。

功能主治：清热解毒，理气止痛。治痈疮，气滞腹痛。

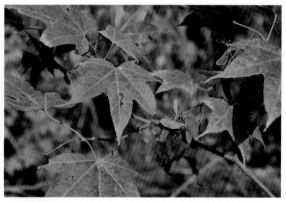

香皮树（罗浮泡花树）

Meliosma fordii Hemsl.

药用部位：树皮、叶。分布：华南、华中、云南、贵州。

功能主治：滑肠通便。治便秘。

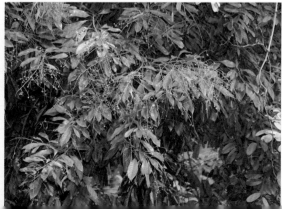

笔罗子（野枇杷、花木香）

Meliosma rigida Sieb. et Zucc.

药用部位：根。分布：秦岭以南。

功能主治：利水，消肿。治水肿腹胀，无名肿毒，蛇咬伤。

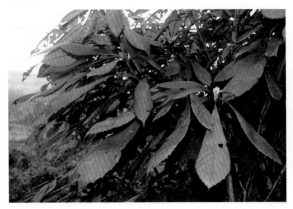

山樣叶泡花树（罗壳木）

Meliosma thorelii Lecomte

药用部位：根。分布：华南、福建、贵州、云南。

功能主治：消肿止痛。治风湿骨痛，跌打劳伤，腰膝疼痛。

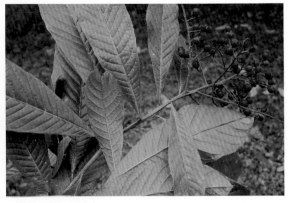

白背清风藤（灰背清风藤）

Sabia discolor Dunn.

药用部位：根、茎。分布：华南、东南。

功能主治：祛风利湿，活血通络，止痛。治风湿痹痛，跌打损伤，肝炎。

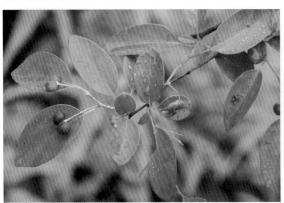

簇花清风藤

Sabia fasciculata Lec.

药用部位：全株。分布：福建、华南、云南。

功能主治：祛风除湿，散瘀消肿。治跌打损伤，风湿痹痛。

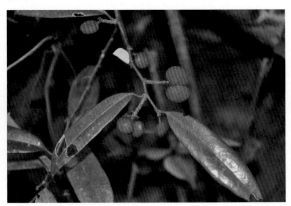

清风藤（寻风藤）

Sabia japonica Maxim.

药用部位：茎、叶。分布：华南、华东、华中。

功能主治：祛风通络，消肿止痛。治风湿痹痛，皮肤瘙痒，跌打肿痛，骨折，疮疖肿毒。

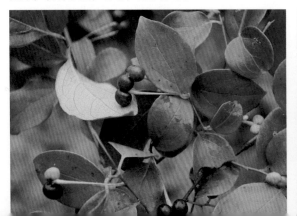

尖叶清风藤（海南清风藤、伞序清风藤、台湾清风藤）

Sabia swinhoei Hemsl.

药用部位：全株。分布：秦岭以南。

功能主治：祛风止痛。治风湿跌打。

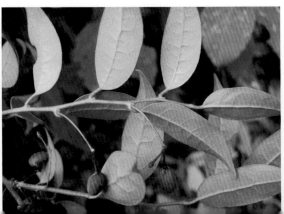

野鸦椿（鸡肾果、鸡眼睛、鸡肫子）

Euscaphis japonica (Thunb.) Kanitz

药用部位：根、果实。分布：除陕西以北广布。

功能主治：根，治感冒头痛，痢疾，肠炎。果，治月经不调，疝痛，胃痛。

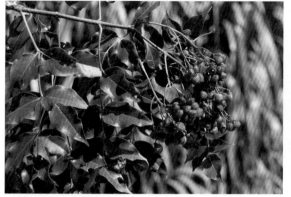

越南山香圆（大果山香圆）

Turpinia cochinchinensis (Lour.) Merr.

药用部位：全株。分布：广西、西南。

功能主治：祛风活血，通经活络。治风湿跌打，月经不调。

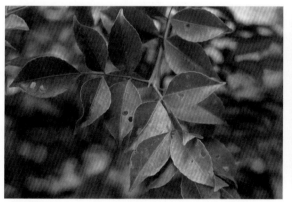

腰果（鸡腰果、槚如树）

Anacardium occidentale Linn.

药用部位：果壳榨成油。分布：海南、广西有栽。

功能主治：杀菌。治牛皮癣，铜钱癣，香港脚。外用涂抹患处。

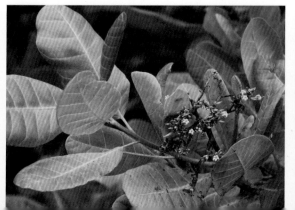

锐尖山香圆（两指剑、千打捶、山香圆、七寸钉）

Turpinia arguta (Lindl.) Seem.

药用部位：根、叶。分布：华南、华中、贵州及四川。

功能主治：活血散瘀，消肿止痛。治跌打损伤，叶捣烂外敷，脾脏肿大。

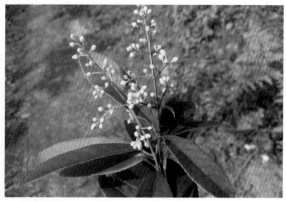

山香圆（羊屎蒿）

Turpinia montana (Bl.) Kurz.

药用部位：叶。分布：西南部和南部。

功能主治：利咽消肿，活血止痛。治乳蛾喉痹，咽喉肿痛，疮疡肿毒，跌打肿痛。

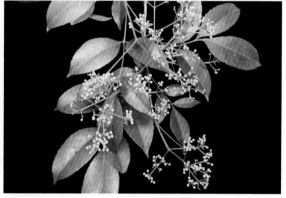

南酸枣（五眼果、四眼果、酸枣树）

Choerospondias axillaris (Roxb.) Burtt et Hill.

药用部位：树皮。分布：南部至西南。

功能主治：解毒，收敛，止痛，止血。治烧、烫伤，外伤出血，牛皮癣。外用适量。不作内服。

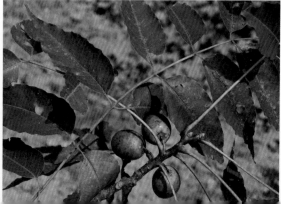

人面子（人面果、银桧、仁面）

Dracontomelon duperreanum Pierre

药用部位：果、叶。分布：海南、广西、广东。

功能主治：健胃生津，止渴。治消化不良，食欲不振，热病口渴。

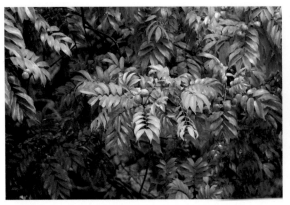

杧果（马蒙、麻蒙果）

Mangifera indica Linn.

药用部位：果、果核、叶。分布：南部有栽。

功能主治：果、果核，治咳嗽，食欲不振，睾丸炎，坏血病。叶，外用治湿疹瘙痒。

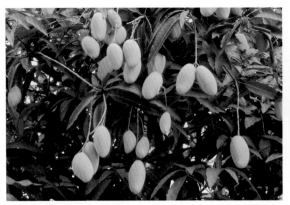

盐肤木（盐霜柏、敷烟树、蒲连盐、老公担盐、五倍子树）

Rhus chinensis Mill.

药用部位：根、叶。分布：秦岭以南。

功能主治：根，治感冒发热，支气管炎，咳嗽咯血，肠炎，痢疾，痔疮出血；根、叶，外用治跌打损伤，漆疮。

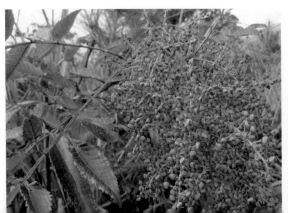

厚皮树（胶皮麻、厚皮麻、牛瘦木）

Lannea coromandelica (Houtt.) Merr.

药用部位：树皮（二层皮）。分布：华南、云南。

功能主治：解毒。治河豚、木薯、地菠萝中毒。

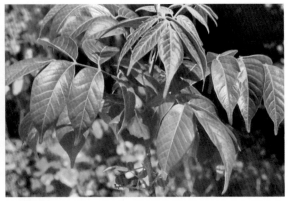

黄连木（黄楝树、楷树）

Pistacia chinensis Bunge.

药用部位：树皮、叶。分布：秦岭以南。

功能主治：清热解毒。治痢疾，皮肤瘙痒、疮痒。

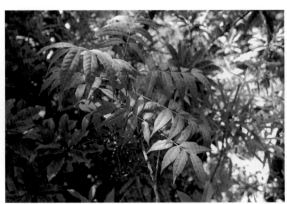

木蜡树（漆木、痒漆树、野漆树）

Toxicodendron succedaneum (Linn.) O. Kuntze

药用部位：根、叶、树皮、果。分布：长江流域以南。

功能主治：治哮喘，急、慢性肝炎，胃痛，跌打损伤。外用治骨折，创伤出血。

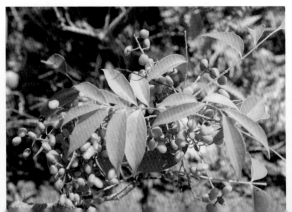

野漆树（木蜡树、山漆树、野毛漆）

Toxicodenderon sylvestris (Sieb. et Zucc.) Kuntze

药用部位：根皮、叶、果。分布：秦岭以南。

功能主治：治哮喘，急、慢性肝炎，胃痛，跌打损伤。外用治骨折，创伤出血。

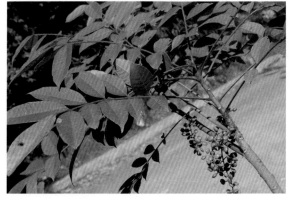

小叶红叶藤（牛栓藤、牛见愁、荔枝藤、霸王藤）

Rourea microphylla (Hook. et Arn.) Planch.

药用部位：根、叶。分布：华南、东南。

功能主治：活血通经，止血止痛。闭经。治跌打损伤肿痛，外伤出血：鲜叶捣烂外敷。

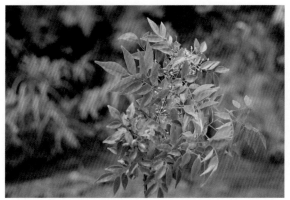

黄杞（黄榉、仁杞、土厚朴）

Engelhardtia roxburghiana Wall.

药用部位：树皮、叶。分布：秦岭以南。

功能主治：行气化湿，导滞。治脾胃湿滞，胸腹胀闷，湿热泄泻，疝气腹痛，感冒发热。

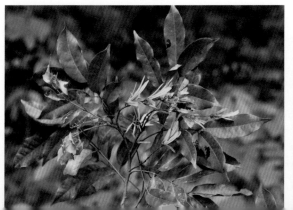

漆树（干漆、大木漆、小木漆、山漆）

Toxicodendron vernicifluum (Stokes) F. A. Barkl.

药用部位：树脂。分布：几遍全国。

功能主治：破瘀，消积，杀虫。治妇女瘀血阻滞，经闭，虫积。

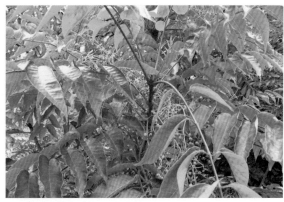

青钱柳（青钱李、山麻柳、山化树）

Cyclocarya paliurus (Batalin) Iljinsk.

药用部位：叶。分布：秦岭以南。

功能主治：祛风止痒，清热解毒。治皮肤癣疾，糖尿病，高脂血症。外用鲜品捣烂敷患处。

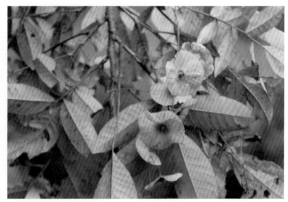

核桃（胡桃、胡桃仁、胡桃肉）

Juglans regia Linn.

药用部位：种仁（核桃仁）、外果皮（青龙衣）。分布：全国广栽。

功能主治：核桃仁，治咳嗽气喘，遗精，阳痿，腰痛，中耳炎，便秘。青龙衣，治慢性气管炎。

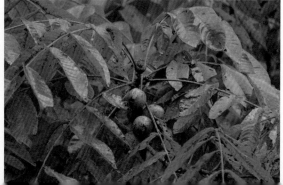

圆果化香树
Platycarya longipes Wu
药用部位：叶。分布：广东、广西、湖南及西南。
功能主治：治疮痈肿毒，骨痛流脓，顽癣，阴囊湿疹。
忌内服。外用鲜品捣烂敷患处。

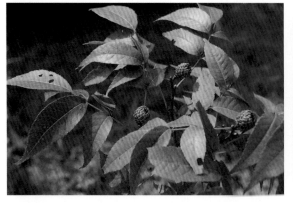

化香树（白皮树、山麻柳）
Platycarya strobilacea Sieb. et Zucc.
药用部位：树皮、果实及叶。分布：几遍全国。
功能主治：解毒，止痒，杀虫。治疮疖肿毒，阴囊湿疹，
顽癣。忌内服。外用煎水洗。

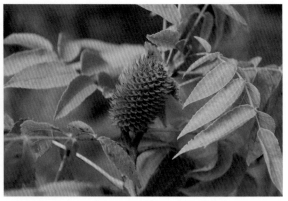

枫杨（麻柳树、水麻柳、小鸡树）
Pterocarya stenoptera C. DC.
药用部位：枝、叶。分布：除东北和西北外均有。
功能主治：杀虫止痒，利尿消肿。治血吸虫病。外用
治黄癣，脚癣。

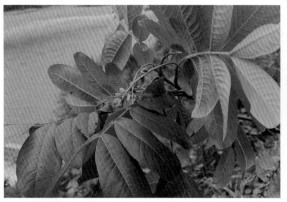

桃叶珊瑚
Aucuba chinensis Benth.
药用部位：叶。分布：华南、东南。
功能主治：治风湿痹痛，痔疮，烧、烫伤，跌打损伤。
外用鲜叶捣烂敷患处。

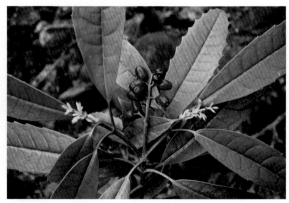

灯台树（六角树、瑞木）
Bothrocaryum controversum (Hemsl.) Pojark.
药用部位：叶。分布：除西北外均有。
功能主治：清热平肝，止痛，活血消肿。治肝阳上亢
之头痛，眩晕，咽痛，筋骨酸痛，跌打损伤。

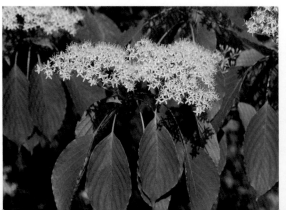

川鄂山茱萸
Cornus chinensis Wangerin
药用部位：果实。分布：黄河流域、湖北以西以南。
功能主治：治肝肾亏虚，头晕目眩，耳聋耳鸣，腰膝
酸软，遗精，尿频，体虚多病。

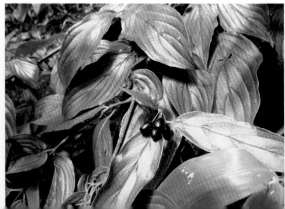

山茱萸（山萸肉、药枣、枣皮、蜀酸枣）
Cornus officinalis Sieb. et Zucc.

药用部位：果实。分布：黄河流域及华东、华中。

功能主治：治头晕目眩，耳聋耳鸣，腰膝酸软，遗精滑精，尿频，虚汗不止，妇女崩漏。

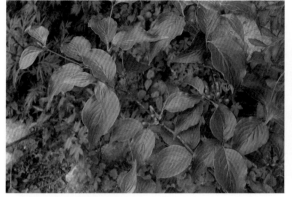

头状四照花（鸡嗉子）
Dendrobenthamia capitata (Wall.) Hutch.

药用部位：果实。分布：华南、华中、西南。

功能主治：杀虫消积，清热解毒，利水消肿。治蛔虫病，食积，肺热咳嗽，肝炎，腹水。

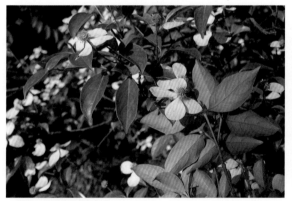

香港四照花
Dendrobenthamia hongkongensis (Hemsl.) Hutch.

药用部位：花、叶。分布：秦岭以南。

功能主治：收敛止血。治外伤出血。外用鲜品捣烂敷患处。

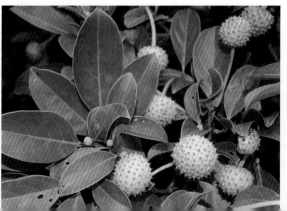

尖叶四照花（狭叶四照花）
Dendrobenthamia angustata (Chun) Fang

药用部位：花、叶。分布：陕西、甘肃及秦岭以南。

功能主治：清热解毒，收敛止血，消肿止痛。治热毒痢疾，外伤出血，骨折瘀痛，烧、烫伤。

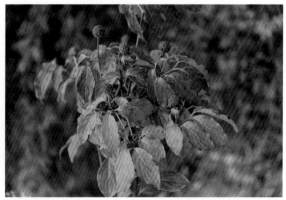

四照花
Dendrobenthamia japonica (DC.) Fang var. **chinensis** (Osborn) Fang

药用部位：花、叶。分布：全国广栽。

功能主治：清热解毒，收敛止血。治痢疾，肝炎，烧、烫伤，外伤出血。

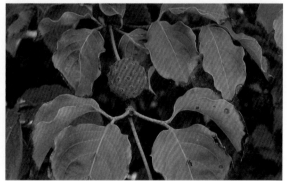

西域青荚叶（喜马拉雅青荚叶）
Helwingia himalaica Hook. f. et Thoms. ex C. B. Clarke

药用部位：叶、果实。分布：湖南、湖北、西南。

功能主治：活血散瘀，除湿利水，接骨止痛。治风湿痛，跌打损伤，痈疽。

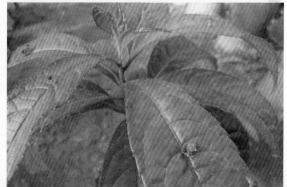

青荚叶（大叶通草、叶上珠）

Helwingia japonica (Thunb.) Dietr.

药用部位：叶、果实。分布：黄河流域以南。

功能主治：治感冒咳嗽，风湿痹痛，胃痛，痢疾，便血，月经不调，跌打损伤，骨折。

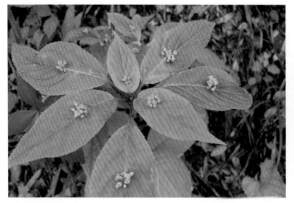

梾木（椋子木、凉子、冬青果）

Swida macrophylla (Wall.) Sojak

药用部位：心材。分布：西部、山东以及长江以南。

功能主治：活血止痛，养血安胎。治跌打骨折，瘀血肿痛，血虚萎黄，胎动不安。

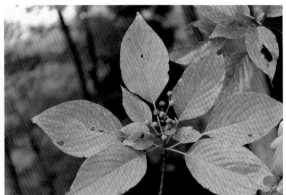

小梾木

Swida paucinervis (Hance) Sojak

药用部位：根、枝、叶。分布：陕西、甘肃、秦岭以南。

功能主治：治感冒头痛，风湿痹痛，腹泻，跌打损伤，外伤出血，热毒疮肿，烧伤。

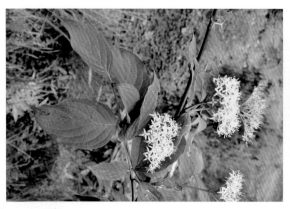

毛梾（小六谷、车梁木）

Swida walteri (Wanger.) Sojak

药用部位：枝、叶、果实。分布：辽宁、陕西至华中、西南。

功能主治：清热解毒。治漆疮。

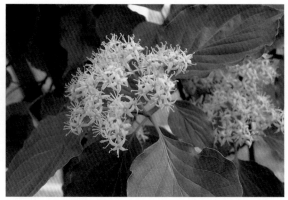

八角枫（大枫树、八角王）

Alangium chinense (Lour.) Harms

药用部位：侧根、须根、花、叶。分布：除东北、华北大部。

功能主治：祛风除湿，舒筋活络。治风湿关节痛，跌打损伤，精神分裂症。

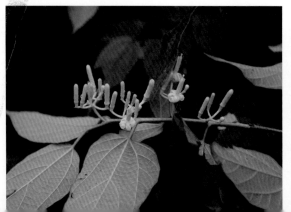

小花八角枫（细叶八角枫、西南八角枫）

Alangium faberi Oliv.

药用部位：根、叶。分布：广东、海南、湖南。

功能主治：祛风除湿。治跌打损伤，风湿痹痛，胃脘痛。

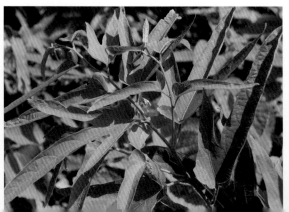

广西八角枫
Alangium kwangsiense Melch.

药用部位：根。分布：广东、广西。

功能主治：清热解毒、活血散瘀。治风湿关节痛，跌打损伤，精神分裂症。

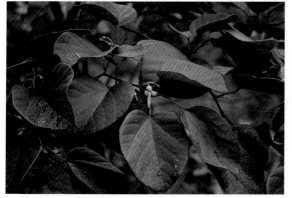

毛八角枫（毛木瓜）
Alangium kurzii Craib.

药用部位：根、叶。分布：长江流域以南。

功能主治：祛风除湿，舒筋活络。治风湿关节痛，跌打损伤，精神分裂症。

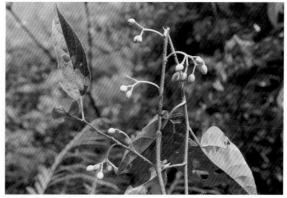

土坛树（割舌罗）
Alangium salviifolium (Linn. f.) Wanger.

药用部位：根、叶。分布：华南。

功能主治：消肿止痛，活血祛风。治风湿骨痛，跌打损伤，毒虫、蜈蚣咬伤。

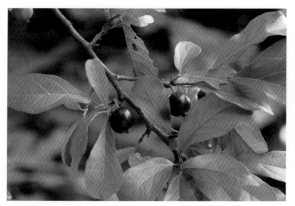

喜树（旱莲木、千张树、水桐树）
Camptotheca acuminata Decne.

药用部位：根、树枝、根皮、叶及果实。分布：秦岭以南。

功能主治：治胃癌，结肠癌，直肠癌，膀胱癌，慢性粒细胞性白血病，急性淋巴性白血病。

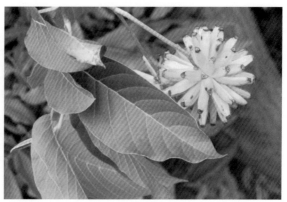

虎刺楤木（楤木、广东楤木）
Aralia armata (Wall.) Seem.

药用部位：根皮。分布：华南、西南及江西。

功能主治：治跌打损伤，肝炎，肾炎，前列腺炎，急性关节炎，胃痛，腹泻，白带，痈疖等。

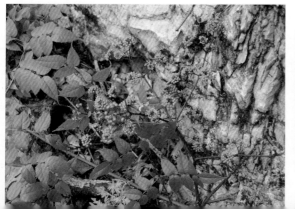

楤木（刺龙包、雀不站、鸟不宿）
Aralia chinensis Linn.

药用部位：根皮、茎皮。分布：除东北及西北均有。

功能主治：治肝炎，淋巴结肿大，肾炎水肿，糖尿病，白带，胃痛，风湿关节痛，腰腿痛，跌打损伤。

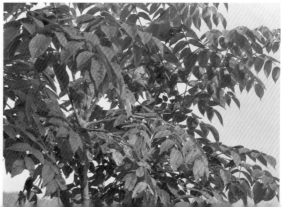

食用楤木（土当归、心叶楤木、九眼独活）

Aralia cordata Thunb.

药用部位：根状茎。分布：广西、华东、华中。

功能主治：祛风燥湿，活血止痛，消肿。治风湿性腰腿痛，腰肌劳损。

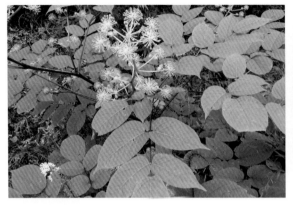

头序楤木（毛叶楤木、雷公种）

Aralia dasyphylla Miq.

药用部位：根。分布：南部。

功能主治：治风热感冒，咳嗽，风湿痹痛，水肿，黄疸，带下，痢疾，胃脘痛，跌打损伤，瘀血经闭。

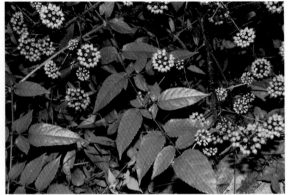

黄毛楤木（鸟不企）

Aralia decaisneana Hance

药用部位：根。分布：南部。

功能主治：祛风除湿。风湿性腰腿痛，急、慢性肝炎。

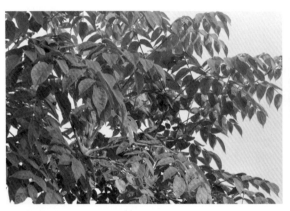

棘茎楤木

Aralia echinocaulis Hand.-Mazz.

药用部位：根。分布：华南、华中、华东。

功能主治：治风湿痹痛，跌打损伤，骨折，胃脘痛，疝气，崩漏，骨髓炎，痈疽，蛇伤。

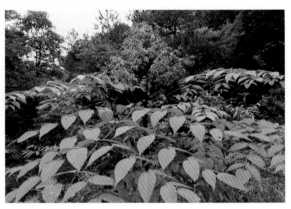

长刺楤木（刺叶楤木）

Aralia spinifolia Merr.

药用部位：根。分布：华南、华中、华东。

功能主治：解毒消肿，止痛，驳骨。治头昏头痛，风湿跌打，吐血，血崩，蛇伤。

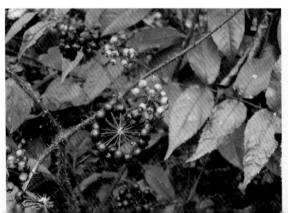

鸭脚罗伞（柏那参、掌叶树）

Brassaiopsis glomerulata (Bl.) Regel

药用部位：根。分布：华南、云南。

功能主治：祛风除湿。治风湿病。

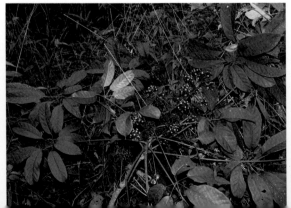

树参（枫荷桂、半枫荷）

Dendropanax dentiger (Harms) Merr.

药用部位：根、树皮。分布：南部。

功能主治：治风湿骨痛，瘫痪，扭伤，痈疽，小儿麻痹后遗症，月经不调等。

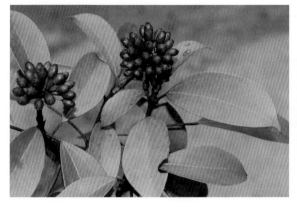

五加（南五加皮、刺五加、刺五甲）

Eleutherococcus gracilistylus (W. W. Smith) S. Y. Hu

药用部位：根皮、树皮。分布：秦岭以南。

功能主治：祛风除湿，强筋壮骨。治风湿性关节痛，腰腿酸痛，半身不遂，跌打损伤，水肿。

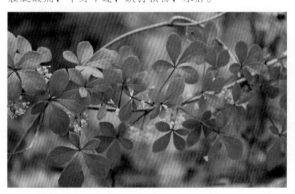

常春藤（中华常春藤、三角枫、追枫藤）

Hedera nepalensis K. Koch. var. sinensis (Tobl.) Rehd.

药用部位：全株。分布：黄河流域以南。

功能主治：治风湿性关节痛，腰痛，跌打损伤，急性结膜炎，肾炎水肿，闭经。外用治湿疹。

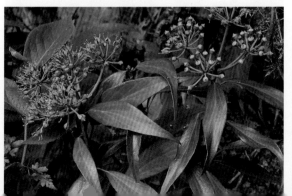

变叶树参（三层楼、白半枫荷）

Dendropanax proteus (Champ.) Benth.

药用部位：根。分布：华南、福建。

功能主治：祛风除湿，活血通络。治风湿痹痛，腰肌劳损，跌打瘀积肿痛，产后风瘫，疮毒。

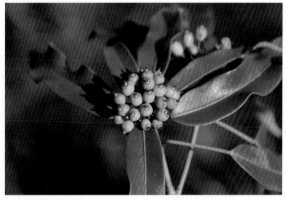

白簕花（白簕、白簕根、三叶五加、三加皮、刺三加）

Eleutherococcus trifoliatus (Linn.) S. Y. Hu

药用部位：全株。分布：南部。

功能主治：治黄疸，肠炎，胃痛，风湿性关节炎，腰腿痛。外用治跌打损伤，疮疖肿毒，湿疹。

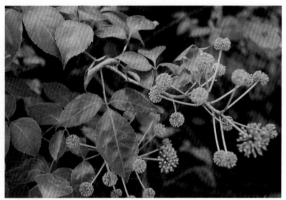

短梗幌伞枫（短梗罗汉伞）

Heteropanax brevipedicellatus Li

药用部位：根、树皮。分布：广东、广西、江西、福建、云南。

功能主治：活血消肿，消炎。治跌打损伤，烫火伤，疮毒。

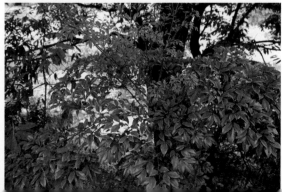

刺楸（百鸟不落、辣枫树）

Kalopanax septemlobus (Thunb.) Koidz.

药用部位：根、根皮、树皮。分布：秦岭以南及山东、陕西。

功能主治：祛风利湿，活血止痛。治风湿腰膝酸痛，肾炎水肿，跌打损伤，内痔便血。

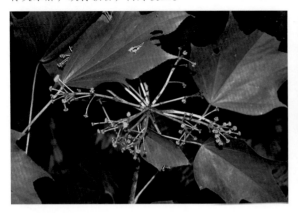

人参（棒槌）

Panax ginseng C. A. Mey.

药用部位：根。分布：东北，河北、山西有栽。

功能主治：治体虚欲脱，肢冷脉微，内热消渴，气血亏虚，久病虚羸，惊悸失眠，阳痿宫冷。

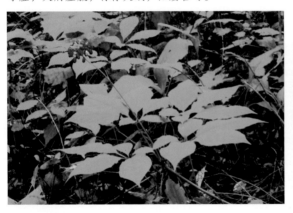

鹅掌藤

Schefflera arboricola Hayata

药用部位：根、茎。分布：华南、台湾。

功能主治：治风湿骨痛，跌打损伤，外伤瘀肿，胃痛及各种痛症，感冒发热，咽喉痛。

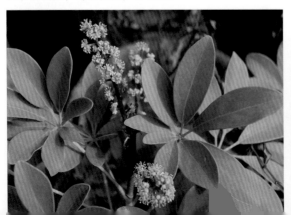

短梗大参（七角枫、小五加、节梗大参、七叶枫、接骨丹）

Macropanax rosthornii (Harms) C. Y. Wu ex Hoo

药用部位：根、叶。分布：秦岭以南及甘肃。

功能主治：祛风除湿，活血。治风湿关节炎，骨折。

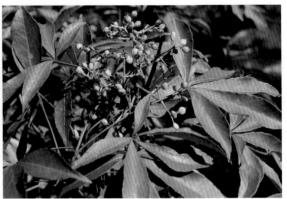

田七（三七、滇七、云南三七）

Panax pseudo-ginseng Wall. var. **notoginseng** (Burkill) Hoo & Tseng

药用部位：块根。分布：广东、广西、云南。

功能主治：治衄血，吐血，咯血，便血，功能性子宫出血，产后血瘀腹痛，跌打损伤。

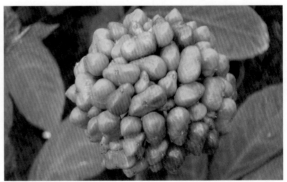

穗序鹅掌柴（绒毛鸭脚木、大加皮、野巴戟、假通脱木）

Schefflera delavayi (Franch.) Harms. ex Diels

药用部位：根、茎。分布：广东、广西、江西、福建、云南。

功能主治：治骨折，扭挫伤，风湿关节痛，腰肌劳损，肾虚腰痛，跌打损伤。

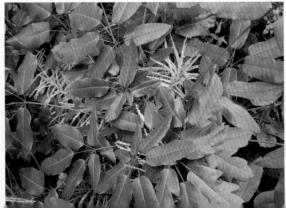

鸭脚木（鹅掌柴、鸭母树、伞托树）

Schefflera heptaphylla (Linn.) Frodin

药用部位：根皮、根及叶。分布：长江以南。

功能主治：根皮，治感冒发热，咽喉肿痛，风湿骨痛，跌打损伤；叶，外用治过敏性皮炎，湿疹。

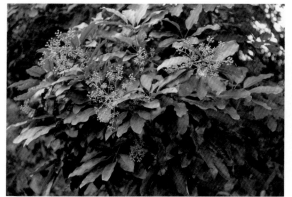

球序鹅掌柴（团花鸭脚木）

Schefflera pauciflora R. Vig

药用部位：根皮、树皮。分布：西南、华南。

功能主治：祛风活络。治风湿骨痛。

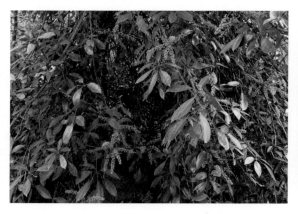

白芷（兴安白芷、河北独活）

Angelica dahurica (Fisch.) Benth. et Hook. f.

药用部位：根。分布：全国广栽。

功能主治：治头痛，眩晕，牙痛，腰痛，咳嗽痰多，肠风痔漏，痈疽疮，皮肤燥痒，经痛。

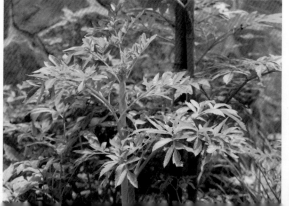

广西鹅掌柴

Schefflera kwangsiensis Merr. ex Li

药用部位：根、茎。分布：广东、广西。

功能主治：温经止痛，活血消肿。治风湿痛，神经痛，经前痛，水肿，骨折。

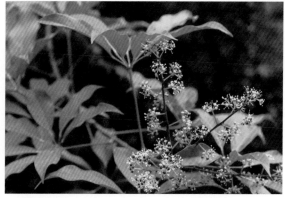

通脱木（通草、通花根、大通草、白通草、主通、泡通）

Tetrapanax papyriferus (Hook.) Koch

药用部位：茎髓。分布：秦岭以南。

功能主治：清热利尿，通气下乳。治水肿，小便不利，尿痛，尿急，乳汁较少或不下。

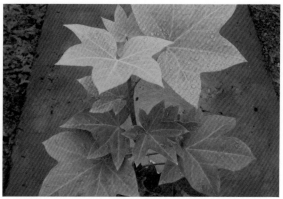

当归（秦归、云归）

Angelica sinensis (Oliv.) Diels

药用部位：根。分布：全国广栽。

功能主治：治月经不调，功能性子宫出血，血虚闭经，痛经，慢性盆腔炎，贫血，血虚头痛。

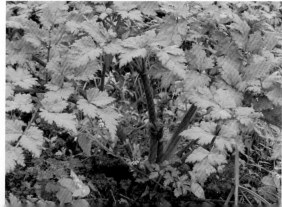

芹菜（旱芹、香芹、药芹菜、洋芹茶菜）

Apium graveolens Linn.

药用部位：全草。分布：全国广栽。

功能主治：降压利尿，凉血止血。治头晕脑涨，高血压病，小便热涩不利，尿血，崩中带下。

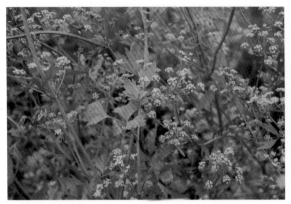

竹叶柴胡（膜缘柴胡、竹嘎防风、南柴胡）

Bupleurum marginatum Wall. ex DC.

药用部位：根。分布：南部。

功能主治：治感冒发热，胸满，肋痛，疟疾，头痛，肝炎，脱肛，子宫下垂，月经不调。

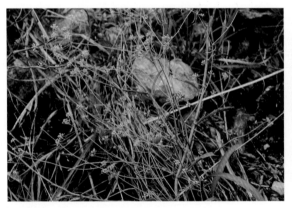

川明参（明参、沙参、明沙参、土明参）

Chuanminshen violaceum Sheh et Shan

药用部位：根状茎和根。分布：四川、湖北栽培。

功能主治：治痰火咳嗽，喘逆，头晕，呕吐，目赤，白带，疔毒疮疡，气血两亏。

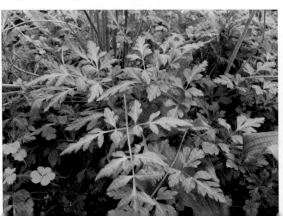

柴胡

Bupleurum chinense DC.

药用部位：全草。分布：除西南、华南广布。

功能主治：治感冒发热，胸满，肋痛，疟疾，头痛，肝炎，中气下陷，脱肛，子宫下垂，月经不调。

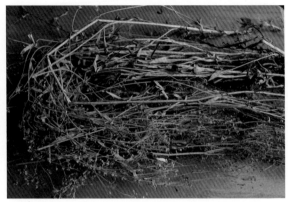

积雪草（崩大碗、雷公根、钱凿菜）

Centella asiatica (Linn) Urban.

药用部位：全草。分布：陕西、秦岭以南。

功能主治：治高热感冒，中暑，扁桃体炎，咽喉炎，胸膜炎，结石，传染性肝炎，肠炎，痢疾。

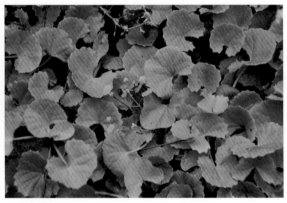

蛇床子（野茴香、野胡萝卜子、蛇米、蛇粟）

Cnidium monnieri (Linn.) Cuss.

药用部位：果实。分布：东南至西南。

功能主治：温肾壮阳，祛风燥湿，杀虫止痒。阴痒带下，阴道滴虫，皮肤湿疹，阳痿。

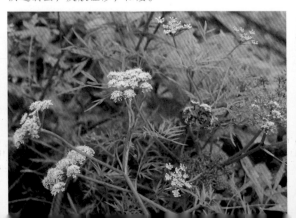

芫荽（芫茜、香菜、胡荽、延荽）
Coriandrum sativum Linn.

药用部位：全草。分布：全国广栽。

功能主治：发表透疹，健胃。全草，麻疹不透，感冒无汗；果，消化不良，食欲不振。

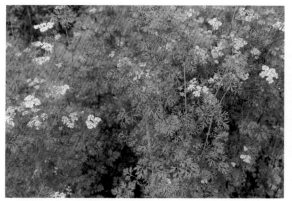

胡萝卜（红萝卜）
Daucus carota Linn. var. **sativa** Hoffm.

药用部位：块根。分布：全国广栽。

功能主治：下气补中，安五脏，利胸膈，润肠胃，助消化，透解麻痘毒。治久痢。

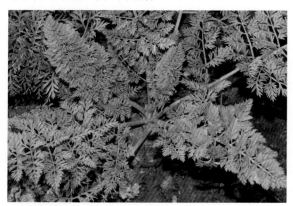

珊瑚菜（海沙参）
Glehnia littoralis Fr. Schmidt ex Miq.

药用部位：根。分布：辽宁、河北、华东。

功能主治：养阴清肺，益胃生津。治肺热燥咳，虚劳久咳，热病伤津，口渴。

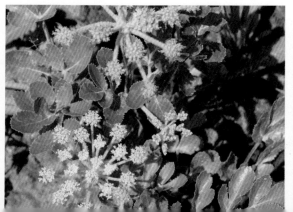

鸭儿芹（鸭脚板、鹅脚板）
Cryptotaenia japonica Hassk.

药用部位：根或全草。分布：长江以南。

功能主治：祛风止咳，活血祛瘀。感冒咳嗽，跌打损伤。外用治皮肤瘙痒。

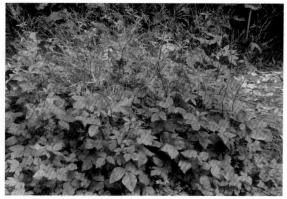

刺芫荽（洋芫荽、假芫荽、山芫荽、大叶芫荽）
Eryngium foetidum Linn.

药用部位：全草。分布：华南、西南。

功能主治：治感冒，麻疹内陷，气管炎，肠炎，腹泻，急性传染性肝炎。外用治跌打肿痛。

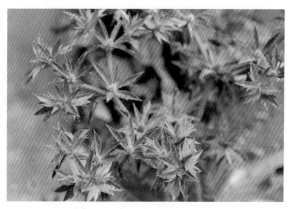

茴香（小茴香、香丝菜、怀香）
Foeniculum vulgare Mill.

药用部位：全草。分布：全国广栽。

功能主治：行气止痛，健胃散寒。治胃寒腹痛，小腹冷痛，痛经，疝痛，睾丸鞘膜积液，血吸虫病。

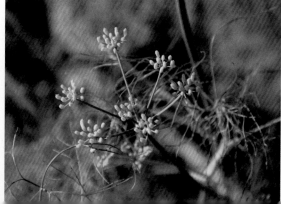

中华天胡荽
Hydrocotyle chinensis (Dunn) Craib
药用部位：全草。分布：华南、华中和西南。
功能主治：理气止痛，利湿解毒。治脘腹痛，肝炎，黄疸，小便不利，湿疹。

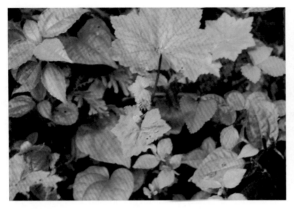

天胡荽（盆上芫荽、满天星）
Hydrocotyle sibthorpioides Lam.
药用部位：全草。分布：长江以南。
功能主治：治黄疸型肝炎，肝硬化腹水，胆石症，泌尿系感染，泌尿系结石，伤风感冒，咳嗽，百日咳，咽喉炎，扁桃体炎，目翳。

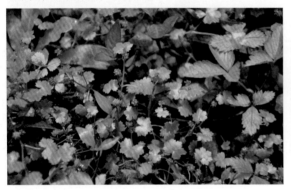

肾叶天胡荽（水雷公根、冰大海、透骨草）
Hydrocotyle wilfordi Maxim.
药用部位：全草。分布：华东、华南和西南。
功能主治：清热解毒，利湿。治红、白痢疾，黄疸，小便淋痛，疮肿，鼻炎，耳痛，口疮。

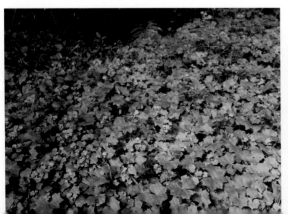

红马蹄草（接骨草、大叶天胡菜、大雷公根）
Hydrocotyle nepalensis Hook.
药用部位：全草。分布：长江以南。
功能主治：清肺止咳，活血止血。治感冒，咳嗽，吐血，跌打损伤。外用治外伤出血，痔疮。

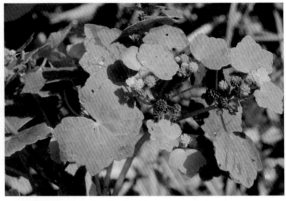

破铜钱（花边灯一盏）
Hydrocotyle sibthorpioides Lam. var. batrachium (Hance) Hand.-Mazz.
药用部位：全草。分布：华东及华南。
功能主治：治黄疸型肝炎，肝硬化腹水，胆石症，泌尿系感染，伤风感冒，咳嗽，百日咳，咽喉炎。

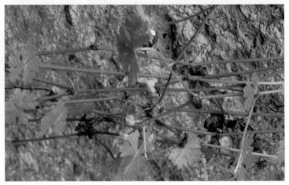

川芎（芎䓖、小叶川芎）
Ligusticum chuanxiong S. H. Qiu et al.
药用部位：根状茎。分布：甘肃至西南、华中栽培。
功能主治：治月经不调，经闭腹痛，胸胁胀痛，冠心病心绞痛，感冒风寒，头晕，风湿痹痛。

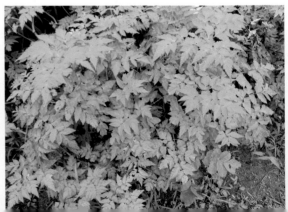

藁本（西芎）

Ligusticum sinense Oliv.

药用部位：根状茎。分布：全国广栽。

功能主治：祛风除湿，散寒止痛。治风寒头痛，巅顶疼痛，心腹气痛，疥癣，寒湿泄泻。

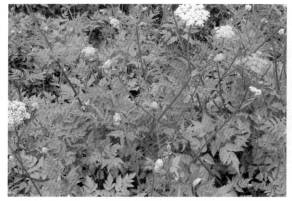

水芹（水芹菜、野芹、小叶芹、野芹菜）

Oenanthe javanica (Bl.) DC

药用部位：全草。分布：全国广布。

功能主治：清热利湿，止血，降血压。治感冒发热，呕吐腹泻，尿路感染，崩漏，白带，高血压。

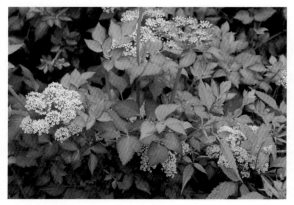

隔山香（鸡爪参、柠檬香碱草）

Ostericum citriodorum (Hance) Yuan et Shan

药用部位：全草。分布：西南和湖南、福建。

功能主治：治胃痛，腹痛，风湿骨痛，跌打损伤，疝痛，支气管炎，肝硬化腹水，闭经。

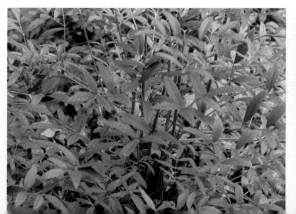

少花水芹

Oenanthe benghalensis Benth. & Hook. f.

药用部位：全草。分布：华南和西南。

功能主治：清热利湿，止血，降血压。治感冒发热，呕吐腹泻，尿路感染，崩漏，白带，高血压。

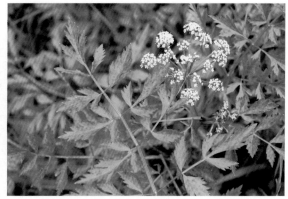

西南水芹（线叶水芹、水芹菜）

Oenanthe linearis Wallich ex de Candolle

药用部位：全草。分布：西南、华中和福建。

功能主治：疏风清热，止痛，降压。治风热感冒，咳嗽，麻疹，胃痛，高血压。

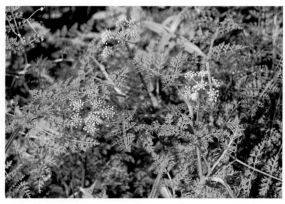

紫花前胡（前胡）

Peucedanum decursivum (Miq.) Maxim.

药用部位：根。分布：除西北，辽宁以南。

功能主治：疏风清热，降气化痰。治感冒咳嗽，上呼吸道感染，咳喘，痰多。

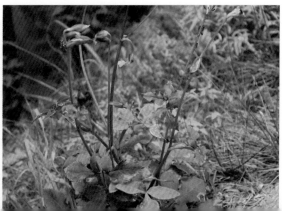

白花前胡（鸡脚前胡、岩棕、前胡）
Peucedanum praeruptorum Dunn

药用部位：根。分布：甘肃以东以南。

功能主治：疏风清热，降气化痰。治感冒咳嗽，上呼吸道感染，咳喘，痰多。

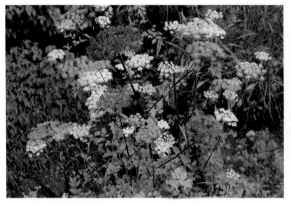

变豆菜（蓝布正、鸭脚板）
Sanicula chinensis Bunge

药用部位：全草。分布：秦岭以南和河北、山东。

功能主治：解毒，止血。治咽喉痛，咳嗽，月经过多，尿血，外伤出血，疮痈肿毒。

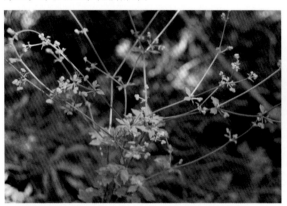

直刺变叶菜（小紫花菜、黑鹅脚板）
Sanicula orthacantha S. Moore

药用部位：全草。分布：华东、华中及西南。

功能主治：治麻疹后热毒未尽，肺热咳嗽，劳咳，耳热瘙痒，头痛，疮肿，风湿关节炎，跌打损伤。

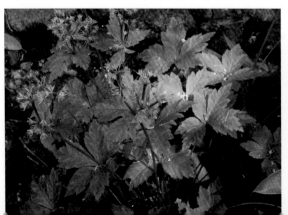

异叶茴芹（鹅脚板、八月白、苦爹菜、六月寒、茴芹、冬青草）
Pimpinella diversifolia (Wall.) DC.

药用部位：全草。分布：长江以南。

功能主治：治感冒，咽喉肿痛，痢疾，黄疸型肝炎。外用治毒蛇咬伤，跌打损伤，皮肤瘙痒。

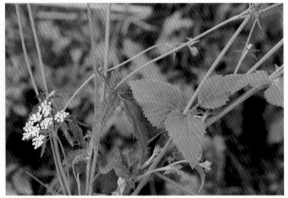

薄片变豆菜（鹅掌脚草、山芹菜、野芹菜、散血草）
Sanicula lamelligera Hance

药用部位：全草。分布：秦岭以南。

功能主治：散寒咳嗽，行经调血。治感冒，咳嗽，月经不调，经闭，痛经，百日咳，腰痛，劳伤。

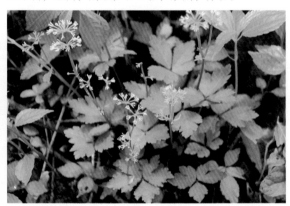

防风（北防风、关防风、哲里根呢）
Saposhnikovia divaricata (Turcz.) Schischk.

药用部位：根。分布：东北和华北。

功能主治：治外感风寒，头痛目眩，骨节酸痛，腹痛腹泻，肠风下血，四肢挛急，风疹瘙痒。

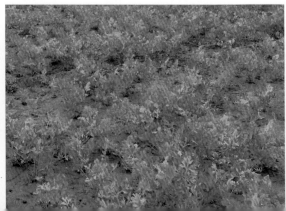

破子草（鹤虱、小窃衣、粘粘草）

Torilis japonica (Houtt.) DC.

药用部位：根、果实。分布：除黑龙江、西北外，广布。

功能主治：治慢性腹泻，蛔虫病。痈疮溃烂久不收口，阴道滴虫，用果实适量，水煎冲洗。

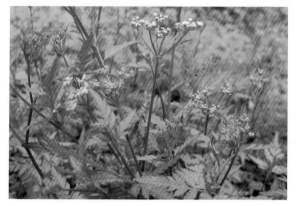

窃衣

Torilis scabra (Thunb.) DC.

药用部位：全草。分布：西北、长江以南。

功能主治：杀虫止泻，收湿止痒。治虫积腹痛，泻痢，疮疡溃烂，阴痒带下，风湿疹。

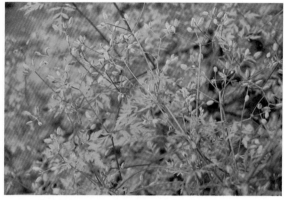

贵定桤叶树（华中山柳、贵定山柳）

Clethra cavaleriei Lévl.

药用部位：根。分布：秦岭以南。

功能主治：活血祛瘀，强壮筋骨。治跌打损伤，骨折后期，肢体麻木，腰膝酸软。

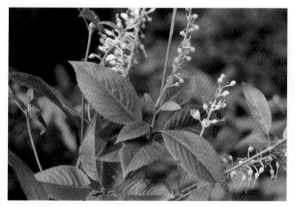

红皮紫陵（独角牛、广东金叶子、广东假吊钟）

Craibiodendron scleranthum W. S. Judd var. **kwangtungense** (S. Y. Hu) Judd.

药用部位：根、叶。分布：广东、广西。

功能主治：通经活络，散瘀消肿。治跌打损伤，扭伤。叶或根配其他药捣烂外敷。

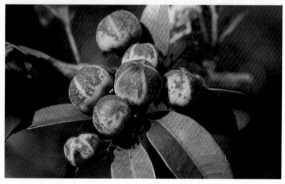

齿叶吊钟花（九节筋、山枝仁、莫铁硝、野支子）

Enkianthus serrulatus (Wils.) Schneid.

药用部位：根。分布：秦岭以南。

功能主治：祛风除湿，活血。治风湿痹痛。

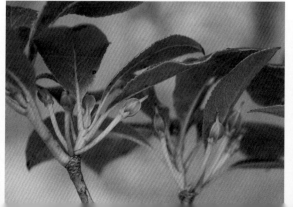

滇白珠树（白珠树、透骨香、满山香、钻骨风、火炭子）

Gaultheria yunnanensis (Fr.) Rehd.

药用部位：根或全株。分布：西南经广西至湖南。

功能主治：祛风除湿，舒筋活络。治风湿关节炎，跌打损伤，胃寒疼痛，风寒感冒。

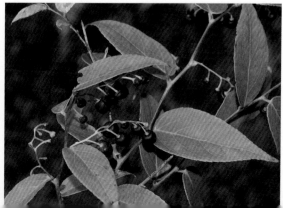

南烛（南烛子）

Lyonia ovalifolia (Wall.) Drude

药用部位：根、叶。分布：西南至东南。

功能主治：活血止痛，祛风。治跌打损伤，骨折，癣疮。外用鲜叶捣烂敷患处。

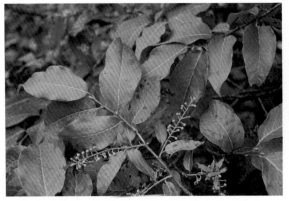

大平杜鹃（黏毛杜鹃、刺毛杜鹃、狗脚骨）

Rhododendron championae Hook.

药用部位：根。分布：华南、华中和华东。

功能主治：祛风解表，活血止痛。治流行性感冒，风湿关节炎，跌打损伤。

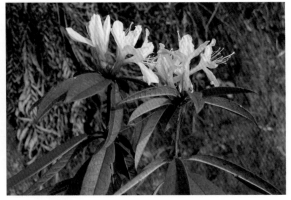

云锦杜鹃（天目杜鹃、厚叶朱标）

Rhododendron fortunei Lindl.

药用部位：花、叶。分布：秦岭以南和河南、陕西。

功能主治：消炎，杀虫。治咽喉肿痛，皮肤瘙痒溃烂，驱蛔虫。

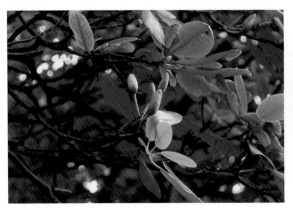

广东杜鹃

Rhododendron kwangtungense Merr. et Chun

药用部位：全株。分布：广东、广西、湖南。

功能主治：化痰止咳。治老年支气管炎。

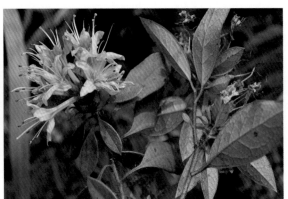

鹿角杜鹃（岩杜鹃、绿杜鹃、高脚铜盘）

Rhododendron latoucheae Finet et Franch.

药用部位：花蕾、根。分布：秦岭以南。

功能主治：根，治风湿骨痛，肺痈；花蕾，治血崩，湿疹，痈疖疮毒。

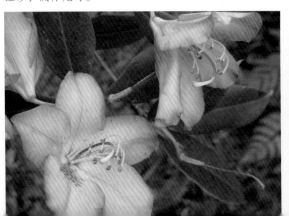

紫花杜鹃（岭南杜鹃、异叶杜鹃）

Rhododendron mariae Hance

药用部位：枝、叶。分布：东南、湖南和华南。

功能主治：镇咳，祛痰，平喘。治咳嗽，哮喘，支气管炎。

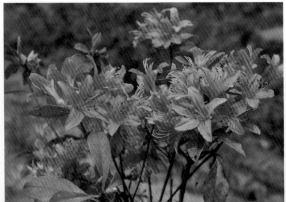

满山红（山石榴、马礼士杜鹃）
Rhododendron mariesii Hemsl. et Wils.

药用部位：叶。分布：长江以南。

功能主治：止咳，祛痰。治急、慢性支气管炎，心肌炎及胃肠炎。

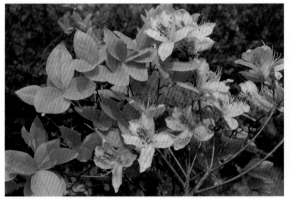

黄花杜鹃（羊踯躅、闹羊花、三钱三、毛老虎）
Rhododendron molle (Bl.) G. Don

药用部位：全株。分布：长江以南、河南。

功能主治：根，治风湿痹痛。外用治肛门瘘管。花，外搽治癣。果，治风湿关节痛。有大毒，慎重。

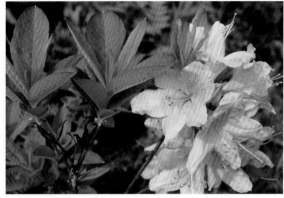

毛棉杜鹃（白杜鹃、丝线吊芙蓉）
Rhododendron moulmainense Hook.

药用部位：根皮。分布：秦岭以南。

功能主治：利水，活血。治水肿，肺结核，跌打损伤。

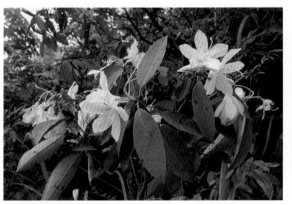

白杜鹃（尖叶杜鹃、白杜鹃）
Rhododendron mucronatum (Bl.) G. Don

药用部位：全株。分布：长江以南栽培。

功能主治：和血止咳，活血化瘀。治吐血，便血，痢疾，崩漏，咳嗽，跌打损伤。

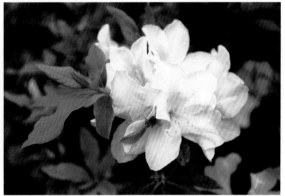

马银花（卵叶杜鹃）
Rhododendron ovatum (Lindl.) Planch. ex Maxim.

药用部位：根。分布：长江以南。

功能主治：根和水、酒、猪瘦肉同煎，白糖冲服，可治白带下黄浊水。

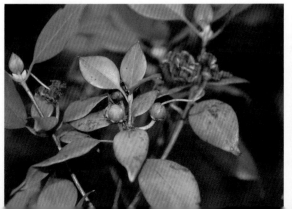

南华杜鹃
Rhododendron simiarum Hance

药用部位：花。分布：华南、华东、湖南。

功能主治：化痰咳嗽。治支气管炎。

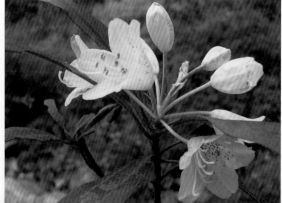

杜鹃（映山红、满山红、杜鹃花、艳山红）

Rhododendron simsii Planch.

药用部位：根、叶、花。分布：长江以南。

功能主治：根，治跌打损伤，闭经。外用治外伤出血。花、叶，治支气管炎，荨麻疹。

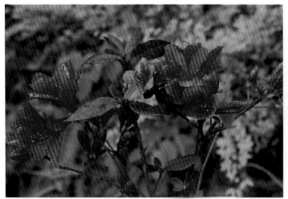

长叶鹿蹄草（极品鹿蹄草）

Pyrola elegantula H. Andres

药用部位：全草。分布：华南、华中和四川。

功能主治：治风湿痹痛，腰膝无力，月经过多，久咳劳嗽，吐血，崩漏，外伤出血。

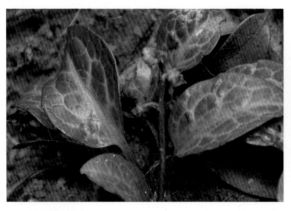

扁枝越橘（扁木、山小璧）

Vaccinium japonicum Miq. var. **sinicum** (Nakai) Rehd.

药用部位：全株。分布：长江以南。

功能主治：疏风清热，降火解毒。治感冒发热，牙痛，咽痛。

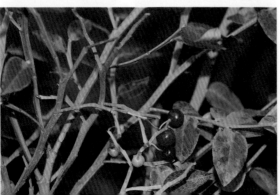

水晶兰

Monotropa uniflora Linn.

药用部位：全草。分布：全国均有。

功能主治：补虚止咳。治肺虚咳嗽。

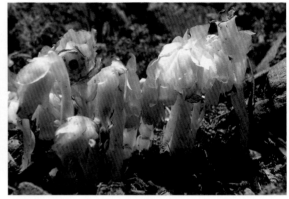

乌饭树（乌饭叶、谷粒木、南烛子、牛筋、乌草）

Vaccinium bracteatum Thunb.

药用部位：根、果。分布：长江以南。

功能主治：果，治梦遗、久痢久泻，赤白带下。根，治跌打损伤肿痛，用鲜根捣烂水煎外洗。

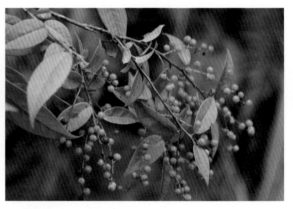

米饭树（米饭花）

Vaccinium sprengelii (G. Don) Sleum.

药用部位：果实。分布：长江流域以南。

功能主治：强筋骨，益气，消肿。治四肢无力，筋骨痿弱，全身浮肿。

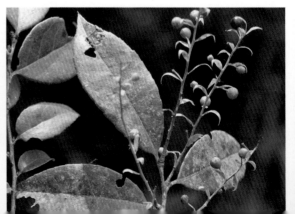

乌材（乌材子、乌蛇）

Diospyros eriantha Champ. ex Benth.

药用部位：根皮及果。分布：华南、东南。

功能主治：治风湿，疝气痛，心气痛。

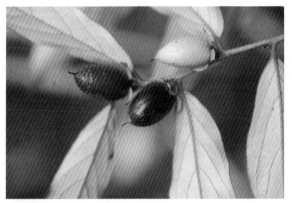

野柿（野柿树、油柿）

Diospyros kaki Thunb. var. **silvestris** Makino

药用部位：根。分布：中南、西南及沿海。

功能主治：收敛清热。治风湿关节痛，其他效用参阅柿。

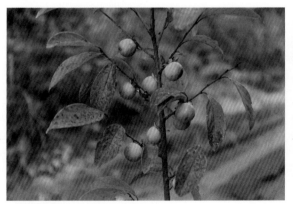

罗浮柿（山柿）

Diospyros morrisiana Hance

药用部位：茎皮、叶、果。分布：长江以南。

功能主治：消炎解毒，收敛。治食物中毒，腹泻，赤白痢疾；外用治水火烫伤。

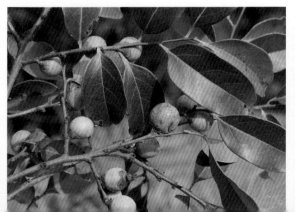

柿（柿子、朱果）

Diospyros kaki Thunb.

药用部位：果、果蒂、柿霜、根。分布：全国广布。

功能主治：果，治肺燥咳嗽，咽喉干痛；柿蒂，治呃逆，噫气；柿霜，治口疮，咽喉痛；根，治吐血。

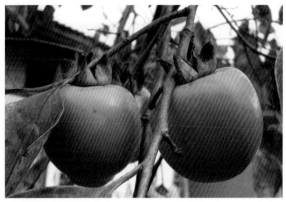

君迁子（黑枣、软枣、红蓝枣）

Diospyros lotus Linn.

药用部位：果实。分布：几遍全国。

功能主治：止泻，止渴，除痰。治烦热，口渴咽干。

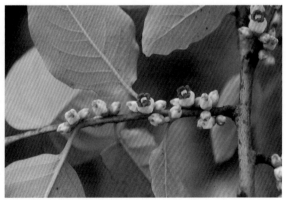

老鸦柿

Diospyros rhombifolia Hemsl.

药用部位：根。分布：华南和华东。

功能主治：清湿利热，退黄，利胆，化瘀消肿。治湿热黄疸，肝硬化胁痛，跌打瘀肿。

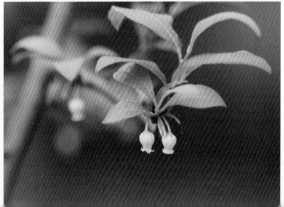

金叶树（大横纹、横纹独须）

Chrysophyllum lanceolatum (Bl.) DC. var. **stellatocarpon** Van Royen

药用部位：根、叶。分布：华南。

功能主治：活血祛瘀，消肿止痛。治跌打瘀肿，风湿关节炎，骨折脱白。

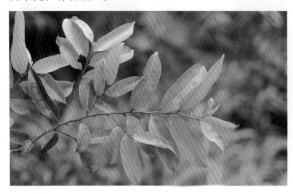

桃榄（大核果树）

Pouteria annamensis (Pierre) Baehni

药用部位：树皮。分布：广西、广东。

功能主治：清热解毒。治蛇咬伤。

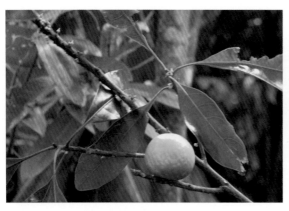

少年红（念珠藤叶紫金牛）

Ardisia alyxiaefolia Tsiang ex C. Chen

药用部位：根。分布：长江以南。

功能主治：活血散瘀。治跌打肿痛，风湿筋骨酸痛。

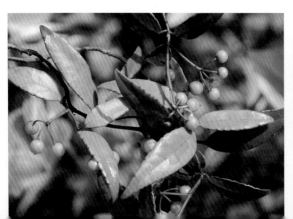

人心果

Manilkara zapota (Linn.) van Royen

药用部位：树皮、叶、果。分布：南部和东南常栽。

功能主治：消炎解毒，收敛。治食物中毒，烧、烫伤，腹泻，痢疾。

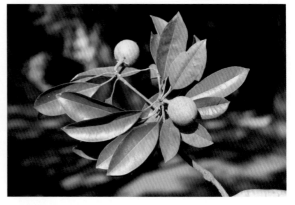

细罗伞（矮地茶、波叶紫金牛）

Ardisia affinis Hemsl.

药用部位：全株。分布：长江以南。

功能主治：利咽止咳，理气活血。治咽喉肿痛，咳嗽，胃脘痛，跌打损伤，双单喉蛾。

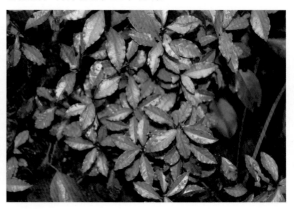

九管血（矮茎朱砂根、血党、矮八爪金龙、开喉箭）

Ardisia brevicaulis Diels

药用部位：根。分布：秦岭以南。

功能主治：清热利咽，活血消肿。治咽喉肿痛，痈疽肿毒，蛇咬伤，风湿关节疼痛，跌打损伤。

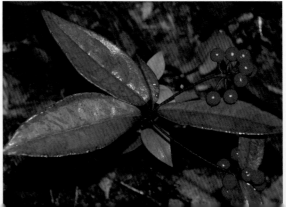

凹脉紫金牛（棕紫金牛）

Ardisia brunnescens Walker

药用部位：根。分布：广西、广东。

功能主治：清热解毒。水煎含咽治扁桃腺炎。

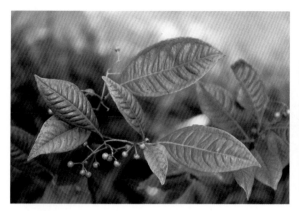

朱砂根（圆齿紫金牛、大罗伞）

Ardisia crenata Sims.

药用部位：根、叶。分布：台湾至西藏东南。

功能主治：治上呼吸道感染，咽喉肿痛，扁桃体炎，白喉，支气管炎，风湿性关节炎，跌打损伤。

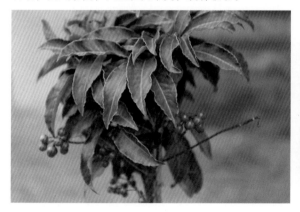

百两金（小罗伞、八爪龙、铁雨伞、八爪根、开喉箭）

Ardisia crispa (Thunb.) A. DC.

药用部位：根。分布：长江以南。

功能主治：清利咽喉，散瘀消肿。治咽喉肿痛，跌打损伤，风湿骨痛。

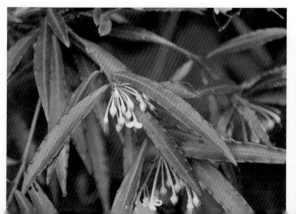

尾叶紫金牛（峨眉紫金牛、薄叶紫金牛）

Ardisia caudata Hemsl.

药用部位：根。分布：西南、华南。

功能主治：治胃痛，牙痛，咽喉炎，风湿，跌打损伤，骨折，淋巴结肿大。

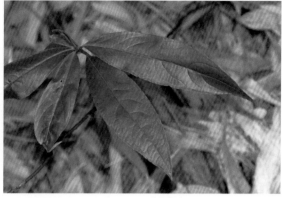

红凉伞（紫背紫金牛、红色紫金牛、大罗伞、大凉伞）

Ardisia crenata Sims var. **bicolor** C. Y. Wu et C. Chen

药用部位：根。分布：广东、广西、云南。

功能主治：治上呼吸道感染，咽喉肿痛，扁桃体炎，白喉，支气管炎，腰腿痛，跌打损伤。

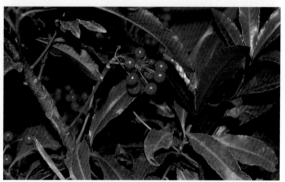

小紫金牛（紫金牛）

Ardisia cymosa Bl

药用部位：全株。分布：华南、东南。

功能主治：止血，止痛。治肺结核，咯血，呕血，跌打损伤，痛经等。

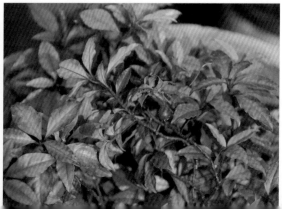

圆果罗伞（拟罗伞树）

Ardisia depressa C. B. Clarke

药用部位：叶。分布：西南、广西和广东。

功能主治：凉血止血。治鼻衄。

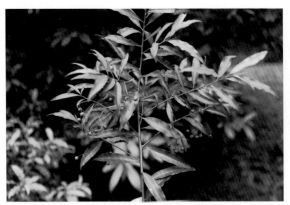

灰色紫金牛（细罗伞、两广紫金牛）

Ardisia fordii Hemsl.

药用部位：全株。分布：华南。

功能主治：活血消肿。治风湿痛。

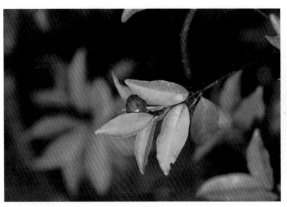

郎伞树（珍珠盖罗伞）

Ardisia hanceana Mez

药用部位：根、叶。分布：华南。

功能主治：散瘀止痛。治跌打，内伤，弹伤。

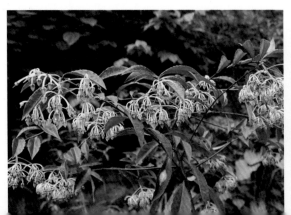

月月红（木步马胎、红毛走马胎）

Ardisia faberi Hemsl.

药用部位：根、全株。分布：华中、华南、西南。

功能主治：疏风散热，解毒利咽，消肿。治风热感冒，咳嗽，咽肿。

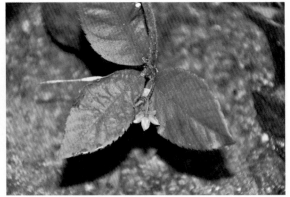

走马胎（大叶紫金牛）

Ardisia gigantifolia Stapf

药用部位：根或全株。分布：华南、东南和云南。

功能主治：治风湿，跌打，疮疖溃烂，闭经，风湿性腰腿痛，产后风瘫半身不遂，不孕症。

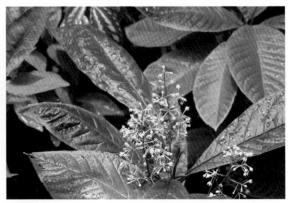

紫金牛（矮地茶、矮茶风、平地木、地青杠）

Ardisia japonica (Thunb.) Bl.

药用部位：全株。分布：长江以南。

功能主治：治支气管炎，大叶性肺炎，小儿肺炎，肺结核，肝炎，痢疾，急性肾炎，痛经，跌打损伤。

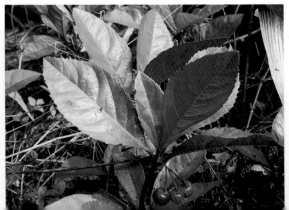

山血丹（斑叶朱砂根、血党、腺点紫金牛）

Ardisia lindleyana D. Dietr.

药用部位：根、叶。分布：华南、东南。

功能主治：根，治咽喉肿痛，口腔炎，月经不调，经闭，风湿性关节炎；根、叶，治跌打损伤。

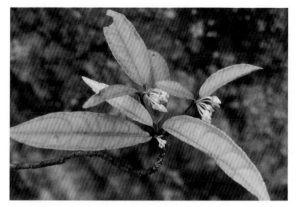

虎舌红（红毛紫金牛、毛青杠、红毛毡、老虎脷）

Ardisia mamillata Hance

药用部位：全株。分布：长江以南。

功能主治：治风湿关节痛，跌打损伤，肺结核咯血，月经过多，痛经，肝炎，痢疾，小儿疳积。

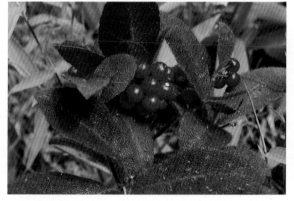

九节龙（五托莲、毛不出林、地茶、猴接骨）

Ardisia pusilla A. DC.

药用部位：全株。分布：长江以南。

功能主治：清热解毒，消肿止痛。治黄疸、痛经和跌打。

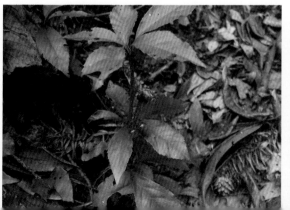

心叶紫金牛（红云草、假地榕、红毛藤）

Ardisia maclurei Merr.

药用部位：全株。分布：华南和贵州。

功能主治：止血，清热解毒。治吐血，便血，疮疖等。

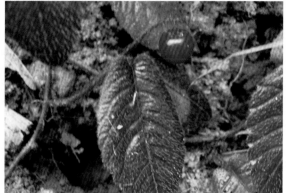

莲座紫金牛（毛虫药公、老虎脷、老虎毛虫药）

Ardisia primulaefolia Gardn. et Champ.

药用部位：全株。分布：华南东南、云南。

功能主治：治风湿关节痛，咯血，吐血，肠风下血，闭经，恶露不尽，跌打损伤，乳痈，疔疮。

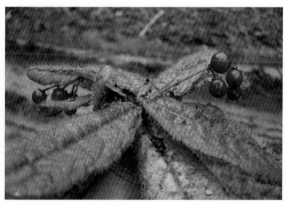

罗伞树（高脚罗伞树、高脚罗伞、五角紫金牛）

Ardisia quinquegona Bl.

药用部位：根、叶。分布：东南、云南和华南。

功能主治：清咽消肿，散瘀止痛。治咽喉肿痛，风湿关节痛，跌打损伤，疖肿。

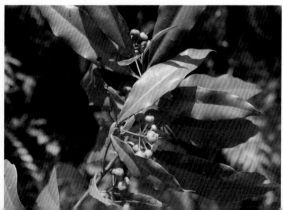

雪下红（卷毛紫金牛、矮罗伞、毛罗伞）

Ardisia villosa Roxb.

药用部位：全株。分布：华南和云南。

功能主治：活血散瘀，消肿止痛。治风湿痹痛，跌打肿痛，痢疾，痈疮，咯血。

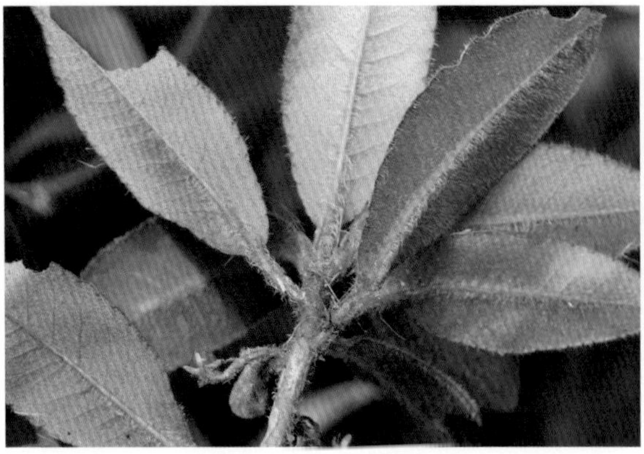

酸藤子（酸果藤、酸藤果、山盐酸鸡）

Embelia laeta (Linn.) Mez.

药用部位：根、果。分布：华南、东南和云南。

功能主治：根，治痢疾，肠炎，消化不良，咽喉肿痛，跌打损伤。果，治闭经，贫血，胃酸缺乏。

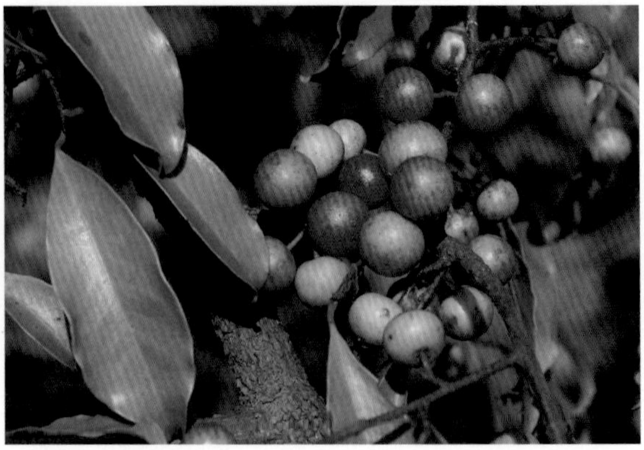

当归藤（小花酸藤子、虎尾草、筛其蕴）

Embelia parviflora Wall. ex A. DC.

药用部位：根、藤茎。分布：东南、华南、西南。

功能主治：补血调经，强腰膝。治贫血，闭经，月经不调，白带，腰腿痛。

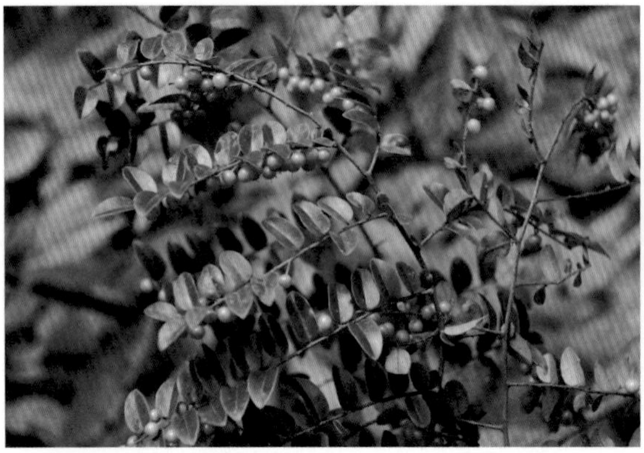

白花酸藤果（牛尾藤、小种楠藤、羊公板仔）

Embelia ribes Burm. f.

药用部位：根、果实。分布：东南、华南、西南。

功能主治：治闭经，痢疾，腹泻，小儿头疮，皮肤瘙痒，跌打损伤，外伤出血，毒蛇咬伤。

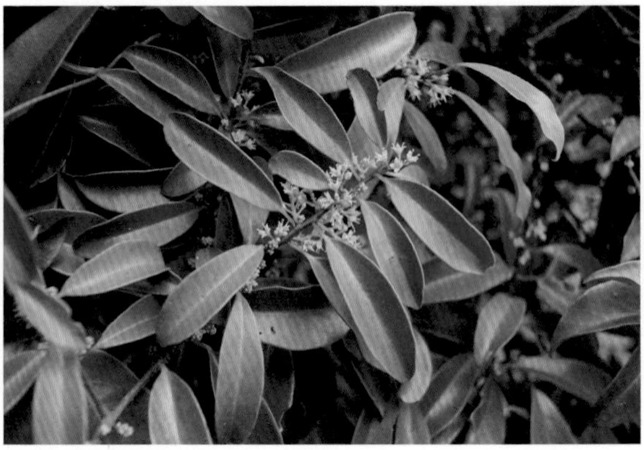

厚叶白花酸藤子（旱禾酸）

Embelia ribes Burm. f. var. **pachyphylla**

药用部位：根。分布：华南和云南。

功能主治：清热除湿，消炎止痛。治痢疾，急性肠胃炎，腹泻，外伤出血，蛇伤。

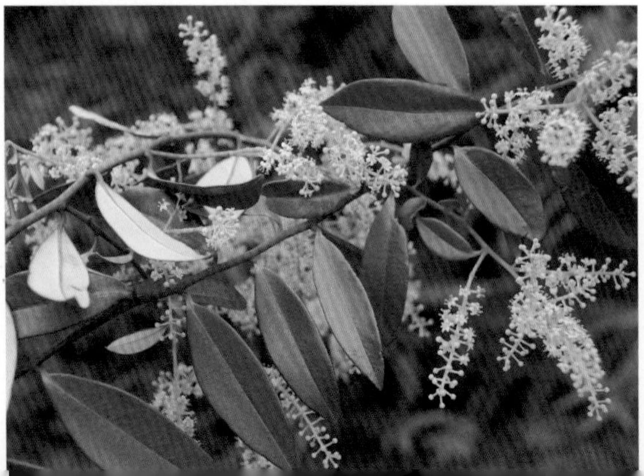

网脉酸藤子（大样酸藤子、了哥脷）

Embelia rudis Hand.-Mazz.

药用部位：根、茎。分布：长江以南。

功能主治：清热解毒，滋阴补肾。治闭经，月经不调，风湿痹痛。

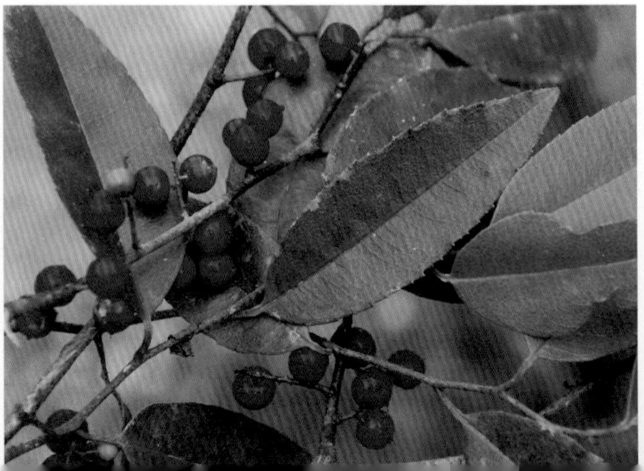

瘤皮孔酸藤子（假刺藤、乌肺叶）
Embelia scandens (Lour.) Mez

药用部位：叶、根。分布：广东、广西和云南。

功能主治：舒经活络，疗肺止咳。治风湿，跌打，肺结核，灭虱子。

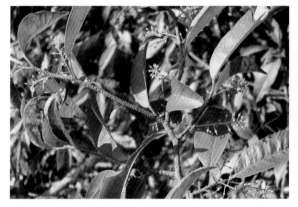

长叶酸藤子（大叶酸藤、酸盘子、长叶酸藤果）
Embelia undulata (Wall.) Mez

药用部位：全株。分布：东南、华南和西南。

功能主治：祛风利湿，消肿散瘀。治肾炎水肿，肠炎腹泻，跌打瘀肿。

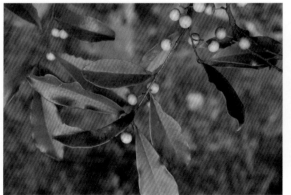

杜茎山（野胡椒、鱼子花、踏天桥、山茄子）
Maesa japonica (Thunb.) Moritzi ex Zoll.

药用部位：全株。分布：台湾至西南。

功能主治：祛风利尿，止血，消肿。根，治头痛，腰痛，水肿，腹水。外用治创伤出血。

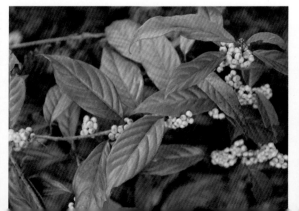

大叶酸藤子（阿林稀、近革叶酸藤果）
Embelia subcoriacea (C. B. Clarke) Mez

药用部位：果实。分布：华南、云南和贵州。

功能主治：驱虫。治蛔虫病。

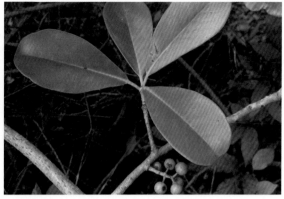

多脉酸藤子（矩叶酸藤果、长圆叶酸藤子、断骨藤）
Embelia vestita Roxb.

药用部位：果实。分布：华南、西南。

功能主治：驱虫，止泻。驱蛔虫、绦虫，治腹泻。

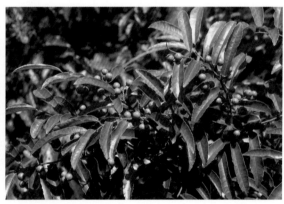

金珠柳（白子木、普洱茶）
Maesa montana A. DC.

药用部位：根、叶。分布：台湾至西南。

功能主治：清热利湿。治痢疾，泄泻。

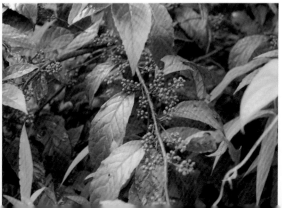

鲫鱼胆（空心花、嫩肉木、丁药）

Maesa perlarius (Lour.) Merr.

药用部位：全株。分布：台湾至贵州以南沿海。

功能主治：接骨消肿，生肌祛腐。治跌打刀伤，疔疮。外用适量，捣烂敷患处。

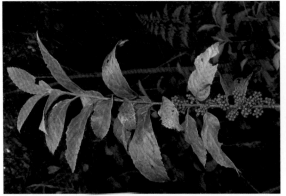

赤杨叶（红皮岭麻、高山望、冬瓜木）

Alniphyllum fortunei (Hemsl.) Makino

药用部位：根、叶。分布：中部、华南和西南。

功能主治：祛风除湿，利尿消肿。治风湿痹痛，身目浮肿，小便不利。

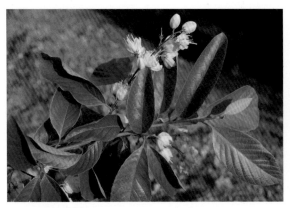

白花笼（白龙条、扫酒树、棉子树）

Styrax faberi Perk.

药用部位：果实。分布：长江流域以南。

功能主治：清热解毒，消痈散结。治风热感冒，痈肿疮疖。

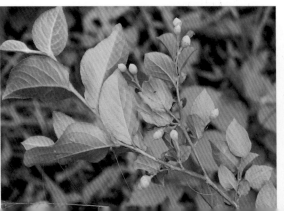

密花树（打铁树、鹅骨梢）

Rapanea neriifolia (Sieb. & Zucc.) Mez

药用部位：根、叶。分布：西南至台湾。

功能主治：清热解毒，凉血，祛湿。治乳腺炎初起。外用治湿疹，疮疖。

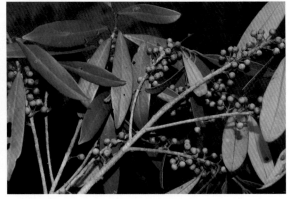

垂珠花（小叶硬田螺）

Styrax dasyanthus Perk.

药用部位：叶。分布：华东、华中、西南和广西。

功能主治：润肺止咳。治肺燥咳嗽。

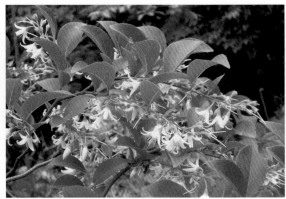

野茉莉（安息香）

Styrax japonicus Sieb. et Zucc.

药用部位：叶。分布：自秦岭和黄河以南。

功能主治：祛风除湿，舒筋活络。治风湿痹痛，瘫痪。

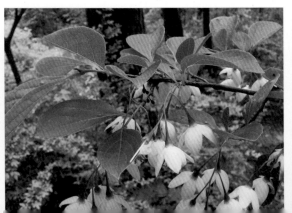

芬芳安息香（白木、野茉莉、郁香野茉莉）
Styrax odoratissimus Champ. ex Benth.

药用部位：全株。分布：长江流域以南。

功能主治：润肺生津，止痒止咳。治肺燥咳嗽，干咳无痰，口燥咽干。

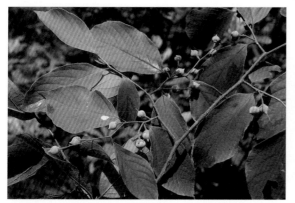

栓叶安息香（红皮树、栓皮树、粘高树、赤血仔）
Styrax suberifolius Hook. et Arn.

药用部位：根、叶。分布：长江流域以南。

功能主治：祛风除湿，理气止痛。治风湿痹痛，胃脘痛。

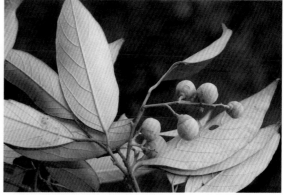

越南安息香（泰国安息香、滇桂野茉莉）
Styrax tonkinensis (Pierre) Craib ex Hartw.

药用部位：果、叶、树脂。分布：华南、云南、福建和湖南。

功能主治：治肺热咳嗽。树脂通窍镇静、祛腐生肌；治中风昏厥，产后血晕，心腹诸痛，外伤出血。

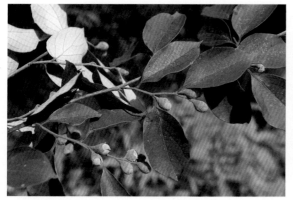

薄叶山矾（薄叶冬青）
Symplocos anomala Brand

药用部位：叶。分布：长江流域及以南。

功能主治：活血消肿。治跌打肿痛。外用鲜品捣烂敷患处。

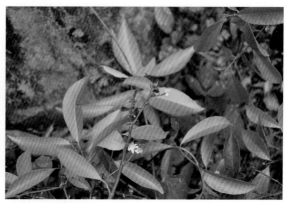

华山矾（土常山、狗屎木、华灰木）
Symplocos chinensis (Lour.) Druce

药用部位：根、叶。分布：秦岭以南。

功能主治：根，治感冒发热，心烦口渴，疟疾，腰腿痛，狂犬咬伤，毒蛇咬伤。叶，外用治外伤出血。

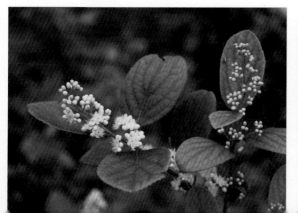

密花山矾
Symplocos congesta Benth.

药用部位：根。分布：长江以南。

功能主治：消肿镇痛。治跌打损伤。

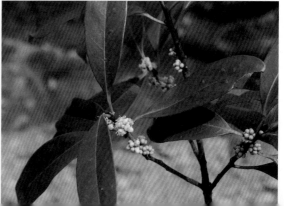

长毛山矾
Symplocos dolichotricha Merr.

药用部位：根。分布：广东、广西。

功能主治：消炎，健脾，利水。治黄疸，水肿，泄泻，脾虚，消化不良，痧症。

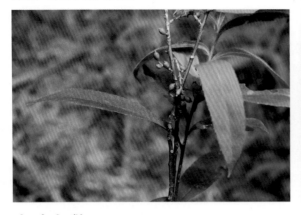

光叶山矾（刀灰树、滑叶常山）
Symplocos lancifolia Sieb. et Zucc.

药用部位：全株。分布：长江以南。

功能主治：和肝健脾胃，止血生肌。治外伤出血，吐血，咯血，疳积，眼结合膜炎。

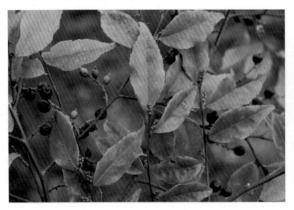

白檀（野荞面根、大撑药、地胡椒、乌子树）
Symplocos paniculata (Thunb.) Miq.

药用部位：根、叶。分布：除西北外，广布。

功能主治：消炎软坚，调气。治乳腺炎，淋巴腺炎，疝气，肠痈，胃癌，疮疖，皮肤瘙痒。

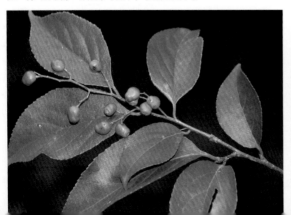

羊舌树（羊屎木）
Symplocos glauca (Thunb.) Koidz.

药用部位：树皮。分布：东南、华南和云南。

功能主治：散寒清热。治伤风感冒，口燥，身热，头痛等。

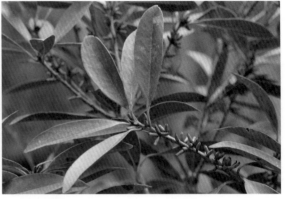

黄牛奶树（散风木、泡花子、苦山矾、花香木）
Symplocos laurina (Retz.) Wall.

药用部位：树皮。分布：秦岭以南。

功能主治：散寒清热。治伤风头痛，热邪口燥及感冒身热等症。

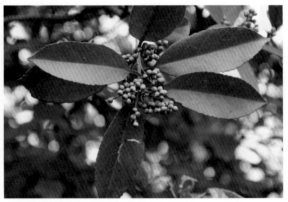

珠仔树（总序山矾）
Symplocos racemosa Roxb.

药用部位：根。分布：华南和云南。

功能主治：活血化瘀。治跌打损伤。

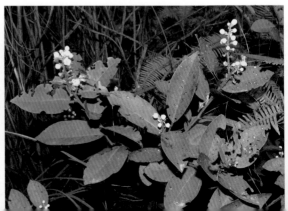

四川山矾（灰灰树）

Symplocos setchuensis Brand

药用部位：根、茎。分布：长江以南。

功能主治：行水，定喘，清热解毒。治水湿胀满，咳嗽喘逆，火眼，疮癣。

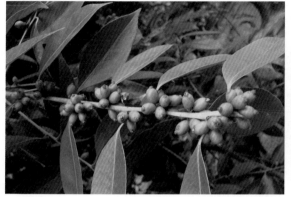

山矾（十里香、山桂花、田螺柴）

Symplocos sumuntia Buch. –Ham. ex D. Don

药用部位：根、花、叶。分布：长江以南。

功能主治：清热利湿，理气化痰。治黄疸，咳嗽，关节炎。

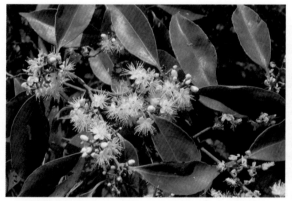

狭叶醉鱼草（驳骨丹、白花洋泡）

Buddleja asiatica Lour.

药用部位：全株。分布：西南至东南。

功能主治：治妇女产后头风痛，胃寒作痛，风湿关节痛，跌打损伤，骨折。外用治皮肤湿痒。

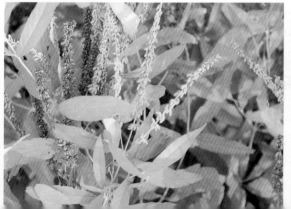

老鼠矢（星状山矾）

Symplocos stellaris Brand

药用部位：根。分布：长江以南。

功能主治：活血止血。治跌打损伤，内出血。

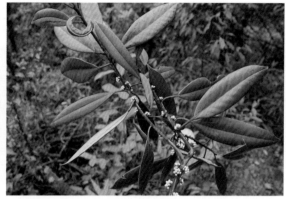

微毛山矾（月橘叶灰木）

Symplocos wikstroemiifolia Hayata

药用部位：根、叶。分布：长江以南。

功能主治：清热解表，解毒除烦。治热病烦渴。

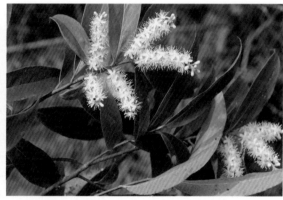

大叶醉鱼草

Buddleja davidii Franch.

药用部位：枝、叶、根。分布：陕西、甘肃及秦岭以南。

功能主治：治风寒咳嗽，痹痛，跌打损伤，痈肿疮疖，妇女阴痒，麻风，足癣。

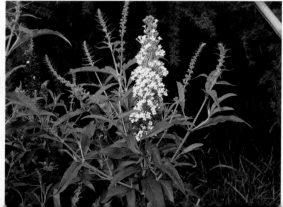

醉鱼草（毒鱼草、公鸡尾、闹鱼花、鱼尾草）
Buddleja lindleyana Fort.
药用部位：全株。分布：长江以南。
功能主治：治支气管炎，咳嗽，哮喘，风湿性关节炎，跌打损伤。外用治创伤出血，烧、烫伤。

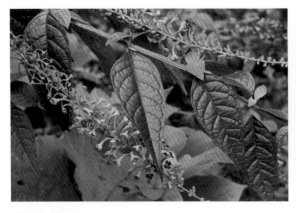

蓬莱葛（多花蓬莱葛、清香藤）
Gardneria multiflora Makino
药用部位：全株。分布：秦岭以南。
功能主治：祛风通络，止血。治关节炎，创伤出血。

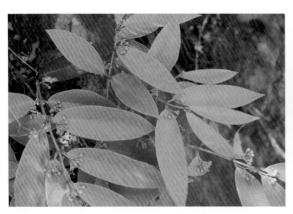

牛眼马钱（牛眼珠、狭花马钱、小果马钱、牛眼睛、牛目周）
Strychnos angustiflora Benth.
药用部位：种子。分布：华南、东南、云南。
功能主治：治风湿关节疼痛，手足麻木，半身不遂。外用治痈疽肿毒，跌打损伤。

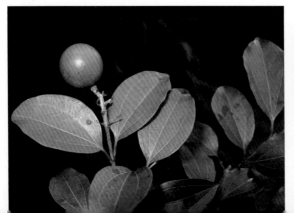

密蒙花（蒙花、蒙花珠、老蒙花、黄花醉鱼草）
Buddleja officinalis Maxim.
药用部位：叶、根、花。分布：黄河流域、秦岭以南。
功能主治：清肝明目，去翳。治目赤肿痛，多泪，多眵，目翳。

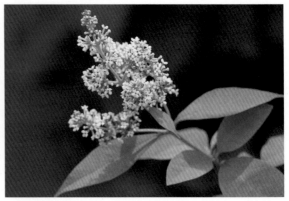

大茶药（胡蔓藤、断肠草、钩吻、大炮叶、黄猛菜）
Gelsemium elegans (Gardn. et Champ.) Benth.
药用部位：全株。分布：长江以南。
功能主治：有剧毒。外用治皮肤湿疹、体癣、脚癣、跌打损伤，骨折，痔疮，疔疮，麻风。禁止内服。

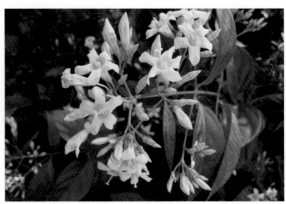

三脉马钱（华马钱）
Strychnos cathayensis Merr.
药用部位：根、种子。分布：华南和云南。
功能主治：解热，止痛。治头痛，心气痛，刀伤，疟疾。

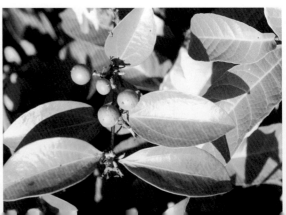

马钱子（番木鳖、苦实把豆儿、火失刻把都）

Strychnos nux-vomica Linn.

药用部位：种子。分布：东南、云南和华南栽培。
功能主治：消肿止痛。治咽肿痛，风湿痹痛，肿瘤痞块，痛疽恶疮，跌打损伤，骨折。

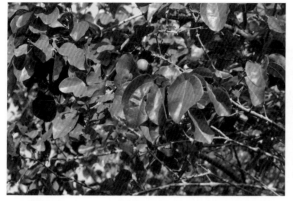

白蜡树（秦皮、梣木、鸡糠树、青榔木、白荆树）

Fraxinus chinensis Roxb.

药用部位：根皮、树皮。分布：全国广布。
功能主治：清热燥湿，止痢，明目。治肠炎，痢疾，白带，慢性气管炎，急性结膜炎。

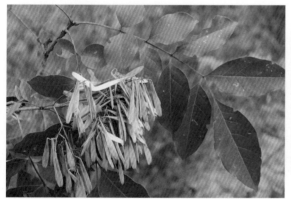

素馨花（大花素馨花）

Jasminum grandiflorum Linn.

药用部位：花蕾。分布：西南。
功能主治：治肝郁气痛，心胃气痛，肝炎，肝区疼痛，胸胁不舒，心胃气痛，痢疾腹痛。

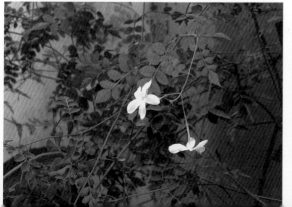

连翘

Forsythia suspensa (Thunb.) Vahl

药用部位：果实。分布：黄河流域、四川和华中。
功能主治：止血，清心火，清热解毒，利尿。治热病初起，痈肿疮疡，瘰疬，丹毒，淋病。

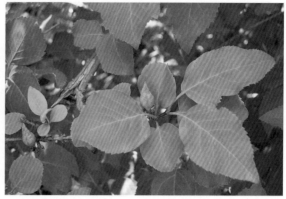

扭肚藤（白花茶、青藤、毛毛茶）

Jasminum elongatum (Bergius) Willd.

药用部位：茎、叶。分布：华南和云南。
功能主治：治急性胃肠炎，痢疾，消化不良，急性结膜炎，急性扁桃体炎。

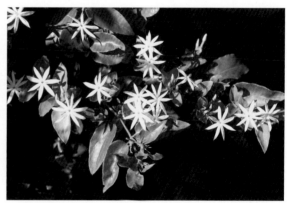

清香藤（破骨风、破膝风、川滇茉莉）

Jasminum lanceolarium Roxb.

药用部位：根、茎。分布：长江以南、陕西、甘肃。
功能主治：祛风除湿，活血散瘀。治风湿筋骨痛，腰痛，无名肿毒，跌打损伤。

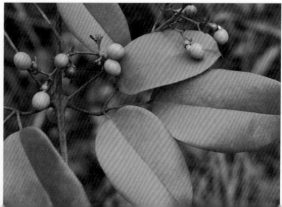

野迎春（云南黄素馨、黄素馨）

Jasminum mesnyi Hance

药用部位：全株。分布：西南。

功能主治：有清热，消炎的功效。

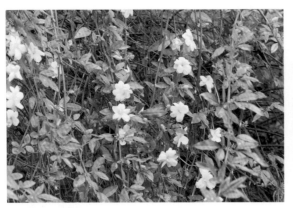

厚叶素馨（鲫鱼胆）

Jasminum pentaneurum Hand.-Mazz.

药用部位：全株。分布：华南。

功能主治：清热行气，去瘀生新。治跌打刀伤、蛇伤，烂疮。

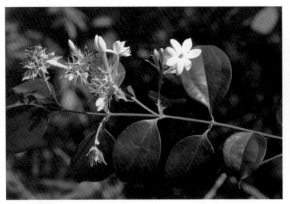

华素馨（华清香藤）

Jasminum sinense Hemsl.

药用部位：全株。分布：华东、华中、西南和香港、广西。

功能主治：清热解毒，消炎。治疮疡疖肿，疥疮，金器或竹木刺伤。

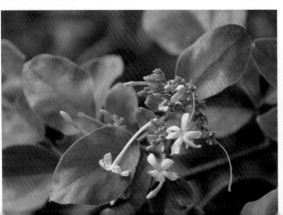

青藤仔（牛腿虱、鸡香骨、蟹鱼胆藤）

Jasminum nervosum Lour.

药用部位：茎、花、叶。分布：台湾、华南和西南。

功能主治：清湿热，拔脓生肌。治痢疾，劳伤腰痛，疮疡溃烂。

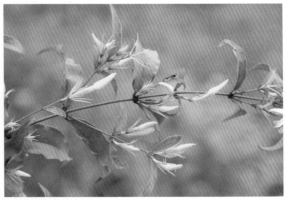

茉莉花（茉莉）

Jasminum sambac (Linn.) Ait.

药用部位：叶、花、根。分布：南方。

功能主治：花、叶，治外感发热，腹泻；花，外用治目赤肿痛。根，治失眠，跌打损伤。

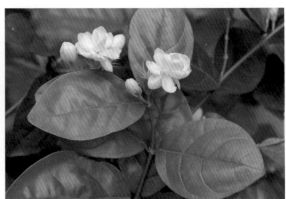

日本女贞（台湾女贞）

Ligustrum amamianum Koidz.

药用部位：叶。分布：台湾、华南。

功能主治：清肝火，解热毒。治头目眩晕，火眼，口疮，无名肿毒，烧、烫伤。

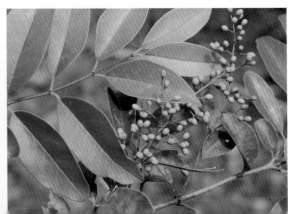

女贞（女贞子、爆格蚤、冬青子）
Ligustrum lucidum Ait.

药用部位：果实、枝、叶、树皮。分布：长江以南至西南。

功能主治：果实治肝肾阴虚，头晕目眩，耳鸣，头发早白，腰膝酸软，老年习惯性便秘。枝、叶、树皮，祛痰止咳。治咳嗽，支气管炎。

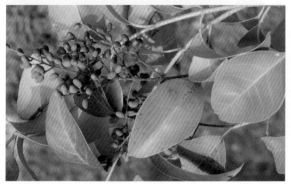

小叶女贞
Ligustrum quihoui Carr.

药用部位：叶。分布：陕西以南，华南以北。

功能主治：清热祛暑，解毒消肿。治伤暑发热，风火牙痛，咽喉肿痛，口舌生疮，痈肿疮毒。

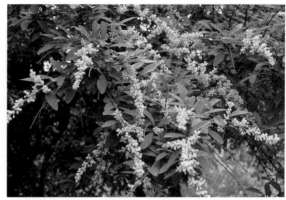

山指甲（小蜡、板子茶、蚊仔树）
Ligustrum sinense Lour.

药用部位：叶。分布：秦岭以南。

功能主治：治急性黄疸型传染性肝炎，痢疾，肺热咳嗽。外用治跌打损伤，创伤感染。

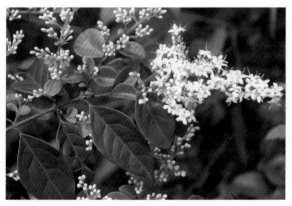

光萼小蜡（苦味散）
Ligustrum sinense Lour. var. **myrianthum** (Diels) Hofk.

药用部位：枝、叶。分布：陕西、甘肃、秦岭以南。

功能主治：清肺利咽，清热泻火。治咽喉痛，口唇糜烂。

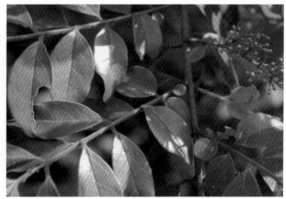

木犀榄（油橄榄、洋橄榄、齐墩果）
Olea europaea Linn.

药用部位：压榨果肉提取油。分布：长江以南。

功能主治：平肝潜阳，清热解毒。治烧、烫伤，肝阳上亢症。

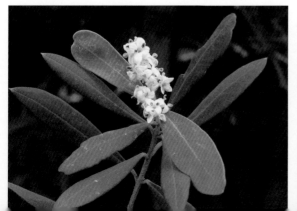

桂花（金桂、银桂、丹桂）
Osmanthus fragrans (Thunb.) Lour.

药用部位：花、根、果。分布：全国栽培。

功能主治：花，治牙痛，咳喘痰多，经闭腹痛。果，治虚寒胃痛。根，治腰痛，肾虚牙痛。

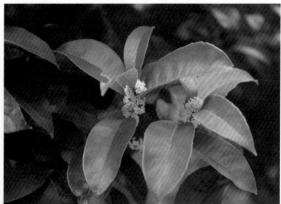

牛矢果（木犀）

Osmanthus matsumuranus Hayata

药用部位：叶。分布：华东、华南及西南。

功能主治：杀菌，消炎。治烂疮。外用鲜叶捣烂敷患处。

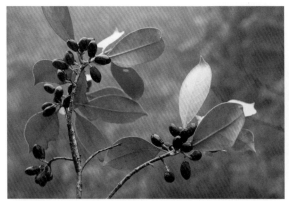

海南香花藤

Aganosma schlechteriana Lévl.

药用部位：叶。分布：西南和华南。

功能主治：消炎，止痒。治皮肤病。

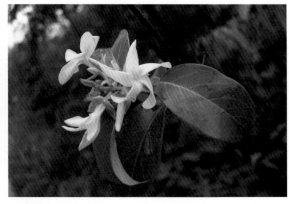

黄蝉

Allamanda schottii Pohl

药用部位：全株。分布：西南和华南栽培。

功能主治：消肿，杀虫。外用治疥癣，杀虫，灭孑孓。

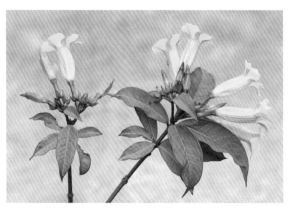

筋藤（瓜子藤、念珠藤、阿利藤）

Alyxia levinei Merr.

药用部位：全株。分布：广东和广西。

功能主治：消肿止痛，去瘀生新。治风湿，腰痛，心胃痛等。

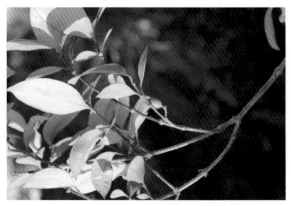

链珠藤（瓜子藤、念珠藤、满山香、春根藤）

Alyxia sinensis Champ. ex Benth.

药用部位：全株。分布：秦岭以南。

功能主治：祛风活血，通经活络。治风湿关节炎，腰痛，跌打损伤，闭经。

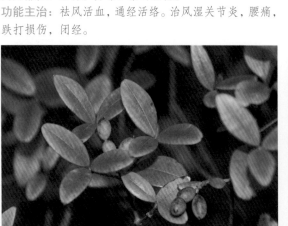

罗布麻（茶叶花、牛茶、野麻、红麻、野茶叶）

Apocynum venetum Linn.

药用部位：叶或全草。分布：西北、辽宁至华东。

功能主治：叶，治肝阳眩晕，心悸失眠，浮肿尿少，肾虚，水肿。全草，治高血压症，水肿。

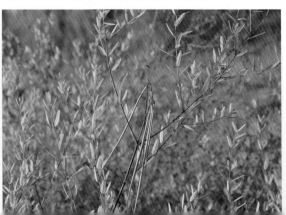

长春花（日日新、雁来红）
Catharanthus roseus (Linn.) G. Don

药用部位：全株。分布：西南、中南及东部栽培。
功能主治：抗癌，降血压。治急性淋巴细胞性白血病，淋巴肉瘤，巨滤泡性淋巴瘤，高血压病。

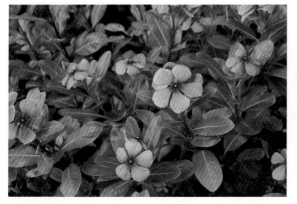

鹿角藤（大叶鹿角藤）
Chonemorpha eriostylis Pitard

药用部位：老茎。分布：云南、广东和广西。
功能主治：退黄。治妇女黄疸。

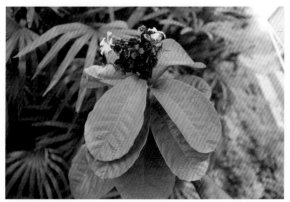

海南狗牙花（单根木、山辣椒树、独根木、鸡爪花）
Ervatamia hainanensis Tsiang

药用部位：根。分布：华南和云南。
功能主治：治毒蛇咬伤，高血压，风湿骨痛，乳痈，疖肿，跌打瘀痛，胃痛，痢疾。

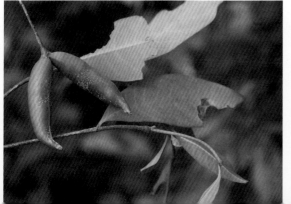

海杧果（黄金茄、牛心荔、牛心茄、山杧果）
Cerbera manghas Linn.

药用部位：树皮、叶、乳汁。分布：台湾和华南。
功能主治：海杧果苷具强心作用。

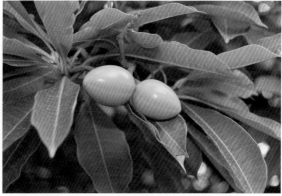

狗牙花（单瓣狗牙花）
Ervatamia divaricata (Linn.)Burk. cv. Gouyahua

药用部位：根、叶。分布：我国南部。
功能主治：清热解毒，散结利咽，降血压，消肿止痛。治蛇伤，高血压，喉痛，头痛，疮疥。

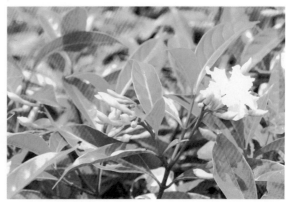

药用狗牙花
Ervatamia officinalis Tsiang

药用部位：根。分布：华南和云南。
功能主治：全株有毒。解毒，祛风，降压止痛。治高血压，风湿骨痛，咽喉肿痛。

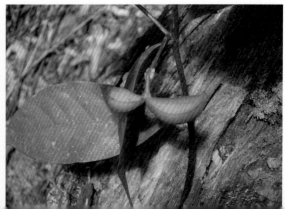

止泻木

Holarrhena antidysenterica Wall. ex A. DC.

药用部位：树皮。分布：华南、台湾栽培；云南野生。

功能主治：止泻。治痢疾。

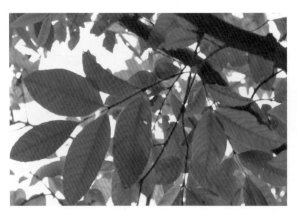

尖山橙（竹藤、乳汁藤）

Melodinus fusiformis Champ. ex Benth.

药用部位：全株。分布：福建、华南和贵州。

功能主治：活血消肿，祛风除湿。治风湿痹痛，跌打损伤。果实有毒，误食能致呕吐。

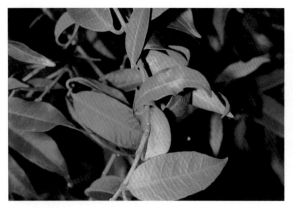

夹竹桃（红花夹竹桃、柳叶桃）

Nerium indicum Mill.

药用部位：全株。分布：全国栽培。

功能主治：有大毒。强心利尿，祛痰杀虫。治心力衰竭，癫痫。

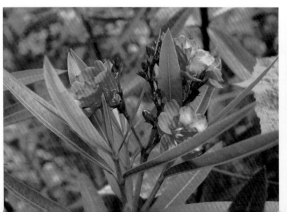

腰骨藤（羊角藤、勾临链、犁田公藤）

Ichnocarpus frutescens (Linn.) W. T. Aiton

药用部位：种子。分布：华南、云南和福建。

功能主治：祛风除湿，止痛。浸酒，治风湿腰痛。

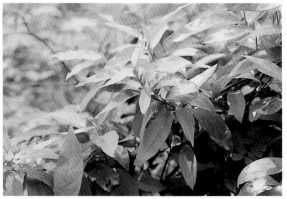

山橙（猢狲、马骝藤、猴子果）

Melodinus suaveolens Champ. ex Benth.

药用部位：果实。分布：华南。

功能主治：治消化不良，小儿疳积，睾丸炎，疝气痛，腹痛，咳嗽痰多。

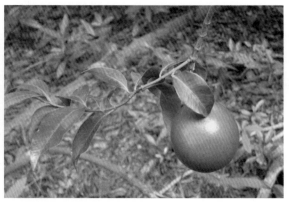

鸡蛋花（缅栀子）

Plumeria rubra Linn. cv. Acutifolia

药用部位：花。分布：南部栽培。

功能主治：预防中暑，治肠炎，细菌性痢疾，消化不良，小儿疳积，传染性肝炎，支气管炎。

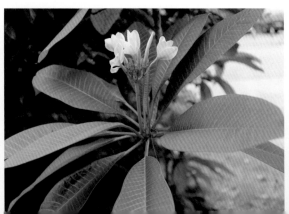

帘子藤（薄梗藤、花拐藤）

Pottsia laxiflora (Bl.) Kuntze

药用部位：根茎。分布：长江以南。

功能主治：祛风除湿，活血通络。治风湿痹痛，跌打损伤，妇女闭经。

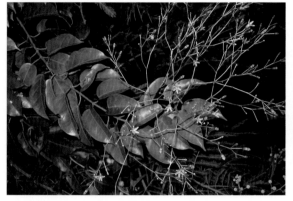

萝芙木（萝芙藤、鸡眼子、染布子）

Rauvolfia verticillata (Lour.) Baill.

药用部位：根。分布：台湾、华南、西南。

功能主治：治高血压病，头痛，失眠，眩晕，高热不退。外用治跌打损伤，毒蛇咬伤。

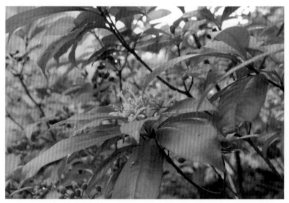

羊角拗（羊角藤、羊角扭、黄葛扭、羊角树、牛角藤）

Strophanthus divaricatus (Lour.) Hook. et Arn.

药用部位：叶、种子。分布：福建、华南、西南。

功能主治：治风湿关节肿痛，小儿麻痹后遗症，皮癣，多发性疖肿，腱鞘炎，骨折。

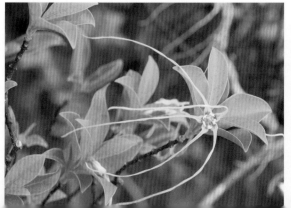

四叶萝芙木（异叶萝芙木）

Rauvolfia tetraphylla Linn.

药用部位：树汁。分布：华南和云南栽培。

功能主治：催吐，下泻，祛痢，利尿。治痢疾，水肿。还可作催吐剂。

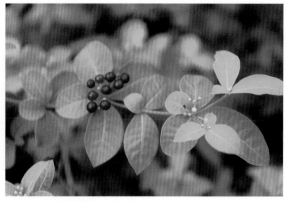

催吐萝芙木

Rauvolfia vomitoria Afzel. ex Spreng.

药用部位：根、茎皮。分布：广东和广西栽培。

功能主治：根，治高血压；叶、根，可提制呕吐、下泻药物；茎皮，可治发高热，消化不良，疥癣。

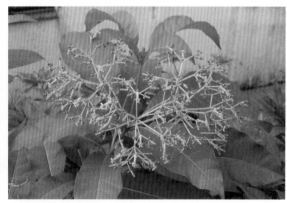

黄花夹竹桃（酒杯花、台湾柳）

Thevetia peruviana (Pers.) K. Schum.

药用部位：叶、果。分布：华南、东南和云南栽培。

功能主治：治各种心脏病引起的心力衰竭，阵发性室上性心动过速，阵发性心房纤颤。

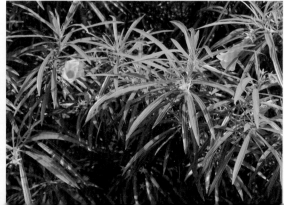

紫花络石
Trachelospermum axillare Hook. f.

药用部位：茎。分布：秦岭以南。

功能主治：治感冒头痛，咳嗽，支气管炎，肺痨，风湿痹痛，跌打损伤。

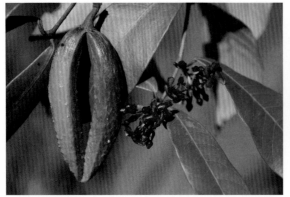

络石（石龙藤、感冒藤、爬墙虎）
Trachelospermum jasminoides (Lindl.) Lem.

药用部位：藤茎。分布：秦岭以南、河北、陕西。

功能主治：治风湿性关节炎，腰腿痛，跌打损伤，痈疽肿毒。外用治创伤出血。

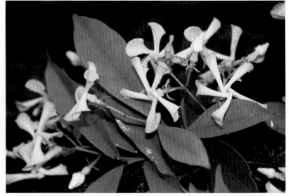

毛杜仲藤（引汁藤、个一豪、婢嫁、银花藤）
Urceola huaitingii (Chun & Tsiang) D. J. Middleton

药用部位：叶。分布：贵州、华南和湖南。

功能主治：治风湿痹痛，腰肌劳损，腰腿痛，跌打损伤。外用治外伤出血。

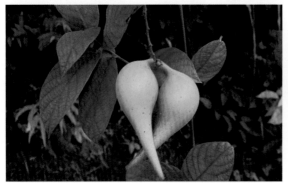

花皮胶藤（杜仲藤）
Urceola micrantha (Wall. ex G. Don) D. J. Middleton

药用部位：茎皮和根。分布：云南、华南和台湾。

功能主治：祛风活血，强筋骨，健腰膝。治风湿痹痛，腰膝痿软，四肢无力。

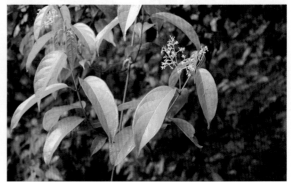

红杜仲藤
Urceola quintaretii (Pierre) D. J. Middleton

药用部位：茎藤。分布：华南。

功能主治：祛风活络，补腰肾，强筋骨。治肾虚腰痛，扭伤，骨折，风湿，阳痿，高血压。

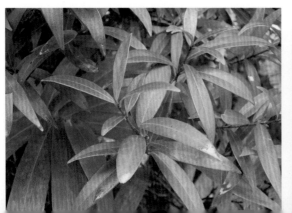

酸叶胶藤（石酸藤、细叶榕藤）
Urceola rosea (Hook. et Arn.) D. J. Middleton

药用部位：根、叶。分布：长江以南。

功能主治：利尿消肿，止痛。治咽喉肿痛，慢性肾炎，肠炎，风湿骨痛，跌打瘀肿。

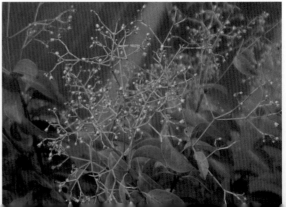

蓝树（大蓝靛、米木、木蓝、木靛）

Wrightia laevis Hook. f.

药用部位：根、叶。分布：华南和西南。

功能主治：止血，散瘀消肿。治刀伤，跌打损伤。外用鲜品捣烂敷患处。

倒吊笔（九龙木、墨柱根、章表根、苦常、土北芪）

Wrightia pubescens R. Br.

药用部位：根、根皮、叶。分布：西南、华南。

功能主治：根、根皮，治风湿性关节炎，腰腿痛，慢性支气管炎，肝炎，肝硬化腹水，白带。叶，治感冒发热。

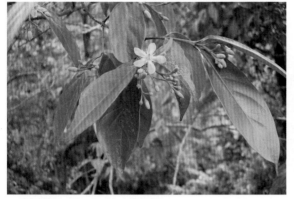

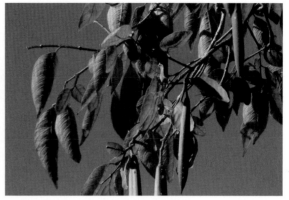

马利筋（连生桂子花、竹林标、刀口药）

Asclepias curassavica Linn.

药用部位：全草。分布：秦岭以南。

功能主治：消炎止痛，止血。治乳腺炎，痈疖，痛经。外用治骨折，刀伤、湿疹、顽癣。

牛角瓜（哮喘树、羊浸树、断肠草）

Calotropis gigantea (Linn.) Dry.

药用部位：叶。分布：华南、西南。

功能主治：祛痰定喘。治哮喘，百日咳，支气管炎。

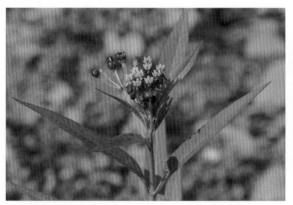

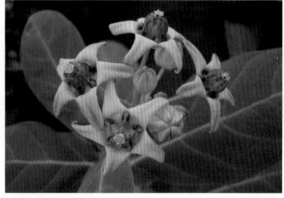

吊灯花（狭瓣吊灯花）

Ceropegia trichantha Hemsl.

药用部位：全草。分布：华南和四川、湖南。

功能主治：杀虫。治癞癣。

白薇（白马尾）

Cynanchum atratum Bunge

药用部位：全草。分布：中南、西南以北。

功能主治：清热，利尿，凉血。治阴虚潮热，热病后期低热不退，尿路感染。

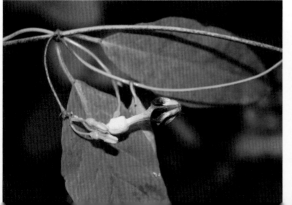

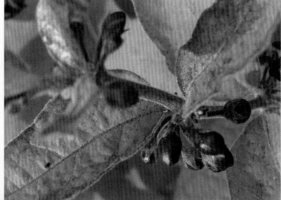

牛皮消（飞来鹤、隔山消）

Cynanchum auriculatum Royle ex Wight

药用部位：全草。分布：几遍全国。

功能主治：治头昏眼花，失眠健忘，须发早白，腰膝酸软，胸闷心痛，消化不良，肾炎，胃痛。

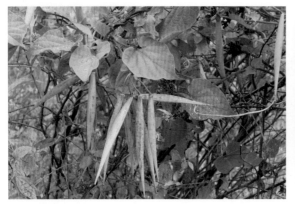

山白前

Cynanchum fordii Hemsl.

药用部位：根。分布：云南以东南。

功能主治：清热消肿，生肌，止痛。治咳嗽，痈疮。

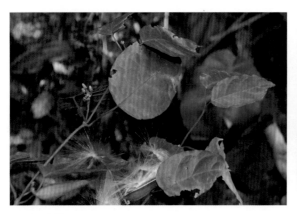

毛白前（毛白薇）

Cynanchum mooreanum Hemsl.

药用部位：根。分布：华中、华东、广东。

功能主治：清虚热，调肠胃。治体虚发热，腹痛腹泻，小儿疳积。

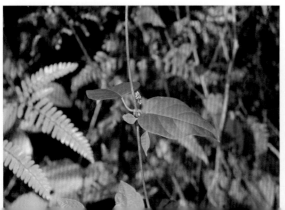

刺瓜（乳蚕、小刺瓜、野苦瓜、刺果牛皮消）

Cynanchum corymbosum Wight

药用部位：全草。分布：华南、东南、西南。

功能主治：治乳汁不足，神经衰弱，慢性肾炎，睾丸炎，血尿，闭经，肺结核，肝炎。

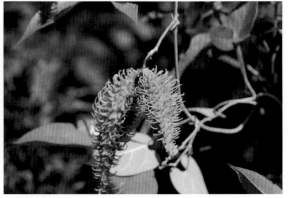

白前（芫花叶白前、水竹消、溪瓢羹、消结草）

Cynanchum glaucescens (Decne.) Hand.-Mazz.

药用部位：全草。分布：秦岭以南。

功能主治：治感冒咳嗽，支气管炎，气喘，水肿，小便不利。全草，治肝炎，麻疹初期未透。

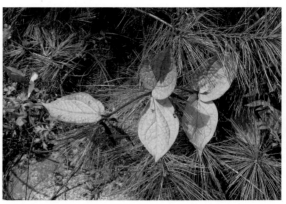

徐长卿（寮刁竹、逍遥竹、瑶山竹、对节莲）

Cynanchum paniculatum (Bunge) Kitagawa ex Hara

药用部位：全草。分布：辽宁、陕西以东以南。

功能主治：治风湿关节痛，腰痛，胃痛，痛经，毒蛇咬伤，跌打损伤。外用治神经性皮炎，荨麻疹。

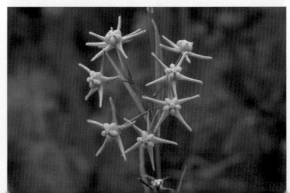

柳叶白前（白前、鹅管白前、竹叶白前）
Cynanchum stauntonii (Decne.) Schltr. ex Lévl.

药用部位：全草。分布：秦岭以南。

功能主治：根、根状茎，治感冒咳嗽，支气管炎，气喘，水肿，小便不利。全草，治肝炎。

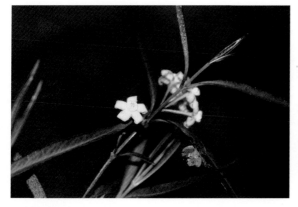

眼树莲（上树瓜子、瓜子金、石仙桃、小耳环、乳汁藤）
Dischidia chinensis Champ. ex Benth.

药用部位：全草。分布：广东、广西。

功能主治：清肺化痰，凉血解毒。治肺结核，支气管炎，百日咳，咯血，痢疾，小儿疳积。

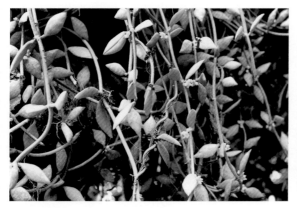

南山藤（假夜来香、各山消、苦凉菜）
Dregea volubilis (Linn. f.) Benth. ex Hook. f.

药用部位：藤、茎。分布：台湾、贵州和华南。

功能主治：清热，消炎，止吐。治感冒，气管炎，妊娠呕吐，食管癌，胃癌。

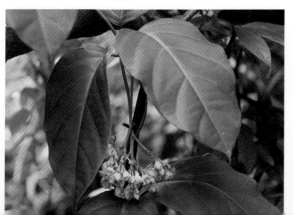

马兰藤（假瓜子金、金腰带）
Dischidanthus urceolatus (Decne.) Tsiang

药用部位：全草。分布：华南。

功能主治：活血止痛，通乳止崩。治咽喉炎，风湿腰痛，肾虚腰痛，妇女红崩，白崩，跌打损伤。

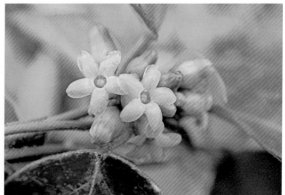

小叶眼树莲（上树瓜子、瓜子金）
Dischidia nummularia R. Brown

药用部位：全草。分布：华南和福建。

功能主治：清热凉血、养阴生津。治血热妄行的出血证如鼻衄、咯血、肠风下血、呕血、便血等。

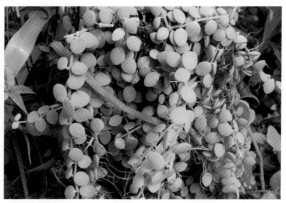

天星藤（骨碗藤、鸡脚果、大奶藤）
Graphistemma pictum (Benth.) B. D. Jacks.

药用部位：全草。分布：华南。

功能主治：驳骨，催乳。治跌打损伤，骨折，乳汁不下。

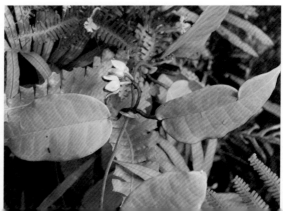

匙羹藤（武靴藤、金刚藤、蛇天角、饭杓藤）
Gymnema sylvestre (Retz.) Schult.

药用部位：全株。分布：华东、华南、云南。

功能主治：清热解毒，祛风止痛。治风湿关节痛，痈疖肿毒，毒蛇咬伤。

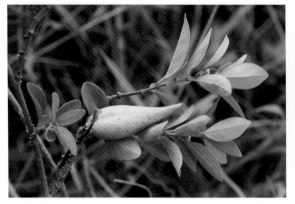

催乳藤（奶汁藤）
Heterostemma oblongifolium Cost.

药用部位：根、全株。分布：广东、广西和云南。

功能主治：通乳。治乳汁不下。

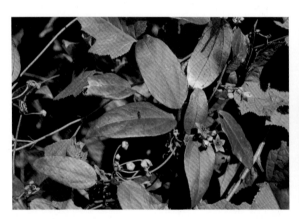

护耳草（大奶汁藤、打不死）
Hoya fungii Merr.

药用部位：全草。分布：华南和云南。

功能主治：祛风，消肿镇痛。治风湿跌打，脾肿大，吐血，骨折。

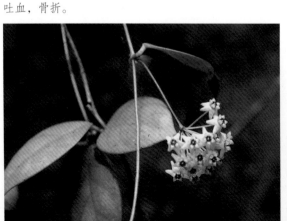

醉魂藤（野豇豆、老鸦摆）
Heterostemma alatum Wight

药用部位：全草。分布：华南和西南。

功能主治：除湿，解毒，截疟。治风湿，脚气，疟疾，胎毒。

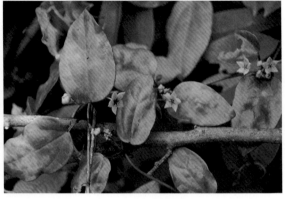

球兰（雪球花、金雪球、绣球花藤）
Hoya carnosa (Linn. f.) R. Br.

药用部位：全草。分布：华南、云南和台湾。

功能主治：治流行性乙型脑炎，肺炎，支气管炎，睾丸炎，风湿性关节炎，小便不利。

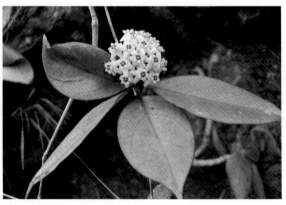

黑鳗藤（华千金子藤）
Jasminanthes mucronata (Blanco) Stevens & P. T. Li

药用部位：藤茎。分布：华东、华南和台湾、湖南。

功能主治：补虚益气，调经。治产后虚弱，经闭，腰骨酸痛。

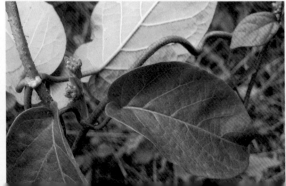

蓝叶藤（肖牛耳菜、肖牛耳藤、羊角豆）

Marsdenia tinctoria R. Br.

药用部位：果实。分布：秦岭以南。

功能主治：治心胃气痛。

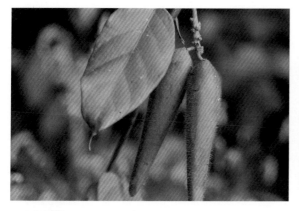

石萝藦（假了刁竹）

Pentasachme caudatum Wall. ex Wight

药用部位：全草。分布：南部和西南。

功能主治：清热解毒。治肝炎，风火眼痛。

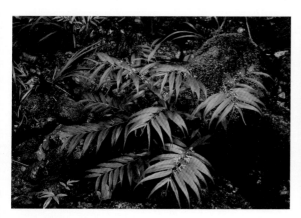

鲫鱼藤（黄花藤）

Secamone lanceolata Blume

药用部位：花、叶。分布：华南和云南。

功能主治：治瘰疬。

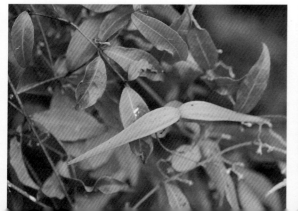

华萝藦（萝藦藤、奶浆藤、奶浆草）

Metaplexis hemsleyana Oliv.

药用部位：全草。分布：陕西、河北以东以南。

功能主治：温肾助阳，益精血。治肾阳亏虚，畏寒肢冷，腰酸膝软，阳痿遗精，宫冷不孕。

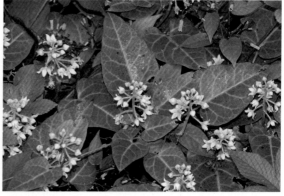

肉珊瑚（无叶藤、珊瑚、铁珊）

Sarcostemma acidum (Roxb.) Voigt

药用部位：全株。分布：广东南部及沿海。

功能主治：收敛，止咳剂及催乳剂。治咳嗽，乳汁不下。

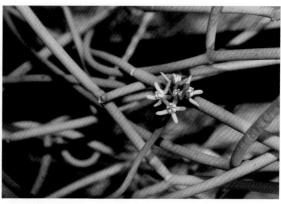

夜来香（夜兰香）

Telosma procumbens (Blanco) Merr.

药用部位：叶、花、果。分布：南方。

功能主治：治急、慢性结膜炎，角膜炎，角膜翳；麻疹引起的结膜炎。鲜叶外用治已溃疮疖脓肿。

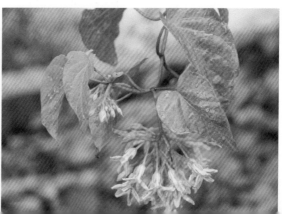

弓果藤（牛茶藤、牛角藤、小羊角藤）
Toxocarpus wightianus Hook. et Arn.

药用部位：全株。分布：贵州和华南。

功能主治：去瘀止痛。跌打损伤。

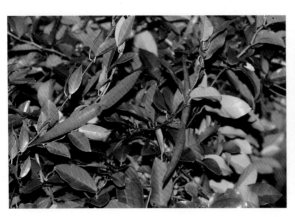

七层楼（多花娃儿藤、双飞蝴蝶、老君须）
Tylophora floribunda Miq.

药用部位：根。分布：陕西、秦岭以南。

功能主治：祛风化痰。治小儿惊风，白喉，支气管炎，月经不调，毒蛇咬伤，跌打损伤。

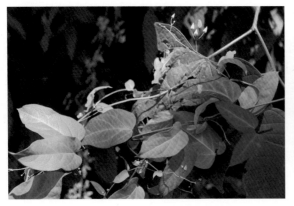

通天莲（乳汁藤、双飞蝴蝶、信宜娃儿藤）
Tylophora koi Merr.

药用部位：全草。分布：湖南、云南和华南。

功能主治：解毒，消肿。治感冒，跌打，毒蛇咬伤，疮疥。

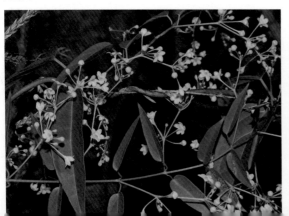

三分丹（蛇花藤、毛果娃儿藤、黑果娃儿藤）
Tylophora atrofolliculata Metc.

药用部位：根。分布：华南和云南。

功能主治：去瘀止痛。治跌打损伤，风湿痛。

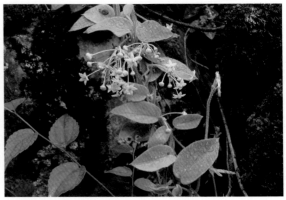

人参娃儿藤（土人参、土牛七、山豆根）
Tylophora kerrii Craib.

药用部位：根。分布：福建、华南和西南。

功能主治：清肝明目，行气止痛。治老眼视物昏花，胃腹疼痛。

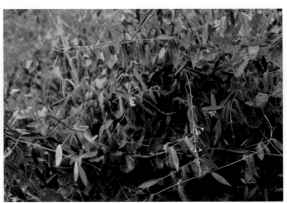

娃儿藤（白龙须、哮喘草、三十六荡）
Tylophora ovata (Lindl.) Hook. ex Steud.

药用部位：根。分布：华南、湖南、云南。

功能主治：祛风除湿，散瘀止痛，止咳定喘，解蛇毒。治风湿筋骨痛，跌打肿痛，咳嗽，哮喘。

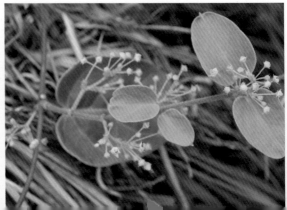

白叶藤（红藤仔、飞扬藤）

Cryptolepis sinensis (Lour.) Merr.

药用部位：全株。分布：华南、西南和台湾。

功能主治：清热解毒，散瘀止痛，止血。治肺结核咯血、肺热咯血，胃出血，疥疮，跌打刀伤。

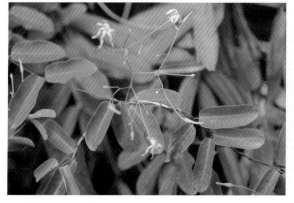

水杨梅（水石榴、小叶团花、白消木、鱼串鳃）

Adina rubella Hance

药用部位：全株。分布：陕西以东以南。

功能主治：根，治感冒发热，腮腺炎，风湿疼痛；花、果，治细菌性痢疾；叶、茎皮，治湿疹。

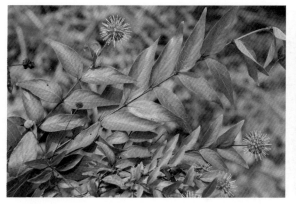

猪肚木（猪肚勒、刺鱼骨木）

Canthium horridum Bl.

药用部位：树皮或叶。分布：华南、云南。

功能主治：树皮，治赤痢；叶，治手指生疮，肺痨。

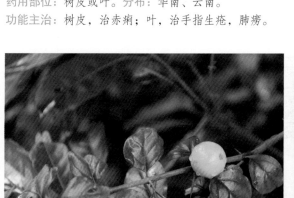

水团花（大叶水杨梅）

Adina pilulifera (Lam.) Franch. ex Drade

药用部位：全株。分布：秦岭以南。

功能主治：根，治感冒发热，腮腺炎，风湿疼痛；花、果，治细菌性痢疾；叶、茎皮，治湿疹。

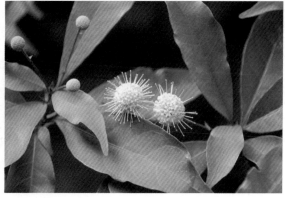

丰花草（假蛇舌草、波利亚草）

Borreria stricta (Linn. f.) G. Mey.

药用部位：全株。分布：华南、华东、西南。

功能主治：活血化瘀。治跌打损伤。

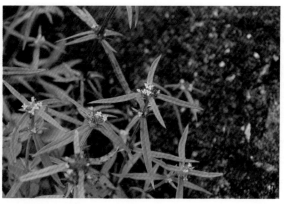

大叶鱼骨木（似铁屎米）

Canthium simile Merr. & Chun

药用部位：根、茎、叶。分布：华南和云南。

功能主治：驳骨。治骨折。

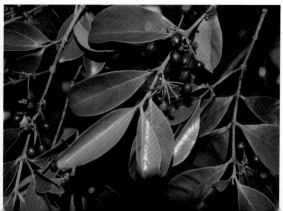

山石榴（猪肚勒、假石榴、刺子、山蒲桃）

Catunaregam spinosa (Thunb.) Tirveng

药用部位：根、叶、果。分布：华南、台湾、云南。

功能主治：外伤出血：鲜叶捣烂外敷，或用果研粉敷患处。

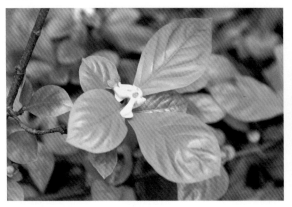

弯管花（柴沙利、假九节木）

Chassalia curviflora Thwaites

药用部位：根。分布：华南和西南。

功能主治：清热解毒，祛风湿。治风湿，肺炎咳嗽，耳疾，眼疾，咽喉肿痛。

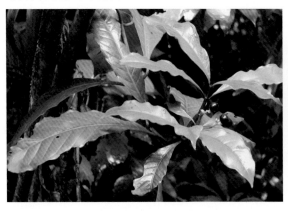

流苏子（牛老药、牛老药藤、凉藤、棉陂藤）

Coptosapelta diffusa (Champ. ex Benth.) Van Steenis

药用部位：根。分布：华南、华东、西南。

功能主治：祛风除湿，止痒。治湿疹瘙痒。皮炎，荨麻疹，风湿痹痛，疥疮。

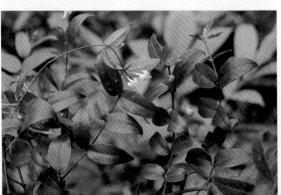

风箱树（假杨梅、珠花树、水壳木、马烟树）

Cephalanthus tetrandrus (Roxb.) Ridsd et Bakh. f.

药用部位：根、花序。分布：华南、华中、华东。

功能主治：根，治流行性感冒，咽喉肿痛，肺炎，咳嗽，睾丸炎，腮腺炎，乳腺炎。花序，治肠炎。

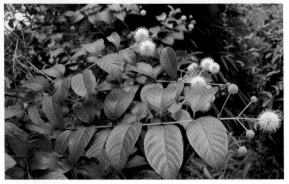

咖啡（小粒咖啡）

Coffea arabica Linn.

药用部位：种子。分布：华南、华东和西南。

功能主治：有助消化，兴奋利尿。治消化不良，小便不利。

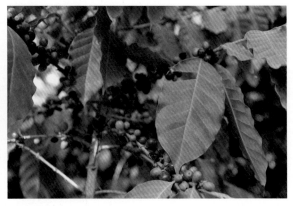

虎刺（绣花针、黄脚鸡）

Damnacanthus indicus Gaertn. f.

药用部位：全草。分布：秦岭以南。

功能主治：治风湿痹痛，痰饮喘咳，肺痈，水肿，血瘀经闭，风湿关节痛，咽喉炎，腰痛。

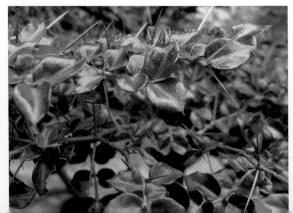

短刺虎刺（咳七风、鸡筋参、黄鸡胖、长叶数珠根）
Damnacanthus giganteus (Mak.) Nakai

药用部位：根。分布：秦岭以南。

功能主治：补血益气，止血。治体弱血虚，神疲乏力，崩漏，肠风下血。

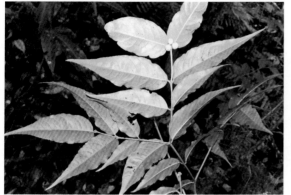

毛狗骨柴（小狗骨柴）
Diplospora fruticosa Hemsl.

药用部位：根。分布：秦岭以南。

功能主治：顺气化痰。治咳嗽气喘。

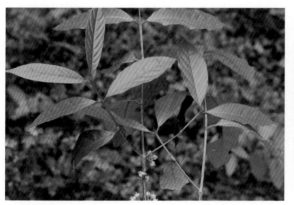

拉拉藤（猪殃殃）
Galium aparine Linn. var. **echinospermum** (Wallr.) Cuf.

药用部位：全草。分布：秦岭以南、陕西、青海。

功能主治：治慢性阑尾炎，痈疽，乳腺癌，劳伤胸胁痛，跌打，尿道炎，血尿，蛇伤。

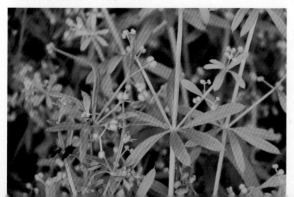

狗骨柴（狗骨仔、青崮树、三萼木）
Diplospora dubia (Lindl.) Masam

药用部位：根。分布：秦岭以南。

功能主治：清热解毒，消肿散经。治瘰疬，背痈，头疖，跌打损伤。

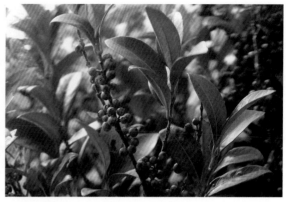

香果树（丁木、大叶水桐子、小冬瓜）
Emmenopterys henryi Oliver

药用部位：根、树皮。分布：陕西、甘肃、华东、华中和西南。

功能主治：温中和胃，降逆止呕。治反胃，呕吐。

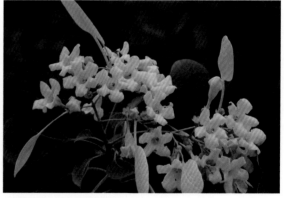

四叶拉拉藤（四叶葎、四叶七、天良草、蛇舌癀）
Galium bungei (Bl.) Steud.

药用部位：全草。分布：几遍全国。

功能主治：清热解毒，利尿，止血，消食。治痢疾，尿路感染，小儿疳积，白带，咯血。

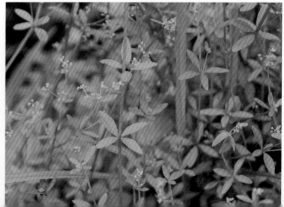

小叶猪殃殃（细叶四叶葎、三瓣猪殃殃）

Galium trifidum Linn.

药用部位：全草。分布：几遍全国。

功能主治：清热解毒，活血化瘀。治跌打损伤，痈疮。外用鲜叶捣烂敷患处。

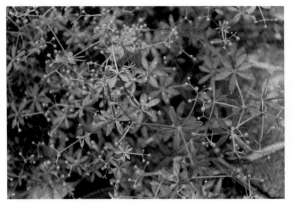

栀子（黄栀子、黄枝子、黄果树）

Gardenia jasminoides Ellis

药用部位：果实。分布：几遍全国。

功能主治：治热病高烧，心烦不眠，实火牙痛，口舌生疮，鼻衄，吐血，眼结膜炎，疮疡肿痛。

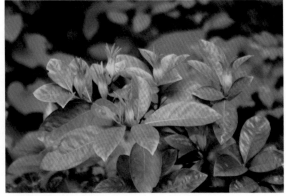

狭叶栀子（野白蟾、花木）

Gardenia stenophylla Merr.

药用部位：果实、根。分布：华南和华东。

功能主治：治黄疸，鼻衄，肾炎水肿，感冒高热，菌痢，乳腺炎，淋巴结核，尿血，流脑。

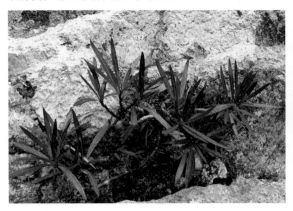

爱地草（出山虎）

Geophila herbacea (Jacq.) K. Schum.

药用部位：全草。分布：台湾、华南和西南。

功能主治：消肿，排脓。治痈肿疮毒。

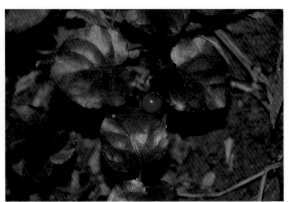

金草（锐棱耳草）

Hedyotis acutangula Champ. ex Benth.

药用部位：全草。分布：华南。

功能主治：清热解毒，凉血，利尿。治肝胆实大，喉痛，咳嗽，小便不利，淋沥赤浊。

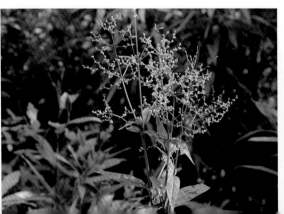

耳草（鲫鱼胆草、节节花）

Hedyotis auricularia Linn.

药用部位：全草。分布：华南。

功能主治：治感冒发热，喉痛，急性结膜炎，肠炎，痢疾；蛇咬伤，跌打损伤，乳腺炎，湿疹。

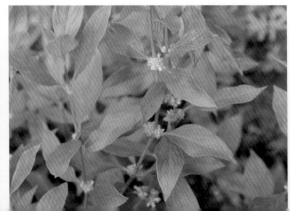

广州耳草（甜草、野甘草）

Hedyotis cantoniensis How ex Ko

药用部位：全草。分布：广东。

功能主治：清热解毒。治黄疸型肝炎，外伤出血，慢性阑尾炎，小儿疳积。

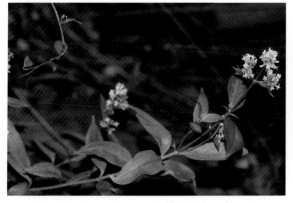

黄毛耳草（铺地耳地、金毛耳草、拖地莲、细种节节花）

Hedyotis chrysotricha (Palib.) Merr.

药用部位：全草。分布：秦岭以南。

功能主治：治肠炎，痢疾，黄疸型肝炎，乳糜尿，咽喉肿瘤。外用治毒蛇，疔疮肿毒。

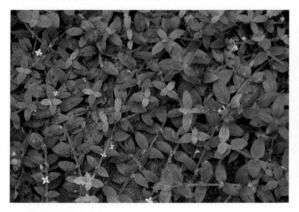

伞房花耳草（水线草）

Hedyotis corymbosa (Linn.) Lam.

药用部位：全草。分布：云南和华南。

功能主治：治阑尾炎，肝炎，泌尿系感染，支气管炎，扁桃体炎，喉炎，跌打损伤。

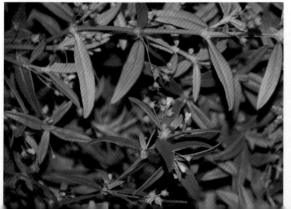

剑叶耳草（披针形耳草、少年红、长尾耳草）

Hedyotis caudatifolia Merr. et Metcalf.

药用部位：全草。分布：华南、东南、湖南。

功能主治：治支气管炎，咯血。小儿疳积：鲜叶30g与猪瘦肉同炖，服汤食肉。

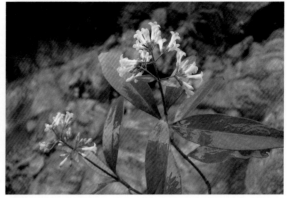

脉耳草（肝炎草）

Hedyotis costata (Roxb.) Kurz.

药用部位：全草。分布：云南和华南。

功能主治：清热除湿，消炎接骨。治疟疾，肝炎，结膜炎，风湿骨痛，骨折，外伤出血。

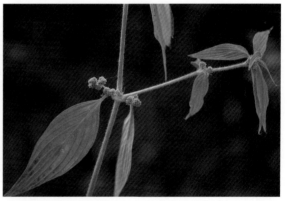

白花蛇舌草（蛇舌草、蛇舌癀、蛇脷草、蛇总管）

Hedyotis diffusa Willd.

药用部位：全草。分布：华南、安徽和云南。

功能主治：治肺热喘咳，扁桃腺炎，咽喉炎，阑尾炎，痢疾，恶性肿瘤，阑尾炎，肝炎，喉炎。

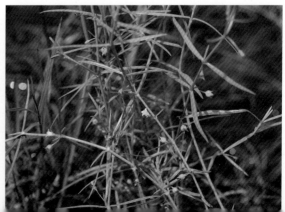

鼎湖耳草

Hedyotis effusa Hance

药用部位：全草。分布：华南。

功能主治：活血化瘀。治跌打损伤。外用鲜品捣烂敷患处。

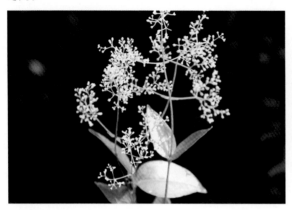

粗毛耳草

Hedyotis mellii Tutch

药用部位：全草。分布：华南、东南和湖南。

功能主治：治腰痛，消化不良，小儿伤食发热，痢疾，毒蛇咬伤，疮疖肿毒，乳腺炎，创伤出血。

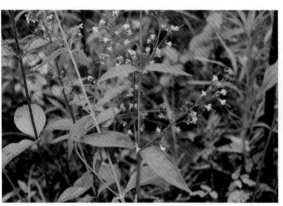

松叶耳草（了哥舌）

Hedyotis pinifolia Wall. ex G. Don

药用部位：全草。分布：云南和华南。

功能主治：清热止血，散结消肿。治潮热，小儿疳积。

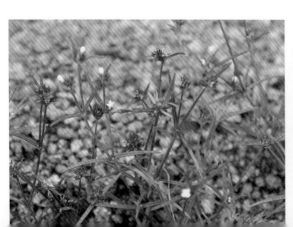

牛白藤（广花耳草、涂藤头、亚婆巢、牛奶藤、土加藤）

Hedyotis hedyotidea (DC.) Merr.

药用部位：根、藤、叶。分布：华南、西南、东南。

功能主治：根、藤，治风湿关节痛，痔疮出血，疮疖痈肿，跌打损伤。叶，治感冒，肺热咳嗽。

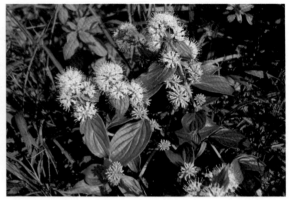

延龄耳草

Hedyotis paridifolia Dunn

药用部位：全草。分布：海南。

功能主治：清热解毒。治疮疖。外用鲜品捣烂敷患处。

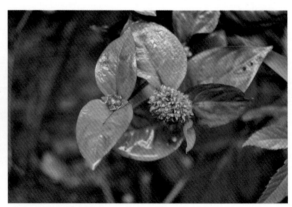

阔托叶耳草（大托叶耳草）

Hedyotis platystipula Merr.

药用部位：全草。分布：华南。

功能主治：治妇女风肿，骨痛。

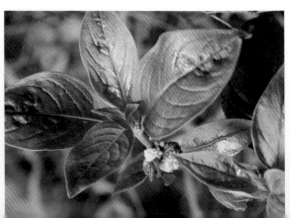

纤花耳草（虾子草、鸡口舌）

Hedyotis tenelliflora Bl.

药用部位：全草。分布：云南和华南、华东。

功能主治：治肺热咳嗽，慢性肝炎，鼓胀，肠痈，赤白痢下，痢疾，跌打损伤，毒蛇咬伤。

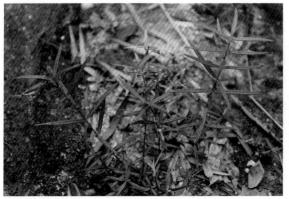

方茎耳草

Hedyotis tetrangularis (Korth.) Walp.

药用部位：全草。分布：海南、广东。

功能主治：治热症。

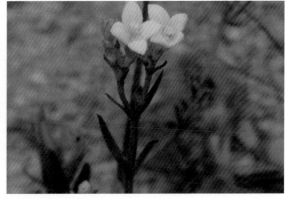

长节耳草（小钩耳草）

Hedyotis uncinella Hook. et Arn.

药用部位：全草。分布：东南、华南和西南。

功能主治：祛风除湿，健脾消积。治风湿关节炎，小儿疳积，泄泻，痢疾，牙痛，皮肤瘙痒。

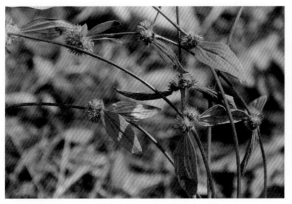

粗叶耳草（节节花）

Hedyotis verticillata (Linn.) Lam.

药用部位：全草。分布：浙江、华南和西南。

功能主治：治小儿麻痹症，感冒发热咽喉痛，胃肠炎。外用治蛇咬伤，蜈蚣咬伤，狗咬伤。

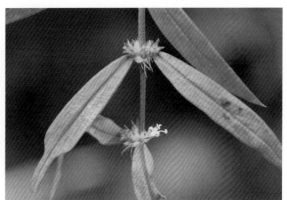

龙船花（百日红、映山红、红缨树）

Ixora chinensis Lam.

药用部位：全株。分布：华南、东南。

功能主治：根、茎，治肺结核咯血，胃痛，风湿关节痛，跌打损伤。花，治月经不调，高血压。

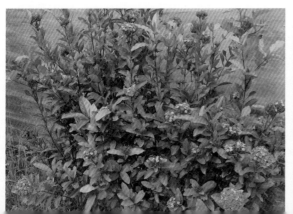

斜基粗叶木（小叶鸡屎树）

Lasianthus attenuatus Jack.

药用部位：根。分布：华南、东南和云南。

功能主治：舒筋活血。治跌打损伤。

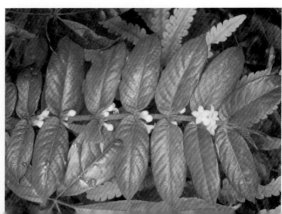

粗叶木（鸡屎树、粗叶树、木鸡屎藤）

Lasianthus chinensis Benth.

药用部位：根。分布：东南、云南和华南。

功能主治：补肾活血，行气，祛风，止痛。治风湿腰痛，骨痛。

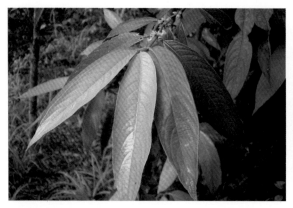

榄绿粗叶木

Lasianthus japonicus Miq. var. lancilimbus (Merr.) Lo

药用部位：根。分布：秦岭以南。

功能主治：通经脉，活血止痛。治跌打损伤，风湿痹痛。

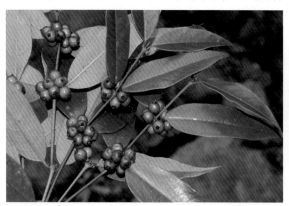

巴戟天（鸡肠风、鸡眼藤、黑藤钻、兔仔肠、三角藤）

Morinda officinalis How

药用部位：根。分布：福建、华南。

功能主治：治肾虚阳痿，风寒湿痹，腰膝酸软，神经衰弱，宫寒不孕，早泄遗精，月经不调。

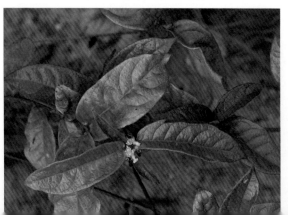

日本粗叶木（福建粗叶木）

Lasianthus japonicus Miq.

药用部位：叶。分布：秦岭以南。

功能主治：消炎止血。治刀伤出血。外用鲜叶捣烂敷患处。

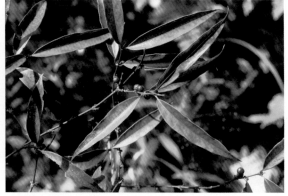

大果巴戟天（毛鸡眼藤）

Morinda cochinchinensis DC.

药用部位：根。分布：云南和华南。

功能主治：祛风，止咳。治咳嗽。

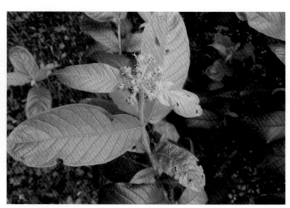

百眼藤（鸡眼藤、小叶巴戟天、五眼子）

Morinda parvifolia Benth. ex DC.

药用部位：全株。分布：华南和华东。

功能主治：治感冒咳嗽，支气管炎，百日咳，腹泻，跌打损伤，腰肌劳损，湿疹。

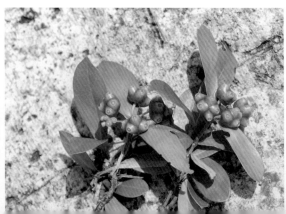

羊角藤（乌苑藤、假巴戟天、印度羊角藤）

Morinda umbellata Linn.

药用部位：全株。分布：西南至东南。

功能主治：祛风除湿，止痛，止血。治胃痛，风湿关节痛；叶外用治创伤出血。

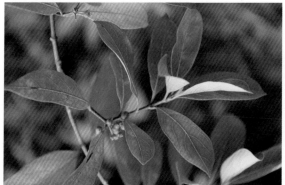

楠藤（大叶白纸扇、啮状玉叶金花）

Mussaenda erosa Champ.

药用部位：茎、叶。分布：东南、华南和西南。

功能主治：清热解毒、消炎。治烧伤，疮疥。

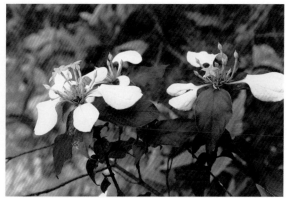

大叶白纸扇（贵州玉叶金花、藕花）

Mussaenda esquirolii Lévl.

药用部位：枝、叶。分布：秦岭以南。

功能主治：清热解毒，利湿。治疮疖，咽喉炎，痢疾，小便不利，无名肿毒。

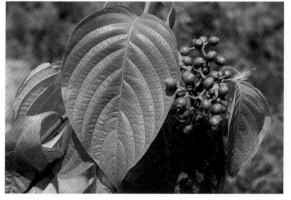

广东玉叶金花

Mussaenda kwangtungensis Li

药用部位：根。分布：华南。

功能主治：散热解表。治外感，发热。

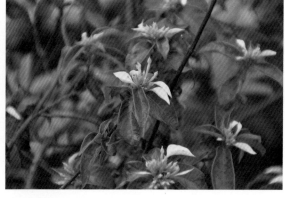

玉叶金花（白纸扇、山甘草、凉口茶、仙甘藤）

Mussaenda pubescens Ait.

药用部位：藤、根。分布：华南、华东、湖南。

功能主治：治中暑，感冒，支气管炎，扁桃体炎，咽喉炎，肾炎水肿，肠炎，子宫出血，毒蛇咬伤。

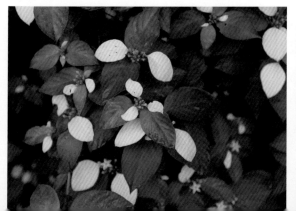

华腺萼木

Mycetia sinensis (Hemsl.) Craib

药用部位：根。分布：长江以南。

功能主治：除湿利水。治小便不利。

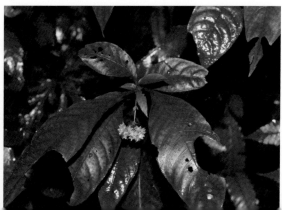

乌檀（胆木、山熊胆、熊胆树、树黄柏）

Nauclea officinalis (Pierre ex Pitard) Merr. et Chun

药用部位：树枝条、树干、树皮。分布：华南和云南。

功能主治：治感冒发热，急性扁桃体炎，咽喉炎，支气管炎，肺炎，泌尿系感染，肠炎，胆囊炎。

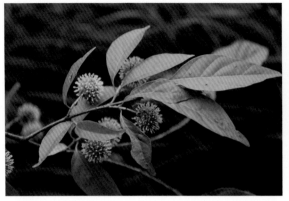

团花（黄梁木）

Neolamarckia cadamba (Roxb.) Bosser

药用部位：树皮、叶。分布：华南和云南。

功能主治：树皮为退热药和补药；叶可作含漱剂。

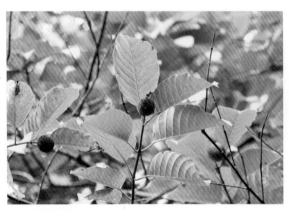

广州蛇根草

Ophiorrhiza cantoniensis Hance

药用部位：根、茎。分布：湖南、华南和西南。

功能主治：治劳伤咳嗽，霍乱吐泻，神志不安，月经不调，跌打损伤。

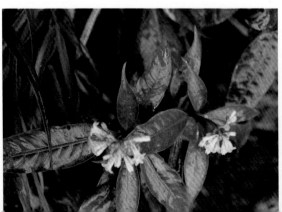

薄叶新耳草

Neanotis hirsuta (Linn. f.) W. H. Lewis

药用部位：全草。分布：香港、云南和华东。

功能主治：清热明目，祛痰利尿。治目赤肿痛，尿频尿痛。

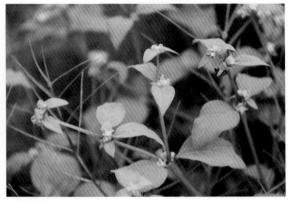

薄柱草

Nertera sinensis Hemsl.

药用部位：全草。分布：中南和西南。

功能主治：清热解毒。治烧、烫伤，感冒咳嗽。

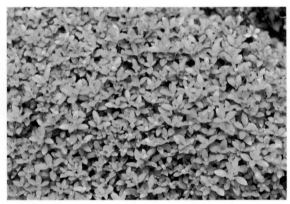

蛇根草（血和散、雪里梅、四季花、日本蛇根草）

Ophiorrhiza japonica Bl.

药用部位：全草。分布：陕西、秦岭以南。

功能主治：止咳祛痰，活血调经。治肺结核咯血，气管炎，月经不调。外用治扭挫伤。

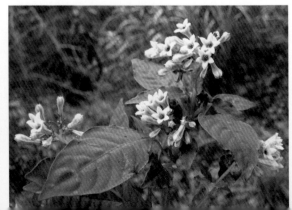

短小蛇根草（小蛇根草）

Ophiorrhiza pumila Champ. ex Benth.

药用部位：根、叶。分布：华南、湖南、东南。

功能主治：治气管炎，百日咳，溺血，痔疮出血，痢疾，咽喉肿痛，扁桃体炎，疳积，疔痈。

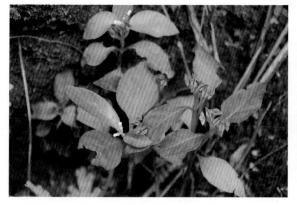

鸡矢藤（鸡屎藤、牛皮冻、解暑藤、狗屁藤、臭藤）

Paederia scandens (Lour.) Merr.

药用部位：全草。分布：除东北、华北均有。

功能主治：治风湿筋骨痛，跌打损伤，肝胆、胃肠绞痛，黄疸型肝炎，肠炎，痢疾，支气管炎。

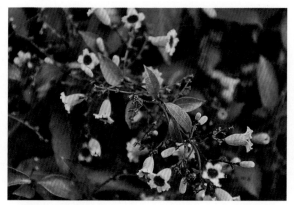

香港大沙叶（茜木、广东大沙叶、大叶满天星）

Pavetta hongkongensis Bremek.

药用部位：根、叶或全株。分布：云南和华南。

功能主治：清热解暑，活血去瘀。治中暑，感冒发热，肝炎，跌打损伤。

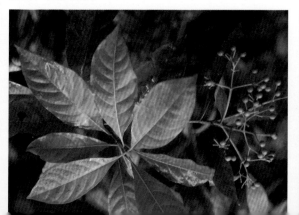

臭鸡矢藤（鸡屎藤、狗屁藤、臭藤）

Paederia foetida Linn.

药用部位：全草。分布：广东和福建。

功能主治：治风湿筋骨痛，跌打损伤，肝胆、胃肠绞痛，黄疸型肝炎，肠炎，痢疾，支气管炎。

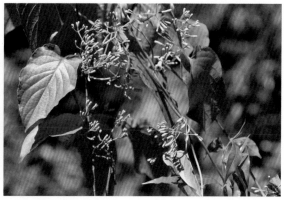

毛鸡屎藤（鸡屎藤）

Paederia scandens (Lour.) Merr. var. **tomentosa** (Bl.) Hand.-Mazz.

药用部位：根或全草。分布：云南、江西和华南。

功能主治：治偏正头痛，湿热黄疸，肝炎，痢疾，食积饱胀，跌打损伤，咳嗽，中暑。

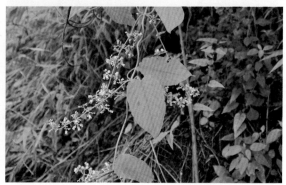

九节（山大颜、九节木、山大刀）

Psychotria asiatica Linn.

药用部位：根、叶。分布：长江以南。

功能主治：根、叶，治白喉，扁桃体炎，咽喉炎，痢疾，肠伤寒，胃痛，风湿骨痛。

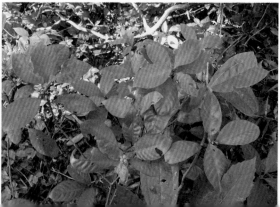

驳骨九节（毛九节、驳骨草、百样花）

Psychotria prainii Lévl.

药用部位：全株。分布：华南、西南。

功能主治：治跌打，风湿，疮疖，蛇伤，菌痢，肠炎，咯血，内痔出血，月经过多，消化不良。

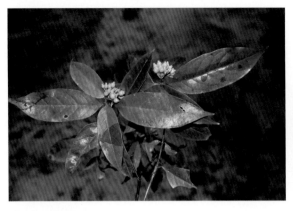

蔓九节（葡萄九节、穿根藤）

Psychotria serpens Linn.

药用部位：全株。分布：华南和华东。

功能主治：治风湿性关节炎，腰骨痛，四肢腹痛，腰肌劳损，跌打损伤后功能障碍。

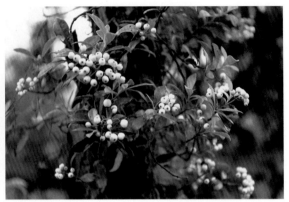

多花茜草

Rubia wallichiana Decne

药用部位：全草。分布：华南和华东。

功能主治：治衄血，吐血，便血，崩漏，月经不调，经闭腹痛，风湿关节痛，肝炎。

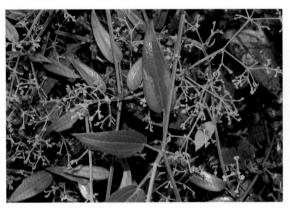

六月雪（白马骨）

Serissa japonica (Thunb.) Thunb.

药用部位：全株。分布：华南、西南和华东。

功能主治：治感冒，咳嗽，牙痛，急性扁桃体炎，咽喉炎，急、慢性肝炎，肠炎，痢疾。

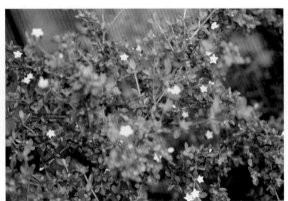

白马骨（满天星、路边姜、天星木、路边荆、鸡骨柴）

Serissa serissoides (DC.) Druce

药用部位：全株。分布：华东、华南、湖北。

功能主治：治感冒，咳嗽，牙痛，急性扁桃体炎，咽喉炎，急、慢性肝炎，肠炎，痢疾。

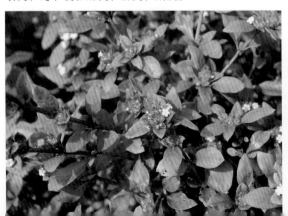

鸡仔木（水冬瓜）

Sinoadina racemosa (Sieb. et Zucc.) Ridsd.

药用部位：根、茎、叶。分布：长江以南。

功能主治：治感冒，流感，腮腺炎，咽喉炎，痢疾，胃痛，疝气，关节炎，疔肿，跌打损伤。

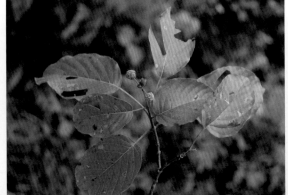

假挂乌口树（树节）
Tarenna attenuata (Voigt) Hutchins

药用部位：全株。分布：云南和华南。

功能主治：祛风消肿，散瘀止痛。治跌打损伤，风湿痛，蜂窝组织炎，脓肿，胃肠绞痛。

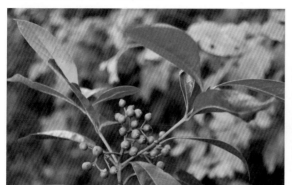

白花苦灯笼（密毛乌口树、毛达仑木）
Tarenna mollissima (Hook. et Arn.) Rob.

药用部位：根、叶。分布：长江以南。

功能主治：治肺结核咯血，潮热，急性扁桃体炎，感冒发热，咳嗽，热性胃痛，疝气痛。

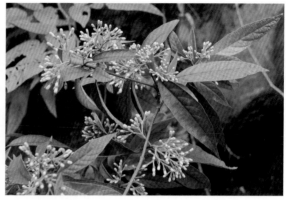

毛钩藤（倒吊风藤、台湾风藤）
Uncaria hirsuta Havil.

药用部位：钩或带钩的茎枝和根。分布：东南、贵州和华南。

功能主治：治小儿高热抽搐，成年人高血压，神经性头痛；根，治风湿关节炎。

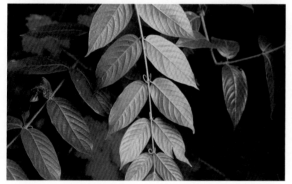

大叶钩藤（大钩丁、双钩藤）
Uncaria macrophylla Wall.

药用部位：钩或带钩的茎枝。分布：云南和华南。

功能主治：茎钩，治小儿高热，惊厥，抽搐，小儿夜啼，风热头痛，高血压病，神经性头痛。

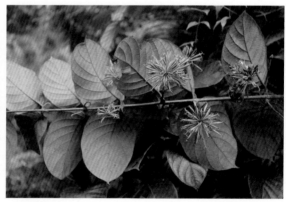

钩藤（双钩藤、鹰爪风、吊风根、金钩草、倒挂刺）
Uncaria rhynchophylla (Miq.) Miq. ex Havil.

药用部位：钩或带钩的茎枝。分布：秦岭以南。

功能主治：治小儿高热，惊厥，抽搐，小儿夜啼，风热头痛，高血压病，神经性头痛。

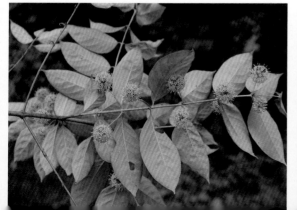

侯钩藤（假钩藤）
Uncaria rhynchophylloides How

药用部位：钩或带钩的茎枝。分布：广东和广西。

功能主治：治小儿高热，惊厥，抽搐，小儿夜啼，风热头痛，高血压病，神经性头痛。

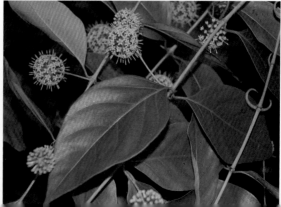

白钩藤（耿马钩藤、双钩藤、无柄果钩藤、双钩）

Uncaria sessilifructus Roxb.

药用部位：钩或带钩的茎枝。分布：广东、广西和云南。

功能主治：治小儿高热，惊厥，抽搐，小儿夜啼，风热头痛，头晕目眩，高血压病，神经性头痛。

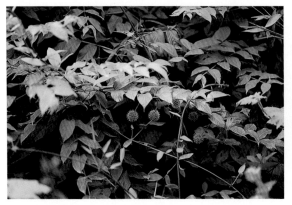

糯米条（大叶白骨马）

Abelia chinensis R. Br.

药用部位：花、根。分布：秦岭以南。

功能主治：治痢疾，对口疮，痄腮，龋齿，衄血，咯血，吐血，便血，流行感冒，跌打损伤。

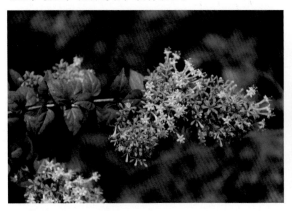

华南忍冬（山银花、金银花、土银花）

Lonicera confusa (Sweet) DC.

药用部位：花、叶、藤。分布：香港和华南。

功能主治：清热解毒。治痈肿疔疮，喉痹，丹毒，热毒血痢，风热感冒，温热发病。

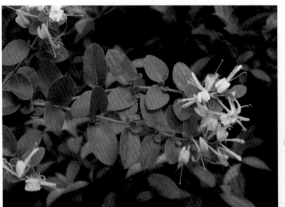

水锦树（猪血木、饭汤木）

Wendlandia uvariifolia Hance

药用部位：根、叶。分布：台湾、华南和西南。

功能主治：根，治风湿性关节炎，跌打损伤。叶，外用治外伤出血，疮疡溃烂久不收口。

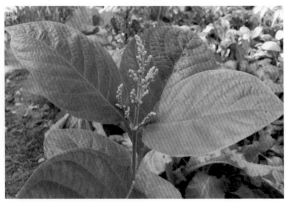

淡红忍冬（巴东忍冬）

Lonicera acuminata Wall.

药用部位：花蕾。分布：陕西、甘肃、秦岭以南。

功能主治：清热解毒，疏散风热，凉血止痢。治痈肿疔疮，咽喉肿痛，乳痈肠痈，感冒，血痢。

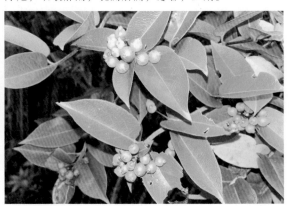

菰腺忍冬（红腺忍冬）

Lonicera hypoglauca Miq.

药用部位：花蕾、花、藤。分布：华南和西南。

功能主治：清热解毒，疏散风热。治痈肿疔疮，喉痹，丹毒，热毒血痢，风热感冒，温热发病。

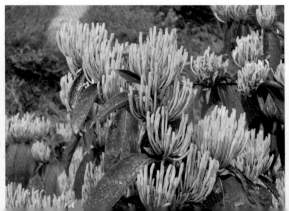

金银花（忍冬藤、土银花、双花、二花、二宝花）
Lonicera japonica Thunb.

药用部位：花蕾、花、藤。分布：吉林至广东，四川以东。

功能主治：治流行性感冒，扁桃体炎，肺脓疡，细菌性痢疾，急性阑尾炎，痈疖脓肿。

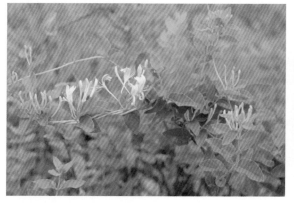

大花忍冬（大花金银花）
Lonicera macrantha (D. DC.) Spreng

药用部位：花蕾、花、藤。分布：长江以南。

功能主治：清热解毒，疏散风热。治痈肿疔疮，喉痹，丹毒，热毒血痢，风热感冒，温热发病。

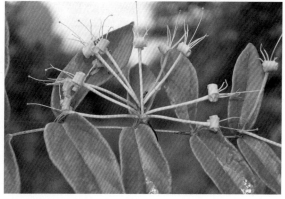

灰毡毛忍冬（山银花）
Lonicera macranthoides Hand.-Mazz.

药用部位：花蕾、花、藤。分布：长江以南。

功能主治：清热解毒，疏散风热。治痈肿疔疮，喉痹，丹毒，热毒血痢，风热感冒，温热发病。

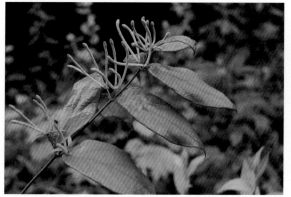

短柄忍冬（贵州忍冬）
Lonicera pampaninii Lévl.

药用部位：花蕾。分布：秦岭以南。

功能主治：清热解毒。治感冒，咳嗽，咽喉炎。

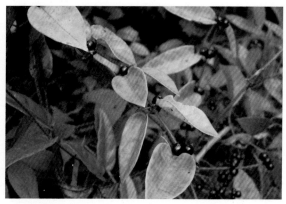

皱叶忍冬（金银花）
Lonicera rhytidophylla Hand.-Mazz.

药用部位：花蕾。分布：湖南、华南和华东。

功能主治：清热解毒。治痈肿疔疮，喉痹，丹毒，热毒血痢，风热感冒，温热发病。

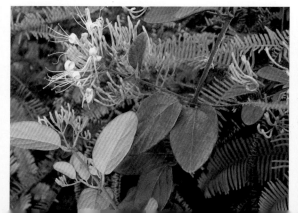

接骨草（陆英、走马箭、走马风、八棱麻、八里麻）
Sambucus chinensis Lindl.

药用部位：全株。分布：陕西、甘肃、秦岭以南。

功能主治：根，治跌打损伤，扭伤肿痛，骨折疼痛，风湿性关节痛。茎、叶，治肾炎水肿。

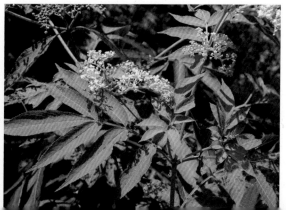

接骨木（木蒴藋、续骨草、九节风）
Sambucus williamsii Hance

药用部位：全株。分布：几遍全国。

功能主治：治风湿痹痛，痛风，大骨节病，急慢性肾炎，风疹，跌打损伤，骨折肿痛。

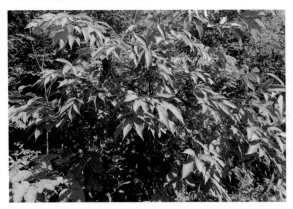

水红木（狗肋巴、斑鸠石、斑鸠柘）
Viburnum cylindricum Buch.-Ham. ex D. Don.

药用部位：根。分布：甘肃至华中、华南。

功能主治：治跌打损伤，风湿筋骨痛，胃痛肝炎，尿道感染，小儿肺炎，支气管炎。

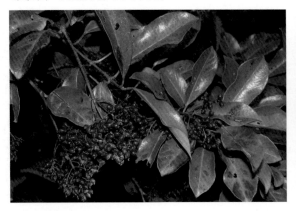

宜昌荚蒾（野绣球、糯米条子）
Viburnum erosum Thunb.

药用部位：根。分布：陕西、秦岭以南。

功能主治：祛风，除湿。治风湿痹痛。

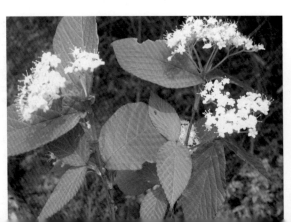

短序荚蒾（短球荚蒾、球花荚蒾）
Viburnum brachybotryum Hemsl.

药用部位：根、叶。分布：江西、华南、华中和西南。

功能主治：清热，祛风除湿，收敛止泻。治肠炎，痢疾。

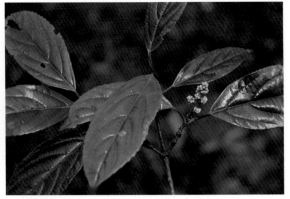

荚蒾（酸汤杆、苦柴子）
Viburnum dilatatum Thunb.

药用部位：根、枝、叶。分布：华中、华南和西南。

功能主治：枝、叶，治疗疮发热，风热感冒。治过敏性皮炎，煎水温洗患处。根，治淋巴结炎。

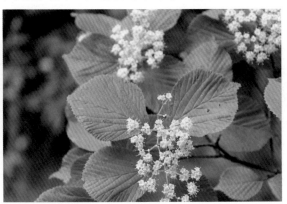

南方荚蒾（火柴树、火斋、满山红、苍伴子）
Viburnum fordiae Hance

药用部位：根、茎。分布：长江以南。

功能主治：治感冒，发热，月经不调，肥大性脊椎炎，风湿痹痛，跌打骨折，湿疹。

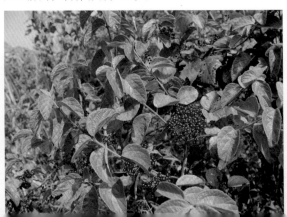

淡黄荚蒾（黄荚蒾）

Viburnum lutescens Blume

药用部位：叶。分布：华南。

功能主治：去瘀生新，消肿止痛。治刀伤出血。外用鲜叶捣烂敷患处。

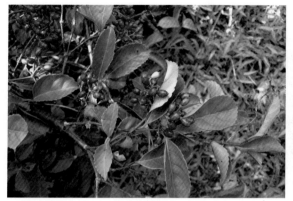

琼花（聚八仙、八仙花、蝴蝶木）

Viburnum macrocephalum Fort. f. keteleeri (Carr.) Rehd.

药用部位：茎。分布：广东、华东和华中。

功能主治：燥湿止痒。治疥癣，湿疹。外用鲜品煎水洗患处。

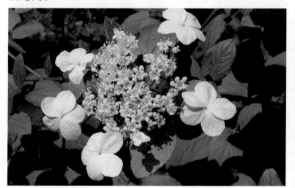

蝴蝶戏珠花（蝴蝶花、蝴蝶树、蝴蝶荚蒾）

Viburnum plicatum Thunb. var. **tomentosum** (Thunb.) Miq.

药用部位：根、茎。分布：陕西、秦岭以南。

功能主治：清热解毒，健脾消积，祛风除湿。治疮毒，淋巴结炎，小儿疳积，风湿痹痛，跌打损伤。

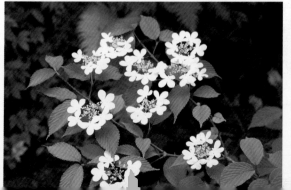

吕宋荚蒾（罗盖荚蒾）

Viburnum luzonicum Rolfe

药用部位：茎叶。分布：华南、华东。

功能主治：治跌打损伤，接骨，枪伤。

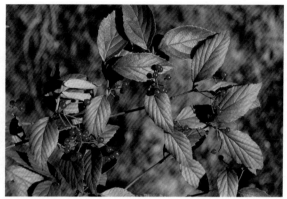

珊瑚树（沙糖木、香柄树、枫饭树、麻油香）

Viburnum odoratissimum Ker-Gawl.

药用部位：叶、树皮、根。分布：东南、湖南和华南。

功能主治：清热祛湿，通经活络，拔毒生肌。治感冒，风湿，跌打肿痛，骨折。

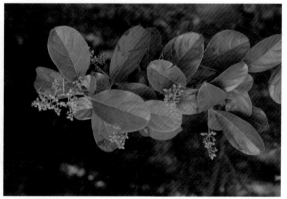

球核荚蒾（兴山绣球、兴山荚蒾）

Viburnum propinquum Hemsl.

药用部位：根、叶。分布：秦岭以南及甘肃、台湾。

功能主治：散瘀止血，续筋接骨。治骨折，跌打损伤。外用治创伤出血。

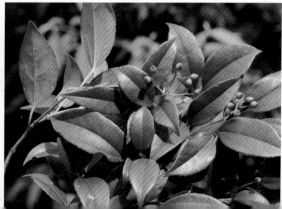

坚荚蒾（常绿荚蒾、冬红果）
Viburnum sempervirens K. Koch

药用部位：叶。分布：江西、华南。

功能主治：消肿止痛，活血散瘀。治跌打外伤。

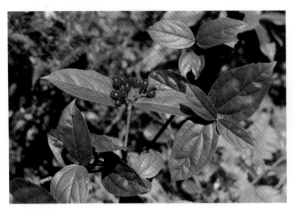

黄花败酱（黄花龙芽、败酱草、龙芽败酱）
Patrinia scabiosaefolia Fisch. ex Trev.

药用部位：根状茎、根或全草。分布：几遍全国。

功能主治：治阑尾炎，痢疾，肠炎，肝炎，眼结膜炎，产后瘀血腹痛，痈肿疔疮。

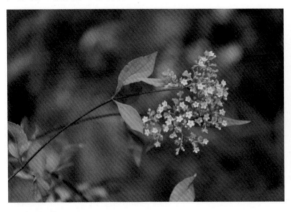

川续断（川续断然、刺芹儿）
Dipsacus asperoides C. Y. Cheng et T. M. Ai

药用部位：根。分布：秦岭以南。

功能主治：治腰膝软痛，胎漏，带下，遗精，金疮，跌打损伤，疮疖肿毒。

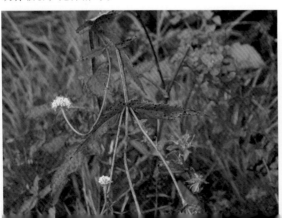

茶荚蒾（鸡公柴、垂果荚蒾、糯米树）
Viburnum setigerum Hance

药用部位：根。分布：广东、西南、湖北、陕西。

功能主治：清热，利湿，活血化瘀。治小便淋浊，肺痈，咳吐脓血，热瘀经闭。

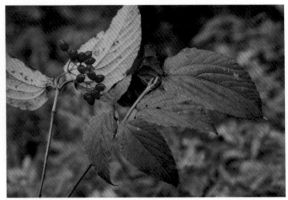

白花败酱（苦斋、胭脂麻）
Patrinia villosa Juss.

药用部位：全草。分布：秦岭以南。

功能主治：治阑尾炎，痢疾，肠炎，肝炎，眼结膜炎，产后瘀血腹痛，痈肿疔疮。

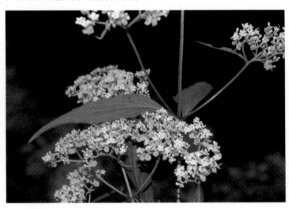

和尚菜（腺梗菜）
Adenocaulon himalaicum Edgew.

药用部位：根、茎。分布：海南。

功能主治：治咳嗽气喘，水肿，小便不利，产后瘀血腹痛，跌打损伤。

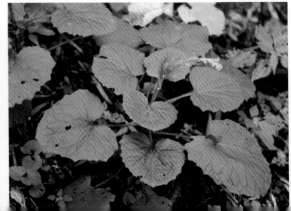

下田菊（白龙须、水胡椒、见肿消、风气草、汗苏麻）
Adenostemma lavenia (Linn.) O. Kuntze

药用部位：全草。分布：华中、西南以南。

功能主治：治感冒高热，支气管炎，咽喉炎，扁桃体炎，黄疸型肝炎。外用治痈疖疮疡，蛇咬伤。

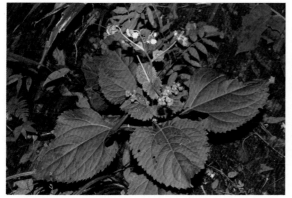

杏香兔耳风（白走马胎、金边兔耳草）
Ainsliaea fragrans Champ.

药用部位：全草。分布：秦岭以南。

功能主治：治上呼吸道感染，肺脓疡，肺结核咯血，黄疸，小儿疳积，消化不良，乳腺炎。

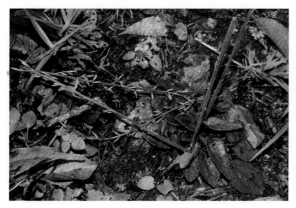

珠光香青（大火青、毛女儿草、大叶白头翁）
Anaphalis margaritacea (Linn.) Benth. et Hook. f.

药用部位：全草。分布：广西、华中以西及台湾。

功能主治：治感冒，牙痛，痢疾，风湿关节痛，蛔虫病。外用治刀伤，跌打损伤，颈淋巴结结核。

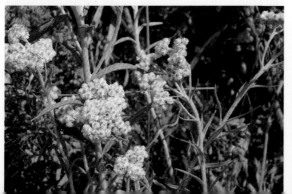

胜红蓟（咸虾花、白花草、藿香蓟、七星菊）
Ageratum conyzoides Linn.

药用部位：全草。分布：几遍全国。

功能主治：治扁桃体炎，咽喉炎，急性胃肠炎，胃痛，腹痛，崩漏，肾结石，膀胱结石，湿疹。

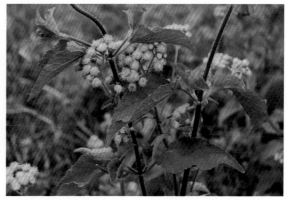

莲沱兔耳风
Ainsliaea ramosa Hemsl.

药用部位：全草。分布：华南、华中和西南。

功能主治：清热解毒，润肺止咳。治痢疾，喉痛，吐血，小儿哮喘。

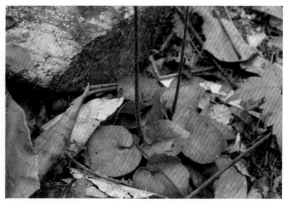

香青（通肠香、萩、籁箫）
Anaphalis sinica Hance

药用部位：全草。分布：秦岭以南。

功能主治：祛风解表，宣肺止咳。治感冒，气管炎，肠炎，痢疾。

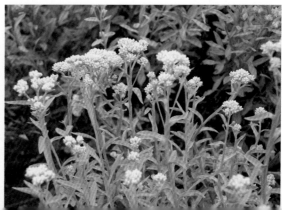

山黄菊（金菊花、旱山菊、旋覆花）
Anisopappus chinensis (Linn.) Hook. et Arn.

药用部位：全草。分布：华南、东南、云南。

功能主治：清热化痰。治感冒头痛，慢性气管炎。

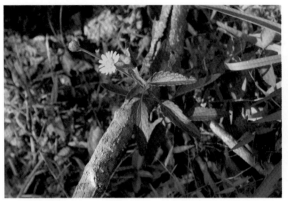

黄花蒿（青蒿、蒿子、臭蒿、香蒿）
Artemisia annua Linn.

药用部位：全草。分布：青海、河北及以东以南。

功能主治：清热凉血，退虚热，解暑。治结核病潮热，疟疾，伤暑低热无汗；灭蚊。

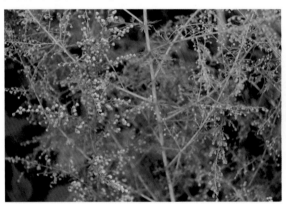

艾（艾叶、艾蒿、家艾）
Artemisia argyi Lévl. et Vant.

药用部位：地上部分。分布：西南、青海以东以北。

功能主治：治功能性子宫出血，先兆流产，痛经，月经不调。外用治湿疹，皮肤瘙痒。

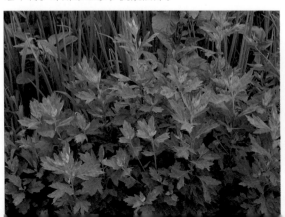

牛蒡（恶实、大力子）
Arctium lappa Linn

药用部位：果实、根。分布：秦岭以南、陕西。

功能主治：果实，治风热感冒，头痛，咽喉肿痛，痈疖疮疡。根，治风热感冒，咳嗽，咽喉肿痛。

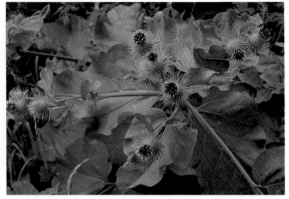

奇蒿（刘寄奴、南刘寄奴、千粒米、六月霜、异形蒿）
Artemisia anomala S. Moore

药用部位：全草。分布：秦岭以南。

功能主治：治中暑，头痛，肠炎，痢疾，经闭腹痛，风湿疼痛，跌打损伤。

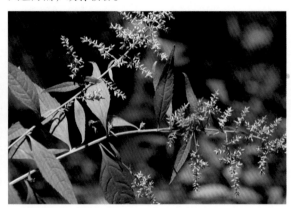

茵陈蒿（因尘、因陈、茵陈、茵陈蒿、绵茵陈）
Artemisia capillaris Thunb.

药用部位：叶。分布：辽宁、陕西以东以南。

功能主治：清热利湿，利胆退黄。治黄疸，小便不利，湿疹瘙痒，疔疮火毒。

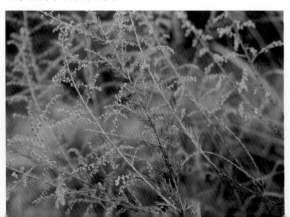

青蒿（草蒿、廪蒿、茵陈蒿）

Artemisia carvifolia Buch.-Ham. ex Roxb.

药用部位：全草。分布：陕西、东北至华南。

功能主治：散风火，解暑热，止盗汗。治外感暑热，阴虚潮热，盗汗，疟疾等。

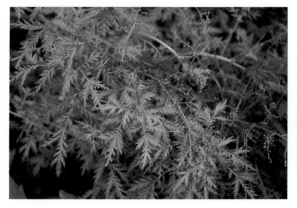

牡蒿（齐头蒿、土柴胡）

Artemisia japonica Thunb.

药用部位：全草。分布：几遍全国。

功能主治：治感冒发热，中暑，疟疾，肺结核潮热，高血压病。外用治创伤出血，疔疖肿毒。

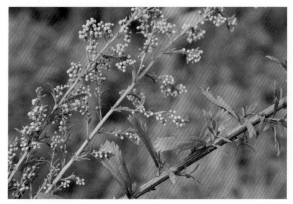

野艾蒿（荫地蒿、野艾、小叶艾）

Artemisia lavandulaefolia DC.

药用部位：叶。分布：除西北、海南外均有。

功能主治：治吐血，衄血，咯血，便血，崩漏，妊娠下血，月经不调，痛经，疥癣，痔疮，痈肿。

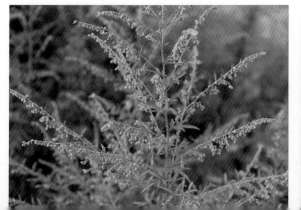

五月艾（小野艾、大艾）

Artemisia indica Willd.

药用部位：地上部分。分布：辽宁、甘肃以东以南。

功能主治：治偏头痛，崩漏下血，风湿痹痛，疟疾，肿痛，功能性子宫出血，先兆流产，痛经。

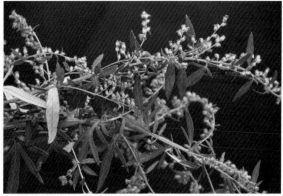

白苞蒿（鸭脚艾、四季菜、甜菜子、刘寄奴、白花蒿）

Artemisia lactiflora Wall. ex DC.

药用部位：全草。分布：除东北、华北、西北外均有。

功能主治：治月经不调，闭经，慢性肝炎，肝硬化，肾炎水肿，白带，荨麻疹、腹胀，疝气。

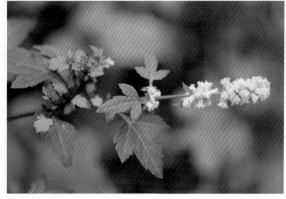

魁蒿（艾蒿、野蓬头、五月艾）

Artemisia princeps Pamp.

药用部位：叶。分布：几遍全国。

功能主治：治偏头痛，月经不调，风湿软痹，感冒咳嗽。

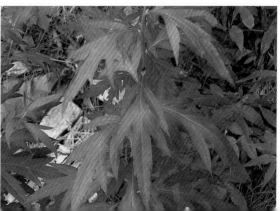

猪毛蒿（茵陈蒿、绵茵陈、白蒿）

Artemisia scoparia Waldst. & Kit.

药用部位：地上部分。分布：秦岭以南、陕西、内蒙古。

功能主治：清热利湿，利胆退黄。治黄疸，小便不利，湿疹瘙痒，疔疮火毒。

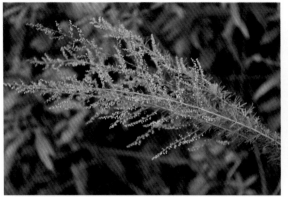

白舌紫菀

Aster baccharoides Steetz.

药用部位：全草。分布：华南、东南、湖南。

功能主治：清热解毒，凉血止血。治感冒发热，牙龈出血，疮疖，癫疮。

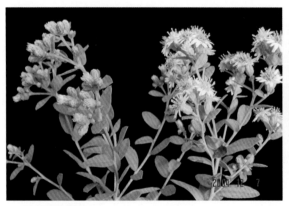

短舌紫菀（桑氏紫菀、黑根紫菀）

Aster sampsonii (Hance) Hemsl.

药用部位：全草。分布：广东、湖南。

功能主治：治小儿疳积，气虚自汗，月经不调。

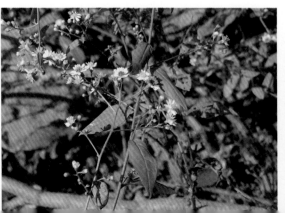

三褶脉紫菀

Aster ageratoides Turcz.

药用部位：全草。分布：华南、四川、江西、吉林。

功能主治：清热解毒，止咳去痰。治感冒。

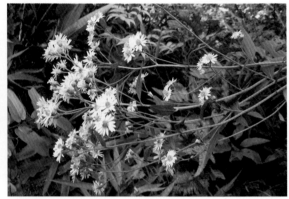

琴叶紫菀（大风草）

Aster panduratus Nees ex Walp.

药用部位：全草。分布：秦岭以南。

功能主治：温中散寒，止咳，止痛。治肺寒咳嗽，慢性胃痛。

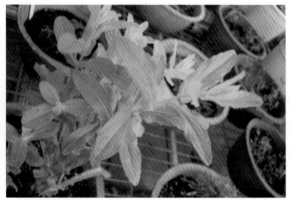

钻形紫菀

Aster subulatus Michx.

药用部位：全草。分布：华东、华中、贵州。

功能主治：清热解毒。治痈肿，湿疹。外用鲜品捣烂敷患处。

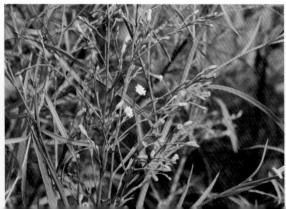

苍术（赤术）

Atractylodes lancea (Thunb.) DC.

药用部位：根状茎。分布：甘肃、四川及以东。

功能主治：治湿困脾胃，呕恶食少，吐泻乏力，痰饮，湿肿，无汗，风湿痹痛，肢节酸痛。

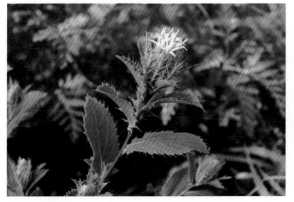

云木香（广木香、青木香、木香）

Aucklandia costus Falc.

药用部位：根。分布：西南、广西。

功能主治：行气止痛，温中和胃。治胸腹胀痛，呕吐，泄泻，痢疾里急后重。

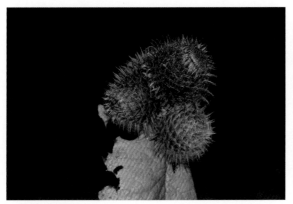

金盏银盘（鬼针草）

Bidens biternata (Lour.) Merr. et Sherff.

药用部位：全草。分布：辽宁、西南及以东以南。

功能主治：治上呼吸道感染，咽喉肿痛，急性阑尾炎，急性黄疸型传染性肝炎，疟疾。

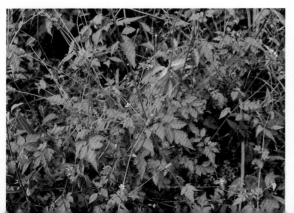

白术（于术、冬术、浙术、种术）

Atractylodes macrocephala Koidz.

药用部位：根状茎。分布：华东、华中。

功能主治：治脾虚食少，消化不良，慢性腹泻，痰饮水肿，自汗，胎动不安。

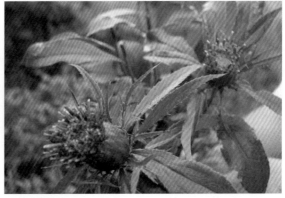

婆婆针（鬼针草、刺针草、盲肠草、一包针、粘身草）

Bidens bipinnata Linn.

药用部位：全草。分布：除西北西部外均有。

功能主治：治上呼吸道感染，咽喉肿痛，急性阑尾炎，急性黄疸型传染性肝炎，消化不良，疟疾。

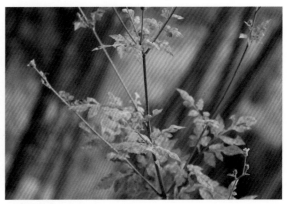

鬼针草（刺针草、盲肠草、一包针、粘身草）

Bidens pilosa Linn.

药用部位：全草。分布：秦岭以南。

功能主治：治流行性感冒，乙脑，上呼吸道感染，咽喉肿痛，肺炎，小儿疳积，急性阑尾炎，疟疾。

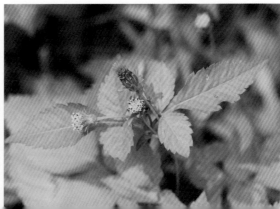

三叶鬼针草（鬼针草）
Bidens pilosa Linn. var. **radiata** Sch.-Bip.
药用部位：全草。分布：秦岭以南。
功能主治：治流行性感冒，乙脑，上呼吸道感染，咽喉肿痛，肺炎，小儿疳积，急性阑尾炎，疟疾。

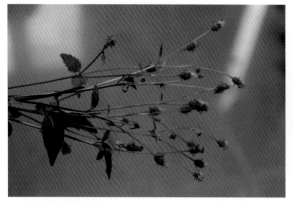

馥芳艾纳香（山风、香艾纳、香艾、香六耳铃）
Blumea aromatica DC.
药用部位：全草。分布：西南、华南、东南。
功能主治：祛风消肿，活血止痒。治风湿关节痛，湿疹，皮肤瘙痒。

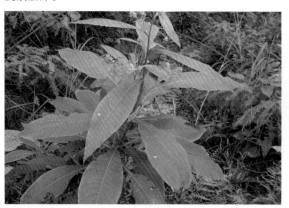

见霜黄（红头草、黄花地胆头）
Blumea lacera (Burm. f.) DC.
药用部位：全草。分布：西南、华南、东南。
功能主治：治扁桃体炎，口腔炎，牙龈脓肿，流行性腮腺炎，小儿肺炎；痈疮肿痛，皮肤瘙痒。

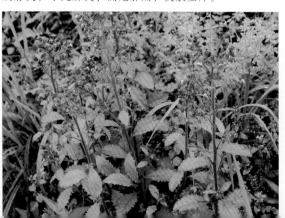

狼把草（豆渣菜、郎耶菜）
Bidens tripartita Linn.
药用部位：全草。分布：新疆、吉林以东以南。
功能主治：治感冒，扁桃体炎，咽喉炎，肠炎，痢疾，肝炎，泌尿系统感染，肺结核盗汗，闭经。

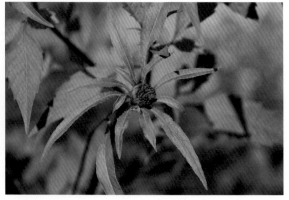

艾纳香（冰片艾、大风艾、打蚊艾）
Blumea balsamifara (Linn.) DC.
药用部位：全草。分布：西南、华南、东南。
功能主治：治感冒，风湿性关节炎，产后风痛，痛经。外用治跌打损伤，疮疖痈肿，湿疹，皮炎。

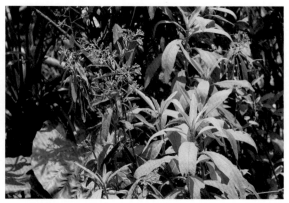

六耳铃（走马风、吊钟黄）
Blumea laciniata (Roxb.) DC.
药用部位：全草。分布：西南、华南、东南。
功能主治：祛风除湿，通经活络。治风湿骨痛，头痛，跌打肿痛，湿疹，毒蛇咬伤。

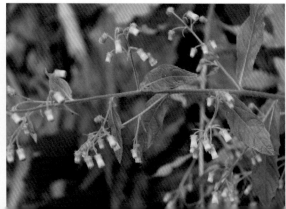

大头艾纳香（白花九里明、华艾纳香）

Blumea megacephala (Randeria) Chang et Tseng

药用部位：全草。分布：西南、华南、华东。

功能主治：祛风除湿，活血调经。治风湿骨痛，跌打肿痛，产后血崩，月经不调。

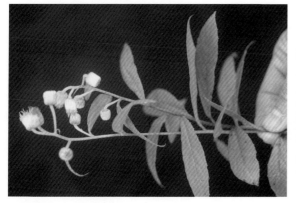

长圆叶艾纳香

Blumea oblongifolia Kitam

药用部位：全草。分布：广东、华东。

功能主治：治急性气管炎，痢疾，肠炎，急性肾小球性肾炎，尿路感染，多发性疖肿等。

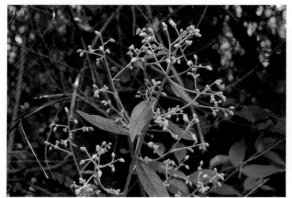

丝毛飞廉（飞廉）

Carduus crispus Linn.

药用部位：全草。分布：几遍全国。

功能主治：治感冒咳嗽，头目晕眩，乳糜尿，白带，黄疸，风湿痹痛，吐血痔疮肿痛，烧伤。

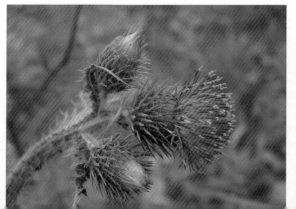

柔毛艾纳香（红头小仙、紫背倒提壶、紫花草、紫色草）

Blumea mollis (D. Don) Merr.

药用部位：全草。分布：长江以南。

功能主治：消炎，清热解毒。治肺炎，咳喘，口腔炎，胸膜炎，乳腺炎，春温风热。

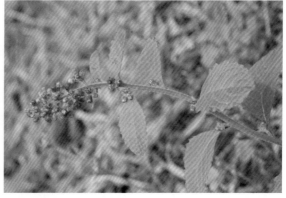

金盏花（金盏菊、盏盏菊、黄金盏）

Calendula officinalis Linn.

药用部位：全草。分布：全国栽培。

功能主治：清热解毒，行气活血。治脓耳，月经不调。

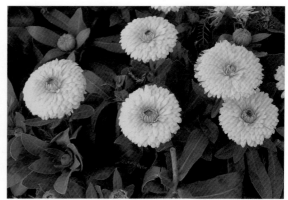

天名精（北鹤虱、天蔓青）

Carpesium abrotanoides Linn.

药用部位：果实。分布：陕西、西藏以东以南。

功能主治：消炎杀虫。治蛔虫病，蛲虫病，绦虫病，虫积腹痛。

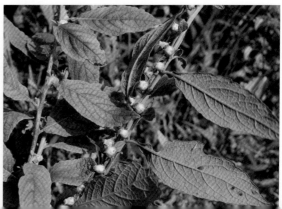

烟管头草（烟袋草）

Carpesium cernuum Linn.

药用部位：全草。分布：几遍全国。

功能主治：治感冒，腹痛，急性肠炎，乳腺炎，狗咬伤，毒蛇咬伤，急性咽喉炎，腮腺炎。

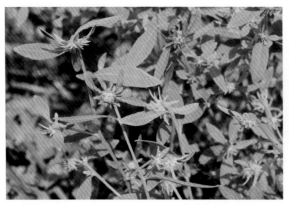

红花（草红花）

Carthamus tinctorius Linn.

药用部位：花。分布：全国栽培。

功能主治：活血通经，祛瘀止痛。治痛经，闭经，冠心病心绞痛，跌打损伤，瘀血作痛。

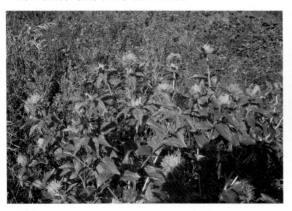

茼蒿（艾菜）

Chrysanthemum coronarium Linn.

药用部位：全草。分布：长江以南、河北、山东。

功能主治：安心气，健脾胃，消痰饮，利肠胃。治消化不良，痰饮便秘。适量鲜嫩煮熟食用。

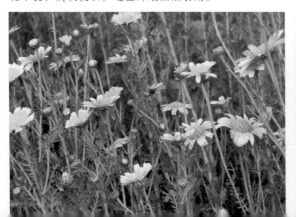

金挖草（除州鹤虱、金挖耳）

Carpesium divaricatum Sieb.& Zucc.

药用部位：全草。分布：东北、秦岭以南。

功能主治：治感冒发热，咽喉肿痛，牙痛，蛔虫腹痛，急性肠炎，痢疾、尿道感染，淋巴结结核。

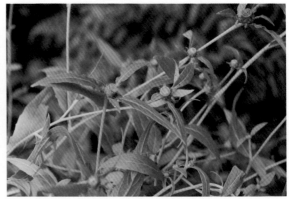

石胡荽（鹅不食草、球子草、地胡椒、三牙戟、小拳头）

Centipeda minima (Linn.) A. Br. et Aschers

药用部位：全草。分布：除西北外均有。

功能主治：治感冒鼻塞，急、慢性鼻炎，过敏性鼻炎，百日咳，慢性支气管炎，蛔虫病，跌打损伤。

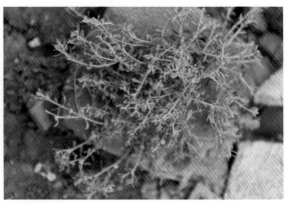

南茼蒿（艾菜）

Chrysanthemum segetum Linn.

药用部位：全草。分布：四川以东以南、青海、新疆。

功能主治：安心气，健脾胃，消痰饮，利肠胃。治消化不良，痰饮便秘。适量鲜嫩煮熟食用。

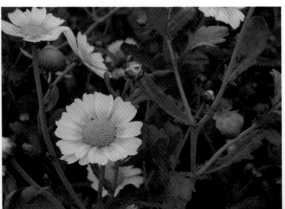

菊苣
Cichorium intybus Linn.

药用部位：全草。分布：东北至西北、江西。

功能主治：清热解毒，利尿消肿。治湿热黄疸，肾炎水肿，胃脘胀痛，食欲不振。

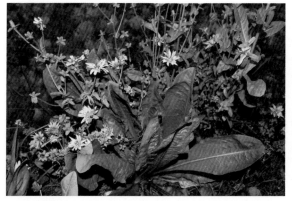

大蓟（蓟、刺蓟菜）
Cirsium japonicum Fisch. ex DC.

药用部位：根或全草。分布：秦岭以南、陕西、河北。

功能主治：治衄血，咯血，吐血，尿血，功能性子宫出血，肝炎，肾炎，乳腺炎，跌打损伤。

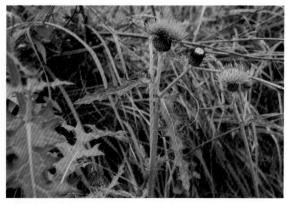

线叶蓟（小蓟、条叶蓟）
Cirsium lineare (Thunb.) Sch.-Bip.

药用部位：肉质根。分布：吉林、陕西以东以南。

功能主治：解毒生肌，止血。治跌打损伤，疮疖，尿血，衄血，肺脓肿，烧、烫伤，吐血。

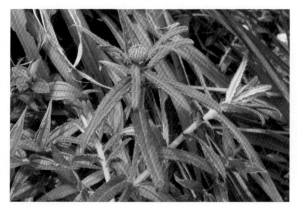

刺儿菜（小蓟）
Cirsium setosum (Willd.) Besser

药用部位：全草。分布：全国各地。

功能主治：全草，治衄血，尿血，传染性肝炎，功能性子宫出血，外伤出血。根状茎，治肝炎。

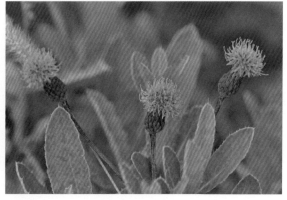

牛口刺
Cirsium shansiense Petrak

药用部位：根或全草。分布：西北、河北及以南。

功能主治：治吐血，衄血，尿血，血淋，血崩，带下，肠风，肠痈，痈疡肿毒，疔疮。

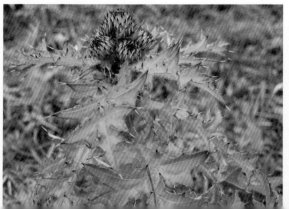

藤菊（大叶千里光、绵毛千里光）
Cissampelopsis volubilis (Bl.) Miq.

药用部位：全草。分布：西南、华南。

功能主治：舒筋活络，祛风除湿。治风湿痹痛，肌腱挛缩，小儿麻痹后遗症。

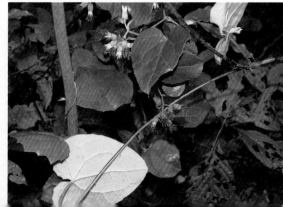

香丝草（野塘蒿、小山艾、火草苗）

Conyza bonariensis (Linn.) Cronq.

药用部位：全草。分布：秦岭以南。

功能主治：清热祛湿，行气止痛。治感冒，疟疾，急性风湿性关节炎。

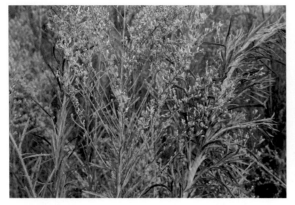

白酒草（假蓬、山地菊）

Conyza japonica (Thunb.) Less.

药用部位：全草。分布：华东、西南、华南。

功能主治：消肿镇痛，祛风化痰。治胸膜炎，肺炎，咽喉肿痛，小儿惊风。

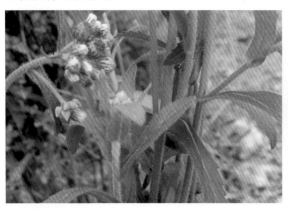

波斯菊（铁菊、孔雀菊、蛇目菊、痢疾草）

Coreopsis tinctoria Nutt.

药用部位：全草。分布：全国栽培。

功能主治：清热解毒，化湿。治急、慢性痢疾，目赤肿痛。

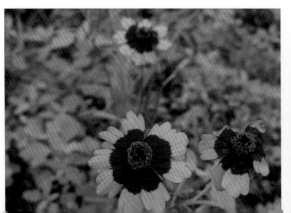

小蓬草（加拿大蓬、小飞蓬、小白酒草）

Conyza canadensis (Linn.) Cronq.

药用部位：全草。分布：全国广布。

功能主治：治肠炎，痢疾，传染性肝炎，胆囊炎。外用治牛皮癣，跌打损伤。

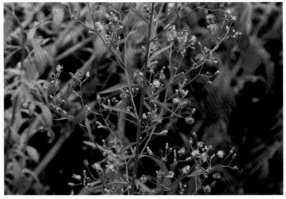

剑叶金鸡菊（大金鸡菊、线叶金鸡菊）

Coreopsis lanceolata Linn.

药用部位：全草。分布：河北、山东以南。

功能主治：清热解毒，消肿。治疮疡肿毒。外用鲜品捣烂敷患处。

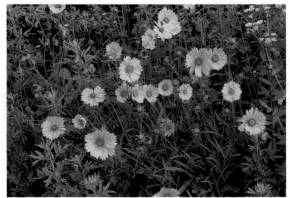

大波斯菊（秋英）

Cosmos bipinnatus Cav.

药用部位：全草。分布：全国大部栽培。

功能主治：清热解毒，化湿。治痢疾，目赤肿痛。

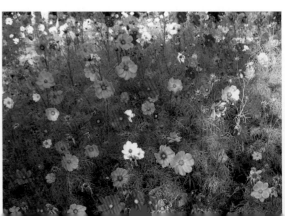

黄秋英（硫黄菊）

Cosmos sulphureus Cav.

药用部位：全草。分布：全国大部栽培。

功能主治：清热解毒。治痢疾。

野茼蒿（革命菜、满天飞、飞机菜、假茼蒿）

Crassocephalum crepidioides (Benth.) S. Moore

药用部位：全草。分布：河南及秦岭以南。

功能主治：健脾消肿。治消化不良，脾虚浮肿。

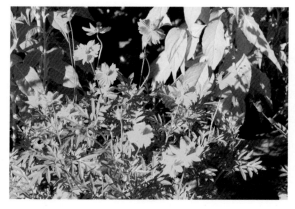

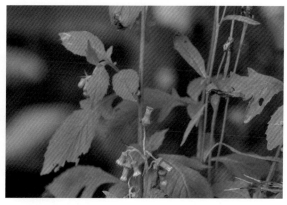

芙蓉菊（千年艾、蜂草、白芙蓉、玉芙蓉、芙蓉花）

Crossostephium chinense (Linn.) Makino

药用部位：根、叶。分布：华南、华中、华东。

功能主治：治风寒感冒，麻疹，风湿关节疼痛，胃痛，支气管炎，百日咳，疔疮肿毒，乳腺炎。

大丽花（土芍药）

Dahlia pinnata Cav.

药用部位：根。分布：全国广栽。

功能主治：清热解毒，消炎止痛。治牙痛，腮腺炎，无名肿毒。

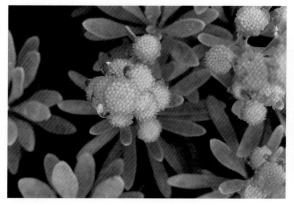

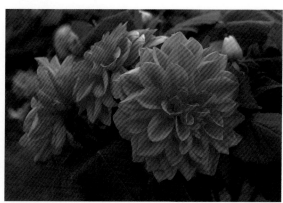

野菊（野菊花、路边菊、野黄菊、苦薏）

Dendranthema indicum (Linn.) Des Moul.

药用部位：全草或花序。分布：除华东外广布。

功能主治：防治流行性脑脊髓膜炎，预防流行性感冒，治高血压病，肝炎，痢疾，痈疖疔疮。

菊花（甘菊花、白菊花、药菊、白茶菊、杭菊）

Dendranthema morifolium (Ramat.) Tzvel.

药用部位：花序。分布：全国广栽。

功能主治：治感冒发烧，头痛眩晕，目赤肿痛，咽喉肿痛，眼目昏花，耳鸣，疔疮肿毒。

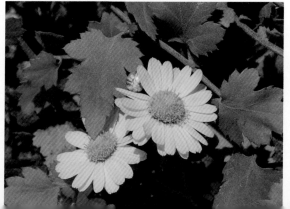

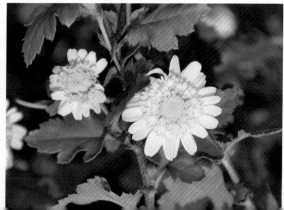

鱼眼菊（鱼眼草、胡椒草、山胡椒菊、茯苓菜）

Dichrocephala integrifolia (Linn. f.) Kuntze

药用部位：全草。分布：秦岭以南、陕西。

功能主治：活血调经，解毒消肿。治月经不调，扭伤肿痛；毒蛇咬伤，疗毒。

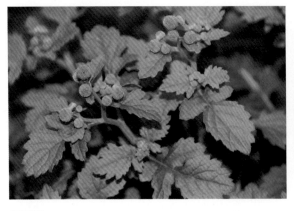

鳢肠（旱莲草、墨旱莲、水旱莲、白花蟛蜞草）

Eclipta prostrata (Linn.) Linn.

药用部位：全草。分布：全国各地。

功能主治：治吐血，衄血，尿血，便血，血崩，慢性肝炎，肠炎，痢疾，须发早白，神经衰弱。

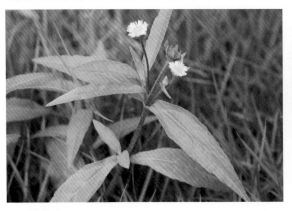

白花地胆头（毛地胆草、高地胆草、羊耳草、白花蛤仔头）

Elephantopus tomentosus Linn.

药用部位：全草。分布：华南、东南。

功能主治：清热解毒，利尿消肿，抗癌。治产后头痛，月经痛，喉痛，麻疹。

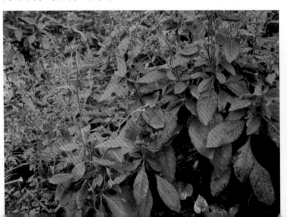

东风菜（盘龙草、山蛤芦、土苍术、白云草）

Doellingeria scaber (Thunb.) Nees

药用部位：全草。分布：几遍全国。

功能主治：治毒蛇咬伤，风湿性关节炎，跌打损伤，感冒头痛，目赤肿痛，咽喉肿痛。

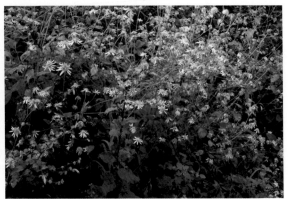

地胆草（草鞋根、草鞋底、地胆头、磨地胆）

Elephantopus scaber Linn.

药用部位：全草。分布：长江以南。

功能主治：治感冒，急性扁桃体炎，咽喉炎，眼结膜炎，流行性乙型脑炎，百日咳，肝硬化。

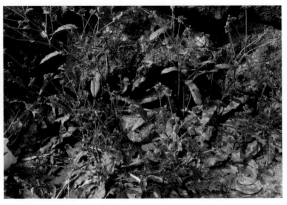

小一点红（细红背草）

Emilia prenanthoidea DC.

药用部位：全草。分布：河南及秦岭以南。

功能主治：抗菌消肿，活血去瘀。治呼吸道炎，扁桃体炎，乳腺炎，痢疾，腹泻，蛇伤。

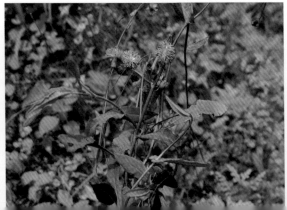

一点红（红背叶、叶下红、羊蹄草）
Emilia sonchifolia (Linn.) DC.

药用部位：全草。分布：秦岭以南。

功能主治：治咽喉肿痛，口腔溃疡，肺炎，急性肠炎，细菌性痢疾，泌尿系感染，皮肤湿疹。

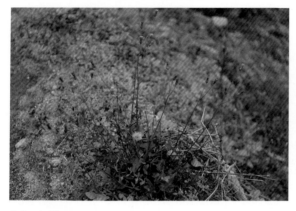

梁子菜（菊芹、饥荒草）
Erechtites hieracifolia (Linn.) Raf. ex DC.

药用部位：全草。分布：秦岭以南。

功能主治：清肝明目，清热解毒。治疮毒，火眼。

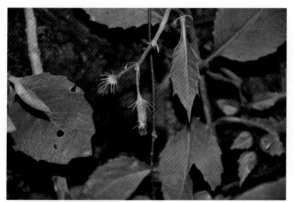

华泽兰（广东土牛膝、大泽兰、六月雪、多须公）
Eupatorium chinense Linn.

药用部位：根、叶。分布：秦岭以南。

功能主治：治白喉，扁桃体炎，咽喉炎，感冒高热，麻疹，肺炎，支气管炎，风湿性关节炎。

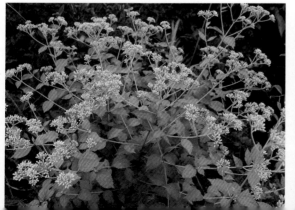

球菊（鹅不食草、拳头菊、苡芭菊）
Epaltes australis Less.

药用部位：全草。分布：香港、东南、云南、华南。

功能主治：治感冒鼻塞，急、慢性鼻炎，过敏性鼻炎，百日咳，慢性支气管炎。

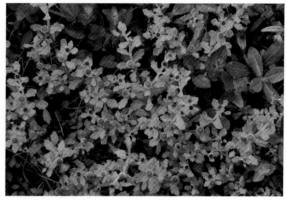

一年蓬（田边菊、路边青）
Erigeron annuus (Linn.) Pers.

药用部位：全草。分布：除黑龙江、新疆外大部。

功能主治：治食后腹胀，腹痛吐泻，齿龈肿痛，疟疾，湿热黄疸，瘰疬，毒蛇咬伤，痈毒。

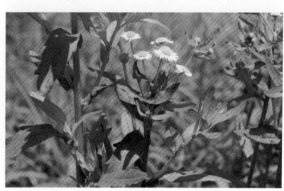

佩兰（兰草、泽兰、圆梗泽兰、省头草）
Eupatorium fortunei Turcz.

药用部位：地上部分。分布：秦岭以南、陕西。

功能主治：治夏季伤暑，发热头重，胸闷腹胀，食欲不振，口中发黏，急性胃肠炎，胃腹胀痛。

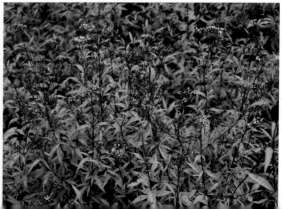

泽兰（单叶佩兰、圆梗泽兰、尖尾风、山兰）

Eupatorium japonicum Thunb.

药用部位：全草。分布：华南。

功能主治：活血祛瘀，消肿止痛。治跌打瘀肿，闭经，产后腹痛，胃痛，泌尿系统感染。

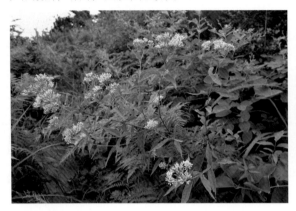

飞机草（香泽兰）

Eupatorium odoratum Linn.

药用部位：全草。分布：台湾、华南、西南。

功能主治：散瘀消肿，止血，杀虫。治跌打损伤，外伤出血，旱蚂蟥叮咬出血不止，疮疡肿毒。

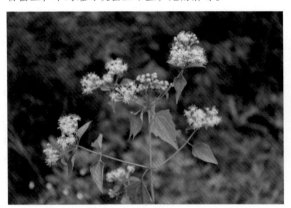

牛膝菊（向阳花，珍珠草，铜锤草）

Galinsoga parviflora Cav.

药用部位：全草。分布：秦岭以南。

功能主治：清热解毒，止血。治扁桃体炎，咽喉炎，急性黄疸型肝炎，外伤出血。

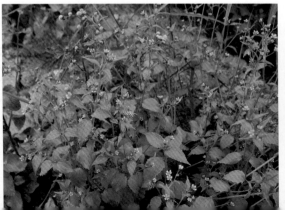

林泽兰（尖佩兰、毛泽兰、白鼓钉、三叶尖佩兰）

Eupatorium lindleyanum DC.

药用部位：全草。分布：除新疆外广布。

功能主治：清肺，止咳，平喘，降血压。治支气管炎，咳喘痰多，高血压病。

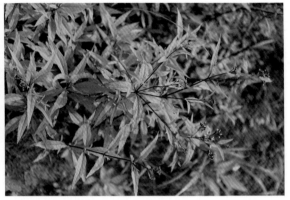

大吴风草（八角乌、活血莲、金缽盂、独角莲）

Farfugium japonicum (Linn. f.) Kitam.

药用部位：全草。分布：华南、华中、东南。

功能主治：治感冒，咽喉肿痛，咳嗽咯血，便血，尿血，月经不调，乳腺炎，瘰疬，痈疖肿毒。

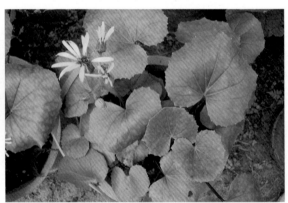

大丁草（小火草）

Gerbera anandria (Linn.) Sch.-Bip.

药用部位：全草。分布：几遍全国。

功能主治：治肺热咳嗽，肠炎，痢疾，尿路感染，风湿关节痛。外用治乳腺炎，痈疖肿毒。

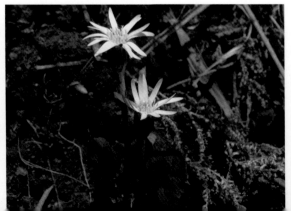

毛大丁草（白薇、一炷香、白花一枝香、兔耳风、白眉）

Gerbera piloselloides (Linn.) Cass.

药用部位：全草或根。分布：秦岭以南。

功能主治：治感冒发热，咳嗽痰多，痢疾，小儿疳积。外用治跌打损伤，毒蛇咬伤。

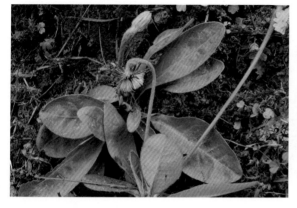

宽叶鼠麹草（地膏药）

Gnaphalium adnatum (Wall. ex DC.) Kitam

药用部位：全草。分布：长江以南。

功能主治：清热燥湿，解毒散结，止血。治湿热痢疾，痈疽肿毒，瘰疬，外伤出血。

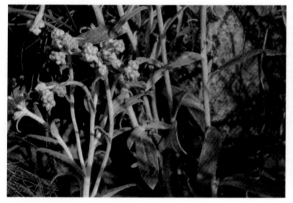

秋鼠麹草（下白鼠麹草、白头翁）

Gnaphalium hypoleucum DC.

药用部位：全草。分布：华东、华中、西北、西南。

功能主治：祛风止咳，清热利湿。治感冒，肺热咳嗽，痢疾，淋巴结结核。外用治下肢溃疡。

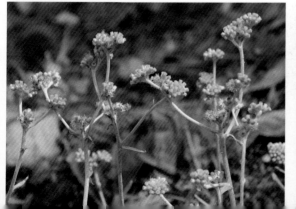

鹿角草（小号一包针、落地柏、香茹、金锁匙）

Glossogyne bidens (Ratz.) Veldkamp

药用部位：全草。分布：香港、华南、福建、台湾。

功能主治：治急性扁桃体炎，齿龈炎，支气管炎，肠炎，尿道炎，浮肿。外用治跌打损伤。

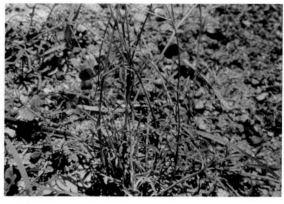

鼠麹草（黄花麹草、清明菜、田艾、佛耳草、土茵陈、酒曲绒）

Gnaphalium affine D. Don.

药用部位：全草。分布：除东北外广布。

功能主治：治感冒咳嗽，支气管炎，哮喘，高血压，蚕豆病，风湿腰腿痛。外用治跌打损伤。

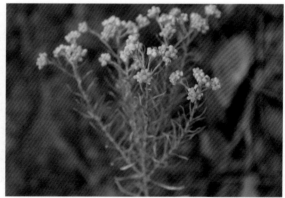

细叶鼠麹草（白背鼠麹草、天青地白草、翻白草、日本鼠麹草）

Gnaphalium japonicum Thunb.

药用部位：全草。分布：秦岭以南。

功能主治：治结膜炎，角膜白斑，感冒，咳嗽，咽喉肿痛，尿道炎。外用治乳腺炎。

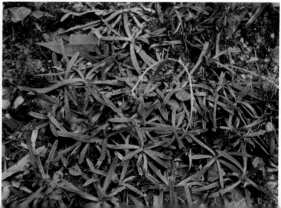

多茎鼠麹草（狭叶鼠麹草）

Gnaphalium polycaulon Pers.

药用部位：全草。分布：华南、西南、华东。

功能主治：清热，止咳化痰，散风，咽肿。治久咳痰多，风湿痹痛，泄泻，水肿，蚕豆病，疔疮痈肿，阴囊湿痒，荨麻疹，风疹，高血压，小儿食滞。

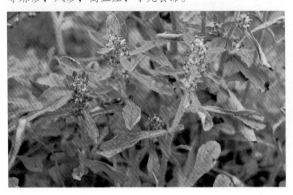

紫背三七（紫背菜、红番苋）

Gynura bicolor (Roxb. ex Willd.) DC.

药用部位：全草。分布：秦岭以南。

功能主治：治咯血，血崩，痛经，血气痛，支气管炎，盆腔炎，中暑，阿米巴痢疾。

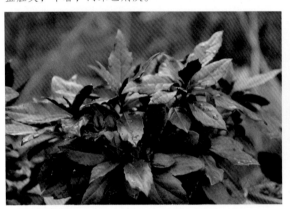

三七草（菊叶三七、土三七、水三七）

Gynura japonica (Linn. f.) Juel

药用部位：全草。分布：秦岭以南、陕西。

功能主治：治吐血，衄血，尿血，便血，功能性子宫出血，产后瘀血腹痛，大骨节病。

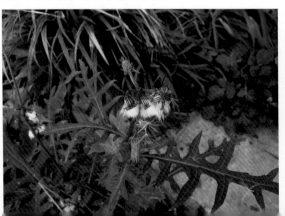

田基黄（荔枝草、黄花球）

Grangea maderaspatana (Linn.) Poir.

药用部位：全草。分布：台湾、云南和华南。

功能主治：镇痉，调经。治耳痛，肺结核。

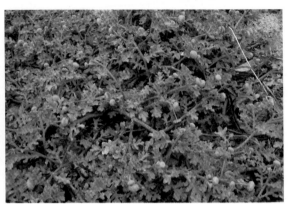

白子菜（白背三七、白东枫、玉枇杷、厚面皮、鸡菜）

Gynura divaricata (Linn.) DC.

药用部位：全草。分布：华南、云南。

功能主治：治支气管肺炎，小儿高热，百日咳，目赤肿痛，风湿关节痛，崩漏。外用治跌打损伤，骨折。

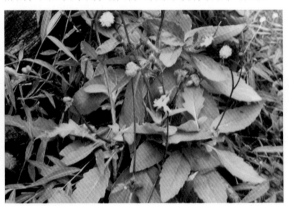

蔓三七草（蛇接骨、白叶跌打、树三七、平卧土三七、见肿消）

Gynura procumbens (Lour.) Merr.

药用部位：全草。分布：华南、西南。

功能主治：通经活络，消肿止痛，消炎止咳。治跌打损伤，软组织挫伤，支气管炎，肺结核。

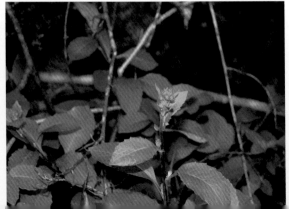

向日葵（葵花、向阳花、望日葵、转日莲）
Helianthus annuus Linn.

药用部位：花序托（花盘）、种子。分布：几遍全国。

功能主治：葵花盘，治高血压，肾虚耳鸣，牙痛，胃痛，腹痛，痛经。种子，治食欲不振。

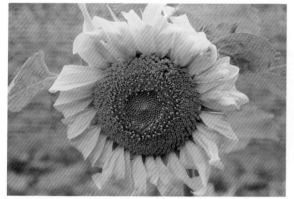

泥胡菜（剪刀草、石灰菜、绒球、花苦荬菜、苦郎头）
Hemistepta lyrata (Bunge) Bunge

药用部位：全草。分布：秦岭以南。

功能主治：消肿散结，清热解毒。治乳腺炎，颈淋巴结炎，痈肿疔疮，风疹瘙痒。

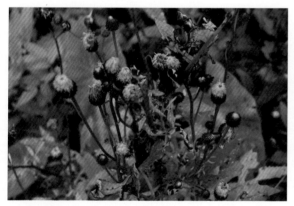

旋覆花（金佛草、六月菊、鼓子花）
Inula japonica Thunb.

药用部位：根、叶。分布：西南、福建。

功能主治：消痰行水，降气止呕。治咳喘痰黏，呕吐噫气，胸痞胁痛。

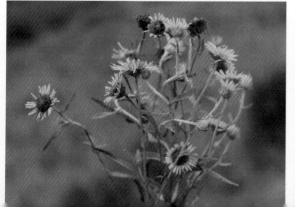

菊芋（菊薯、五星草、洋羌）
Helianthus tuberosus Linn.

药用部位：全草。分布：全国栽培。

功能主治：清热凉血，消肿。治热病，肠热出血，骨折肿痛，跌打损伤。

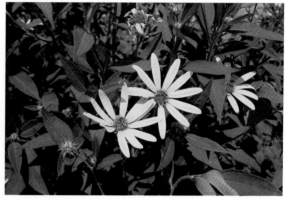

羊耳菊（牛白胆、山白芷、白面风）
Inula cappa (Buch.-Ham.) DC.

药用部位：全草。分布：秦岭以南。

功能主治：治风寒感冒，咳嗽，神经性头痛，胃痛，风湿腰腿痛，跌打肿痛，月经不调，白带。

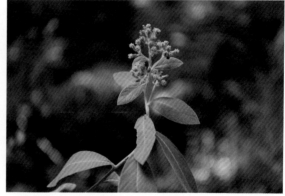

窄叶小苦荬（剪刀甲、飞天台）
Ixeridium gramineum (Fisch.) Tzvel.

药用部位：全草。分布：几遍全国。

功能主治：清热泻火，解毒消肿。

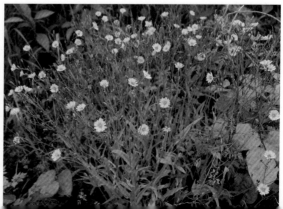

纤细苦荬菜（杂赤咸巴）

Ixeris gracilis (DC.) Stebb.

药用部位：全草。分布：华南、西南、湖南、西北。

功能主治：清热解毒，止痛。治黄疸型肝炎，结膜炎，疖肿。

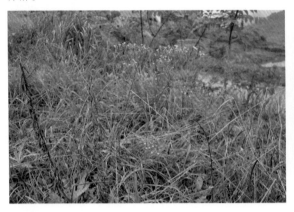

莴苣（千金菜、莴笋、石苣、莴笋）

Lactuca sativa Linn.

药用部位：全草。分布：几遍全国。

功能主治：活血，散瘀，通乳。治乳汁不通，跌打损伤，扭伤腰痛，骨折。

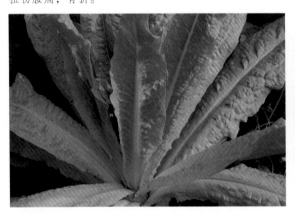

稻槎菜（鹅里腌、回荠）

Lapsana apogonoides Maxim.

药用部位：全草。分布：陕西、长江以南。

功能主治：解毒消痈，透疹清热。治咽喉肿痛，疮疡肿毒，蛇伤，麻疹不畅。

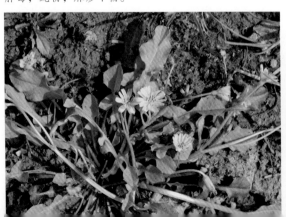

马兰（鱼鳅串、泥鳅串、田边菊、路边菊、鸡儿肠）

Kalimeris indica (Linn.) Sch.-Bip.

药用部位：全草。分布：秦岭以南、陕西、辽宁。

功能主治：治感冒发热，咳嗽，急性咽炎，扁桃体炎，肝炎，肠炎，痢疾，吐血，衄血，崩漏。

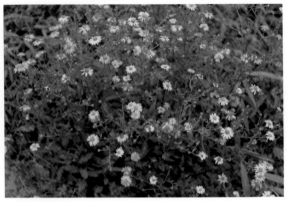

六棱菊

Laggera alata (D. Don) Sch.-Bip. ex Hochst.

药用部位：全草。分布：秦岭以南。

功能主治：治闭经，风湿关节炎，跌打损伤，蛇伤，湿疹，感冒发热，口腔炎，子宫下垂。

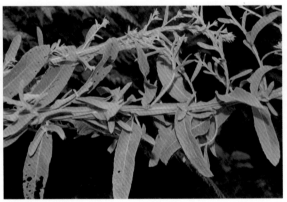

狭苞橐吾

Ligularia intermedia Nakai

药用部位：根状茎。分布：华南、华东以北、以西。

功能主治：温肺，下气，消痰止咳。治肺虚痨咳，咳痰带血，外感咳嗽，咳痰不爽。

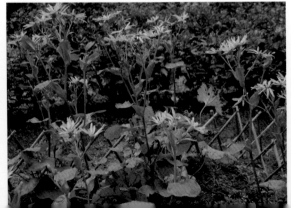

大头橐吾（猴巴掌、老鸦甲、望江南）
Ligularia japonica (Thunb.) Less.

药用部位：全草。分布：华中、华东、华南。

功能主治：舒筋活血，解毒消肿。治跌打损伤，无名肿毒，毒蛇咬伤，痈疖，湿疹。

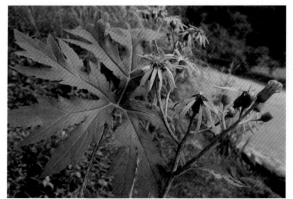

母菊（洋甘菊）
Matricaria recutita Linn.

药用部位：全草。分布：新疆、河北、江苏。

功能主治：清热解毒，止咳平喘，祛风湿。治感冒发热，咽喉肿痛，肺热咳嗽，热痹肿痛，疮肿。

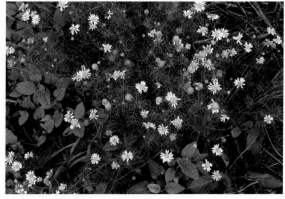

圆舌黏冠草
Myriactis nepalensis Less.

药用部位：全草。分布：秦岭以南。

功能主治：清热解毒，透疹，止痛。治痢疾，肠炎，中耳炎，麻疹发不畅，牙痛，关节肿痛。

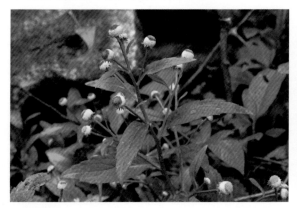

川滇盘果菊（西南垂序莴）
Notoseris henryi (Dunn) Shih

药用部位：全草。分布：中南、西南。

功能主治：清热解毒，散瘀消肿。治蛇伤，疮痈肿毒，乳痈。

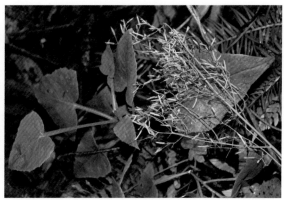

黄瓜菜（苦荬菜）
Paraixeris denticulata (Houtt.) Nakai

药用部位：全草。分布：除华南外广布。

功能主治：治子宫颈糜烂，白带过多，子宫出血，下腿淋巴管炎，跌打损伤，无名肿毒。

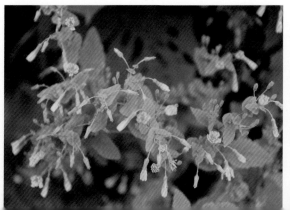

假福王草（堆莴苣）
Paraprenanthes sororia (Miq.) Shih

药用部位：全草。分布：除东北外广布。

功能主治：清热解毒，散瘀止血。治乳痈，疮疖肿毒，毒蛇咬伤，痔疮出血，外伤出血。

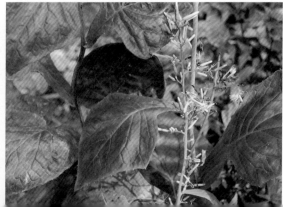

阔苞菊（烟茜、栾樨）

Pluchea indica (Linn.) Less.

药用部位：叶。分布：台湾和华南。

功能主治：叶捣烂和米粉及糖制成浆粑，称栾樨饼，小孩食之有暖胃去积之效。

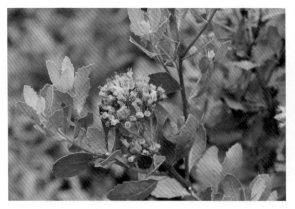

金光菊（黑眼菊）

Rudbeckia laciniata Linn.

药用部位：全草。分布：全国栽培。

功能主治：清热利湿，解毒消痈。治湿热吐泻，腹痛，痈肿疮毒。

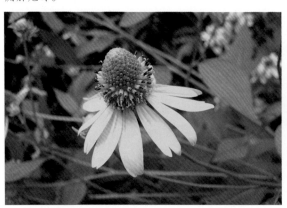

三角叶风毛菊（大梅草）

Saussurea deltoidea (DC.) Sch.-Bip.

药用部位：根。分布：陕西、秦岭以南。

功能主治：治风湿痹痛，白带过多，泄泻，痢疾，小儿疳积，胃寒疼痛。

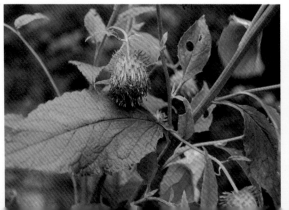

翅果菊（山莴苣、苦菜）

Pterocypsela indica (Linn.) Shih

药用部位：全草。分布：除东北外广布。

功能主治：治阑尾炎，扁桃体炎，子宫颈炎，产后瘀血肿痛，崩漏，痔疮下血，疮疖肿毒。

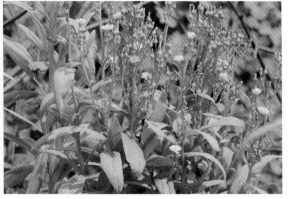

心叶风毛菊

Saussurea cordifolia Hemsl.

药用部位：根。分布：陕西、华东、华中、西南。

功能主治：祛风，散寒，止痛。治风湿痹痛，跌打损伤。

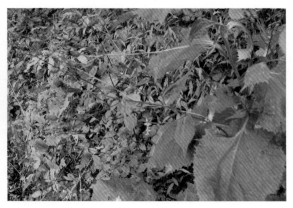

风毛菊（八棱麻、八楞麻、三棱草）

Saussurea japonica (Thunb.) DC.

药用部位：全草。分布：辽宁及以南。

功能主治：祛风除湿，散瘀消肿。治风湿痹痛，跌打损伤，咳嗽。

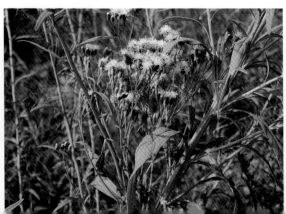

千里光（九里明）

Senecio scandens Buch.-Ham. ex D. Don

药用部位：全草。分布：陕西、秦岭以南。

功能主治：治上呼吸道感染，扁桃体炎，咽喉炎，肺炎，眼结膜炎，痢疾，肠炎，阑尾炎。

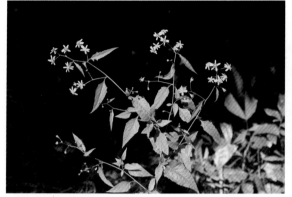

闽粤千里光（马铃柴、冰条、珍珠花）

Senecio stauntonii DC.

药用部位：全草。分布：长江以南。

功能主治：清热解毒，祛风止痒。治痈肿疮疖，湿疹，疥癣，皮肤瘙痒。

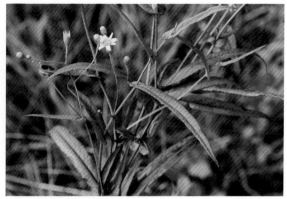

华麻花头（广东升麻）

Serratula chinensis S. Moore

药用部位：肉质根。分布：河南、陕西、长江以南。

功能主治：升阳，散风。治风火头痛，咽喉肿痛，麻疹不透，久泻脱肛，子宫脱垂。

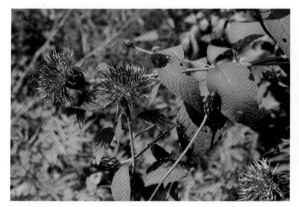

虾须草（绿绿草、草麻黄）

Sheareria nana S. Moore

药用部位：全草。分布：秦岭以南。

功能主治：清热解毒，利水消肿。治疮疡肿毒，水肿，风热头痛。

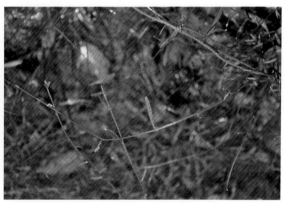

豨莶（肥猪草、肥猪菜、黏苍子、黏糊菜、黄花仔）

Siegesbeckia orientalis Linn.

药用部位：全草。分布：秦岭以南、辽宁、西北。

功能主治：治风湿关节痛，腰膝无力，四肢麻木，半身不遂，高血压病，神经衰弱，疟疾。

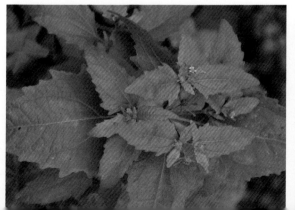

水飞蓟（水飞雉、奶蓟、老鼠箭）

Silybum marianum (Linn.) Gaertn.

药用部位：瘦果。分布：几遍全国。

功能主治：对急性或慢性肝炎、肝硬变、脂肪肝、胆石症、胆管炎均有良好疗效。

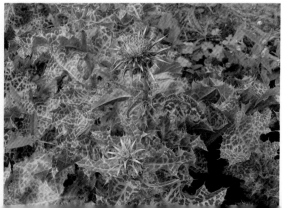

一枝黄花（粘糊菜、破布叶、金柴胡）

Solidago decurrens Lour.

药用部位：全草。分布：秦岭以南、陕西。

功能主治：治扁桃体炎，咽喉肿痛，支气管炎，肺炎，肺结核咯血，急、慢性肾炎，小儿疳积。

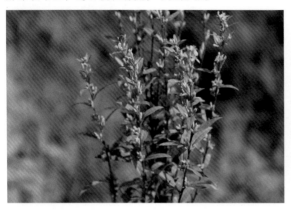

裸柱菊（座地菊）

Soliva anthemifolia (Juss.) R. Br.

药用部位：全草。分布：华南、东南。

功能主治：清热解毒。治痈疮肿毒。

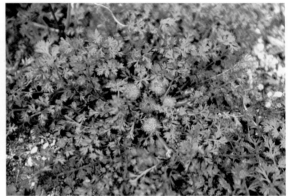

苣荬菜（苦荬菜、苦菜、苦苣菜）

Sonchus arvensis Linn.

药用部位：全草。分布：长江以南、西北。

功能主治：治咽喉炎，吐血，尿血，急性细菌痢疾，阑尾炎，乳腺炎，遗精，白浊，吐泻。

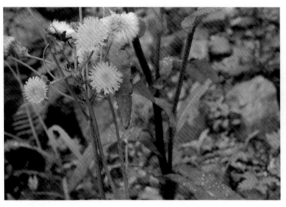

续断菊（野苦荬菜）

Sonchus asper (Linn.) Hill.

药用部位：全草。分布：新疆至华南。

功能主治：清热解毒，止血。治疮疡肿毒，小儿咳喘，肺痨咯血。

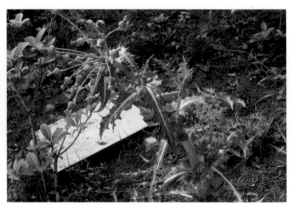

苦苣菜（苦荬、滇苦菜、苦马菜、滇苦苣菜）

Sonchus oleraceus Linn.

药用部位：全草。分布：秦岭以南。

功能主治：治肠炎，痢疾，阑尾炎，乳腺炎，口腔炎，咽炎，扁桃体炎，吐血，衄血，咯血。

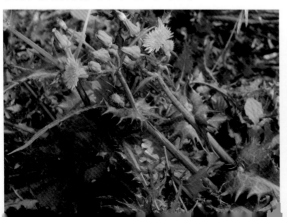

戴星草（翅株菊、荔枝草）

Sphaeranthus africanus Linn.

药用部位：全草。分布：台湾、华南、云南。

功能主治：健胃，利尿，止痛。

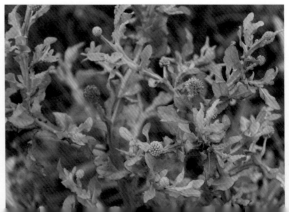

金纽扣（红细水草、散血草、小铜锤、天文草）

Spilanthes paniculata Wall. ex DC.

药用部位：全草。分布：华南、云南、台湾。

功能主治：治腹泻，疟疾，龋齿痛，蛇伤，狗咬伤，痈疮肿毒，感冒风寒，气管炎，咳嗽，哮喘。

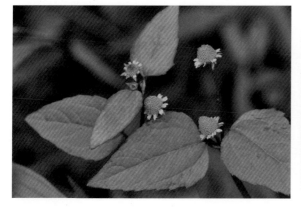

漏芦（祁州漏芦、大脑袋花、土烟叶）

Stemmacantha uniflora (Linn.) Ditrich.

药用部位：根状茎和根。分布：长江以北。

功能主治：清热解毒，排脓通乳。治乳腺炎，乳汁不通，腮腺炎，痈疖，痔漏。

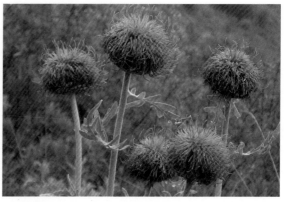

甜叶菊

Stevia rebaudiana (Bertoni) Hemsl.

药用部位：全草。分布：黑龙江至华南以北。

功能主治：生津止渴，降血压。治消渴，原发性高血压。

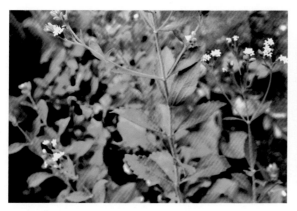

金腰箭

Synedrella nodiflora (Linn.) Gaertn.

药用部位：全草。分布：华南、云南、台湾。

功能主治：清热解毒，凉血，消肿。治感冒发热，疥疮。

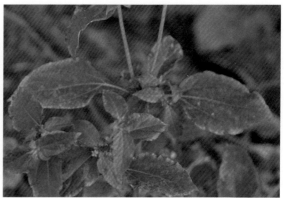

兔儿伞（雨伞菜、一把伞、水鹅掌）

Syneilesis aconitifolia (Bunge) Maxim.

药用部位：全草。分布：华南、华东、黄河流域。

功能主治：祛风除湿，舒筋活血，止痛。治腰腿疼痛，跌打损伤。

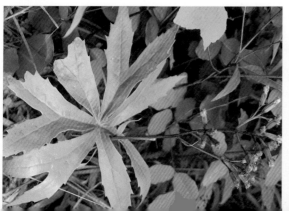

万寿菊（蜂窝菊、金盏菊、臭菊花、臭芙蓉、芙蓉花）

Tagetes erecta Linn.

药用部位：叶、花、根。分布：几遍全国。

功能主治：花，治上呼吸道感染，百日咳，气管炎，眼结膜炎，咽炎，口腔炎，牙痛。外用治腮腺炎，乳腺炎，痈疮肿毒。鲜草捣烂敷治乳腺炎、无名肿毒、疔疮。

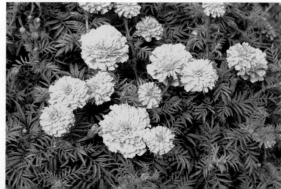

孔雀草（小万寿菊、红黄万寿菊、红黄草、藤菊）

Tagetes patula Linn.

药用部位：全草。分布：几遍全国。

功能主治：清热利湿，止咳，止痛。治上呼吸道感染，痢疾，咳嗽，百日咳，牙痛，风火眼痛。

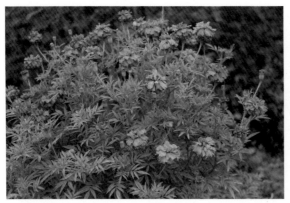

肿柄菊（假向日葵、黄斑肿柄菊）

Tithonia diversifolia A. Gray

药用部位：叶。分布：长江以南。

功能主治：清热解毒。治疮痈肿毒。外用鲜叶捣烂敷患处。

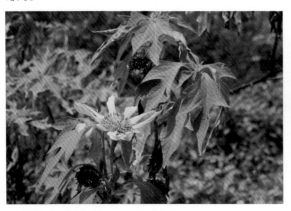

糙叶斑鸠菊（糙叶咸虾花）

Vernonia aspera (Roxb.) Buch.-Ham.

药用部位：根。分布：华南和云南。

功能主治：凉血，败毒。

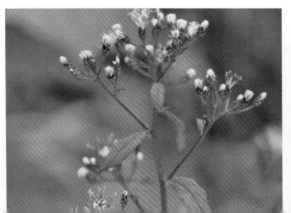

蒲公英（黄花地丁、婆婆丁）

Taraxacum mongolicum Hand.-Mazz.

药用部位：全草。分布：几遍全国。

功能主治：治扁桃体炎，眼结膜炎，腮腺炎，乳腺炎，胃炎，肠炎，痢疾，肝炎，胆囊炎。

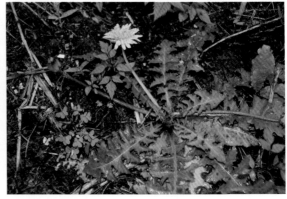

女菀（白菀）

Turczaninowia fastigiata (Fisch.) DC.

药用部位：全草。分布：陕西以东以南至华南。

功能主治：温肺化痰，健脾利湿。治咳嗽气喘，泻痢，小便短涩。

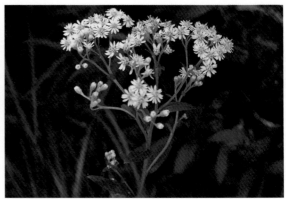

夜香牛（伤寒草、消山虎）

Vernonia cinerea (Linn.) Less.

药用部位：全草。分布：秦岭以南。

功能主治：治感冒发热，咳嗽，痢疾，黄疸型肝炎，神经衰弱。外用治痈疖肿毒，蛇咬伤。

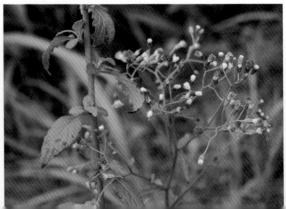

毒根斑鸠菊（细脉斑鸠菊、过山龙、藤牛七、发痧藤、惊风红）

Vernonia cumingiana Benth.

药用部位：根、藤茎。分布：华南、西南、东南。

功能主治：祛风解表，舒筋活络，截疟。治风湿性关节痛，腰腿痛，跌打损伤，疟疾。

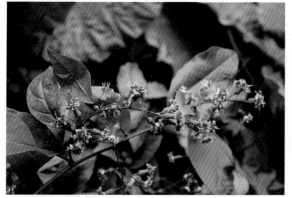

茄叶斑鸠菊（斑鸠木、斑鸠菊、白花毛桃）

Vernonia solanifolia Benth.

药用部位：根、叶。分布：福建、云南和华南。

功能主治：凉血止血，润肺止咳。根，治咽喉肿痛，肺结核咳嗽，咯血；叶，外用治外伤出血。

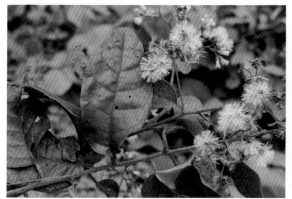

卤地菊（尖刀草、黄花龙舌草、黄花冬菊）

Wedelia prostrata (Hook. et. Arn.) Hemsl.

药用部位：全草。分布：华南和华东。

功能主治：治流感，白喉，咽喉炎，急性扁桃腺炎，肺炎，支气管炎，百日咳，齿龈炎，高血压。

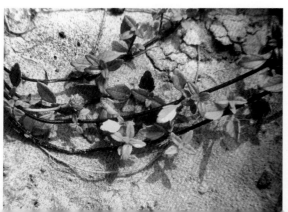

咸虾花（狗仔花）

Vernonia patula (Dryand.) Merr.

药用部位：全草。分布：东南、华南和西南。

功能主治：治感冒发热，头痛，乳腺炎，急性胃肠炎，痢疾。外用治疮疖，湿疹，荨麻疹。

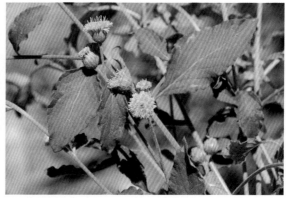

蟛蜞菊（黄花蟛蜞菊、黄花墨菜、黄花龙舌草、田黄菊）

Wedelia chinensis (Osbeck.) Merr.

药用部位：全草。分布：南部。

功能主治：治感冒发热，白喉，咽喉炎，扁桃体炎，支气管炎，肺炎，百日咳，咯血，高血压。

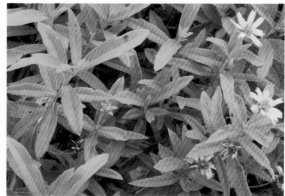

麻叶蟛蜞菊（接骨草、女金丹、小血藤、血参）

Wedelia urticifolia DC.

药用部位：根。分布：华南、西南、湖南。

功能主治：补肾，养血，通络。治肾虚腰痛，气血虚弱，跌打损伤。

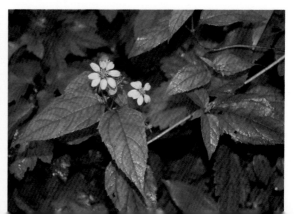

山蟛蜞菊（血参）

Wedelia wallichii Less.

药用部位：全草。分布：湖南、云南和华南。

功能主治：补血，活血。治贫血，产后流血过多，子宫肌瘤，闭经，神经衰弱。

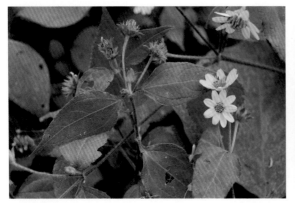

黄鹌菜（毛连连、野芥菜、黄花枝香草、野青菜）

Youngia japonica (Linn.) DC.

药用部位：全草。分布：甘肃以东以南。

功能主治：清热解毒，利尿消肿，止痛。治咽炎，乳腺炎，牙痛，小便不利，肝硬化腹水。

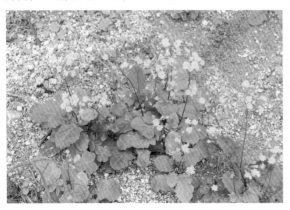

星罗草（糖果草）

Canscora melastomacea Hand.-Mazz.

药用部位：全草。分布：广西、云南、广东。

功能主治：清热消肿，散瘀止痛。治急性胆囊炎，急性肠炎，急性扁桃体炎。

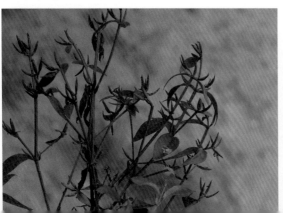

苍耳（苍子、痴头猛、羊带归、虱麻头）

Xanthium sibiricum Patrin. ex Widder

药用部位：全草或果实。分布：几遍全国。

功能主治：苍耳子，治感冒头痛，慢性鼻窦炎，副鼻窦炎，疟疾。苍耳草，治子宫出血，皮肤湿疹。

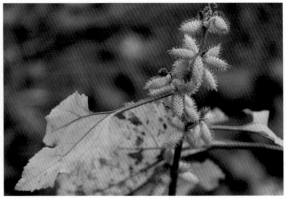

百日菊（鱼尾菊）

Zinnia violacea Cav.

药用部位：全草。分布：几遍全国。

功能主治：清热利湿，解毒消肿。治温热痢疾，淋证，乳痈，疮疡疖肿。

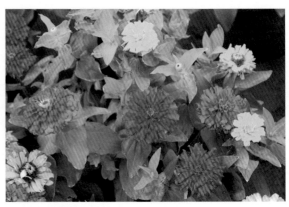

福建蔓龙胆

Crawfurdia pricei (Marq.) H. Smith

药用部位：全草。分布：华南、福建、湖南。

功能主治：清热利尿，消炎解毒。治痈疮疖肿，痢疾，肝炎。

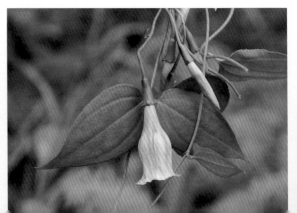

五岭龙胆（九头青、簇花龙胆、落地荷花）

Gentiana davidii Franch.

药用部位：全草。分布：华南、华东、湖南。

功能主治：治小儿惊风，目赤肿痛，咽痛，肝炎，痢疾，化脓性骨髓炎，痈疮肿毒，毒蛇咬伤。

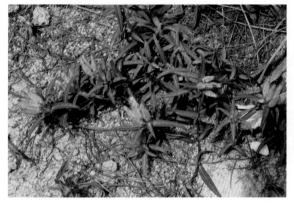

龙胆（胆草、苦胆草）

Gentiana scabra Bunge

药用部位：根。分布：几遍全国。

功能主治：治高血压头晕耳鸣，目赤肿痛，胸胁痛，胆囊炎，湿热黄疸，阴部湿痒，疮疖痈肿。

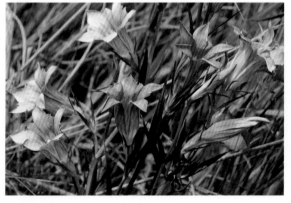

獐牙菜（大苦草、黑节苦草）

Swertia bimaculata (Sieb. et Zucc.) Hook. f. al.

药用部位：全草。分布：几遍全国。

功能主治：治消化不良，目赤肿痛，胆囊炎，尿路感染，肠胃炎，感冒发热，流感，咽喉炎。

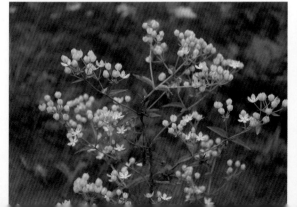

华南龙胆（蓝花草、紫花地丁）

Gentiana loureirii Griseb.

药用部位：全草。分布：华南、华东、湖南。

功能主治：清热利湿，解毒消痈。治咽喉肿痛，阑尾炎，白带，尿血。外用治疮汤肿毒。

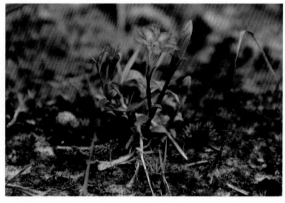

匙叶草（红客妈叶、红虾蟆叶）

Latouchea fokiensis Franch.

药用部位：全草。分布：长江以南。

功能主治：活血化瘀，清热止咳。治腹内血瘀痞块，劳伤咳嗽。

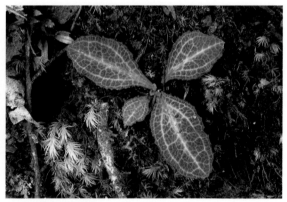

香港双蝴蝶

Tripterospermum nienkui (Marq.) C. J. Wu

药用部位：全草。分布：湖南、华南和华东。

功能主治：祛风湿，活血。治风湿痹痛，跌打损伤。

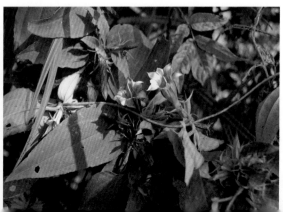

莕菜（金莲子、莲叶荇菜、莲叶莕菜）

Nymphoides peltatum (Gmel.) O. Kuntze

药用部位：全草。分布：几遍全国。

功能主治：治感冒发热无汗，麻疹透发不畅，水肿，小便不利，热淋，诸疮肿毒，毒蛇咬伤。

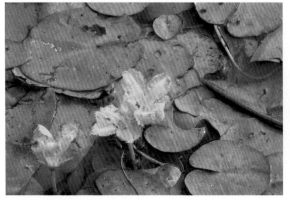

广西过路黄（过路黄）

Lysimachia alfredii Hance

药用部位：全草。分布：东南、湖南、华南。

功能主治：清热利湿，排石利胆。治黄疸肝炎，尿路感染，尿路结石等。

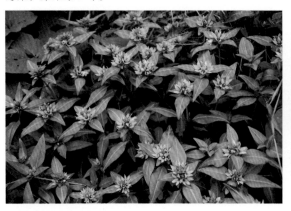

细梗香草（满山香）

Lysimachia capillipes Hemsl.

药用部位：全草。分布：秦岭以南。

功能主治：治感冒，咳嗽，风湿痹痛，脘腹胀痛，月经不调，疔疮，蛇伤。

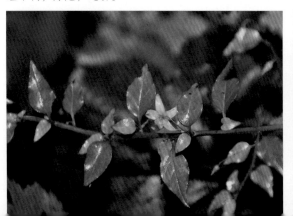

点地梅（喉咙草）

Androsace umbellata (Lour.) Merr.

药用部位：全草。分布：东北、华北及长江以南。

功能主治：清热解毒，消肿止痛。治扁桃体炎，咽喉炎，口腔炎，急性结膜炎，跌打损伤。

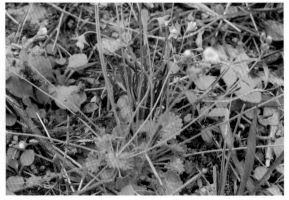

泽珍珠菜（白水花、水硼砂）

Lysimachia candida Lindl.

药用部位：全草。分布：秦岭以南。

功能主治：清热解毒，消肿散结。外用治无名肿毒，痈疮疖肿，稻田皮炎，跌打骨折。

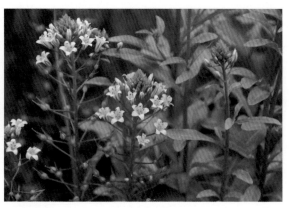

过路黄（金钱草、对座草、路边黄、遍地黄、四川金钱草）

Lysimachia christinae Hance

药用部位：全草。分布：东部、中部、西南。

功能主治：治肝、胆结石，胆囊炎，黄疸型肝炎，泌尿系结石，水肿，跌打损伤，毒蛇咬伤。

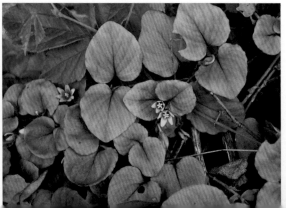

珍珠菜（珍珠草、调经草、尾脊草）

Lysimachia clethroides Duby

药用部位：全草。分布：秦岭以南。

功能主治：治月经不调，白带，小儿疳积，风湿性关节炎，跌打损伤，乳腺炎，蛇咬伤。

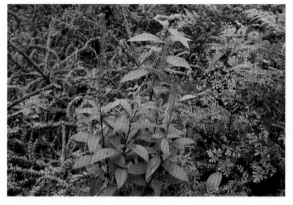

延叶珍珠菜（疬子草、延叶排草、大羊古膝）

Lysimachia decurrens Forst. f.

药用部位：全草。分布：秦岭以南。

功能主治：活血调经，消肿散结。治月经不调。外用治颈淋巴结结核，跌打骨折。

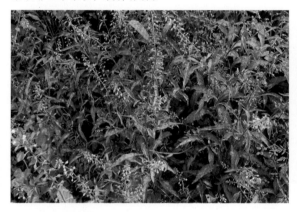

大叶过路黄（大叶排草）

Lysimachia fordiana Oliv.

药用部位：全草。分布：广东、广西、云南。

功能主治：清热利湿，消肿解毒。治跌打损伤，瘰疬，喉痛，痈毒，蛇伤，黄疸。

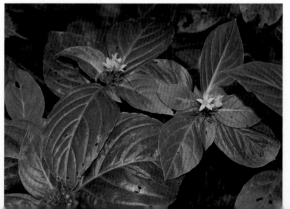

临时救（小过路黄、风寒草、聚花过路黄）

Lysimachia congestiflora Hemsl.

药用部位：全草。分布：长江以南。

功能主治：治风寒头痛，咳嗽痰多，咽喉肿痛，黄疸，胆道结石，尿路结石，痈肿，蛇伤。

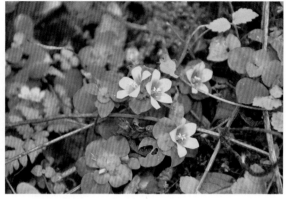

灵香草（排草、零陵香、广零陵香、满山香）

Lysimachia foenum-graecum Hance

药用部位：全草。分布：广东、广西、云南。

功能主治：清热行气，止痛，驱蛔虫。治感冒头痛，牙痛，咽喉肿痛，伤寒，胸腹胀满，下痢，鼻塞，蛔虫病。

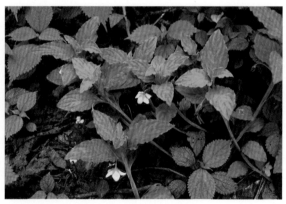

星宿菜（大田基黄、赤脚草、红根划、黄脚鸡）

Lysimachia fortunei Maxim.

药用部位：全草。分布：秦岭以南和陕西。

功能主治：治感冒，咳嗽咯血，肠炎，痢疾，肝炎，疳积，疟疾，风湿关节痛，痛经，闭经，白带，乳腺炎，结膜炎，蛇咬伤，跌打损伤。

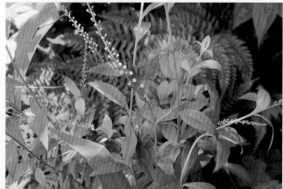

黑腺珍珠菜（满天星）

Lysimachia heterogenea Klatt

药用部位：全草。分布：广东、华东、华中。

功能主治：活血，解毒。治闭经，毒蛇咬伤。

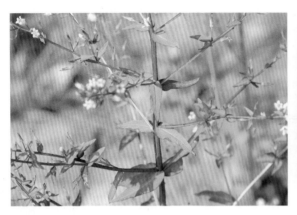

巴东过路黄（过路黄、铺地黄）

Lysimachia patungensis Hand.-Mazz.

药用部位：全草。分布：华南、华东、华中。

功能主治：祛风祛湿，活血止血。治风寒咳嗽，风湿痹痛，跌打损伤。

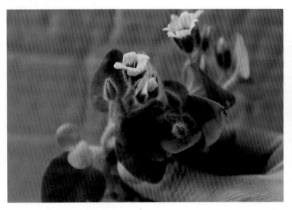

中华补血草（补血草、匙叶草、海金花、海萝卜）

Limonium sinense (Girard) Kuntze

药用部位：根。分布：滨海各省。

功能主治：清热祛湿，止血。治血淋，湿热便血，痔疮下血，血热，月经过多等。

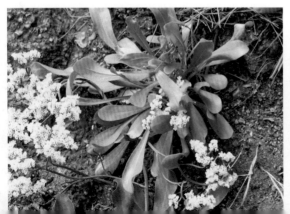

落地梅（重楼排草、四块瓦、四叶黄、四儿风）

Lysimachia paridiformis Franch.

药用部位：全草。分布：华中、西南。

功能主治：治风湿性疼痛，脘腹疼痛，咳嗽，跌打损伤，疮肿疔疮，毒蛇咬伤。

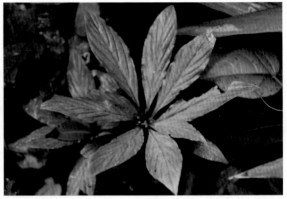

四季报春（鄂报春）

Primula obconica Hance

药用部位：全草。分布：秦岭以南。

功能主治：解酒毒，止腹泻。治酒毒伤脾，腹痛便泻。

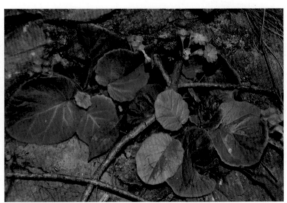

紫花丹（紫花藤、谢三娘、紫雪花）

Plumbago indica Linn.

药用部位：全草。分布：南方各地。

功能主治：破血通经，止痛。治风湿痛，闭经；根，治脾肿大。

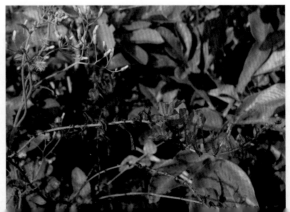

白花丹（白雪花、白皂药）
Plumbago zeylanica Linn.

药用部位：根、叶。分布：长江以南。

功能主治：根，治风湿性骨痛，跌打肿痛，胃痛，肝脾肿大。叶，外用治跌打肿痛，扭挫伤。

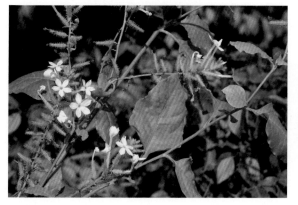

车前（牛舌草、猪耳朵草）
Plantago asiatica Linn.

药用部位：全草、种子。分布：几遍全国。

功能主治：治泌尿系感染，结石，肾炎水肿，小便不利，肠炎，细菌性痢疾，支气管炎。

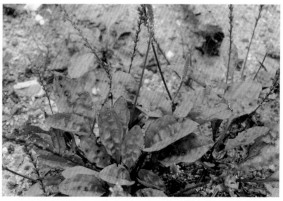

平车前（车前草、车串串、小车前）
Plantago depressa Willd.

药用部位：全草、种子。分布：除华南外广布。

功能主治：治尿路感染，尿路结石，肾炎水肿，感冒咳嗽，支气管炎，肠炎腹泻，高血压。

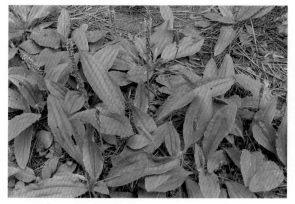

大车前（钱串草、钱贯草）
Plantago major Linn.

药用部位：全草、种子。分布：几遍全国。

功能主治：治尿路感染，尿路结石，肾炎水肿，感冒咳嗽，支气管炎，肠炎腹泻，高血压。

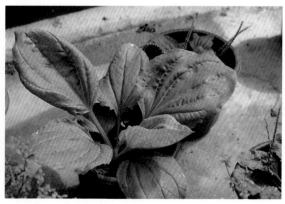

杏叶沙参（湖南沙参）
Adenophora hunanensis Mannf.

药用部位：根。分布：秦岭以南、华北、陕西。

功能主治：养阴清热，润肺化痰，止咳。肺热咳嗽，燥咳痰少，虚热喉痹，津伤口渴。

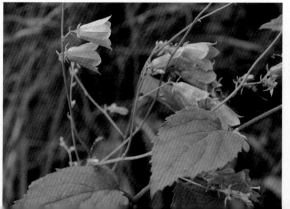

沙参（杏叶沙参）
Adenophora stricta Miq.

药用部位：根。分布：华东、湖南。

功能主治：治肺热咳嗽，燥咳痰少，虚热喉痹，津伤口渴，乳汁不足。

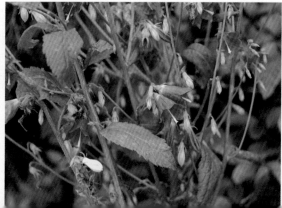

轮叶沙参（四叶沙参）

Adenophora tetraphylla (Thunb.) Fisch.

药用部位：根。分布：我国东北、华北、华南及西南。

功能主治：清热养阴，润肺止咳。治气管炎，百日咳，肺热咳嗽，咯痰黄稠。

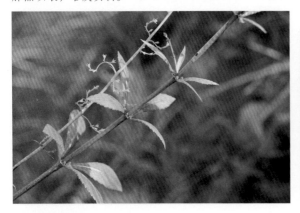

大花金钱豹（土党参）

Campanumoea javanica Bl.

药用部位：根。分布：秦岭以南。

功能主治：补中益气，润肺生津。治气虚乏力，脾虚泄泻，肺虚咳嗽，小儿疳积，乳汁稀少。

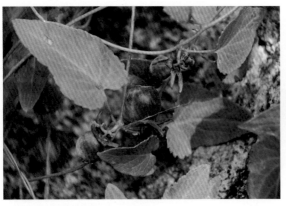

羊乳（四叶参、奶参、山海螺、乳头薯）

Codonopsis lanceolata (Sieb. et Zucc.) Trautv.

药用部位：根。分布：东北、华北至华南。

功能主治：补肾通乳，排脓解毒。治病后体虚，乳汁不足，乳腺炎，肺脓疡，痈疖疮疡。

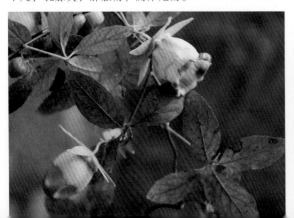

土党参（金钱豹、桂党参）

Campanumoea javanica Bl. subsp. **japonica** (Makino) Hong

药用部位：根。分布：长江以南。

功能主治：补中益气，润肺生津。治气虚乏力，脾虚泄泻，肺虚咳嗽，小儿疳积，乳汁稀少。

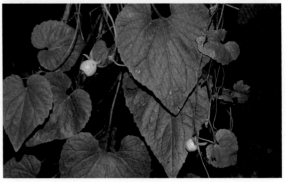

桃叶金钱豹（长叶轮钟草、剑叶金钱豹、披针金钱豹）

Campanumoea lancifolia (Roxb.) Merr.

药用部位：根。分布：秦岭以南。

功能主治：益气，祛瘀，止痛。治气虚乏力，跌打损伤。

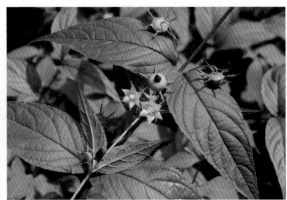

党参（东党、台党、潞党、口党）

Codonopsis pilosula (Franch.) Nannf.

药用部位：根。分布：西南、河南以北。

功能主治：治脾虚，食少便溏，四肢无力，心悸，气短，口干，自汗，脱肛，子宫脱垂。

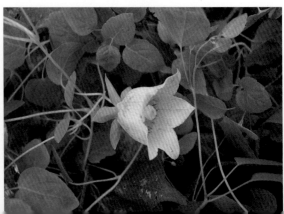

桔梗（包袱花、铃铛花）

Platycodon grandiflorus (Jacq.) A. DC.

药用部位：根。分布：几遍全国。

功能主治：治外感咳嗽，咳痰不爽，咽喉肿痛，胸闷腹胀，支气管炎，肺脓疡，胸膜炎。

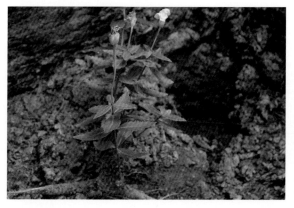

蓝花参（娃儿草、细叶沙参）

Wahlenbergia marginata (Thunb.) A. DC.

药用部位：根、全草。分布：长江流域以南。

功能主治：治病后体虚，小儿疳积，支气管炎，肺虚咳嗽，疟疾，高血压病，产后失血过多。

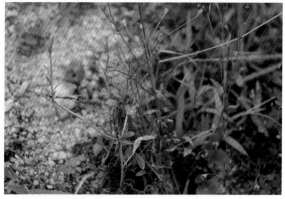

半边莲（细米草、急解索、紫花莲）

Lobelia chinensis Lour.

药用部位：全草。分布：长江中下游以南。

功能主治：治毒蛇咬伤，肝硬化腹水，晚期血吸虫病腹水，肾炎水肿，扁桃体炎，阑尾炎。

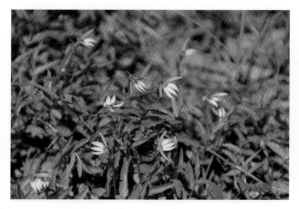

江南山梗菜（苦菜、节节花）

Lobelia davidii Franch.

药用部位：全草。分布：秦岭以南。

功能主治：治咳嗽痰多，身面浮肿，疔疮痈疖，下肢溃烂，毒蛇咬伤。

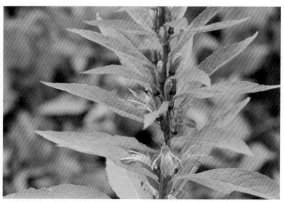

线萼山梗菜（韶关大将军、东南山梗菜）

Lobelia melliana E. Wimm.

药用部位：全草。分布：华东、华南、湖南。

功能主治：治咳嗽痰多，水肿，乳痈，痈肿疔疮，毒蛇咬伤，蜂蜇。

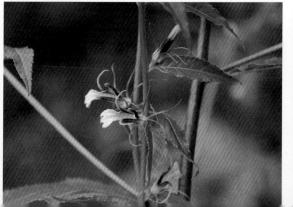

铜锤玉带草（地钮子、地茄子、扣子草）

Pratia nummularia (Lam.) A. Br et Aschers.

药用部位：全草。分布：秦岭以南、西藏。

功能主治：治风湿疼痛，月经不调，白带，遗精。外用治跌打损伤，创伤出血。

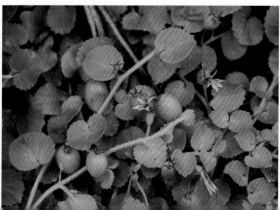

柔弱斑种草

Bothriospermum tenellum (Hornem.) Fisch. et Mey.

药用部位：全草。分布：除陕西以西外广布。

功能主治：止咳，止血。治咳嗽，吐血。

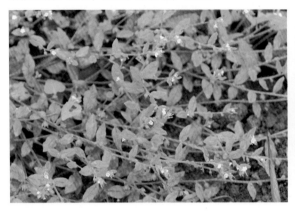

破布木（纸鹞高树、青桐翠木）

Cordia dichotoma Forst. f.

药用部位：根、果实。分布：华南、西南、东南。

功能主治：根行气止痛；果实祛痰，利尿。治心胃气痛，湿热腹泻。

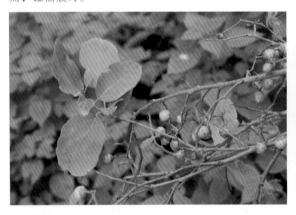

琉璃草（大果琉璃草）

Cynoglossum zeylanicum (Vahl.) Thunb. ex Lehm.

药用部位：根、叶。分布：秦岭以南、陕西余部、甘肃。

功能主治：清热解毒，散瘀止血。治痈肿疮疖，崩漏，咯血，跌打损伤，外伤出血，毒蛇咬伤。

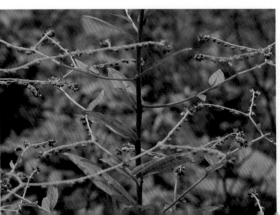

基及树（福建茶）

Carmona microphylla (Lam.) G. Don.

药用部位：叶。分布：香港、海南、台湾、福建。

功能主治：清热解毒。治疗疮。外用鲜叶捣烂敷患处。

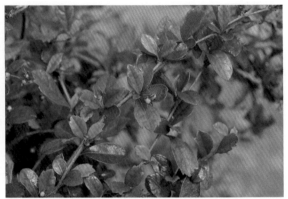

小花琉璃草（狭叶倒提壶、小花倒提壶）

Cynoglossum lanceolatum Forst.

药用部位：全草。分布：陕西以东以南。

功能主治：清热解毒，利尿消肿，活血。治急性肾炎，月经不调。外用治痈肿疮毒，毒蛇咬伤。

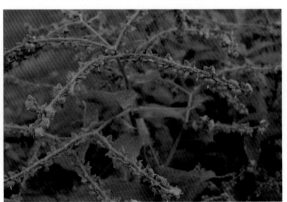

粗糠树（毛叶厚壳树、粗厚壳树、云南厚壳树）

Ehretia macrophylla Wall.

药用部位：树皮。分布：西北、西南、华南、华东。

功能主治：散瘀消肿。治跌打损伤。外用鲜品捣烂敷患处。

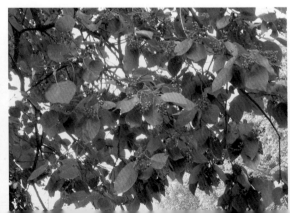

厚壳树（大红茶、大岗茶）

Ehretia thysiflora (Sieb. et Zucc.) Nakai

药用部位：叶、心材，树枝。分布：秦岭以南。

功能主治：叶，治感冒、偏头痛。心材，治跌打肿痛，骨折，痈疽红肿。树枝，治肠炎腹泻。

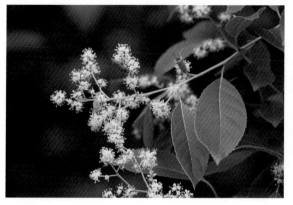

盾果草（盾形草、野生地、猫条干）

Thyrocarpus sampsonii Hance

药用部位：全草。分布：秦岭以南、陕西余部。

功能主治：清热解毒，消肿。治痈肿，疔疮，咽喉肿痛，泄泻，痢疾。

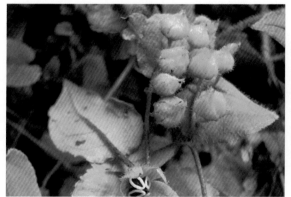

附地菜（地胡椒）

Trigonotis peduncularis (Trev.) Benth. ex Baker et Moore

药用部位：全草。分布：辽宁、陕西以东以南。

功能主治：温中健胃，消肿止痛，止血。治胃痛，吐酸，吐血；跌打损伤，骨折。

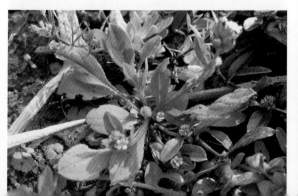

大尾摇（象鼻草、全虫草、狗尾虫、皱面草）

Heliotropium indicum Linn.

药用部位：全草。分布：长江以南。

功能主治：清热解毒。治肺炎，肺脓肿，脓胸，腹泻，痢疾，睾丸炎，白喉，口腔糜烂，痈疖。

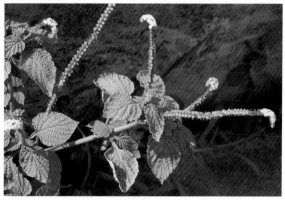

紫丹（友谊草、爱国草、聚合草）

Tournefortia montana Lour.

药用部位：全草。分布：华南、云南。

功能主治：祛风活血。治风湿骨痛。

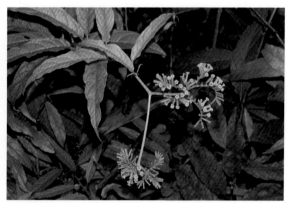

辣椒（辣子、牛角椒、海椒、鸡嘴椒）

Capsicum annuum Linn.

药用部位：果实、根、茎枝。分布：几遍全国。

功能主治：果，治胃寒疼痛，胃肠胀气，消化不良。外用治冻疮，风湿痛。根，外用治冻疮。

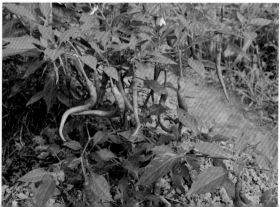

夜香树（夜香花、洋素馨、夜来香）

Cestrum nocturnum Linn.

药用部位：叶。分布：华南、福建、西南。

功能主治：行气止痛。治胃脘痛。

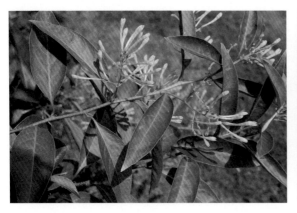

十萼茄（红丝线、纽扣子）

Lycianthes biflora (Lour.) Bitter

药用部位：全草。分布：华南、华东、西南。

功能主治：祛痰止咳，清热解毒。叶，治咳嗽气喘；全株，治狂犬病。外用治疗疮红肿。

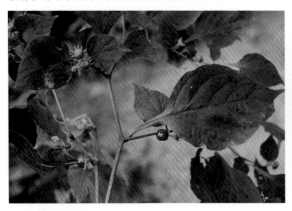

宁夏枸杞（枸杞子）

Lycium barbarum Linn.

药用部位：果实。分布：全国栽培。

功能主治：滋补肝肾，益精明目。治虚劳精亏，腰膝酸痛，眩晕耳鸣，血虚萎黄，目昏不明。

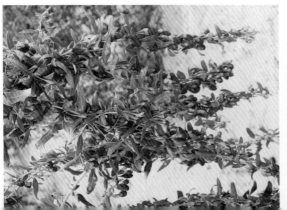

曼陀罗（枫茄花、狗核桃、万桃花、洋金花）

Datura stramonium Linn.

药用部位：花、果、叶。分布：几遍全国。

功能主治：治支气管哮喘，慢性喘息性支气管炎，胃痛，牙痛，风湿痛，损伤疼痛，手术麻醉。

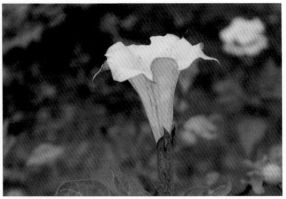

单花红丝线

Lycianthes lysimachioides (Wall.) Bitter var. **cordifolia** C. Y. Wu et S. C. Huang

药用部位：全草。分布：秦岭以南。

功能主治：解毒消肿。治痈肿疮毒，鼻疮，耳疮。外用鲜品捣烂敷患处或煎水洗。

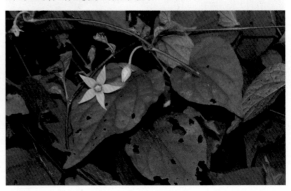

枸杞［杞子（果实）、地骨皮（根皮）］

Lycium chinense Mill.

药用部位：根皮、果实。分布：全国栽培。

功能主治：地骨皮，治肺热咳嗽，糖尿病，高血压病。杞子，治腰脊酸痛，头目眩晕，视力减退。

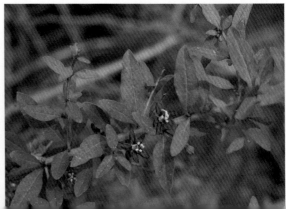

番茄（西红柿）

Lycopersicon esculentun Mill.

药用部位：叶、果。分布：几遍全国。

功能主治：叶治烂疮，下肢溃疡。外用鲜叶捣烂敷患处。果治口渴，消化不良，果实食用。

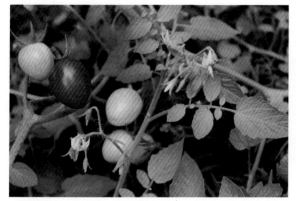

烟草（烟、烟叶）

Nicotiana tabacum Linn.

药用部位：全草。分布：几遍全国。

功能主治：治疗疮肿毒，头癣，白癣，秃疮，毒蛇咬伤。灭钉螺、蚊、蝇、老鼠。多作外用。

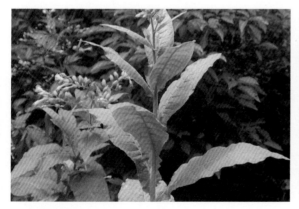

挂金灯（灯笼草、灯笼果）

Physalis alkekengi Linn. var. franchetii (Mast.) Makino

药用部位：全草。分布：除西藏外，广布。

功能主治：治急性扁桃体炎，咽痛，音哑，肺热咳嗽，小便不利。外用治天疱疮，湿疹。

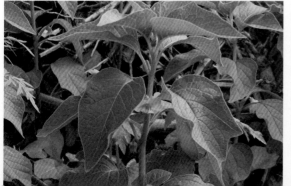

假酸浆（冰粉、鞭打绣球）

Nicandra physaloides (Linn.) Gaertn.

药用部位：全草。分布：几遍全国。

功能主治：清热解毒，利尿，镇静。治感冒发热，鼻渊，热淋，痈肿疮疖，癫痫，狂犬病。

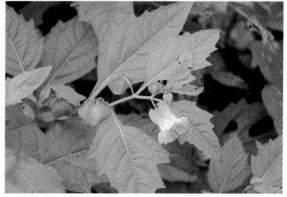

酸浆（灯笼草、灯笼果）

Physalis alkekengi Linn.

药用部位：全草。分布：甘肃、陕西以南。

功能主治：治急性扁桃体炎，咽痛，音哑，肺热咳嗽，小便不利。外用治天疱疮，湿疹。

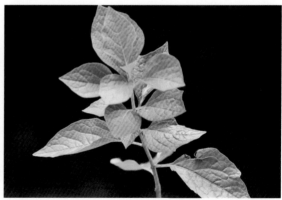

苦职（灯笼草、灯笼果）

Physalis angulata Linn.

药用部位：全草。分布：东部至西南部。

功能主治：清热解毒，消肿散结。咽喉肿痛，腮腺炎，牙龈肿痛，急性肝炎，菌痢。

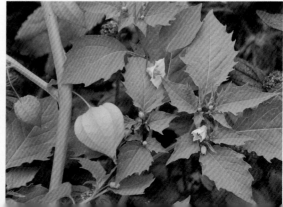

毛苦职（灯笼草、灯笼果）
Physalis angulata Linn. var. **villosa** Bonati

药用部位：全草。分布：秦岭以南。

功能主治：清热解毒，消肿散结。治咽喉肿痛，腮腺炎，牙龈肿痛，急性肝炎，菌痢。

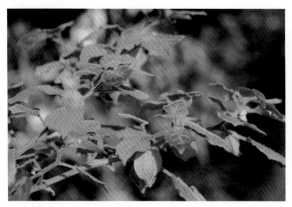

小酸浆（灯笼草、挂金灯、灯笼果）
Physalis minima Linn.

药用部位：全草。分布：长江以南。

功能主治：治黄疸型肝炎，胆囊炎，感冒发热，肺脓疡，腮腺炎，睾丸炎，膀胱炎，血尿。

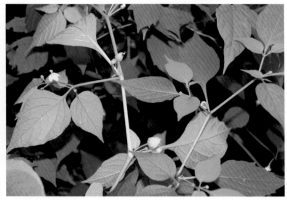

灯笼果（小果酸浆）
Physalis peruviana Linn.

药用部位：全草。分布：广东有栽培。云南。

功能主治：治感冒发热，腮腺炎，支气管炎，急性肾盂肾炎，睾丸炎，疱疹，疖疮，疝气痛。

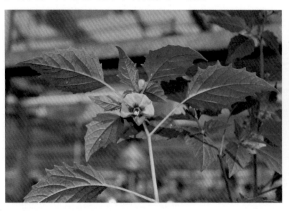

少花龙葵（衣纽扣）
Solanum americanum Miller

药用部位：全草。分布：华南、东南、湖南。

功能主治：治感冒发热，头痛，喉痛，咳嗽，膀胱炎，白带，痢疾，跌打，高血压。

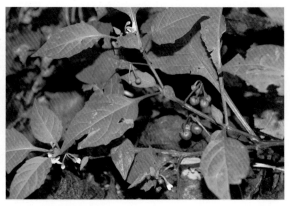

牛茄子（丁茄、颠茄、刺茄、番鬼茄）
Solanum capsicoides Allioni

药用部位：根。分布：长江以南。

功能主治：治跌打损伤，风湿腰腿痛，痈疮肿毒，冻疮。外用鲜品捣烂敷患处，或煎水外洗。

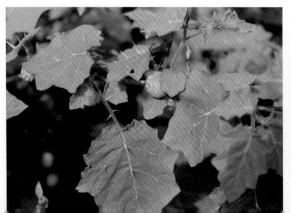

欧白英（千年不烂心、苦茄、六甲草、伤寒草、无名草）
Solanum cathayanum C. Y. Wu et S. C. Huang

药用部位：全草。分布：陕西、甘肃以东以南。

功能主治：清热解毒，凉血，消肿排脓。治轻、重感冒，高热不退，小儿疳积，无名肿毒。

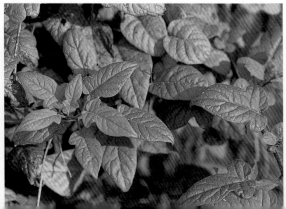

野茄（黄颠茄、黄水茄、丁茄、黄天茄）
Solanum coagulans Forsk.

药用部位：果实或全草。分布：华南、东南、云南。

功能主治：利湿，消肿，止痛。治风湿性关节炎，睾丸炎，牙痛。

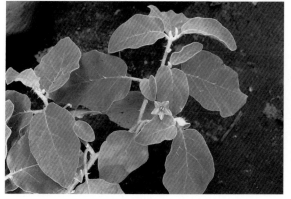

假烟叶（土烟叶、茄树）
Solanum erianthum D. Don

药用部位：根。分布：华南、西南、东南。

功能主治：止痛，解毒，收敛。根，治胃痛，腹痛，骨折，跌打损伤，慢性粒细胞白血病。

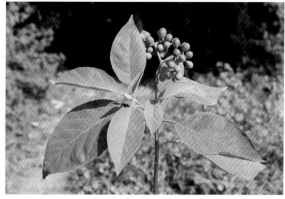

刺天茄（紫花茄、金钮扣、小颠茄）
Solanum indicum Linn.

药用部位：根及全草。分布：华南、西南及东南。

功能主治：解毒消肿，散瘀止痛。治扁桃体炎，咽喉炎，淋巴结炎，牙痛，胃痛，跌打损伤。

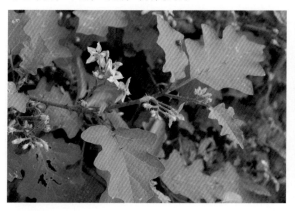

野海茄
Solanum japonense Nakai

药用部位：全草。分布：几遍全国。

功能主治：祛风湿，活血通经。治风湿痹痛，经闭。

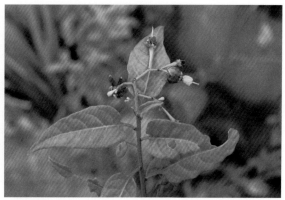

毛茄（大叶毛刺茄）
Solanum lasiocarpum Dunal

药用部位：根。分布：台湾、华南、云南。

功能主治：通脉定痛，散瘀消肿。治跌打肿痛。外用鲜品捣烂敷患处。

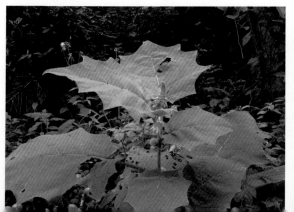

白英（山甜菜、蔓茄、北风藤）
Solanum lyratum Thunb.

药用部位：全草。分布：秦岭以南、陕西余部。

功能主治：治阴道糜烂，黄疸，丹毒，癌症，蛇伤，急性胃肠炎，化脓性骨髓炎，痔疮。

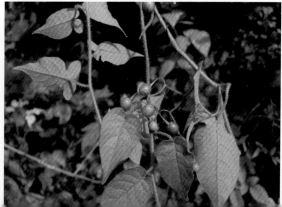

乳茄（黄金果、五指茄）

Solanum mammosum Linn.

药用部位：果实。分布：南方。

功能主治：清热解毒，利水消肿。治淋巴结炎，疮疖肿痛。外用鲜果烤热捣烂敷患处。

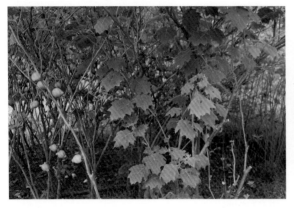

龙葵（天茄子、苦葵）

Solanum nigrum Linn.

药用部位：全草。分布：秦岭以南、河北。

功能主治：治感冒发热，牙痛，慢性支气管炎，痢疾，泌尿系感染，乳腺炎，白带，癌症。

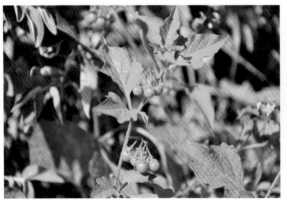

珊瑚樱（冬珊瑚、玉珊瑚茄）

Solanum pseudo-capsicum Linn.

药用部位：根。分布：长江以南、陕西。

功能主治：活血止痛。治腰肌劳损，闪挫扭伤。

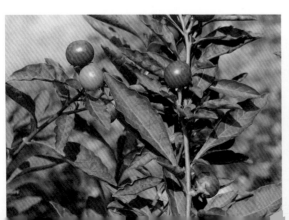

茄（茄子根、白茄、五角茄、五指茄）

Solanum melongena Linn.

药用部位：根。分布：几遍全国。

功能主治：清热利湿，祛风止咳，收敛止血。治风湿性关节炎，老年慢性气管炎，水肿，久咳，久痢，白带，遗精，尿血，便血。外用治冻疮。

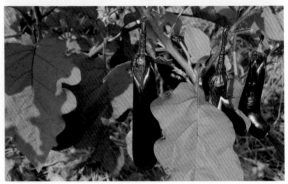

海南茄（金耳环、耳环锤）

Solanum procumbens Lour.

药用部位：根。分布：海南、广西、广东。

功能主治：凉血散瘀，消肿止痛。治急性扁桃体炎，咽喉炎。

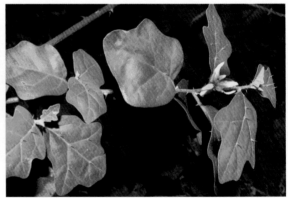

水茄（金钮扣、山颠茄）

Solanum torvum Sw.

药用部位：根。分布：华南、云南、东南。

功能主治：散瘀，通经，消肿，止痛，止咳。治跌打瘀痛，腰肌劳损，胃痛，牙痛，闭经，久咳。

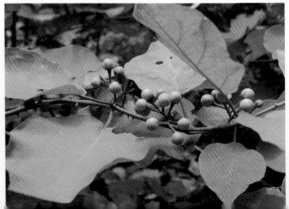

马铃薯（土豆、阳芋、荷兰薯）

Solanum tuberosum Linn.

药用部位：叶。分布：几遍全国。

功能主治：消炎。外洗治烂疮，下肢溃疡。

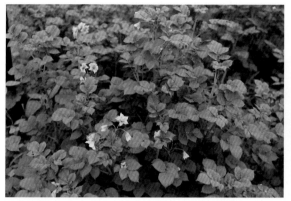

心萼薯（满山香、黑面藤、亚灯堂、华佗花）

Aniseia biflora (Linn.) Choisy

药用部位：全草、种子。分布：西南、华南、华东。

功能主治：全草治感冒，蚊虫叮咬，小儿疳积。种子解毒，活血，治跌打损伤，蛇伤。

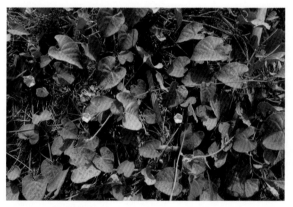

硬毛白鹤藤（头花银背藤）

Argyreia capitata (Vahl) Arn. ex Choisy

药用部位：叶。分布：华南、西南。

功能主治：消炎止痛，生肌愈合。治刀伤出血。外用鲜叶捣烂敷患处。

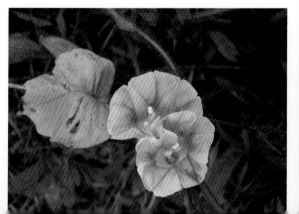

龙珠

Tubocapsicum anomalum (Franch. et Sav.) Makino

药用部位：全草。分布：华东、华南、西南。

功能主治：清热解毒，通利小便。治小便淋痛，痢疾，疔疮。

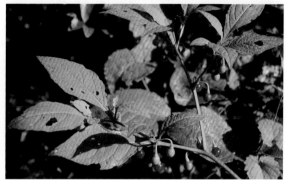

白鹤藤（白背丝绸、一匹绸）

Argyreia acuta Lour.

药用部位：叶或全株。分布：华南、云南。

功能主治：治肾炎水肿，肝硬化腹水，风湿疼痛，崩漏，白带，急慢性气管炎，跌打损伤。

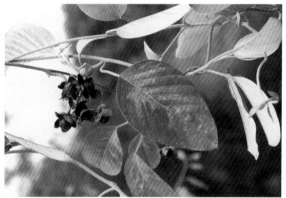

银背藤（黄毛白鹤藤、纯叶白鹤藤）

Argyreia obtusifolia Lour.

药用部位：叶。分布：华南。

功能主治：活血化瘀。治跌打损伤，白带，内伤吐血，筋络不舒。

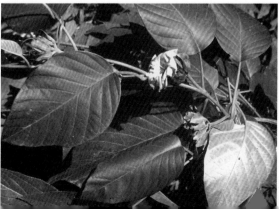

月光花（天茄儿）
Calonyction aculeatum (Linn.) House
药用部位：全草或种子。分布：陕西以东以南。
功能主治：清热解毒。全草治蛇伤；种子治跌打肿痛，骨折。外用鲜草捣烂敷患处。

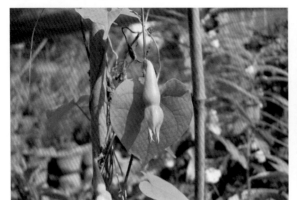

旋花（篱天剑、面根藤）
Calystegia sepium (Linn.) R. Br.
药用部位：根、花。分布：几遍全国。
功能主治：清热利湿，理气健脾。治急性结膜炎，咽喉炎，白带，疝气。

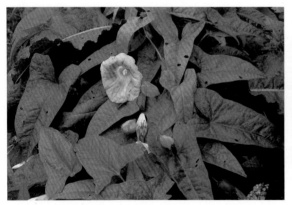

菟丝子（豆寄生、黄丝藤）
Cuscuta chinensis Lam.
药用部位：种子。分布：几遍全国。
功能主治：补养肝肾，益精，明目。治腰膝酸软，阳痿，遗精，尿频，头晕目眩，视力减退。

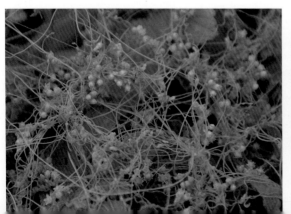

打碗花（小旋花、兔耳草）
Calystegia hederacea Wall. ex Roxb.
药用部位：全草。分布：几遍全国。
功能主治：治脾胃虚弱，消化不良，小儿吐乳，疳积，月经不调。外用治牙痛。

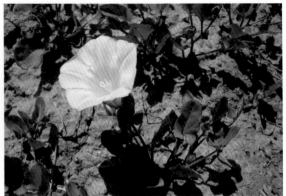

南方菟丝子
Cuscuta australis R. Br.
药用部位：种子。分布：除黑龙江、西藏、内蒙古外均有。
功能主治：治腰膝酸软，阳痿，遗精，尿频，头晕目眩，视力减退，胎动不安。

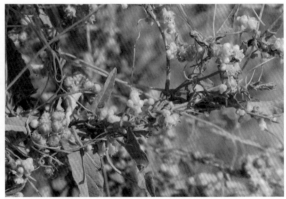

日本菟丝子（金灯藤、大菟丝子）
Cuscuta japonica Choisy
药用部位：种子。分布：几遍全国。
功能主治：补肾益精，止泻杀虫。治阳痿，遗精，白带，双目赤痛。

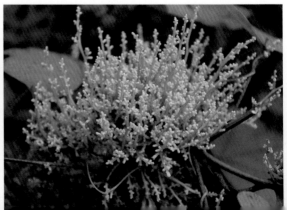

马蹄金（黄疸草、小金钱草、钮子草）
Dichondra micrantha Urban
药用部位：全草。分布：长江以南。
功能主治：治感冒风寒，疟疾，中暑腹痛，泌尿系结石，急慢性肝炎，跌打肿痛。

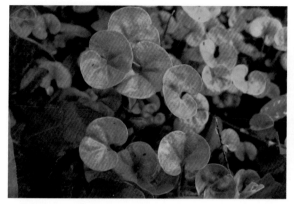

丁公藤（包公藤）
Erycibe obtusifolia Benth.
药用部位：藤茎。分布：华南。
功能主治：治风湿性关节炎，类风湿性关节炎，坐骨神经痛，半身不遂，跌打肿痛。

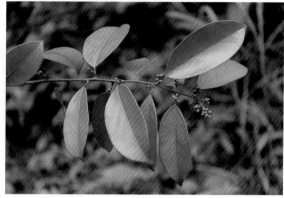

光叶丁公藤（丁公藤）
Erycibe schmidtii Craib
药用部位：藤茎。分布：广东、广西、云南。
功能主治：治风湿性关节炎，类风湿性关节炎，坐骨神经痛，半身不遂，跌打肿痛。

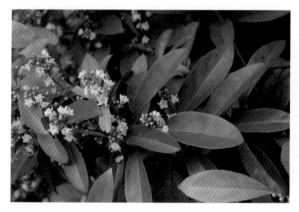

土丁桂（银丝草）
Evolvulus alsinoides (Linn.) Linn.
药用部位：全草。分布：长江以南。
功能主治：治支气管哮喘，咳嗽，黄疸，胃痛，消化不良，急性肠炎，痢疾，泌尿系感染，白带。

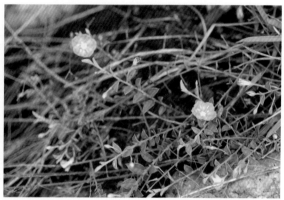

蕹菜（通心菜）
Ipomoea aquatica Forsk.
药用部位：全草。分布：中部及南部。
功能主治：治食物中毒，黄藤、钩吻、砒霜、野菇中毒，小便不利，尿血，鼻衄，咯血。

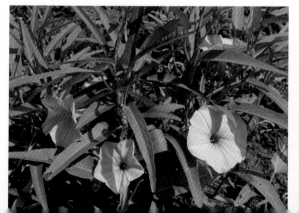

番薯（白薯、红薯、甘薯、地瓜）
Ipomoea batatas (Linn.) Lam.
药用部位：根、藤。分布：几遍全国。
功能主治：补中，生津，止血，排脓。治胃及十二指肠溃疡出血，崩漏，无名肿毒。

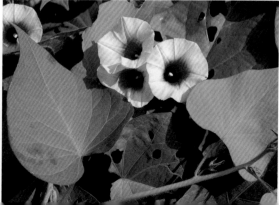

五爪金龙（五叶藤、五叶）

Ipomoea cairica (Linn.) Sweet

药用部位：叶、块根。分布：华南、东南、云南。

功能主治：治骨蒸劳热，咳嗽咯血，淋病水肿，小便不利，痈肿疮疖。

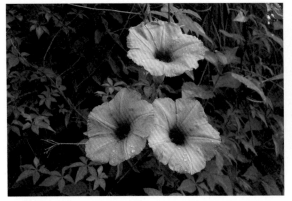

厚藤（马鞍藤、二叶红薯）

Ipomoea pes-caprae (Linn.) Sweet

药用部位：全草。分布：华南、东南。

功能主治：祛风除湿，拔毒消肿。治风寒感冒，风湿关节痛，腰肌劳损。外用治疮疖，痔疮。

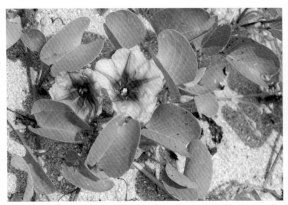

盒果藤（假薯藤）

Operculina turpethum (Linn.) S. Manso

药用部位：全草。分布：台湾、华南、云南。

功能主治：治水肿，大便秘结。治骨折后期筋络挛缩：全草适量，水煎外洗。

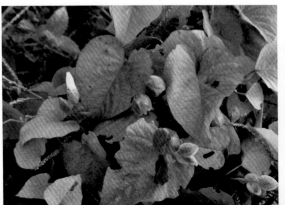

七爪龙（藤商陆、野牵牛）

Ipomoea digitata Linn.

药用部位：块根、叶。分布：华南、东南、云南。

功能主治：解毒散结，逐水消肿。治水肿腹胀，便秘。外用治乳腺炎，痈疮，淋巴结结核。

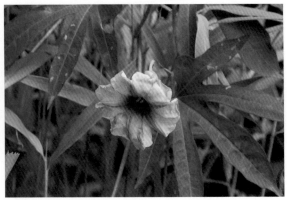

篱栏网（鱼黄草、小花山猪菜、茉栾藤）

Merremia hederacea (Burm. f.) Hall. f.

药用部位：全草。分布：华南、东南、云南。

功能主治：清热解毒，利咽喉。治感冒，急性扁桃体炎，咽喉炎，急性眼结膜炎。

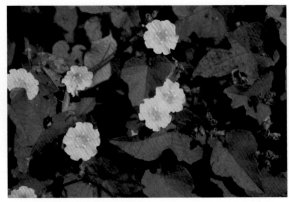

裂叶牵牛（牵牛）

Pharbitis nil (Linn.) Choisy

药用部位：种子。分布：秦岭以南、河北、陕西余部。

功能主治：泻水通便。治二便不通，水肿胀满，蛔虫腹痛，痰饮，脾虚气弱。

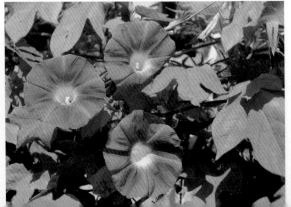

圆叶牵牛（牵牛花、喇叭花、连簪簪）
Pharbitis purpurea (Linn.) Voigt
药用部位：种子。分布：几遍全国。
功能主治：泻湿热，利大小便。治水肿。

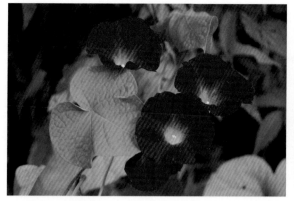

飞蛾藤（马郎花、打米花、白花藤）
Porana racemosa Wall.
药用部位：全草。分布：长江以南。
功能主治：解表，解毒，行气活血。治感冒风寒，食滞腹胀，无名肿毒。

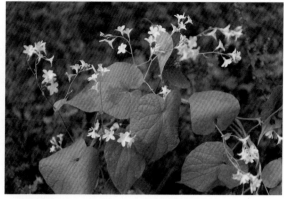

大果飞蛾藤（异萼飞蛾藤）
Porana sinensis Hemsl.
药用部位：藤茎。分布：甘肃至华南。
功能主治：舒筋活络，消肿，止痛。治跌打肿痛，风湿疼痛。

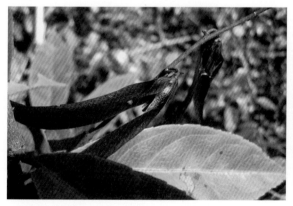

毛麝香（麝香草、蓝花毛麝香）
Adenosma glutinosum (Linn.) Druce
药用部位：全草。分布：华南、云南、东南。
功能主治：祛风止痛，散瘀消肿，解毒止痒。治小儿麻痹症初期，受凉腹痛，风湿骨痛。

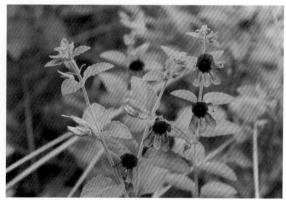

球花毛麝香（大头陈、地松花、黑头草、石辣）
Adenosma indianum (Lour.) Merr.
药用部位：全草。分布：华南、云南。
功能主治：疏风解表，化痰消滞。治感冒，发热头痛，消化不良，肠炎，腹痛。

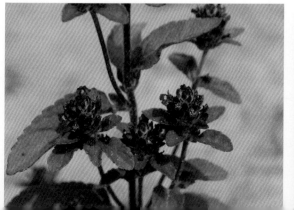

金鱼草（香菜雀、龙口花、龙头花）
Antirrhinum majus Linn.
药用部位：全草。分布：几遍全国。
功能主治：清热解毒，凉血消肿。治跌打扭伤，疮疡肿毒。外用鲜品捣烂敷患处。

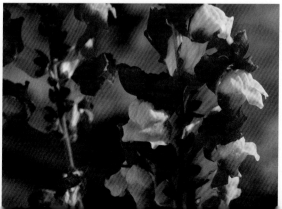

假马齿苋（白猪母菜、白线草、蛇鳞草）

Bacopa monnieri (Linn.) Pennell

药用部位：全草。分布：华南、东南、云南。

功能主治：清热凉血，解毒消肿。治痢疾，目赤肿痛，丹毒，痔疮肿痛。外用治象皮肿。

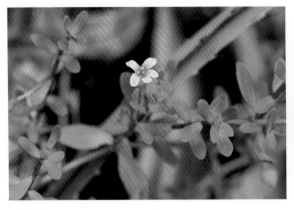

黑草（鬼羽箭、羽箭草、黑骨草、克草）

Buchnera cruciata Buch.-Ham.

药用部位：全草。分布：秦岭以南。

功能主治：清热解暑。治流行性感冒，中暑腹痛，蛛网膜下腔出血，荨麻疹。

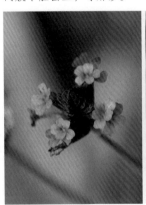
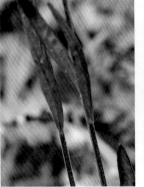

紫苏草（香石龙尾、水芙蓉、麻雀草、水薄荷、通关草）

Limnophila aromatica (Lam.) Merr.

药用部位：全草。分布：华南、东南。

功能主治：清肺止咳，解表消肿。治感冒，咳嗽，百日咳，毒蛇咬伤，痈疮肿毒。

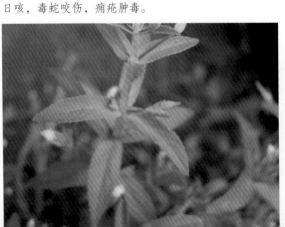

来江藤（蜂糖花、蜂糖罐）

Brandisia hancei Hook. f.

药用部位：全株。分布：华中、西南、华南。

功能主治：祛风除湿。治风湿关节痛，浮肿，小便不利，泻痢，黄疸，膀伤吐血，疮疖。

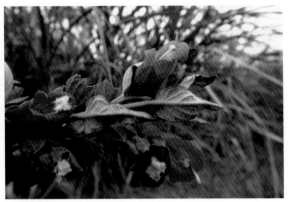

胡麻草（蓝胡麻草）

Centranthera cochinchinensis (Lour.) Merr.

药用部位：全草。分布：长江流域以南。

功能主治：消肿散瘀，止血止痛。咯血，吐血，跌打内伤瘀血，风湿关节炎。

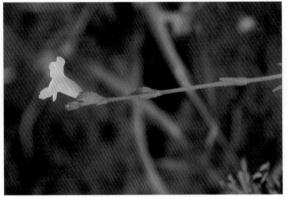

中华石龙尾（肖紫草、过塘蛇）

Limnophila chinensis (Osb.) Merr.

药用部位：全草。分布：华南、云南。

功能主治：清热利尿，凉血解毒。治水肿，结膜炎，风疹，天疱疮，毒蛇、蜈蚣咬伤。

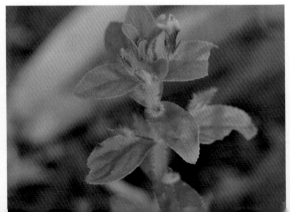

大叶石龙尾（水茴香、水薄荷、水八角）

Limnophila rugosa (Roth) Merr.

药用部位：全草。分布：长江以南。

功能主治：清热解表，祛风除湿，止咳止痛。治感冒，咽喉肿痛，肺热咳嗽，支气管炎，胃痛。

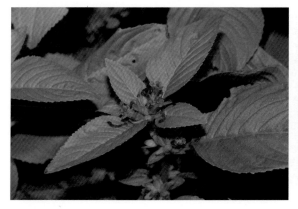

钟萼草（菱草）

Lindenbergia philippensis (Champ.) Benth.

药用部位：根或全草。分布：华南、西南、华中。

功能主治：化湿生肌，消肿。治皮肤湿疮，恶疮，顽癣，水肿。

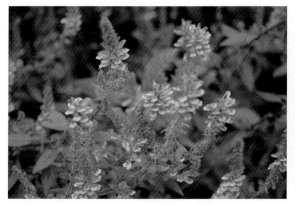

狭叶母草（羊角桃、陌上番椒、田素香）

Lindernia angustifolia (Benth.) Wettst.

药用部位：全草。分布：秦岭以南。

功能主治：清热解毒，化瘀消肿。治急性胃肠炎，痢疾，肝炎，咽炎，跌打损伤。

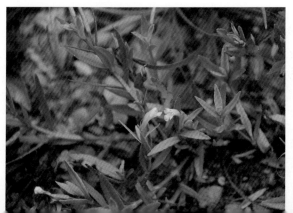

石龙尾（菊藻）

Limnophila sessiliflora (Vahl) Blume

药用部位：全草。分布：秦岭以南、辽宁。

功能主治：消肿解毒，杀虫灭虱。治烧、烫伤，疮疖肿毒，头虱。

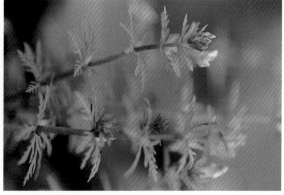

长蒴母草（鸭嘴癀、小接骨、长果母草）

Lindernia anagallis (Burm. f.) Pennell

药用部位：全草。分布：长江以南。

功能主治：治扁桃体炎，咽喉炎，咳嗽，肠炎，小儿消化不良，痈肿疮疖。

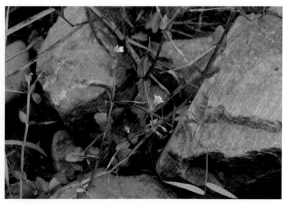

泥花草（鸭舌草）

Lindernia antipoda (Linn.) Alston

药用部位：全草。分布：秦岭以南。

功能主治：治肺热咳嗽，泄泻，目赤肿痛，痈肿疔毒，跌打损伤，蛇伤，热疮等。

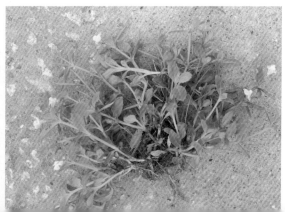

刺齿泥花草（齿叶母草、锯齿草、五月莲）

Lindernia ciliata (Colsm.) Pennell

药用部位：全草。分布：西藏、华南、云南、东南。

功能主治：清热解毒，消肿散瘀，止痛。治毒蛇咬伤，跌打损伤，产后瘀血腹痛。

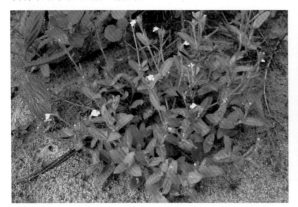

母草（四方拳草、四方草、蛇通管）

Lindernia crustacea (Linn.) F. Muell

药用部位：全草。分布：秦岭以南。

功能主治：清热利尿，解毒。治细菌性痢疾，肠炎，消化不良，肝炎，肾炎水肿，白带。

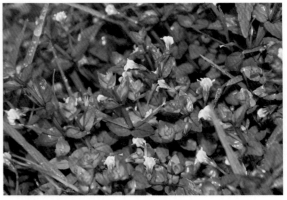

红骨草（黏毛母草）

Lindernia montana (Bl.) Koord.

药用部位：全草。分布：华南、云南、东南。

功能主治：清热解毒。治毒疮，乳腺炎。外用鲜品捣烂敷患处。

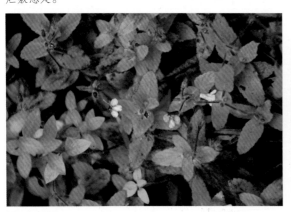

棱萼母草（公母草、四方草）

Lindernia oblonga (Benth.) Merr. et Chun

药用部位：全草。分布：华南。

功能主治：清热解毒，收敛止泻。治痢疾腹泻，疖肿。

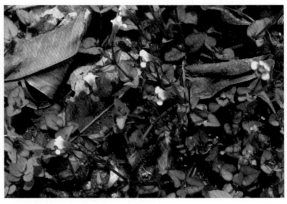

陌上菜

Lindernia procumbens (Krock.) Philcox

药用部位：全草。分布：除西北外大部。

功能主治：清热解毒，凉血止血。治湿热泻痢，目赤肿痛，尿血，痔疮肿痛。

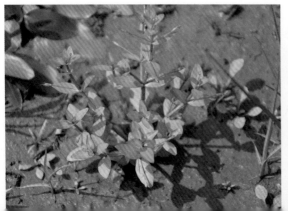

旱田草（定经草、剪席草）

Lindernia ruellioides (Colsm.) Pennell

药用部位：全草。分布：秦岭以南。

功能主治：理气活血，消肿止痛。治闭经，痛经，胃痛，乳腺炎，颈淋巴结结核。

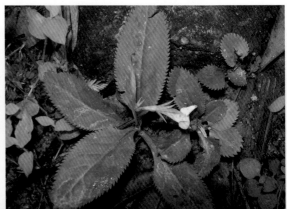

匍茎通泉草
Mazus miquelii Makino

药用部位：全草。分布：华东、华南、湖南。

功能主治：止痛，健胃，解毒，清热利尿。治尿路感染，黄疸。外用鲜品捣烂敷疔疮、烫伤。

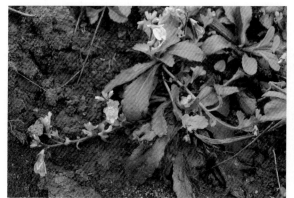

弹刀子菜
Mazus stachydifolius (Turcz.) Maxim.

药用部位：全草。分布：秦岭以南、陕西余部。

功能主治：清热解毒，凉血散瘀。治便秘下血，疮疖肿毒，毒蛇咬伤，跌打损伤。

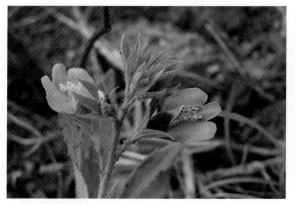

台湾泡桐（华东泡桐）
Paulownia kawakamii Ito

药用部位：树皮。分布：秦岭以南。

功能主治：祛风解毒，接骨消肿。治跌打，骨折，风湿，早期肝硬化，疮痈肿毒等。

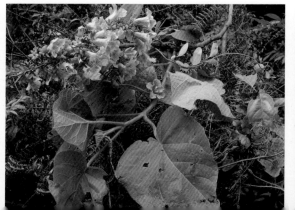

通泉草（脓泡药、汤湿草、猪胡椒）
Mazus japonicus (Thunb.) Kuntze

药用部位：全草。分布：华南、华中、福建、云南。

功能主治：健胃，止痛，解毒。治偏头痛，消化不良；疔疮，脓疱疮，烫伤。

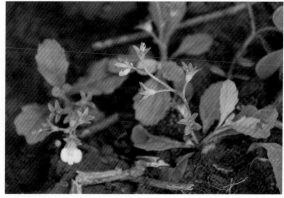

泡桐（白花桐、大果泡桐）
Paulownia fortunei (Seem.) Hemsl.

药用部位：根、果。分布：秦岭以南。

功能主治：根，祛风解毒，消肿止痛；治筋骨疼痛，疮疡肿毒，红崩白带。果，治气管炎。

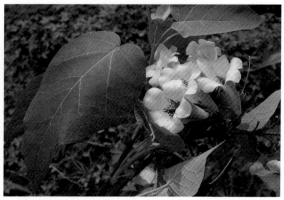

亨氏马先蒿（江南马先蒿、广东马先蒿、羊肚参）
Pedicularis henryi Maxim.

药用部位：根。分布：长江以南。

功能主治：益气补血，舒筋活络，止咳平喘。治头晕耳鸣，心慌气短，筋骨疼痛，支气管炎。

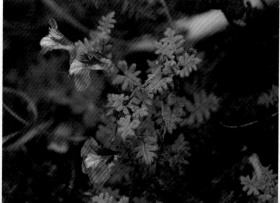

松蒿（小盐灶菜）

Phtheirospermum japonicum (Thunb.) Kanitz

药用部位：全草。分布：除新疆、青海外大部。

功能主治：清热利湿，解毒。治黄疸，水肿，风热感冒，口疮，鼻炎，疮疖肿毒。

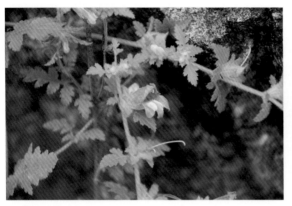

炮仗竹（吉祥草）

Russelia equisetiformis Schltr. et Cham.

药用部位：全草。分布：华南各地。

功能主治：活血化瘀。治跌打，骨折等。

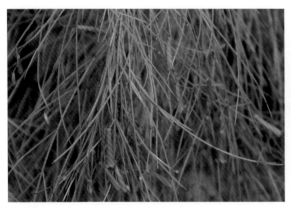

玄参（元参、乌元参、黑参）

Scrophularia ningpoensis Hemsl.

药用部位：根。分布：秦岭以南、黄河流域。

功能主治：治热病烦渴，发斑，齿龈炎，扁桃体炎，咽喉炎，痈肿，急性淋巴结炎，肠燥便秘。

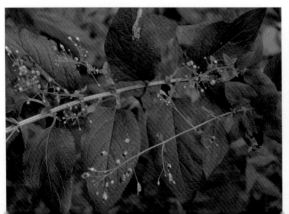

地黄（生地）

Rehmannia glutinosa Libosch. ex Fisch. & C. A. Mey.

药用部位：块根。分布：辽宁、陕西至华东。

功能主治：生地，治高热，吐血，口舌生疮，腰痛，遗精，血崩。熟地，治血虚萎黄，内热消渴。

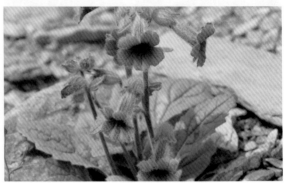

野甘草（冰糖草、土甘草）

Scoparia dulcis Linn.

药用部位：全草。分布：华南、云南、福建。

功能主治：治感冒发热，肺热咳嗽，肠炎，细菌性痢疾，小便不利。外用治痱子，皮肤湿疹。

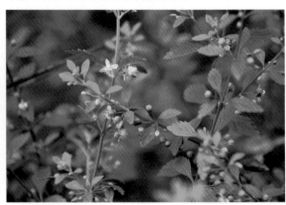

阴行草（土茵陈）

Siphonostegia chinensis Benth.

药用部位：全草。分布：几遍全国。

功能主治：治黄疸型肝炎，胆囊炎，蚕虫病，泌尿系结石，小便不利，尿血，便血。

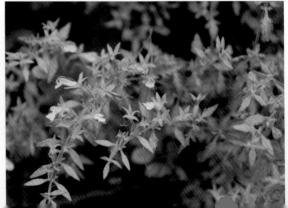

独脚金（疳积草、黄花草、消米虫）

Striga asiatica (Linn.) O. Kuntze

药用部位：全草。分布：秦岭以南。

功能主治：清热杀虫，健脾消积。治小儿疳积，黄疸型肝炎，小儿夏季热，小儿腹泻。

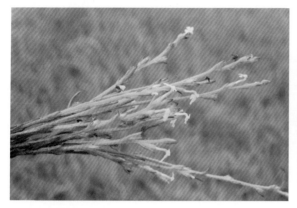

光叶蝴蝶草（长叶蝴蝶草）

Torenia asiatica Linn.

药用部位：全草。分布：秦岭以南。

功能主治：散瘀消肿。治热咳，湿热黄疸，痢疾，血淋，疔疮肿毒，跌打损伤。

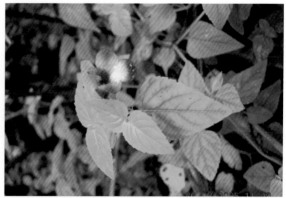

毛叶蝴蝶草（毛叶蓝猪耳、粗毛翼萼）

Torenia benthamiana Hance

药用部位：全草。分布：华南、台湾、福建。

功能主治：清热解毒。治疔疮。外用鲜草捣烂敷患处。

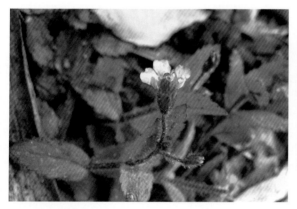

单色蝴蝶草（蓝猪耳、单色翼萼、蝴蝶草）

Torenia concolor Lindl.

药用部位：全草。分布：华南、西南、东南。

功能主治：治黄疸，血淋，呕吐，腹泻，风热咳嗽，跌打损伤，蛇伤，疔毒。

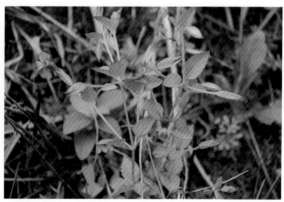

黄花蝴蝶草（黄花蓝猪耳、黄蝴蝶草）

Torenia flava Buch.-Ham.ex Benth.

药用部位：全草。分布：台湾、华南。

功能主治：全草鲜用。治阴囊肿大。

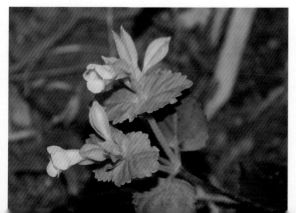

蓝猪耳（兰猪耳）

Torenia fournieri Linden. ex Fourn.

药用部位：全草。分布：南方。

功能主治：清热解毒，利湿，止咳，和胃止呕，化瘀。治黄疸、血淋、风热咳嗽、腹泻。

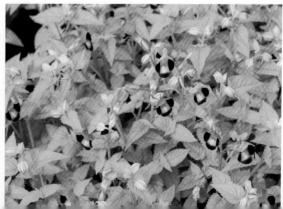

紫萼蝴蝶草（紫色翼萼、长梗花蜈蚣）

Torenia violacea (Azaola) Pennell

药用部位：全草。分布：秦岭以南。

功能主治：消食化积，解暑，清肝。治小儿疳积，中暑呕吐，腹泻，目赤肿痛。

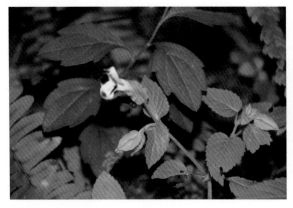

阿拉伯婆婆纳（波斯婆婆纳）

Veronica persica Hort. ex Poir.

药用部位：全草。分布：秦岭以南及新疆。

功能主治：解毒消肿。治肾虚，风湿，疟疾。

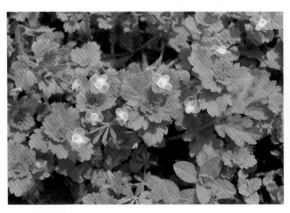

四方麻（四方青、四棱草）

Veronicastrum caulopterum (Hance) Yamazaki

药用部位：全草。分布：秦岭以南。

功能主治：治流行性腮腺炎，咽喉炎，肠炎，痢疾，淋巴结结核。外用治皮肤湿疹，烧、烫伤。

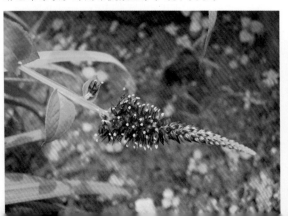

婆婆纳

Veronica didyma Tenore

药用部位：全草。分布：西北至华东。

功能主治：补肾强腰，解毒消肿。治肾虚腰痛，疝气，睾丸肿痛，白带，痈肿。

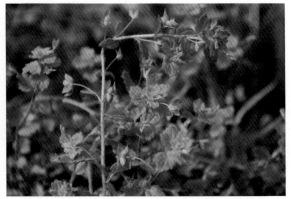

水苦荬（芒种草、水仙桃草、水莴苣）

Veronica undulata Wall.

药用部位：全草。分布：几遍全国。

功能主治：治咽喉肿痛，肺结核咯血，风湿疼痛，月经不调，血小板减少性紫癜，跌打损伤。

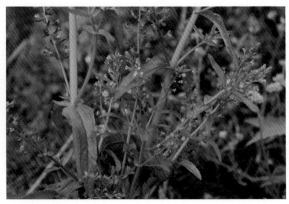

腹水草（见毒消）

Veronicastrum stenostachyum Yamazaki subsp. plukenetii

药用部位：全草。分布：秦岭以南。

功能主治：治肺热咳嗽，肝炎，水肿。外用治跌打损伤，毒蛇咬伤，烧、烫伤。

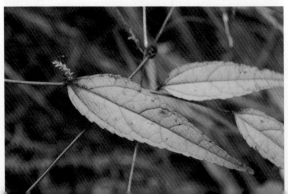

野菰（蛇箭草、烧不死）

Aeginetia indica Linn

药用部位：全草。分布：长江以南。

功能主治：治扁桃体炎，咽喉炎，尿路感染，骨髓炎。外用治毒蛇咬伤，疔疮。

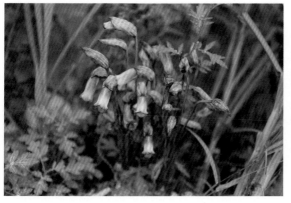

挖耳草（耳挖草、金耳挖）

Utricularia bifida Linn.

药用部位：全草。分布：秦岭以南。

功能主治：治感冒发热，咽喉肿痛，牙痛，急性肠炎，痢疾，尿路感染，淋巴结结核。

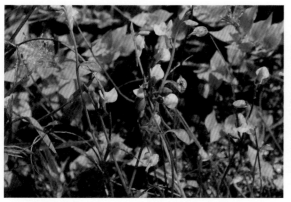

旋蒴苣苔（猫耳朵、牛耳草、石花子）

Boea hygrometrica (Bunge) R. Br.

药用部位：全草。分布：辽宁、陕西以南以东。

功能主治：创伤出血，跌打损伤，鲜品捣烂敷或干品研粉撒患处。中耳炎，鲜品捣烂取汁滴耳。

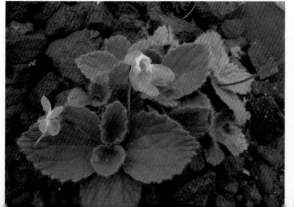

肉苁蓉

Cistanche deserticola Y. C. Ma

药用部位：带鳞片的肉质茎。分布：西北。

功能主治：补肾阳，益精血，润肠通便。治阳痿，不孕，腰膝冷痛，筋骨酸软无力，肠燥便秘。

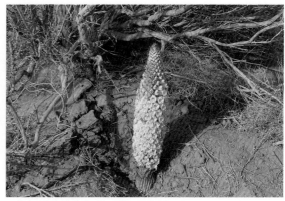

芒毛苣苔（大叶榕藤、石榕）

Aeschynanthus acuminata Wall. ex A. DC.

药用部位：全株。分布：台湾、华南、西南。

功能主治：养阴宁神。治神经衰弱，慢性肝炎。

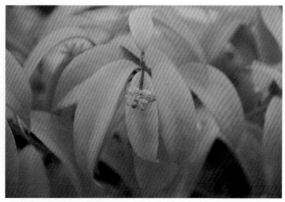

光萼唇柱苣苔

Chirita anachoreta Hance

药用部位：全草。分布：长江以南。

功能主治：清热解毒，祛风止痒。治风疹瘙痒，蛇伤。

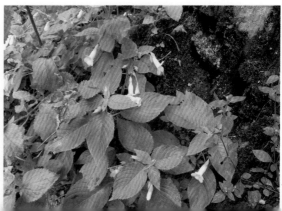

牛耳朵（岩白菜、石虎耳）

Chirita eburnea Hance

药用部位：全草。分布：华南、华中、西南。

功能主治：清肺止咳，凉血止血，解毒消痈。治阴虚咳嗽，肺结核咯血、红崩、白带。

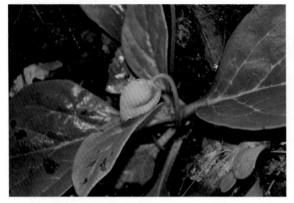

东南长蒴苣苔（石芥菜）

Didymocarpus hancei Hemsl.

药用部位：全草。分布：东南、湖南、广东。

功能主治：治上呼吸道感染，咽喉炎，扁桃体炎，感冒风热，鼻塞流涕，喷嚏，咳嗽。

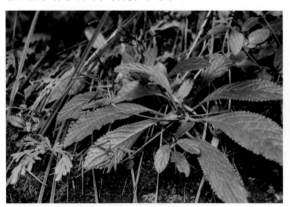

华南半蒴苣苔（水桐、大降龙草、山竭）

Hemiboea follicularis Clarke

药用部位：全草。分布：广东、广西、贵州。

功能主治：化痰止咳，解毒活血。治毒蛇咬伤，咳嗽，跌打损伤。

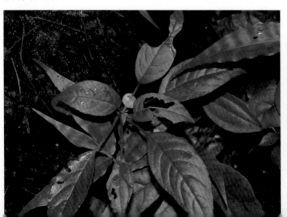

蚂蝗七（睫萼长蒴苣苔、石螃蟹）

Chirita fimbrisepala Hand.-Mazz.

药用部位：根和茎。分布：长江以南。

功能主治：治胃痛，痢疾，疳积，跌打，肝炎，肺结核咯血，刀伤出血，无名肿毒。

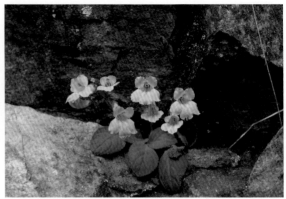

贵州半蒴苣苔

Hemiboea cavaleriei Lévl.

药用部位：全草。分布：长江以南。

功能主治：清热解毒。治痈肿疔毒，烧、烫伤，跌打损伤。外用鲜品捣烂敷患处。

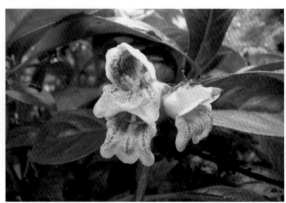

半蒴苣苔（石花、牛蹄草、牛舌头、白观音扇）

Hemiboea subcapitata Clarke

药用部位：全草。分布：秦岭以南、陕西余部、甘肃。

功能主治：消暑利湿，解毒。治外感暑湿，痈肿疮疖，蛇伤。外用鲜品捣烂敷患处。

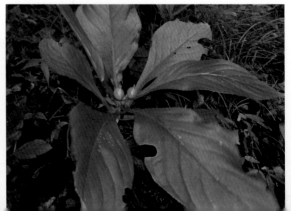

吊石苣苔（石吊兰、岩泽兰）
Lysionotus pauciflorus Maxim.
药用部位：全草。分布：秦岭以南及陕西余部。
功能主治：咳嗽，支气管炎，痢疾，钩端螺旋体病，风湿疼痛，跌打损伤，月经不调，白带。

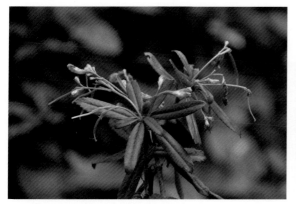

大叶石上莲（马铃苣苔）
Oreocharis benthamii Clarke
药用部位：全草。分布：华南、江西、湖南。
功能主治：清热解毒，消炎。治跌打，刀伤出血，烂脚。外用鲜草捣烂敷患处。

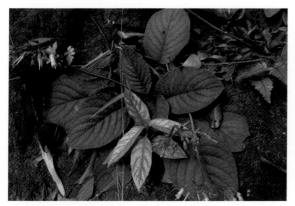

线柱苣苔（横脉线柱苣苔）
Rhynchotechum ellipticum A. de Candolle
药用部位：全草。分布：福建、华南、西南。
功能主治：清肝，解毒。治疮疥。外用鲜草捣烂敷患处。

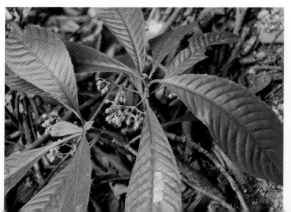

长瓣马铃苣苔（岩白菜）
Oreocharis auricula (S. Moore) Clarke
药用部位：全草。分布：长江以南。
功能主治：凉血止血，清热解毒。治各种出血，湿热带下，痈疽疮疖。

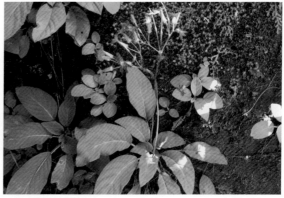

网脉蛛毛苣苔（大还魂、山枇杷、吊气还魂）
Paraboea dictyoneura (Hance) Burtt.
药用部位：根、茎或全草。分布：广西、广东。
功能主治：活血散瘀，消肿止痛。治跌打肿痛，骨折，用干品浸酒外用。

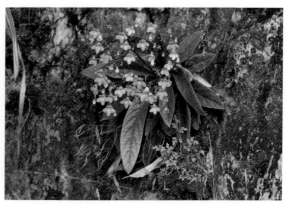

凌霄（红花倒水莲、上树龙）
Campsis grandiflora (Thunb.) Schum.
药用部位：花、根。分布：陕西及以东以南。
功能主治：花，治月经不调，闭经，小腹胀痛。根，治风湿痹痛，跌打损伤，骨折，胃肠炎。

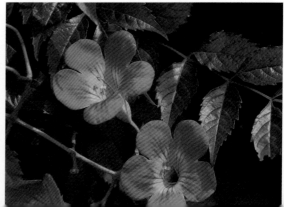

灰楸（川楸）

Catalpa fargesii Bur.

药用部位：树皮。分布：除东北、新疆外大部。

功能主治：清热利湿，止痛解毒。治风湿痹痛，水肿，热毒疮疥。

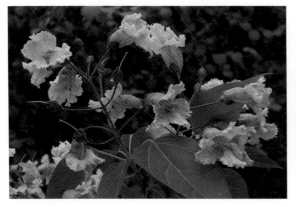

火烧花（缅木）

Mayodendron igneum (Kurz) Kurz

药用部位：全草。分布：台湾、华南、云南。

功能主治：树皮、茎皮、根皮。治疗痢疾，腹泻。

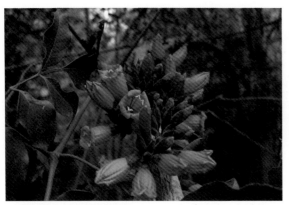

炮仗花（黄鳝藤）

Pyrostegia ignea Presl

药用部位：花、全株。分布：华南、东南、云南。

功能主治：祛风利湿，止痛。治风湿关节痛，腰膝酸软，胃痛，黄疸。

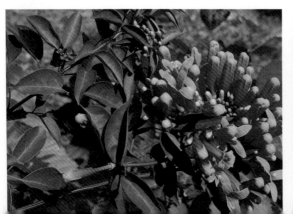

梓树（臭梧桐、黄金树豇豆树）

Catalpa ovata G. Don

药用部位：根皮。分布：长江流域及以北。

功能主治：清热利湿，降逆止吐，杀虫止痒。治湿热黄疸，胃逆呕吐，疮疥，湿疹，皮肤瘙痒。

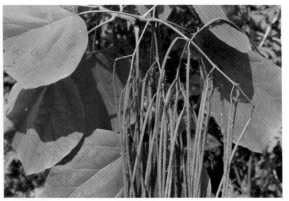

木蝴蝶（千层纸、千张纸）

Oroxylum indicum (Linn.) Kurz.

药用部位：树皮、种子。分布：华南、西南、东南。

功能主治：种子，治急性咽喉炎，声音嘶哑，支气管炎，百日咳，胃痛。树皮，治膀胱炎。

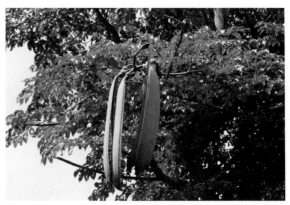

菜豆树（山菜豆、苦苓舅、豇豆树）

Radermachera sinica (Hance) Hemsl.

药用部位：全株。分布：台湾、华南、西南。

功能主治：清热解毒，散瘀消肿。治伤暑发热。外用治跌打骨折，毒蛇咬伤，痈肿。

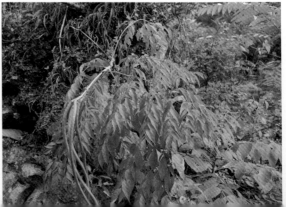

硬骨凌霄（竹林标）

Tecoma capensis (Thunb.) Lindl.

药用部位：全株、花。分布：华南。

功能主治：治肺结核，肺炎，支气管炎，哮喘，咽喉肿痛。

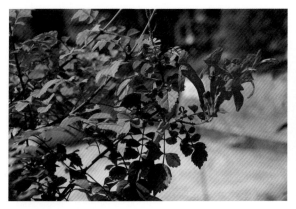

老鼠簕（水老鼠簕）

Acanthus ilicifolius Linn.

药用部位：全株或根。分布：华南。

功能主治：治淋巴结肿大，急、慢性肝炎，肝脾肿大，胃痛，咳嗽，哮喘。

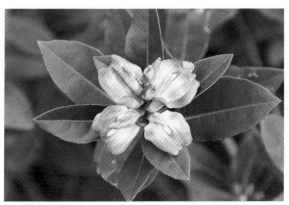

白接骨（接骨丹、玉接骨、橡皮草）

Asystasiella chinensis (S. Moore) E. Hoss.

药用部位：全草。分布：广东、广西、四川。

功能主治：治肺结核，咽喉肿痛，糖尿病，腹水。外用治外伤出血，扭伤，疖肿。

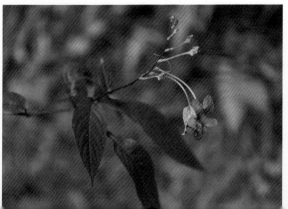

芝麻（胡麻、油麻）

Sesamum indicum Linn.

药用部位：种子。分布：秦岭以南、陕西余部、河北。

功能主治：补肝益肾，养血润肠，通乳。治肝肾不足，头晕目眩，贫血，便秘，乳汁缺乏。

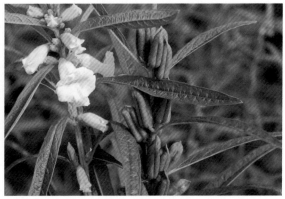

穿心莲（榄核莲、一见喜、苦草、四方草）

Andrographis paniculata (Burm. f.) Nees

药用部位：全草。分布：南部。

功能主治：治扁桃体炎，咽喉炎，支气管炎，肺炎，百日咳，肺脓疡，细菌性痢疾，肠伤寒。

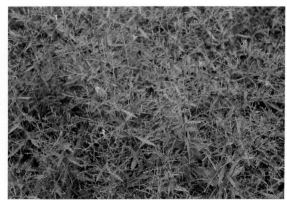

假杜鹃（蓝花草、紫靛、吐红草）

Barleria cristata Linn.

药用部位：全草。分布：南部和西南部。

功能主治：清肺化痰，止血截疟。驱风湿，消肿止痛，消疹止痒，治蛇伤。

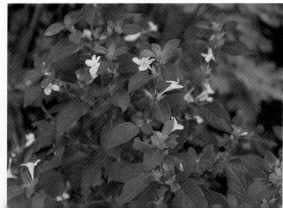

花叶假杜鹃（七星剑、血路草）

Barleria lupulina Lindl.

药用部位：全株。分布：华南、云南。

功能主治：消肿解毒，止痛，通经活络。治毒蛇咬伤，犬咬伤，跌打损伤肿痛，外伤出血，臁疮等。

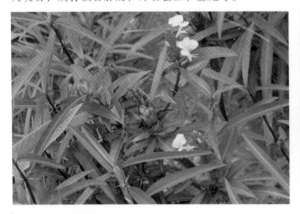

圆苞杜根藤（杜根藤）

Justicia championii T. Anderson

药用部位：全草。分布：秦岭以南。

功能主治：治体虚乏力，食欲不振，吐血，衄血，跌打瘀痛，疮疡肿毒，蛇伤。

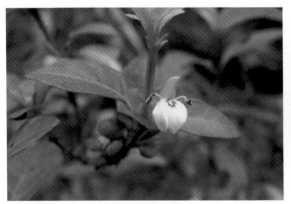

狗肝菜（路边青、青蛇仔）

Dicliptera chinensis (Linn.) Nees.

药用部位：全草。分布：南部和东南部。

功能主治：治感冒高热，斑疹发热，流行性乙型脑炎，风湿性关节炎，眼结膜炎，小便不利。

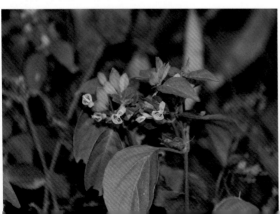

虾衣草（麒麟吐珠、青丝线）

Calliaspidia guttata (T. S. Brandegee) Bremek.

药用部位：全草。分布：华南。

功能主治：散瘀消肿。治跌打瘀肿。

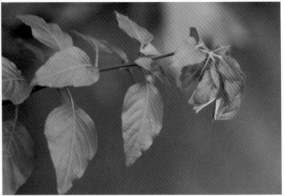

鳄嘴花（扭序花、青竹枝、青榜、竹叶青）

Clinacanthus nutans (Burm. f.) Lindau

药用部位：全草。分布：华南、云南。

功能主治：散瘀拔弹。治黄疸，风湿痹病，月经不调，跌打，骨折，刀伤，弹片入肉。

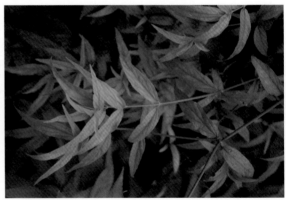

可爱花（喜花草）

Eranthemum pulchellum Andrews.

药用部位：叶。分布：南部和西南部栽培。

功能主治：散瘀消肿。治跌打肿痛。

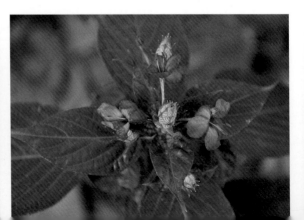

球穗马蓝（圆苞金足、杜牛膝）

Strobilanthes dimorphotrichus Hance

药用部位：全草。分布：长江以南。

功能主治：治吐衄，肺热咳嗽，咽喉肿痛，口疮，丹毒，痄腮，痈肿，疮毒，湿热泻痢。

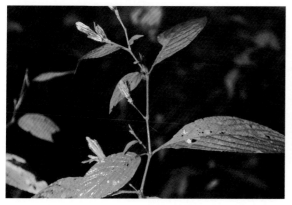

水蓑衣（窜心蛇、鱼骨草、九节花）

Hygrophila salicifolia (Vahl) Nees

药用部位：全草。分布：东部至西南部。

功能主治：治咽喉炎，乳腺炎，吐血，衄血，百日咳。外用治骨折，跌打损伤，毒蛇咬伤。

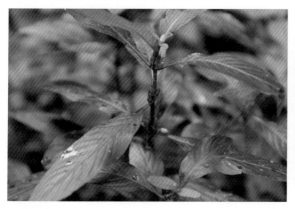

鸭嘴花（大驳骨、大驳骨消、牛舌兰、龙头草、大接骨）

Justicia adhatoda Linn.

药用部位：全株。分布：华南、华东、云南。

功能主治：祛风活血，散瘀止痛，接骨。治骨折，扭伤，风湿关节痛，腰痛。

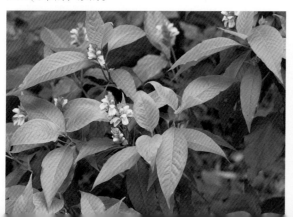

枪刀药（红丝线、六角英）

Hypoestes purpurea (Linn.) R. Br.

药用部位：全草。分布：南部。

功能主治：清热解毒，散瘀，止血，止咳。治肺结核咯血，支气管炎，糖尿病，跌打肿痛。

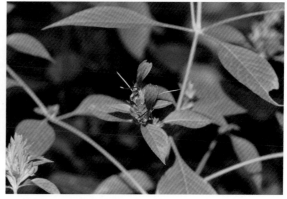

鳞花草（牛漆琢、鳞衣草）

Lepidagathis incurva D. Don

药用部位：全草。分布：华南、云南。

功能主治：清热解毒，消肿止痛。治蛇疮，眼痛，疮疡肿毒。

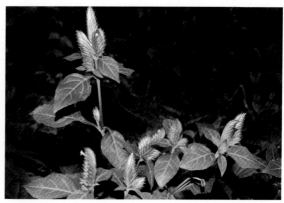

小驳骨（接骨木、驳骨丹、小驳骨、裹篱樵）

Justicia gendarussa Burm. f.

药用部位：全草。分布：台湾、华南、云南。

功能主治：消肿止痛。治骨折，挫扭伤，风湿性关节炎。外用适量鲜品捣烂敷患处。

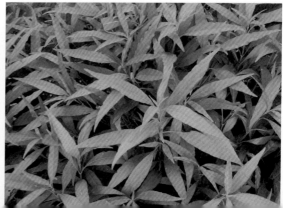

爵床（小青草、六角英）

Justicia procumbens Linn.

药用部位：全草。分布：长江以南。

功能主治：治感冒发热，疟疾，咽喉肿痛，小儿疳积，痢疾，肠炎，肝炎，肾炎水肿。

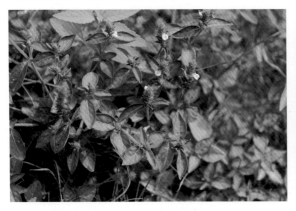

大驳骨（黑叶爵床、大接骨草）

Justicia ventricosa Wall.

药用部位：全株。分布：南部和西南部。

功能主治：活血散瘀，祛风除湿。治骨折，跌打损伤，风湿性关节炎，腰腿痛，外伤出血。

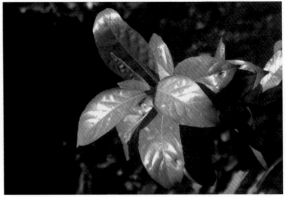

九头狮子草（九节篱、辣叶青药）

Peristrophe japonica (Thunb.) Bremek.

药用部位：全草。分布：秦岭以南。

功能主治：治感冒发热，咽喉肿痛，白喉，小儿消化不良，小儿高热惊风。外用治痈疖肿毒。

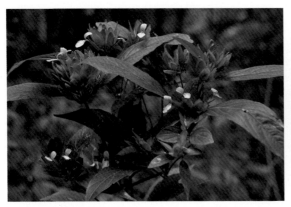

山蓝（红蓝、红线草、丝线草）

Peristrophe bivalvis (Linn.) Merr.

药用部位：全草。分布：华南、云南。

功能主治：清热止咳，凉血。治肺燥热咳，咯血，肺结核，糖尿病，跌打损伤。

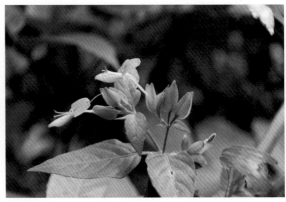

白鹤灵芝草（灵芝草、癣草）

Rhinacanthus nasutus (Linn.) Kurz

药用部位：枝、叶。分布：华南、云南。

功能主治：清肺止咳，利湿止痒。治早期肺结核。外用治体癣，湿疹。

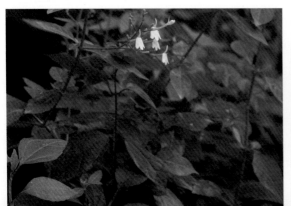

孩儿草（疳积草、蓝色草、土夏枯草）

Rungia pectinata (Linn.) Nees

药用部位：全草。分布：华南、云南。

功能主治：治小儿疳积，消化不良，肝炎，肠炎，感冒，喉痛，眼结膜炎，颈淋巴结结核。

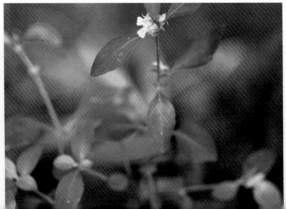

黄球花（半柱花、出泡草）
Sericocalyx chinensis (Nees) Bremek.

药用部位：全草。分布：华南。

功能主治：凉血解毒，消肿止痛。治跌打肿痛，痢疾，疮疡溃烂，湿疹，皮肤瘙痒。

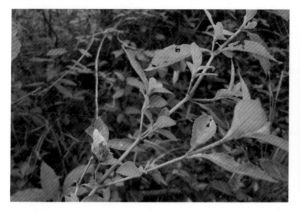

山一笼鸡
Strobilanthes aprica(Hance)T. Anders.

药用部位：根。分布：江西、华南、西南。

功能主治：散风热，清肺止咳，利湿解毒。治感冒发热，肺热咳嗽，痢疾，黄疸。

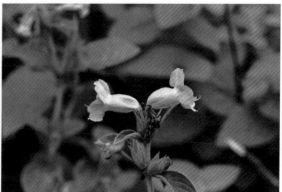

马蓝（板蓝根、大青根）
Strobilanthes cusia (Nees) O. Kuntze

药用部位：全草。分布：福建、华南、西南。

功能主治：治咽喉肿痛，流行性感冒，腮腺炎，乙型脑炎，脑脊髓膜炎，肝炎，咽喉肿痛。

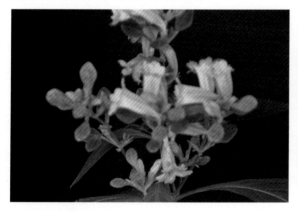

少花马蓝
Strobilanthes oliganthus Miq.

药用部位：全草。分布：华东、华中、四川。

功能主治：清热定惊，止血。治感冒发热，热病昏厥，外伤出血。

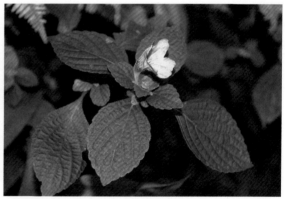

四子马蓝（黄猄草）
Strobilanthes tetraspermus (Champ. ex Benth.) Druce

药用部位：全草。分布：秦岭以南。

功能主治：疏散风热，活络，解毒。治风热感冒，风湿骨痛，跌打损伤，疮疖肿毒。

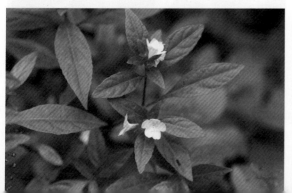

翼叶山牵牛（翼叶老鸦嘴）
Thunbergia alata Bojer ex Sims

药用部位：全草。分布：广东、福建。

功能主治：消肿止痛。治跌打肿痛。

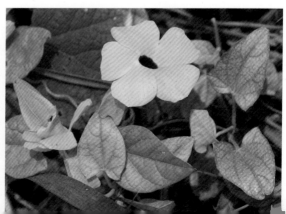

大花山牵牛（大花老鸦嘴）

Thunbergia grandiflora Roxb.

药用部位：根皮、茎、叶。分布：华南、西南。

功能主治：消肿拔毒。根皮，治跌打损伤，骨折。茎、叶，治蛇咬伤，疮疖。叶，治胃痛。

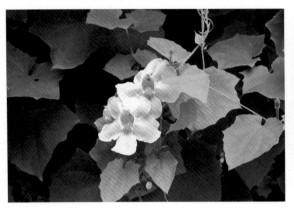

苦槛蓝（苦蓝盘）

Myoporum bontioides (Sieb. et Zucc.) A. Grya

药用部位：根。分布：华南、东南。

功能主治：治肺病。

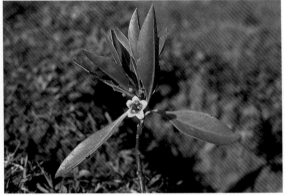

紫珠（珍珠风、大叶斑鸠米）

Callicarpa bodinieri Lévl.

药用部位：根、叶。分布：北至河南南部广布。

功能主治：治血瘀痛经，风湿痹痛，跌打瘀肿，外伤出血，衄血，咯血，月经不调，白带。

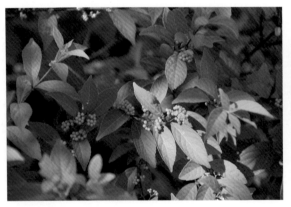

短柄紫珠（窄叶紫珠、白珠兰、尖尾风）

Callicarpa brevipes (Benth.) Hance

药用部位：全株。分布：华南、湖南、浙江。

功能主治：祛风除湿，化痰止咳。治风湿关节痛，支气管炎。

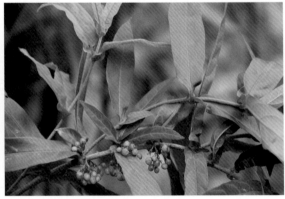

华紫珠（鱼显子）

Callicarpa cathayana H. T. Chang

药用部位：根、叶。分布：秦岭以南。

功能主治：止血散瘀。治疮伤出血，咯血，吐血，各种出血症；根，治跌打损伤，风湿痹痛等。

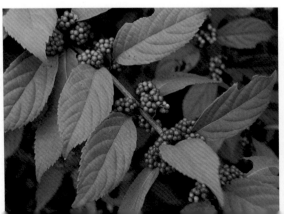

白棠子树（紫珠草、止血草）

Callicarpa dichotoma (Lour.) K. Koch

药用部位：茎、叶、根。分布：南部和东部。

功能主治：治衄血，咯血，胃肠出血，子宫出血，上呼吸道感染，扁桃体炎，肺炎，支气管炎。

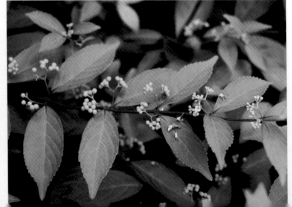

杜虹花（紫珠草、鸦鹊饭）
Callicarpa formosana Rolfe

药用部位：茎、根、叶。分布：华南、华东、云南。

功能主治：治衄血，咯血，胃肠出血，子宫出血，上呼吸道感染，扁桃体炎，肺炎，支气管炎。

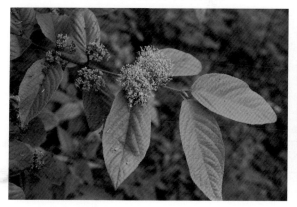

全缘叶紫珠
Callicarpa integerrima Champ.

药用部位：根、叶。分布：华东、华南、云南。

功能主治：祛风散结。治风湿，瘰疬。

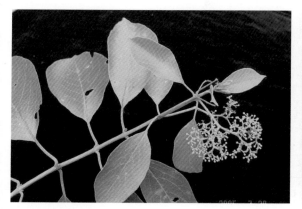

广东紫珠
Callicarpa kwangtungensis Chun

药用部位：根、茎、叶。分布：长江以南。

功能主治：止痛止血。治胃痛，吐血，胸痛，麻疹，偏头痛，外伤出血。

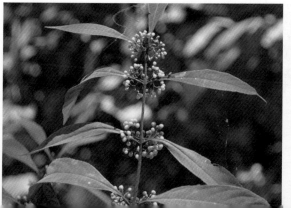

老鸦糊（紫珠）
Callicarpa giraldii Hesse ex Rehd.

药用部位：全株。分布：秦岭以南及陕西余部、甘肃。

功能主治：止血，解毒。治血崩，疮毒，鹤膝风。

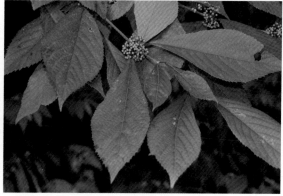

枇杷叶紫珠（长叶紫珠、裂萼紫珠、野枇杷）
Callicarpa kochiana Makino

药用部位：叶。分布：长江以南。

功能主治：祛风除湿，收敛止血。治风湿痹痛，风寒咳嗽，头痛，胃出血，刀伤出血。

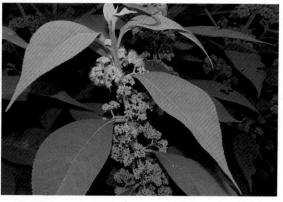

尖尾枫（长叶紫珠、粘手风、穿骨风）
Callicarpa longissima (Hemsl.) Merr.

药用部位：全株。分布：华南、东南、四川。

功能主治：祛风止痛，散瘀止血。治咯血，吐血，风湿疼痛。外用治跌打损伤，外伤出血。

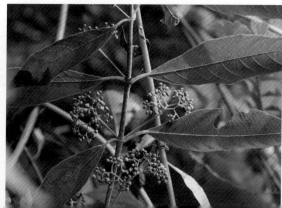

大叶紫珠（紫珠草、大风叶）

Callicarpa macrophylla Vahl

药用部位：根、叶。分布：华南、西南。

功能主治：叶，治吐血，咯血，衄血，便血。外用治外伤出血。根，治跌打肿痛，风湿骨痛。

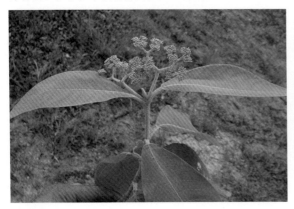

红紫珠（小红米果）

Callicarpa rubella Lindl.

药用部位：全株。分布：西南部、南部和东部。

功能主治：治跌打瘀肿，咯血，骨折，外伤出血；民间用根炖肉服，可通经和治妇女红、白带。

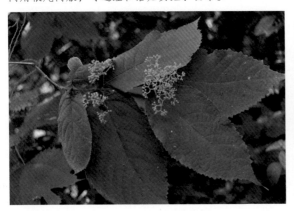

臭牡丹（臭梧桐、臭枫根、大红袍）

Clerodendrum bungei Steud.

药用部位：全株。分布：除东北外大部。

功能主治：根，治风湿关节痛，跌打损伤，高血压病，头晕头痛，肺脓疡。

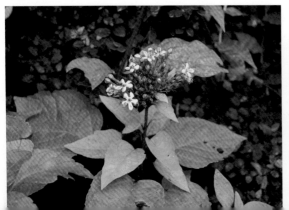

裸花紫珠（白花茶、白花婆、细叶斑鸡花）

Callicarpa nudiflora Hook. et Arn.

药用部位：叶。分布：华南。

功能主治：止血止痛，散瘀消肿。治肝炎，刀伤出血，内出血，扭伤肿痛。

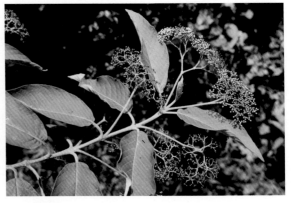

兰香草（莸、山薄荷、九层楼）

Caryopteris incana (Thunb.) Miq.

药用部位：全草。分布：华东、华中、华南。

功能主治：治上呼吸道感染，百日咳，支气管炎，风湿关节痛，胃肠炎，跌打肿痛。

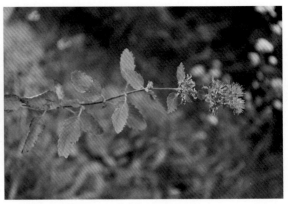

灰毛大青（黏毛赪桐、毛赪桐、狮子珠）

Clerodendrum canescens Wall.

药用部位：根。分布：长江以南。

功能主治：养阴清热，宣肺豁痰，凉血止血。治肺结核咯血，感冒高热，红白痢。

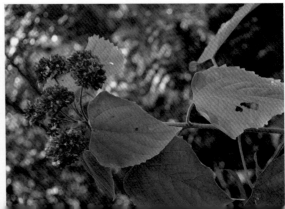

大青（大青木、大青叶、猪尿青、白花鬼灯笼）

Clerodendrum cyrtophyllum Turcz.

药用部位：根、叶。分布：秦岭以南。

功能主治：治脑脊髓膜炎、乙型脑炎，感冒头痛，肺炎，腮腺炎，扁桃体炎，肝炎，尿路感染。

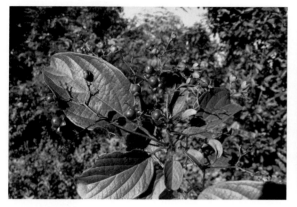

海南桢桐

Clerodendrum hainanense Hand.-Mazz.

药用部位：根、全株。分布：海南、广西。

功能主治：清热解毒，消炎。根，治小儿肺炎，全株，治感冒发热，黄疸型肝炎。

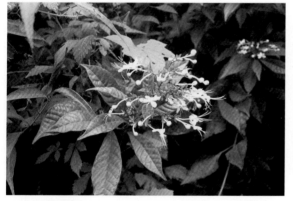

大青桢桐（状元红、百日红、贞桐花、荷苞花）

Clerodendrum japonicum (Thunb.) Sweet

药用部位：根、叶。分布：长江以南。

功能主治：根，治风湿骨痛，腰肌劳损，跌打损伤，肺结核咳嗽，咯血；叶，外用治疗疮疖肿。

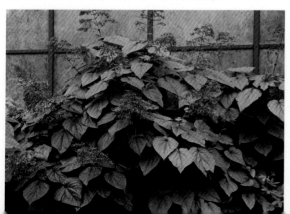

白花灯笼（灯笼草、鬼灯笼、苦灯笼）

Clerodendrum fortunatum Linn.

药用部位：根、茎、叶。分布：华南、华东。

功能主治：治风热感冒，支气管炎，咽喉炎，胃痛，腹痛，风湿，痈疖疮疡，偏头痛，黄疸。

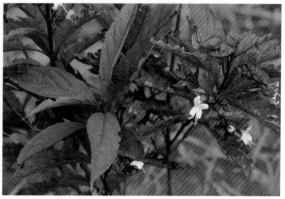

许树（假茉莉、苦椰子、苦郎树）

Clerodendrum inerme (Linn.) Gaertn.

药用部位：根、茎、叶。分布：华南、东南。

功能主治：治风湿关节炎，腰腿痛，坐骨神经痛，胃痛，感冒发热，疟疾，肝炎，肝脾肿大。

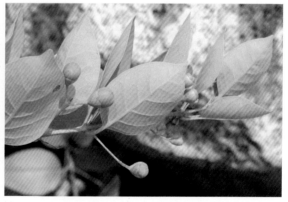

广东大青（广东桢桐、广东臭牡丹）

Clerodendrum kwangtungense Hand.-Mazz.

药用部位：根。分成：长江以南。

功能主治：驱风湿。治风湿脚软。

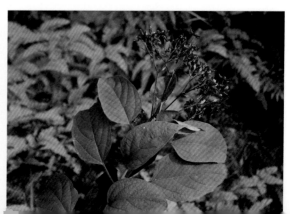

尖齿臭茉莉（臭茉莉）

Clerodendrum lindleyi Decne. ex Planch.

药用部位：全株。分布：长江以南。

功能主治：根，治风湿性关节炎，脚气水肿，白带，支气管炎。叶，外用治湿疹，皮肤瘙痒。

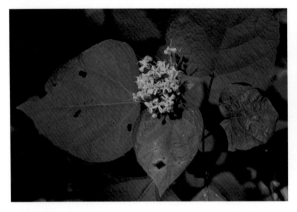

重瓣臭茉莉（大髻婆、臭牡丹）

Clerodendrum philippinum Schauer

药用部位：根、茎。分布：华南、云南和东南。

功能主治：祛风利湿，活血消肿。治风湿痹痛，子宫脱垂，附件炎。

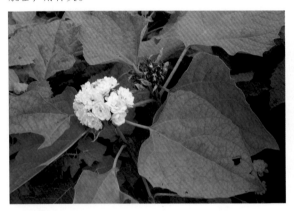

假连翘（番仔刺、洋刺、花墙刺、篱笆树）

Duranta erecta Linn.

药用部位：果、叶。分布：南部各地。

功能主治：治疟疾，果实14颗，红糖15g。痈毒初起，鲜叶适量，红糖少许，捣烂外敷。

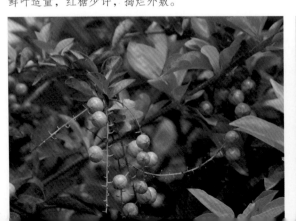

海通（白灯笼、满大青）

Clerodendrum mandarinorum Diels

药用部位：枝、叶。分布：秦岭以南。

功能主治：祛风通络。治半身不遂，小儿麻痹后遗症。

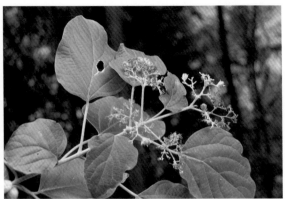

龙吐珠（白萼赪桐）

Clerodendrum thomsonae Balf.

药用部位：叶。分布：华南、云南。

功能主治：治跌打损伤，慢性中耳炎。成人12片，小孩7片，加糖、冬瓜适量，水煎服。

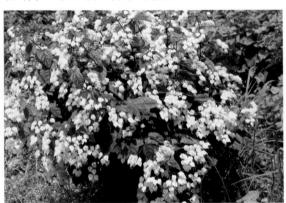

石梓（笛勒）

Gmelina chinensis Benth.

药用部位：根。分布：华南、贵州、福建。

功能主治：活血去瘀，去湿止痛。治闭经，风湿。

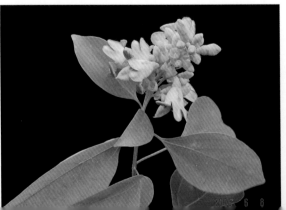

马缨丹（五色梅、如意花、臭草）

Lantana camara Linn.

药用部位：全株。分布：华南、贵州。

功能主治：根，治感冒高热，风湿骨痛，胃痛。枝、叶，外用治湿疹，皮炎，皮肤瘙痒。

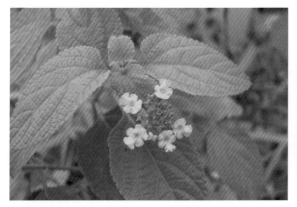

过江藤（苦舌草）

Phyla nodiflora (Linn.) Greene

药用部位：全草。分布：长江流域及其以南。

功能主治：治痢疾，急性扁桃体炎，咳嗽咯血，跌打损伤。外用治痈疽疔毒，慢性湿疹。

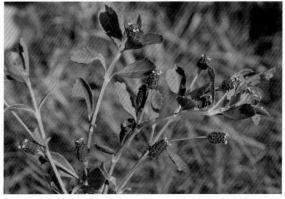

豆腐柴（豆腐木、腐婢）

Premna microphylla Turcz.

药用部位：根、叶。分布：长江以南。

功能主治：治疟疾，痢疾，阑尾炎，雷公藤中毒。外用治烧、烫伤，淋巴结炎，痈肿疮疖。

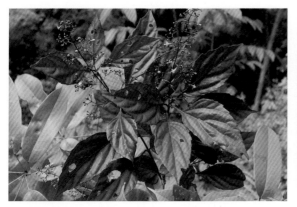

狐臭柴（斑鸠占、神仙豆腐柴、臭树、臭黄荆）

Premna puberula Pamp.

药用部位：根或茎。分布：秦岭以南、陕西余部、甘肃。

功能主治：祛风湿，壮肾阳。治风湿痹痛，肥大性脊椎炎，肩周炎，肾虚阳痿，月经延期。

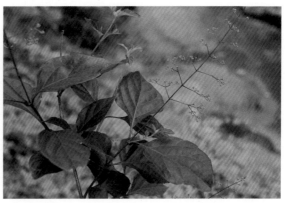

假马鞭（玉龙鞭、牛鞭草、大种马鞭草）

Stachytarpheta jamaicensis (Linn.) Vahl

药用部位：全草。分布：华南、东南、云南。

功能主治：治尿路感染，尿路结石，风湿筋骨痛，喉炎，急性结膜炎。外用治痈疖肿毒。

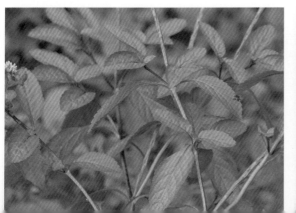

柚木（脂树、紫油木）

Tectona grandis Linn. f.

药用部位：花、种子。分布：华南、东南、云南。

功能主治：清热去湿，利尿。治尿路感染，肠炎腹泻等。

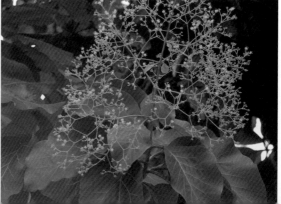

假紫珠（似荆、钟萼木、钟氏木）

Tsoongia axillariflora Merr.

药用部位：根、全株。分布：南部至西部。

功能主治：清热解毒，消炎退黄。根煎水服治肺结核；全株煎水服治黄疸型肝炎。

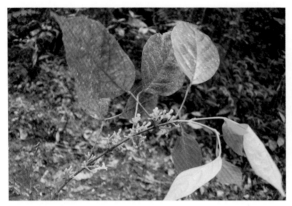

灰毛牡荆（灰牡荆、灰布荆）

Vitex canescens Kurz

药用部位：果实。分布：华中、西南至江西。

功能主治：祛风，行气，止痛。治感冒，咳嗽，哮喘，风湿痹痛，疟疾，胃痛，疝气，痔瘘。

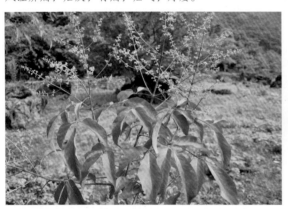

牡荆（黄荆、布荆、小荆）

Vitex negundo Linn. var. **cannabifolia** (Sieb. et Zucc.) Hand.-Mazz.

药用部位：果实及全株。分布：秦岭以南及河北。

功能主治：根、茎，治支气管炎，疟疾，肝炎。叶，治感冒，肠炎，痢疾，疟疾。果实，治咳嗽哮喘，胃痛。

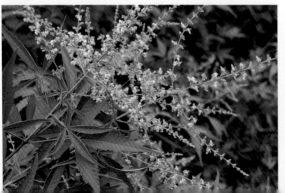

马鞭草（铁马鞭、马鞭子、马鞭稍、透骨草、蛤蟆裸）

Verbena officinalis Linn.

药用部位：全草。分布：除东北外大部。

功能主治：治疟疾，感冒发烧，急性胃肠炎，肝炎，肝硬化腹水，肾炎水肿，白喉，咽喉肿痛。

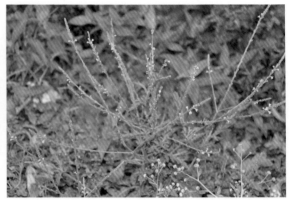

黄荆（五指柑、布荆）

Vitex negundo Linn.

药用部位：果实及全株。分布：秦岭和淮河以南。

功能主治：根、茎，治支气管炎，疟疾，肝炎。叶，治感冒，肠炎，痢疾，疟疾。果实，治咳嗽哮喘，胃痛。

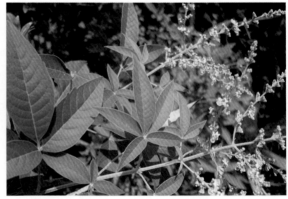

山牡荆（布荆、山紫荆）

Vitex quinata (Lour.) Will.

药用部位：枝叶、根茎、种子。分布：秦岭以南。

功能主治：止咳定喘，镇静退热。治风湿，跌打，支气管炎，小儿咳喘，哮喘，疳积。

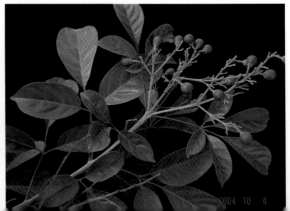

蔓荆（三叶蔓荆、白背木耳、白布荆）

Vitex trifolia Linn.

药用部位：叶、种子。分布：华南、东南、云南。

功能主治：种子疏散风热，清利头目。治风热感冒，头痛，头晕，目赤肿痛，夜盲，肌肉神经痛。

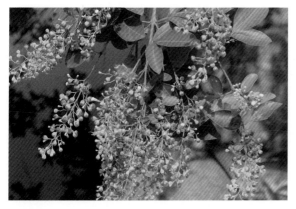

单叶蔓荆

Vitex trifolia Linn. var. **simplicifolia** Cham.

药用部位：叶、果实。分布：南部至东北部沿海。

功能主治：治感冒发热，神经性头痛，眩晕，目痛，小儿惊风，风湿，跌打，刀伤，痈疮肿毒。

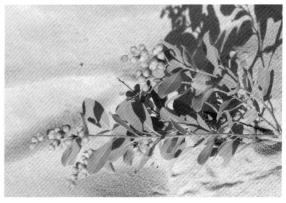

藿香（土藿香、排香草）

Agastache rugosa (Fisch. et Mey.) O. Kuntze

药用部位：全草。分布：几遍全国。

功能主治：解暑化湿，行气和胃。治中暑发热，头痛胸闷，食欲不振，恶心，呕吐，泄泻。

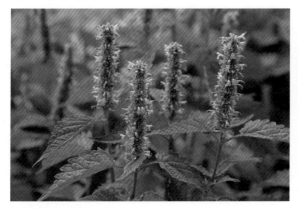

筋骨草（白毛夏枯草、散血草、破血丹）

Ajuga ciliate Bunge

药用部位：全草。分布：陕西、甘肃及以南以东。

功能主治：治上呼吸道感染，扁桃体炎，咽喉炎，支气管炎，肺炎，肺脓疡，胃肠炎，肝炎。

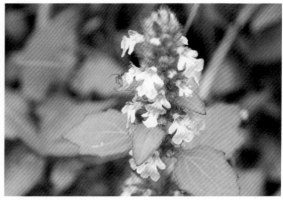

金疮小草（筋骨草、苦地胆、散血草）

Ajuga decumbens Thunb.

药用部位：全草。分布：长江以南。

功能主治：治上呼吸道感染，扁桃体炎，咽喉炎，支气管炎，肺炎，肺脓疡，胃肠炎，肝炎。

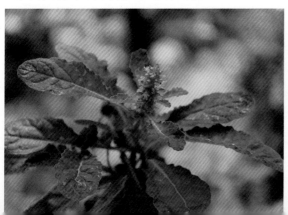

紫背金盘（破血丹、石灰菜）

Ajuga nipponensis Makino

药用部位：全草。分布：东部、南部及西南部。

功能主治：治肺热咳嗽，咯血，咽喉肿痛，外伤出血，烧、烫伤，毒蛇咬伤。

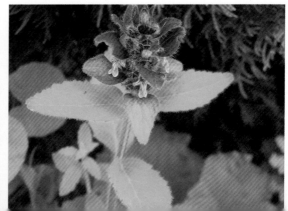

排草（排香草、耙草）
Anisochilus carnosus (Linn.) Wall.
药用部位：全草。分布：广东、广西和福建。
功能主治：利尿，辟臭。治水肿，浮肿病。

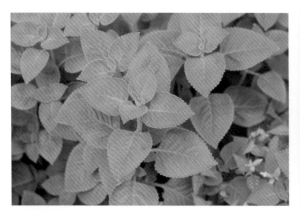

毛药花（垂花铃子香）
Bostrychanthera deflexa Benth.
药用部位：茎、叶。分布：长江以南。
功能主治：清热解毒，活血止痛。治感冒，泄泻，风湿骨痛等。

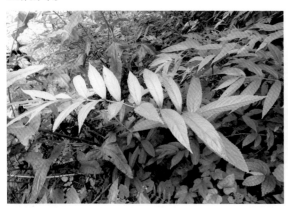

风轮菜（断血流、九层塔、熊胆草）
Clinopodium chinense (Benth.) O. Kuntze
药用部位：全草。分布：华东、华中和华南。
功能主治：治鼻衄，牙龈出血，尿血，感冒，中暑，肝炎，肠炎，痢疾，腮腺炎，乳腺炎。

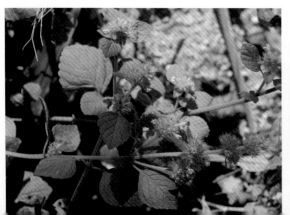

广防风（防风草、土防风、排风草、土藿香、落马衣）
Anisomeles indica (Linn.) Kuntze
药用部位：全草。分布：长江以南。
功能主治：治感冒发热，风湿关节痛，胃痛，胃肠炎。外用治皮肤湿疹，神经性皮炎，痈疮肿毒。

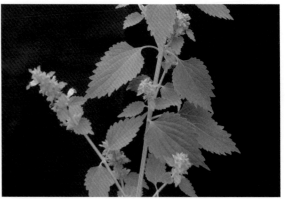

肾茶（猫须草）
Clerodendranthus spicatus (Thunb.) C. Y. Wu et H. W. Li
药用部位：全草。分布：东南、华南、云南。
功能主治：清热祛湿，排石利水。治急性肾炎，膀胱炎，尿路结石，风湿关节炎等。

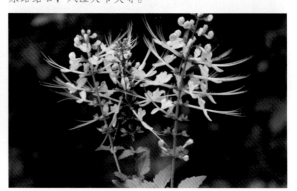

光风轮菜（邻近风轮菜）
Clinopodium confine (Hance) O. Kuntze
药用部位：全草。分布：长江以南、河南。
功能主治：外用治痈疖，乳腺炎，无名肿毒，刀伤。外用鲜品捣烂敷患处。

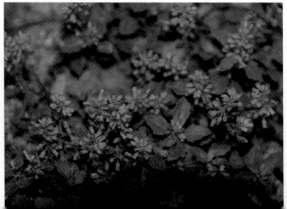

瘦风轮菜（细风轮菜、宝塔菜、煎刀草）

Clinopodium gracile (Benth.) Matsum.

药用部位：全草。分布：秦岭以南、陕西。

功能主治：治痢疾，肠炎，乳痈，血崩，感冒头痛，中暑腹痛，跌打损伤，过敏性皮炎。

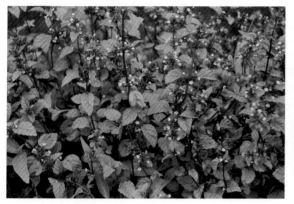

齿叶水蜡烛（森氏水珍珠菜、蒋氏水蜡烛）

Dysophylla sampsonii Hance

药用部位：全草。分布：秦岭以南。

功能主治：解毒，凉血止血。治刀伤出血，跌打损伤出血。

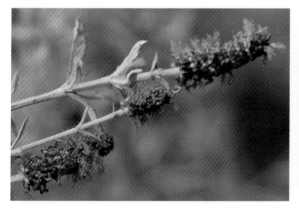

香薷

Elsholtzia ciliata (Thunb.) Hyland.

药用部位：全草。分布：除新疆、青海和海南外均有。

功能主治：发汗解暑，利湿。治夏季感冒，发热无汗，中暑，急性胃肠炎，胸闷，小便不利。

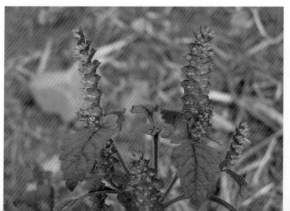

肉叶鞘蕊花

Coleus carnosifolius (Hemsl.) Dunn

药用部位：全草。分布：广东、广西。

功能主治：解毒，消肿止痛。治疮疡肿毒，背痛，疔疖。

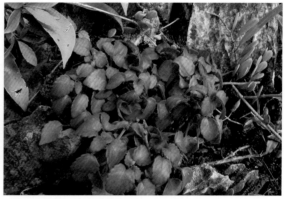

水虎尾（水老虎、野香芹、水箭草）

Dysophylla stellata (Lour.) Benth.

药用部位：全草。分布：华南、西南和华东。

功能主治：行气止痛，散瘀消肿。治毒蛇咬伤，疮痈肿毒，湿疹，跌打瘀肿。

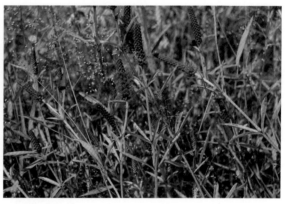

海州香薷

Elsholtzia splendens Nakai ex F. Maekawa

药用部位：全草。分布：华东、广东、河南、河北、山东。

功能主治：发汗解表，和中利湿。治暑湿感冒，恶寒发热无汗，腹痛，吐泻，浮肿，脚气。

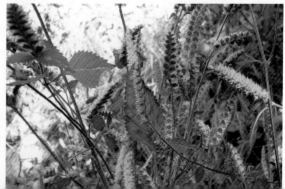

小野芝麻（假野芝麻）

Galeobdolon chinense (Benth.) C. Y. Wu

药用部位：块根。分布：华东、华南、湖南。

功能主治：化瘀止血。治创伤出血。外用鲜品捣烂敷患处。

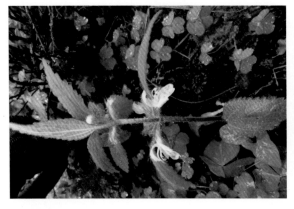

中华锥花（棒红花）

Gomphostemma chinense Oliv.

药用部位：全草。分布：华南、东南。

功能主治：散瘀消肿，止血。治口舌生疮，咽喉肿痛，外伤出血。

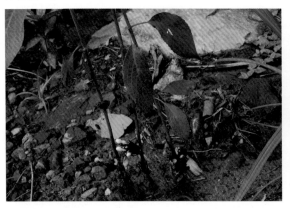

山香（假藿香、山薄荷）

Hyptis suaveolens (Linn.) Poit.

药用部位：全草。分布：华南、东南。

功能主治：治感冒头痛，胃肠炎，痢疾，腹胀。外用治跌打肿痛，创伤出血，痈肿疮毒，湿疹，皮炎。

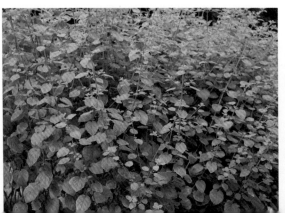

活血丹（连钱草、金钱草、透骨消、金钱薄荷）

Glechoma longituba (Nakai) Kupr

药用部位：全草。分布：除青藏高原外广布。

功能主治：治尿路感染，尿路结石，黄疸型肝炎，肝胆结石，感冒，咳嗽，风湿关节痛，月经不调。

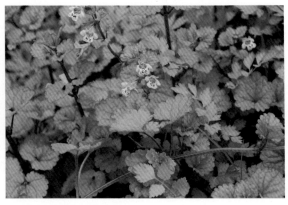

吊球草（假走马风）

Hyptis rhomboidea Merr. et Gal.

药用部位：全草。分布：华南、台湾。

功能主治：清热解毒。治肝炎。

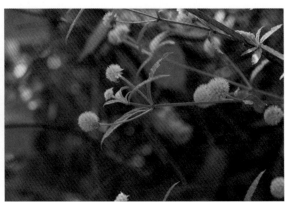

香茶菜（蛇总管、铁棱角）

Isodon amethystoides (Benth.) H. Hara

药用部位：全草。分布：秦岭以南。

功能主治：清热解毒，散瘀消肿。治毒蛇咬伤，跌打肿痛，筋骨酸痛，疮疡。

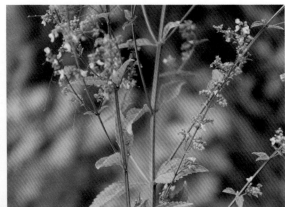

内折香茶菜
Isodon inflexus (Thunb.) Hara
药用部位：全草。分布：吉林至湖南、华东。
功能主治：化湿和胃。治脘胃痞胀，痢疾。

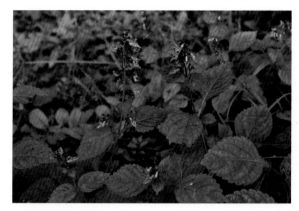

线纹香茶菜（溪黄草、熊胆草）
Isodon lophanthoides (Ham. ex D. Don) H. Hara
药用部位：全草。分布：秦岭以南。
功能主治：清热利湿，凉血散瘀。治急性黄疸型肝炎，急性胆囊炎，肠炎，痢疾，跌打肿痛。

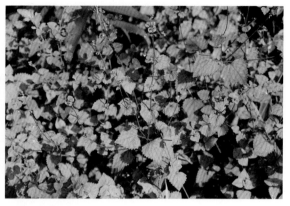

塔花香茶菜（熊胆草、风血草、狭基香茶菜、溪黄草）
Isodon lophanthoides H. Hara var. gerardiana (Benth.) H. Hara
药用部位：全草。分布：湖南、甘肃、华南和西南。
功能主治：清热利湿，凉血散瘀。治急性黄疸型肝炎，急性胆囊炎，肠炎，痢疾，跌打肿痛。

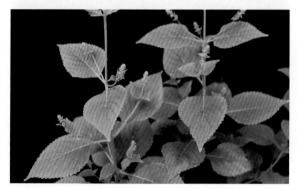

纤花香茶菜（溪黄草）
Isodon lophanthoides H. Hara var. **graciliflora** (Benth.) H. Hara
药用部位：全草。分布：广东、东南。
功能主治：清热利湿，凉血散瘀。治急性黄疸型肝炎，急性胆囊炎，肠炎，痢疾，跌打肿痛。

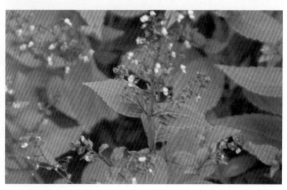

显脉香茶菜（脉叶香茶菜、蓝花柴胡）
Isodon nervosus Kudô
药用部位：全草。分布：秦岭以南、陕西。
功能主治：治急性黄疸型肝炎，毒蛇咬伤。外用治烧、烫伤，毒蛇咬伤，脓疱疮，湿疹，皮肤瘙痒。

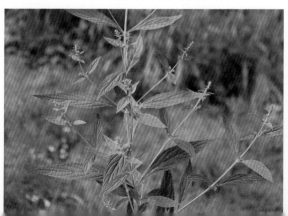

溪黄草（溪沟草、山羊面、熊胆草、血风草、黄汁草）
Isodon serra Kudô
药用部位：全草。分布：甘肃以东以南。
功能主治：清热利湿，凉血散瘀。治急性黄疸型肝炎，急性胆囊炎，肠炎，痢疾，跌打肿痛。

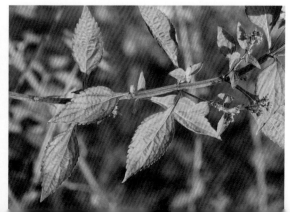

牛尾草（轮叶香茶菜、伤寒头、月风草）

Isodon ternifolius Kudô

药用部位：全草。分布：华南、云南和贵州。

功能主治：治感冒，支气管炎，扁桃体炎，牙痛，肠炎，痢疾，黄疸型肝炎，急性肾炎，膀胱炎。

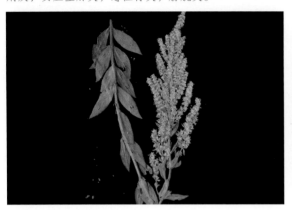

长叶香茶菜（溪黄草）

Isodon walkeri (Arnott) H. Hara

药用部位：全草。分布：华南和云南。

功能主治：清热利湿，退黄，凉血散瘀。治急性黄疸型肝炎，急性胆囊炎，肠炎，痢疾，跌打肿痛。

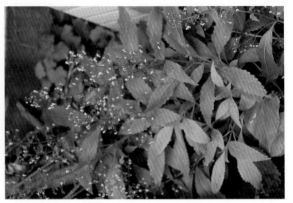

香薷状香简草（香薷状霜柱）

Keiskea elsholtzioides Merr.

药用部位：全草。分布：华东、湖南、湖北。

功能主治：活血化瘀。治跌打损伤，瘀血肿痛。外用鲜品捣烂敷患处。

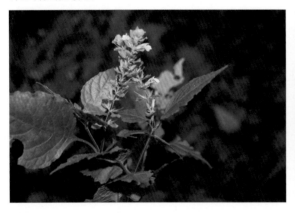

宝盖草（珍珠莲、接骨草、莲台夏枯草）

Lamium amplexicaule Linn.

药用部位：全草。分布：秦岭以南、河北。

功能主治：清热，利尿。治筋骨疼痛，四肢麻木，跌打损伤，瘰疬，黄疸性肝炎。

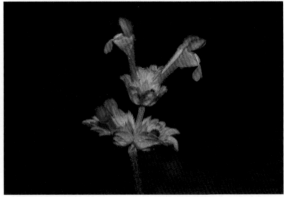

益母草（益母艾、茺蔚、九重楼、野天麻、益母花）

Leonurus japonicus Houttuyn

药用部位：全草。分布：南北各地。

功能主治：治月经不调，闭经，产后瘀血腹痛，肾炎浮肿，小便不利，尿血。外用治疮疡肿毒。

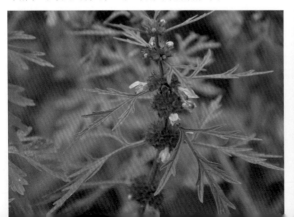

蜂巢草（锡兰绣球、防风、蜂窝草）

Leucas aspera (Willd.) Link

药用部位：全草。分布：广东、海南、广西。

功能主治：发散风寒，化痰止咳。治百日咳，风寒咳嗽，上感发热，风火牙痛，咽喉炎，蜂窝疮。

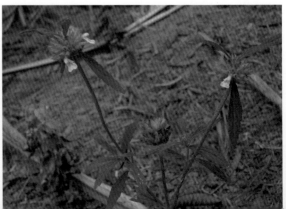

白绒草（北风草）

Leucas mollissima Wall.

药用部位：全草。分布：云南、广西、贵州。

功能主治：清肺止咳，解毒。治肺热咳嗽，咯血，胸痛。外用治疖肿，乳腺炎。

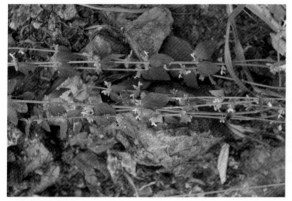

蜂窝草（绉面草、锡兰防风）

Leucas zeylanica (Linn.) R. Br.

药用部位：全草。分布：华南。

功能主治：疏风散寒，化痰止咳。治感冒，头痛，牙痛，咳嗽，咽喉炎，百日咳，支气管哮喘。

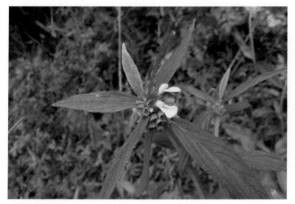

蜜蜂花（土荆芥、荆芥、小方杆草）

Melissa axillaris (Benth.) Bakh. f.

药用部位：全草。分布：秦岭以南、陕西。

功能主治：清热解毒。治风湿麻木，大麻风，吐血，鼻出血，皮肤瘙痒，疮疹，癫症，崩漏。

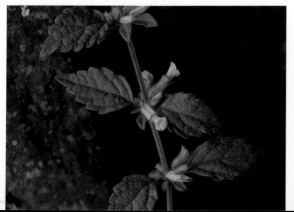

疏毛白绒草

Leucas mollissima Wall. var. chinensis Benth.

药用部位：全草。分布：秦岭以南。

功能主治：驱寒解表。治外感风寒。

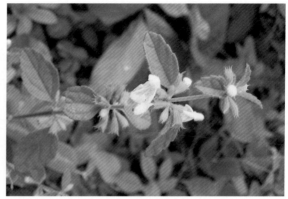

地瓜儿苗（泽兰、地笋）

Lycopus lucidus Turcz. var. hirtus Regel

药用部位：全草。分布：除西北高原外均有。

功能主治：活血，通经，利尿。闭经，月经不调，产后瘀血腹痛，水肿，跌打损伤。

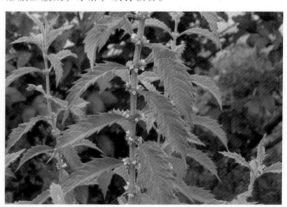

薄荷（野薄荷）

Mentha canadensis Linn.

药用部位：全草。分布：几遍全国。

功能主治：疏散风热，清利头目。治感冒风热，头痛，目赤，咽痛，牙痛，皮肤瘙痒。

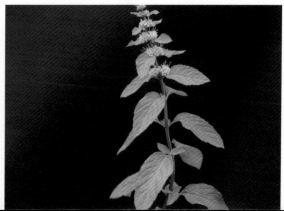

留兰香（香菜菜、绿薄荷）

Mentha spicata Linn.

药用部位：全草。分布：长江以南、河北和新疆。

功能主治：祛风散寒，止咳，消肿解毒。治感冒咳嗽，胃痛，腹胀，神经性头痛。

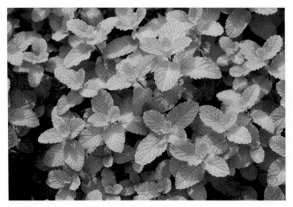

冠唇花

Microtoena insuavis (Hance) Prain ex Dunn

药用部位：全草。分布：华南、云南及贵州。

功能主治：温中理气。治风寒感冒，咳嗽气急，消化不良，气胀腹痛，肠炎，痢疾。

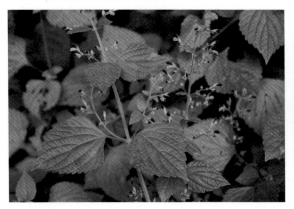

石香薷（小叶香薷、七星剑、土香薷）

Mosla chinensis Maxim.

药用部位：全草。分布：秦岭以南。

功能主治：发汗解表，祛暑化湿，利尿消肿。治暑湿感冒，发热无汗，头痛，胀痛吐泻，水肿。

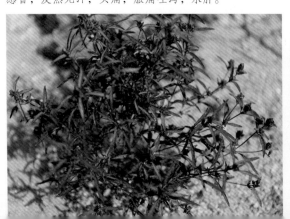

凉粉草（仙人草、薪草）

Mesona chinensis Benth.

药用部位：全草。分布：华南、东南。

功能主治：治急性风湿性关节炎，高血压，中暑，感冒，黄疸，急性肾炎，糖尿病。

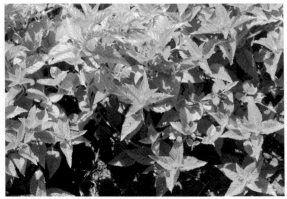

小花石荠苧（野香薷、细叶七星剑、小叶荠苧）

Mosla cavaleriei Lévl.

药用部位：全草。分布：长江以南。

功能主治：治感冒，中暑，急性肠胃炎，消化不良，水肿。外用治湿疹，疮疖肿毒，跌打肿毒。

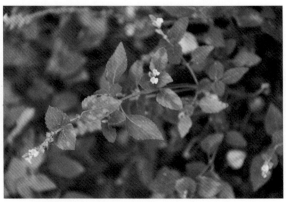

小鱼仙草（痱子草、热痱草、假鱼香）

Mosla dianthera (Buch.-Ham.) Maxim.

药用部位：全草。分布：秦岭以南、陕西。

功能主治：治感冒头痛，扁桃体炎，中暑，溃疡病，痢疾。外用治湿疹，痱子，皮肤瘙痒。

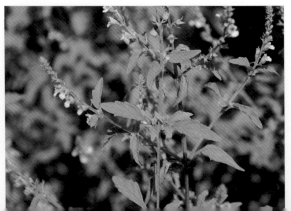

石荠苧（粗糙荠苧、土荆芥、沙虫药）

Mosla scabra (Thunb.) C. Y. Wu et H. W. Lu

药用部位：全草。分布：秦岭以南、陕西、甘肃。

功能主治：治感冒头痛，咽喉肿痛，中暑，急性胃肠炎，痢疾，小便不利，肾炎水肿，白带。

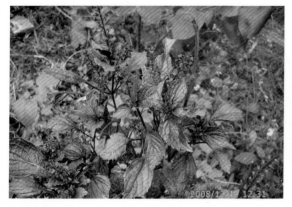

龙船草（金缘萼、假夏枯草）

Nosema cochinchinensis (Lour.) Merr.

药用部位：全草。分布：广西、广东。

功能主治：清肝明目，散郁结。治痈疮肿毒，目赤肿痛，瘰疬。

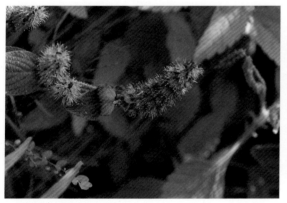

丁香罗勒（臭草）

Ocimum gratissimum Linn. var. **suave** (Willd.) Hook. f.

药用部位：全草。分布：华东、华南、云南。

功能主治：治风寒感冒，头痛，胃腹胀满，消化不良，胃痛，肠炎腹泻，跌打肿痛，风湿关节痛。

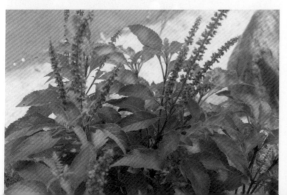

心叶荆芥

Nepeta fordii Hemsl.

药用部位：全草。分布：秦岭以南、陕西。

功能主治：疏风清热，活血止血。治外感风热，头痛，咽痛，外伤出血，衄血，跌打肿痛，痈疖疮疡。

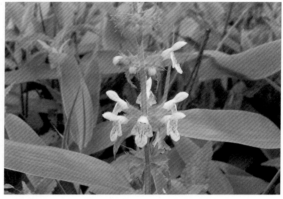

罗勒（光明子、九层塔、香草）

Ocimum basilicum Linn.

药用部位：全草。分布：吉林以南、新疆。

功能主治：治风寒感冒，头痛，胃腹胀满，消化不良，胃痛，肠炎腹泻，跌打肿痛，风湿关节痛。

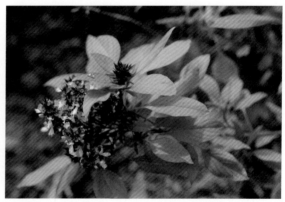

牛至（白花茵陈、五香草、香薷、香茹、玉兰至）

Origanum vulgare Linn.

药用部位：全草。分布：华东、华中、西南和西北。

功能主治：发汗解表，消暑化湿。治中暑，感冒，急性胃肠炎，胀痛。

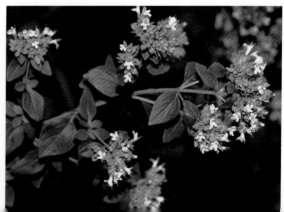

白毛假糙苏
Paraphlomis albida Hand.-Mazz.

药用部位：全草。分布：广东、湖南。

功能主治：散寒止咳。治风寒咳嗽。

假糙苏
Paraphlomis javanica (Bl.) Prain

药用部位：全草。分布：云南、华南和台湾。

功能主治：润肺止咳，补血调经。治痨咳，月经不调。

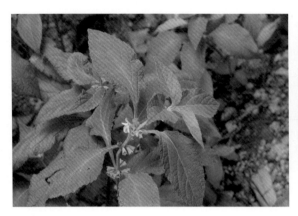

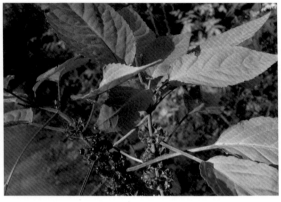

紫苏（红苏）
Perilla frutescens (Linn.) Britt.

药用部位：全草。分布：南北各地。

功能主治：治风寒感冒，头痛，咳嗽，胸胀胀满，鼻塞头痛，气滞腹胀，妊娠呕吐，胎动不安。

回回苏（鸡冠紫苏）
Perilla frutescens (Linn.) Britt. var. **crispa**

药用部位：全草。分布：南北各地。

功能主治：治风寒感冒，头痛，咳嗽，胸胀胁满，鼻塞头痛，气滞腹胀，妊娠呕吐，胎动不安。

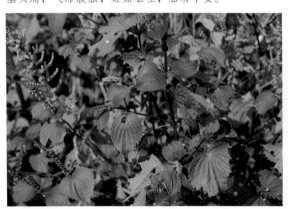

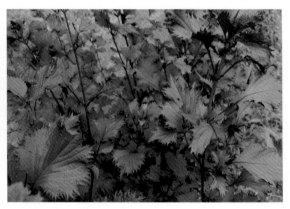

白苏（野生紫苏）
Perilla frutescens (Linn.) Britt. var. **purpurascens**

药用部位：全草。分布：秦岭以南及山西。

功能主治：治风寒感冒，咳嗽，头痛，胸闷腹胀，皮肤瘙痒，创伤出血。

糙苏（靖巴、常山、白蓥）
Phlomis umbrosa Turcz.

药用部位：全草。分布：甘肃、辽宁以东以南。

功能主治：祛痰止咳，清热解毒。治咳嗽痰多，疮痈肿毒。

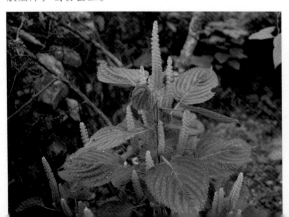

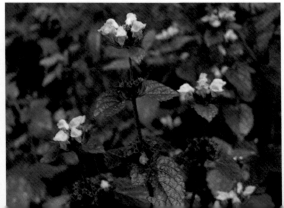

水珍珠菜（毛射草、蛇尾草）
Pogostemon auricularius (Linn.) Hassk.

药用部位：全草。分布：东南、云南和华南。

功能主治：祛风清热，化湿。治老人及小儿盗汗，感冒发热，烂皮疮，湿疹。

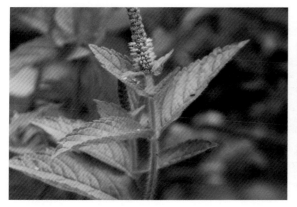

夏枯草（棒槌草）
Prunella vulgaris Linn.

药用部位：全草。分布：除东北、华北外广布。

功能主治：治甲状腺肿，高血压病，头痛，耳鸣，目赤肿痛，肺结核，急性乳腺炎，腮腺炎。

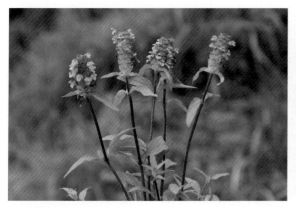

贵州鼠尾草（血盆草、反背红、叶下红）
Salvia cavaleriei Lévl.

药用部位：全草。分布：华南、西南

功能主治：凉血解毒，散瘀止血。治肺结核咯血，痢疾。外用治跌打损伤，疔肿。

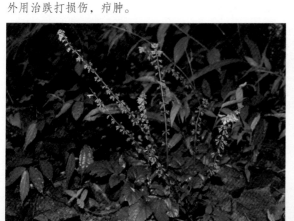

广藿香（藿香）
Pogostemon cablin (Blanco) Benth.

药用部位：全草。分布：华南、东南。

功能主治：解暑化湿，行气和胃。治中暑发热，头痛胸闷，食欲不振，恶心，呕吐，泄泻。外用治手、足癣。

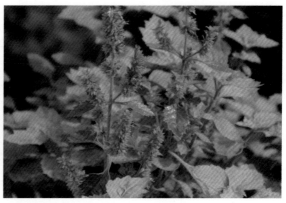

南丹参（丹参、七里蕉）
Salvia bowleyana Dunn

药用部位：根。分布：华东、华南和湖南。

功能主治：治月经不调，心烦失眠，心绞痛，痈肿，神经衰弱，风湿痹病，慢性肝炎，心绞痛。

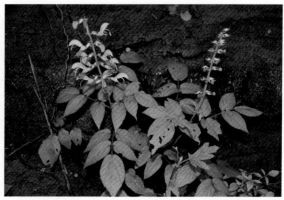

华鼠尾草（石见穿、石见穿、石打穿、紫参）
Salvia chinensis Benth.

药用部位：全草。分布：秦岭以南。

功能主治：治月经不调，崩漏，便血，湿热黄疸，热毒血利，淋痛，带下，风湿骨痛，跌打损伤。

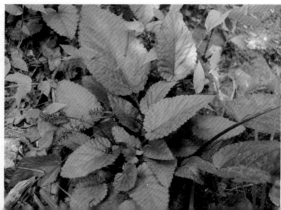

朱唇（小红花）
Salvia coccinea Linn.

药用部位：全草。分布：全国广栽。

功能主治：凉血止血，清热利湿。治血崩，高热，腹痛不适。

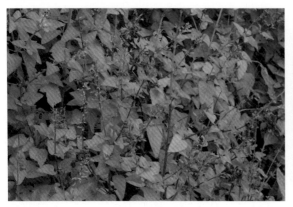

丹参（红根、红丹参、血参根）
Salvia miltiorrhiza Bunge

药用部位：根。分布：黄河流域、华中和华东。

功能主治：治月经不调，经闭腹痛，腹部肿块，症瘕积聚，神经衰弱失眠，心烦，心悸，心绞痛。

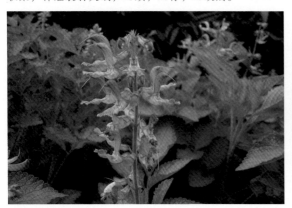

地埂鼠尾草（田芹菜、山字止）
Salvia scapiformis Hance

药用部位：全草。分布：广东、东南。

功能主治：补虚益损，强筋壮骨。治气虚倦怠，头晕目眩，肢体无力，腰膝酸软，手脚转筋。

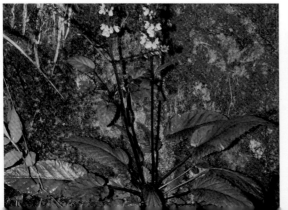

鼠尾草（紫参、秋丹参）
Salvia japonica Thunb.

药用部位：根。分布：港台、华东、华中和华南。

功能主治：治风湿痛，神经痛，产后流血过多。

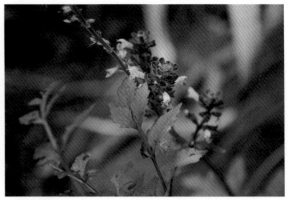

荔枝草（雪见草、雪里青、癞子草）
Salvia plebeia R. Br.

药用部位：全草。分布：除青藏高原外均有。

功能主治：治扁桃体炎，肺结核咯血，支气管炎，腹水肿胀，肾炎水肿，崩漏，便血，乳腺炎。

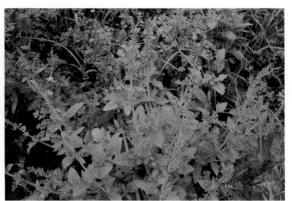

一串红（西洋红）
Salvia splendens Ker.-Gawl.

药用部位：全草。分布：华南、福建、云南。

功能主治：消肿解毒。治风热身痒，梅毒，臁疮，热毒疮烂，蛇伤。

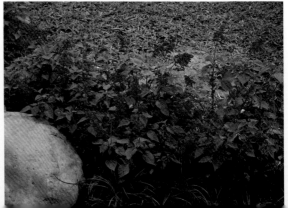

四棱筋骨草（箭羽草、箭羽舒筋草）

Schnabelia oligophylla Hand.-Mazz.

药用部位：全草。分布：江西、福建、湖南、四川和华南。

功能主治：祛风除湿，舒筋活络。治风湿筋骨痛，腰痛，四肢麻木，跌打肿痛。

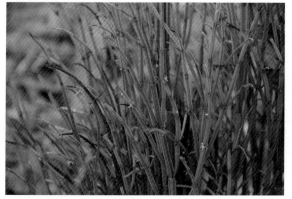

黄芩（香水水草）

Scutellaria baicalensis Georgi

药用部位：根。分布：四川、甘肃、江苏以北以东。

功能主治：治肺热咳嗽，肺炎，咯血，黄疸，湿热泻痢，目赤肿痛，胎动不安，高血压，痈肿疮毒。

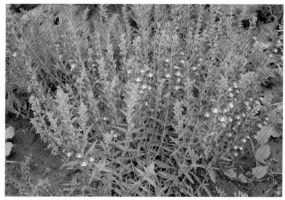

半枝莲（并头草、狭叶韩信草、四方马兰）

Scutellaria barbata D. Don

药用部位：全草。分布：秦岭以南、河北、陕西。

功能主治：治肿瘤，阑尾炎，肝炎，肝硬化腹水，肺脓疡。外用治乳腺炎，痈疖肿毒，跌打损伤。

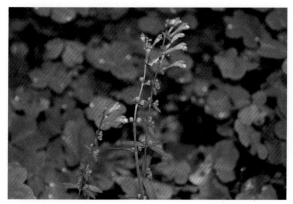

韩信草（耳挖草、向天盏）

Scutellaria indica Linn.

药用部位：全草。分布：秦岭以南、陕西。

功能主治：治胸胁闷痛，肺脓疡，痢疾，肠炎。外用治疔疮痈肿，跌打损伤，胸胁疼痛，外伤出血。

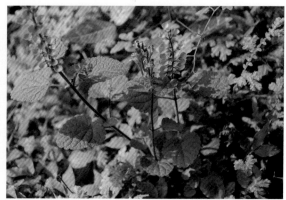

偏花黄芩（土黄芩）

Scutellaria tayloriana Dunn

药用部位：根。分布：湖南、华南和贵州。

功能主治：清热止咳，燥湿止痢。治肺热咳嗽，咯血，湿热泄泻，痢疾。

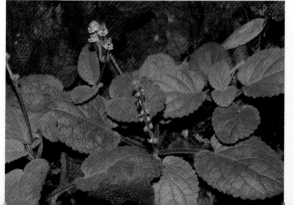

地蚕（土冬虫草、白虫草、甘露子、草石蚕）

Stachys geobombycis C. Y. Wu

药用部位：块茎。分布：华南、华东和湖南。

功能主治：益气润肺，滋阴补血，清热除烦。治肺结核咳嗽，肺虚气喘，吐血，盗汗，贫血。

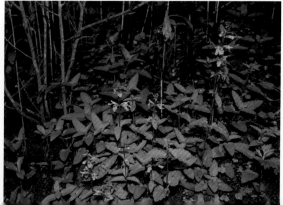

庐山香科科（双判草、野苏荷）
Teucrium pernyi Franch.

药用部位：全草。分布：华东、华中、华南。

功能主治：健脾利湿，清肺解毒，活血消肿。治痢疾，小儿惊风，痈疮，跌打损伤。

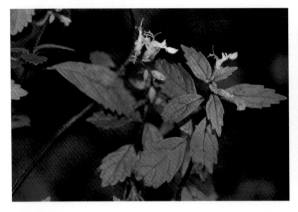

铁轴草（四裂石蚕、山薄荷）
Teucrium quadrifarium Buch.-Ham. ex D. Don

药用部位：全草。分布：秦岭以南。

功能主治：治感冒头痛，跌打肿痛，毒蛇咬伤，肺热咳嗽，热毒泻痢，水肿，无名肿毒，湿疹。

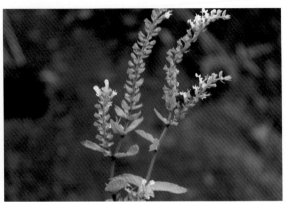

血见愁（山藿香）
Teucrium viscidum Bl.

药用部位：全草。分布：秦岭以南。

功能主治：治吐血，衄血，便血，痛经，产后瘀血腹痛。外用治跌打损伤，瘀血肿痛，外伤出血。

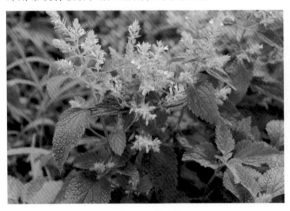

黑藻（水王孙）
Hydrilla verticillata (Linn. f.) Royle

药用部位：全草。分布：陕西、黑龙江及以东以南。

功能主治：清凉解毒。治疮疥，无名肿毒。

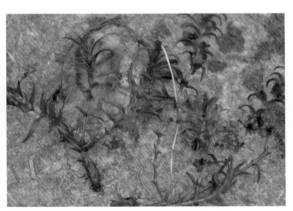

水鳖（马尿花、茉菜）
Hydrocharis dubia (Bl.) Backer

药用部位：全草。分布：陕西、云南以东以北。

功能主治：清热解毒，祛湿止带。治下带病。

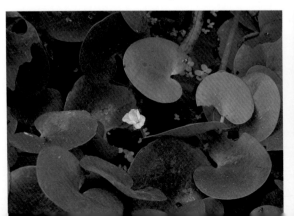

龙舌草（水车前）
Ottelia alismoides (Linn.) Pers.

药用部位：全草。分布：秦岭以南、东北和河北。

功能主治：清热化痰，解毒利尿。治肺热咳嗽，肺结核，咯血，哮喘，水肿，小便不利。

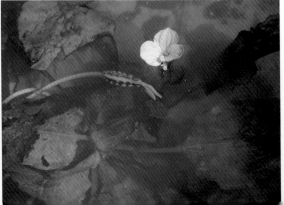

苦草（蓼萍草、扁草）

Vallisneria natans (Lour.) Hara

药用部位：全草。分布：秦岭以南和河北、陕西、吉林。

功能主治：治妇女白带。

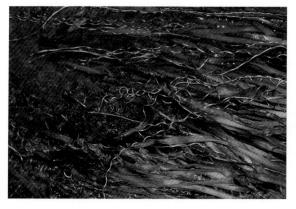

冠果草（土紫菀、假菱角、水菱角）

Sagittaria guyanensis H. B. K. subsp. **lappula**

药用部位：全草。分布：秦岭以南。

功能主治：清热利湿，解毒。治肺热咳嗽，湿热痢疾。

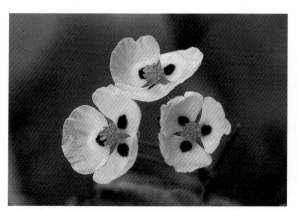

野慈姑（慈姑）

Sagittaria trifolia Linn.

药用部位：全草。分布：全国均有。

功能主治：清热通淋，散结解毒。治淋浊，疮肿，目赤肿痛，瘰疬，睾丸炎，毒蛇咬伤。

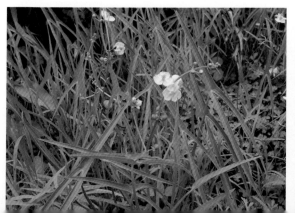

泽泻（水泽、如意花）

Alisma orientale (Sam.) Juzep.

药用部位：球茎。分布：东北、华北、广东、西部。

功能主治：清热，渗湿，利尿。治肾炎水肿，肾盂肾炎，肠炎泄泻，小便不利。

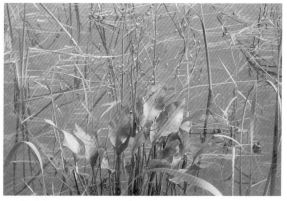

矮慈姑（鸭舌草、水充草）

Sagittaria pygmaea Miq.

药用部位：全草。分布：秦岭以南和陕西。

功能主治：清热解毒，行血。治无名肿毒，蛇咬伤，小便热痛，烫、火伤等症。

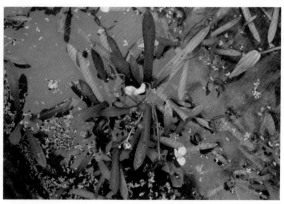

眼子菜（鸭子草、水案板、水上漂）

Potamogeton distinctus A. Benn.

药用部位：全草。分布：几遍全国。

功能主治：治热淋，痔疮出血，湿热痢疾，黄疸，带下，鼻衄，蛔虫病，疮痈肿毒。

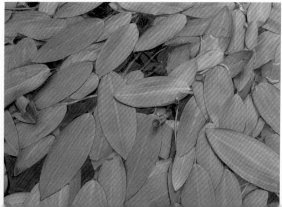

浮叶眼子菜（飘浮眼子菜、水案板、水莲草、西藏眼子菜）

Potamogeton natans Linn.

药用部位：全草。分布：秦岭以南。

功能主治：清热解毒，除湿利水。治目赤肿痛，疮痈肿毒，黄疸，水肿，痔疮出血，蛔虫病。

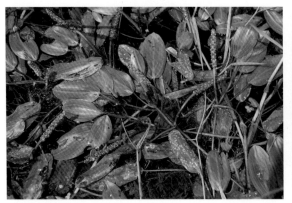

饭包草（竹叶菜）

Commelina bengalensis Linn.

药用部位：全草。分布：秦岭以南、河北和陕西。

功能主治：清热解毒，利水消肿。治小便短赤，涩痛，赤痢，疔疮。

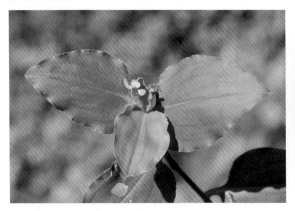

竹节草（竹蒿草、竹节花）

Commelina diffusa Burm.

药用部位：全草。分布：陕西、吉林以南。

功能主治：清热解毒，利尿消肿，止血。治急性咽喉炎，痢疾，疮疖，小便不利。外用治外伤出血。

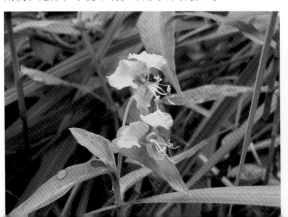

穿鞘花（穿鞘花、山襄荷、东陵草）

Amischotolype hispida (Less. et A. Rich.) Hong

药用部位：全草。分布：华南、西南和东南。

功能主治：祛风除湿、祛瘀止痛。治风湿痹痛、跌打损伤。

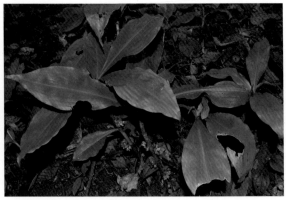

鸭跖草（竹节菜、鸭脚草）

Commelina communis Linn.

药用部位：全草。分布：云南、四川、甘肃以东。

功能主治：治流行性感冒，急性扁桃体炎，咽炎，水肿，泌尿系感染，急性肠炎，痢疾。

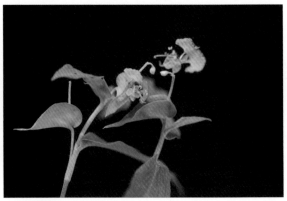

大苞鸭跖草（七节风）

Commelina paludosa Bl.

药用部位：全草。分布：长江以南。

功能主治：治流行性感冒，急性扁桃体炎，咽炎，水肿，泌尿系感染，急性肠炎，痢疾。

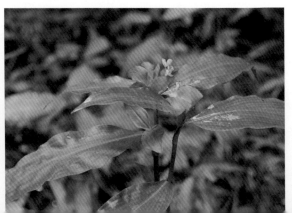

四孔草（鸡冠蓝耳草、鹅冠草）

Cyanotis cristata (Linn.) D. Don

药用部位：全草。分布：华南、西南。

功能主治：消炎，止血。治刀伤出血，疮毒。

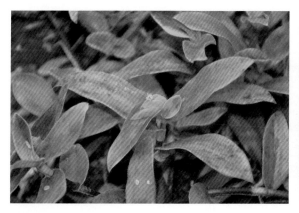

聚花草（水竹菜、水打不死、水竹叶草）

Floscopa scandens Lour.

药用部位：全草。分布：秦岭以南。

功能主治：治发热，肺热咳嗽，目赤肿痛，淋证，水肿，疮疖肿毒，淋巴结肿大，急性肾炎。

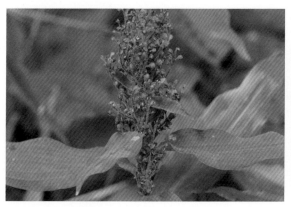

葶花水竹叶（大叶水竹叶）

Murdannia edulis (Stokes) Faden

药用部位：块根。分布：华南、台湾。

功能主治：清心润肺。治虚劳逆咳，烦躁咯血，衄血，热病口干，津伤便秘等症。

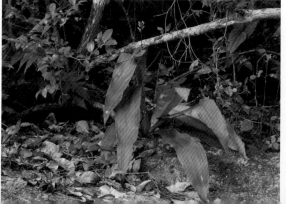

蓝耳草（鸡冠参）

Cyanotis vaga (Lour.) Reem. et Schult. f.

药用部位：全草。分布：华南、东南和西南。

功能主治：活血止痛，祛风活络。腰腿痛，跌打损伤，风湿关节炎。

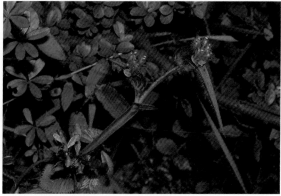

大苞水竹叶（痰火草、青竹壳菜）

Murdannia bracteata J. K. Morton ex D. Y. Hong

药用部位：全草。分布：华南和云南。

功能主治：化痰散结。治淋巴结结核。

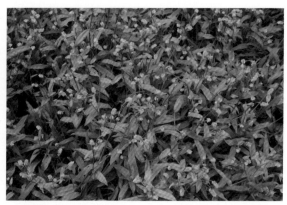

牛轭草（狭叶水竹叶）

Murdannia loriformis (Hassk.) Rolla et Kammathy

药用部位：全草。分布：长江以南。

功能主治：治小儿高热，肺热咳嗽，目赤肿痛，热痢，疮痈肿毒，小便不利。

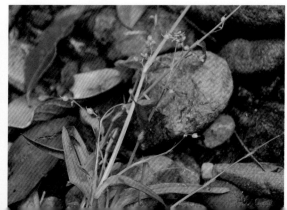

裸花水竹叶（红毛草、竹叶草）

Murdannia nudiflora (Linn.) Brenan

药用部位：全草。分布：秦岭以南。

功能主治：清热止咳，凉血止血。治肺热咳嗽，咯血，扁桃体炎，咽喉炎，急性肠炎。

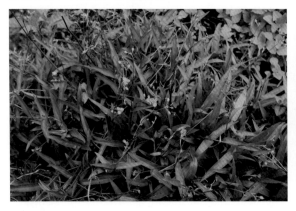

水竹叶（鸡舌草，鸡舌癀）

Murdannia triquetra (Wall.) Brückn

药用部位：全草。分布：秦岭以南。

功能主治：清热解毒，利尿，消肿。治肺热咳嗽，赤白下痢，小便不利，咽喉肿痛，痈疖疔肿。

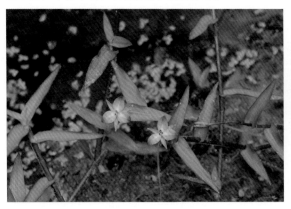

紫万年青（蚌花）

Tradescantia spathacea Sw.

药用部位：花、叶。分布：华南栽培。

功能主治：润肺止咳，凉血解毒。治肺热咳嗽痰血，百日咳，衄血，菌痢，淋巴结核。

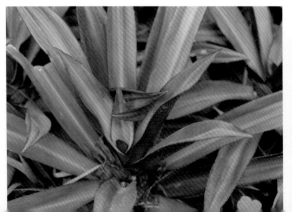

细竹蒿草（斑茅胆草、十二妹、云茅草、红韭菜）

Murdannia simplex (Vahl) Brenan

药用部位：全草。分布：华南和西南。

功能主治：根补血气，健脾，止血。治小儿热病，肿毒；根治吐血，病后食欲不振。

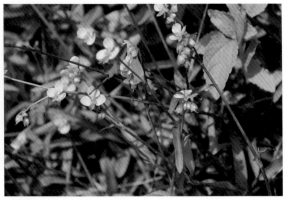

杜箬（竹叶莲、水芭蕉）

Pollia japonica Thunb.

药用部位：全草。分布：秦岭以南。

功能主治：理气止痛，疏风消肿。治胸胁气痛，胃痛，腰痛，头肿痛，流泪。外用治毒蛇咬伤。

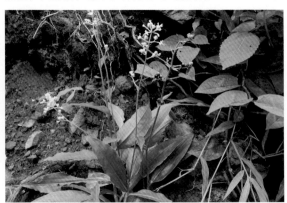

紫鸭跖草（紫竹梅、紫叶草、紫锦草）

Setcreasea purpurea B. K. Boom

药用部位：全草。分布：华南栽培。

功能主治：活血，止血，解蛇毒。治蛇泡疮，疮疡，毒蛇咬伤，跌打，风湿。

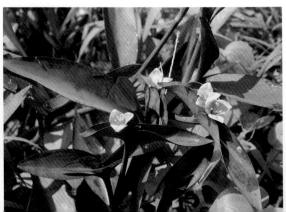

竹叶吉祥草（秦归、马耳草、白龙须、猪叶菜）
Spatholirion longifolium (Gagnep.) Dunn

药用部位：全草。分布：秦岭以南。

功能主治：理气活血，止痛。治月经不调，神经性头痛。

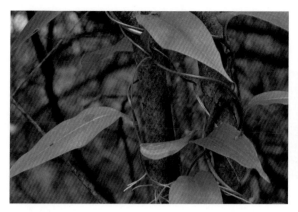

竹叶子（大叶竹菜、猪鼻孔、酸猪草、小竹叶菜）
Streptolirion volubile Edgew.

药用部位：全草。分布：辽宁、甘肃以南。

功能主治：治感冒发热，肺痨咳嗽，心热烦渴，水肿，带下，咽喉肿痛，跌打损伤，风湿痹痛。

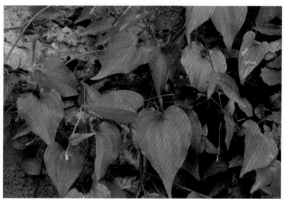

水竹草（竹草、细竹草、蛇竹草、蛇竹菜）
Tradescantia zebrine Bosse

药用部位：全草。分布：各地常栽。

功能主治：治水肿，尿路结石，喉炎，腹泻，咯血，血痢，目赤肿痛，烧伤，蛇伤，白带，风热头痛。

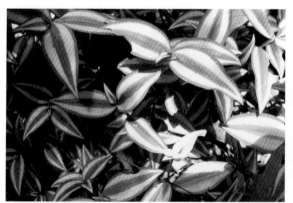

黄眼草
Xyris indica Linn.

药用部位：全草。分布：南部。

功能主治：杀虫止痒。治疥癣。用适量鲜草捣敷患处。

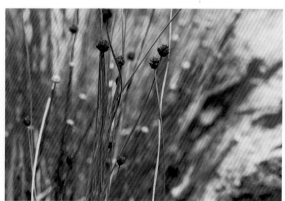

葱草（少花黄眼草）
Xyris pauciflora Willd.

药用部位：全草。分布：华南、华东和云南。

功能主治：外用治癣疥。

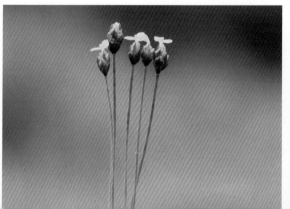

谷精草（麦苗谷精草）
Eriocaulon buergerianum Koern.

药用部位：头状花序或全草。分布：秦岭以南。

功能主治：疏散风热，明目退翳。治眼结膜炎，角膜云翳，夜盲症，视网膜脉络膜炎，小儿疳积。

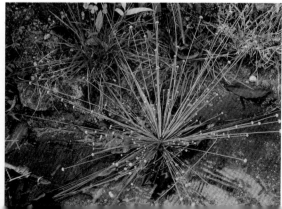

白药谷精草（流星草、赛谷精草）

Eriocaulon cinereum R. Br.

药用部位：全草。分布：秦岭以南、陕西和甘肃。

功能主治：消炎，利尿，清肝明目，疏风清热，退翳。治风热头痛，目赤肿痛，鼻出血，牙痛。

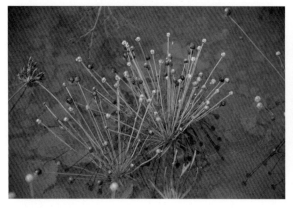

华南谷精草（谷精珠）

Eriocaulon sexangulare Linn.

药用部位：全草。分布：东南和华南。

功能主治：治两目赤肿，目翳不明，畏光流泪，各种热病，风热感冒，咽喉肿痛，小便不畅。

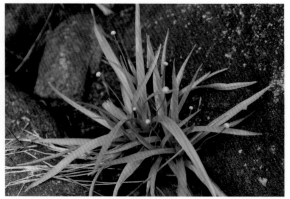

凤梨（菠萝、露兜草）

Ananas comosus (Linn.) Merr.

药用部位：果皮。分布：华南、福建和云南。

功能主治：收敛。治痢疾。

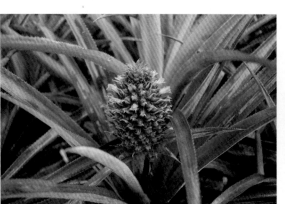

水塔花（火焰凤梨、比尔见亚、红藻凤梨）

Billbergia pyramidalis (Sims) Lindl.

药用部位：叶。分布：各地温室栽培。

功能主治：消肿排脓。治痈疮肿毒。

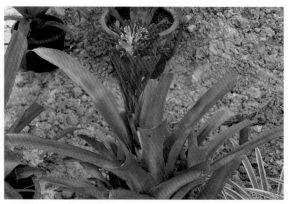

香蕉（金蕉、弓蕉）

Musa acuminata Colla cv. **Cavendish**

药用部位：果、花。分布：华南、东南和云南。

功能主治：通便。治便秘；花，治高血压。

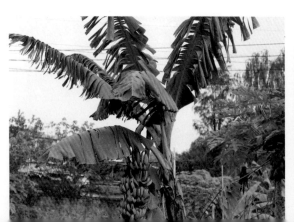

大蕉（芭蕉）

Musa sapientum Linn.

药用部位：根、花蕾、果实。分布：华南、东南和云南。

功能主治：利尿消肿，安胎。根，治疮痈，急性肝炎；花蕾，治高血压，子宫脱垂；果，通便，治便秘。

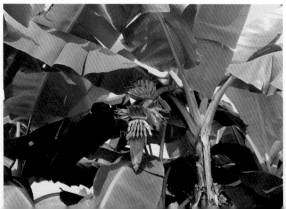

地涌金莲（地金莲、不倒金钢）

Musella lasiocarpa (Franch.) C. Y. Wu

药用部位：花。分布：广东、云南。

功能主治：收敛止血。治白带，红崩，大肠下血。

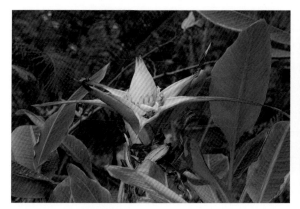

光叶云南草蔻

Alpinia blepharocalyx K. Schum. var. **glabrior**

药用部位：果实。分布：华南和云南。

功能主治：祛寒燥湿，温胃止呕。治胃寒胀痛，反胃吐酸，食欲不振，寒湿吐泻。

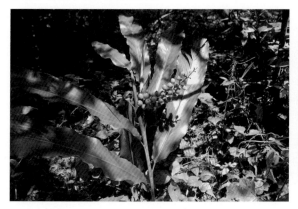

草豆蔻（草蔻）

Alpinia hainanensis K. Schum

药用部位：果实。分布：华南。

功能主治：祛寒燥湿，温胃止呕。治胃寒胀痛，反胃吐酸，食欲不振，寒湿吐泻。

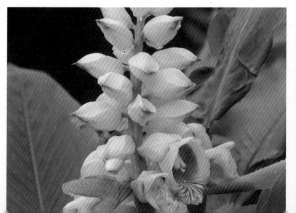

云南草蔻（滇草蔻、小草蔻、野砂仁）

Alpinia blepharocalyx K. Schum.

药用部位：果实。分布：云南。

功能主治：祛寒燥湿，温胃止呕。治寒湿阴滞脾胃，脘腹胀满疼痛，呕吐，泄泻等。

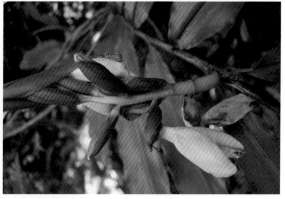

红豆蔻（大高良姜、南姜子）

Alpinia galanga (Linn.) Willd.

药用部位：果实。分布：东南、云南、华南。

功能主治：温中散寒，行气止痛。治胃寒疼痛，呕吐，泻泄，消化不良，腹部胀痛。

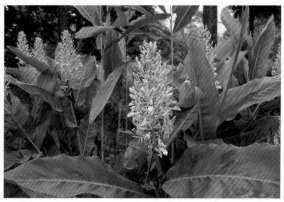

山姜（土砂仁）

Alpinia japonica (Thunb.) Miq.

药用部位：根状茎。分布：秦岭以南。

功能主治：祛风通络，理气止痛。治风湿性关节炎，跌打损伤，牙痛，胃痛。

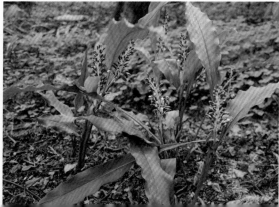

长柄山姜（广西山姜）

Alpinia kwangsiensis T. L. Wu & Senjen

药用部位：果实。分布：华南、西南。

功能主治：祛寒燥湿，温胃止呕。治胃寒胀痛，反胃吐酸，食欲不振，寒湿吐泻。

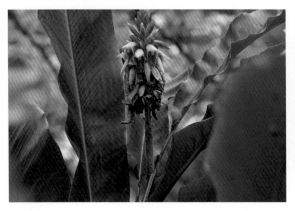

高良姜（风姜、小良姜）

Alpinia officinarum Hance

药用部位：根状茎。分布：华南。

功能主治：温中，散寒，止痛。治胃腹冷痛，急性胃肠炎。外用治汗斑。

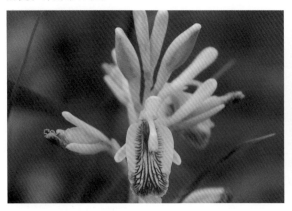

花叶山姜（矮山姜）

Alpinia pumila Hook. f.

药用部位：根状茎。分布：云南、湖南和华南。

功能主治：除湿消肿，行气止痛。治风湿痹痛，胃痛，跌打损伤。

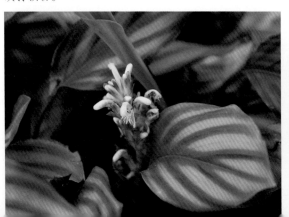

华山姜（山姜）

Alpinia oblongifolia Hayata

药用部位：根状茎。分布：东南至西南。

功能主治：治风寒咳喘，胃气痛，风湿关节疼痛，跌打瘀血停滞，月经不调，无名肿毒。

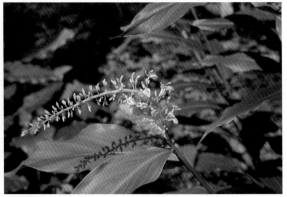

益智（益智子）

Alpinia oxyphylla Miq.

药用部位：果实。分布：福建、云南和华南。

功能主治：温脾，固肾，止泻，摄唾涎，缩小便。治腹痛，泄泻，多唾，遗精，遗尿，尿频。

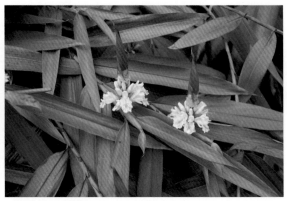

密苞山姜

Alpinia stachyoides Hance

药用部位：全草。分布：江西、西南和华南。

功能主治：祛风除湿，行气止痛。治风湿痹痛，咳嗽，胃痛，跌打损伤。

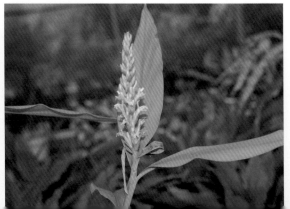

艳山姜（大草扣、草豆蔻）

Alpinia zerumbet (Pers.) Burtt. et Smith

药用部位：果实或根状茎。分布：东南、四川和华南。

功能主治：燥湿散寒，行气止痛。治胃脘冷痛，消化不良，呕吐，泄泻，疟疾。

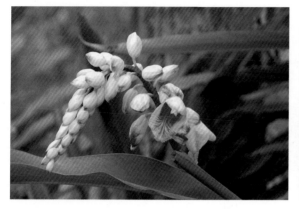

华南豆蔻（三叶豆蔻、华南豆蔻、钻骨风、公天锥）

Amomum austrosinense D. Fang

药用部位：果实或根状茎。分布：云南、华南、湖南。

功能主治：燥湿散寒，行气止痛。治胸腹满闷，反胃呕吐，宿食不消。

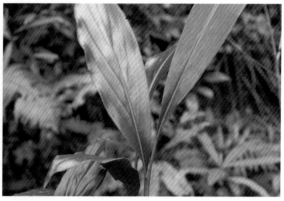

海南假砂仁（砂仁）

Amomum chinense Chun ex T. L. Wu

药用部位：果实。分布：华南。

功能主治：行气宽中，健胃消食。治胃腹胀痛，食欲不振，恶心呕吐，肠炎，痢疾，胎动不安。

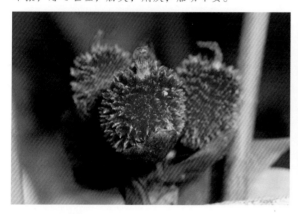

爪哇白豆蔻（砂仁）

Amomum compactum Soland. ex Maton

药用部位：果实。分布：华南有栽。

功能主治：行气化湿，健胃消食。治胃腹胀痛，食欲不振，胸闷不饥，寒湿呕逆，胸腹胀痛。

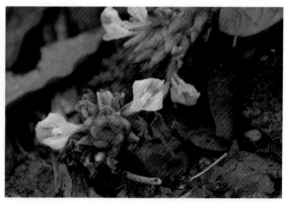

疣果豆蔻（牛牯缩砂、波罗砂）

Amomum muricarpum Elmer

药用部位：花蕾、种子。分布：华南。

功能主治：燥湿散寒，行气止痛。花蕾，治肺结核；种子，治胃酸过多，胃寒痛，妊娠腹痛，胎动不安。

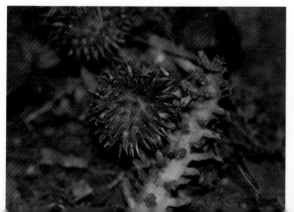

白豆蔻（豆蔻）

Amomum testaceum Ridl.

药用部位：果实或根状茎。分布：云南和广东栽培。

功能主治：燥湿散寒，行气止痛。治胸腹满闷，反胃呕吐，宿食不消。

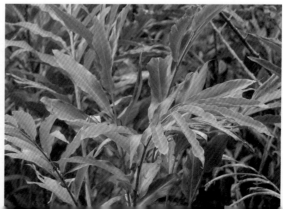

草果（草果仁、草果子）

Amomum tsao-ko Crevost et Lemaire

药用部位：果实。分布：西南。

功能主治：燥湿健脾，祛痰截疟。治痰饮胸满，心腹疼痛，脾虚泄泻，反胃呕吐，疟疾。

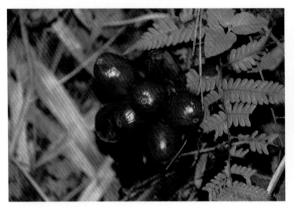

黄花大苞姜（黄花姜）

Caulokaempferia coenobialis (Hance) K. Larsen

药用部位：全草。分布：华南、四川、云南。

功能主治：治蛇伤。

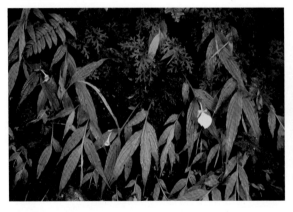

郁金（川郁金、广郁金）

Curcuma aromatica Salisb.

药用部位：根状茎。分布：东南至西南。

功能主治：行气破血，消积止痛。治积滞胀痛，血瘀腹痛，肝脾肿大，血滞经闭。

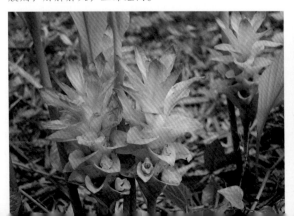

砂仁（春砂仁）

Amomum villosum Lour.

药用部位：果实。分布：华南、福建、云南。

功能主治：行气宽中，健胃消食。治胃腹胀痛，食欲不振，恶心呕吐，肠炎，痢疾，胎动不安。

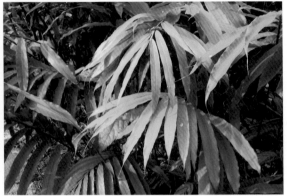

闭鞘姜（广东商陆、水蕉花）

Costus speciosus (Koen.) Smith

药用部位：根状茎。分布：台湾、云南和华南。

功能主治：治百日咳，肾炎水肿，尿路感染，肝硬化腹水，小便不利。外用治荨麻疹，中耳炎。

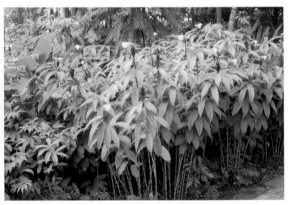

广西莪术

Curcuma kwangsiensis S. G. Lee et C. F. Liang

药用部位：根状茎。分布：广东、广西、云南。

功能主治：行气解郁，凉血破瘀。治胸闷胁痛，胃腹胀痛，黄疸，吐血，尿血，月经不调，癫痫。

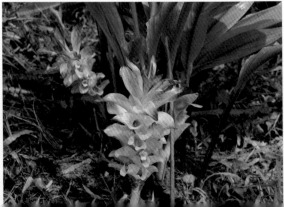

姜黄（郁金、黄丝郁金）
Curcuma longa Linn.

药用部位：根状茎。分布：华南、东南和西南。

功能主治：行气破瘀，通经止痛。治胸腹胀痛，肩膀痹痛，月经不调，闭经，跌打肿痛，黄疸。

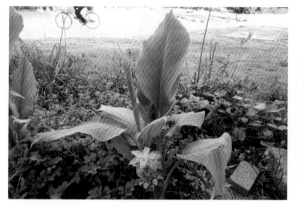

温郁金（温莪术、黑郁金）
Curcuma wenyujin Y. H. Chen et C. Ling

药用部位：根状茎和块根。分布：浙江。

功能主治：根状茎，治胸腹胀痛，肩膀痹痛，月经不调，闭经，跌打肿痛。块根，治胸闷胁痛，胃腹胀痛。

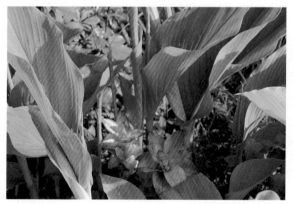

姜花（路边姜）
Hedychium coronarium Koenig

药用部位：根状茎。分布：华南、云南和西藏。

功能主治：治感冒，头痛身痛，风湿筋骨疼痛，跌打损伤，寒湿白带。

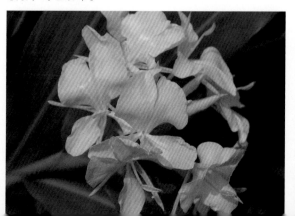

莪术（山姜黄）
Curcuma phaeocaulis Val.

药用部位：根状茎和块根。分布：华南、东南、西南。

功能主治：根状茎，治胸腹胀痛，肩膀痹痛，月经不调，闭经，跌打肿痛。块根，治胸闷胁痛，胃腹胀痛。

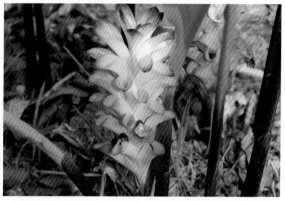

舞花姜（包谷姜、加罗姜）
Globba racemosa Smith

药用部位：根状茎。分布：南部至西南。

功能主治：健胃消食。治胃脘痛，食欲不振，消化不良。

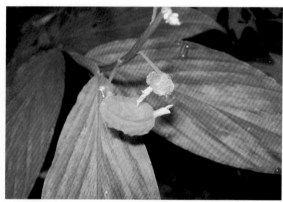

山柰（沙姜）
Kaempferia galanga Linn.

药用部位：根状茎。分布：华南、台湾和云南。

功能主治：治急性胃肠炎，消化不良，胃寒疼痛，牙痛，风湿关节痛，跌打损伤。

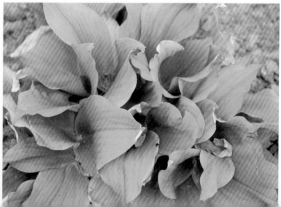

海南三七
Kaempferia rotunda Linn.

药用部位：根状茎。分布：台湾、华南和云南。

功能主治：活血止血，行气止痛。治风湿关节痛，跌打损伤，月经不调。

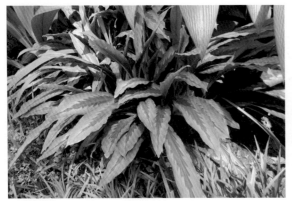

珊瑚姜（大黄姜）
Zingiber corallinum Hance

药用部位：根状茎。分布：华南。

功能主治：消肿散瘀。治跌打。

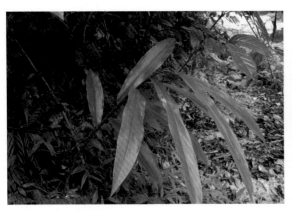

姜（生姜、干姜、炮姜、姜皮）
Zingiber officinale Rosc.

药用部位：根状茎。分布：秦岭以南。

功能主治：姜，治风寒感冒，胃寒呕吐。干姜，治胃腹冷痛，虚寒吐泻，手足厥冷，痰饮咳嗽。

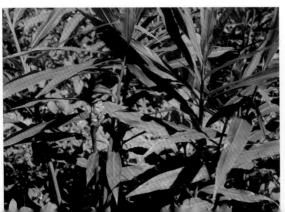

土田七（姜三七、三七姜、姜田七）
Stahlianthus involucratus (King ex Bak.) Craib

药用部位：根状茎。分布：东南、云南和华南。

功能主治：活血散瘀，消肿止痛。治跌打损伤，风湿骨痛，外伤出血。

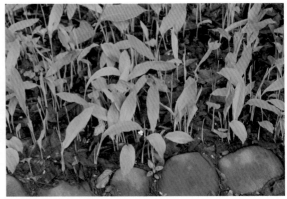

蘘荷（野姜、阳藿）
Zingiber mioga (Thunb.) Rosc.

药用部位：根状茎。分布：秦岭以南。

功能主治：治感冒咳嗽，气管炎，哮喘、风寒牙痛，脘腹冷痛，跌打损伤，腰腿痛，遗尿，白带。

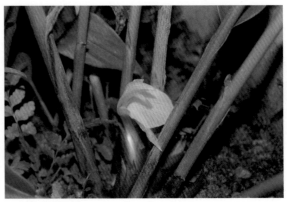

红球姜（风姜、山姜）
Zingiber zerumbet (Linn.) Smith

药用部位：根状茎。分布：云南和华南。

功能主治：祛风解毒，助消化。治腹痛。

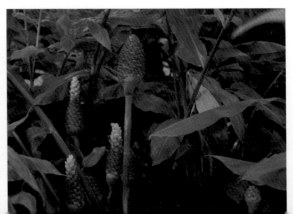

蕉芋（芭蕉芋）
Canna edulis Ker

药用部位：块茎。分布：南部及西南有栽。

功能主治：健脾胃，消炎，消肿。治脾虚久泻，小儿腹泻。

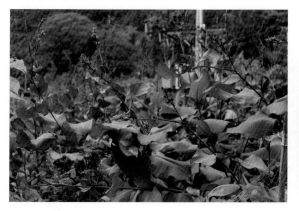

美人蕉（红花蕉）
Canna indica Linn.

药用部位：根状茎。分布：各地常栽。

功能主治：清热利湿，舒筋活络。治黄疸肝炎，风湿麻木，外伤出血，跌打，子宫下垂，心气痛。

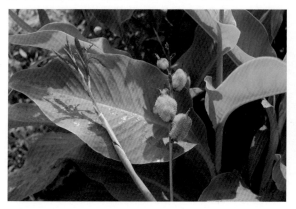

竹芋
Maranta arundinacea Linn.

药用部位：块根。分布：南部有栽。

功能主治：清肺、利尿。治肺热咳嗽，小便赤痛。

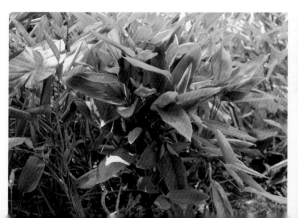

大花美人蕉
Canna generalis Bailey

药用部位：根状茎。分布：各地常栽。

功能主治：治急性黄疸型肝炎，白带过多，跌打损伤，疮毒痈肿，血崩，月经不调，外伤出血。

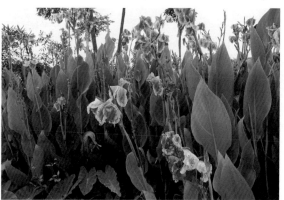

兰花美人蕉
Canna orchioides Bailey

药用部位：根状茎、花。分布：公园有栽。

功能主治：清热利湿。根，治急性黄疸型肝炎，久痢，胃痛，子宫脱垂；花，治外伤出血。

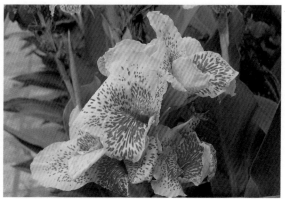

花叶竹芋（二色竹芋、孔雀草、花叶葛郁金）
Maranta bicolor Ker

药用部位：根状茎。分布：华南和广西。

功能主治：清热消肿。治肺热咳嗽，小便赤痛。

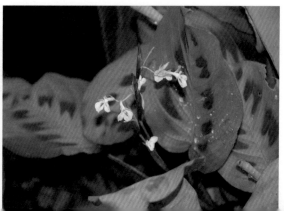

柊叶（粽叶）

Phrynium rheedei Suresh & Nicolson

药用部位：全株。分布：云南和华南。

功能主治：清热解毒，凉血，止血，利尿。治感冒高热，痢疾，吐血，衄血，血崩。

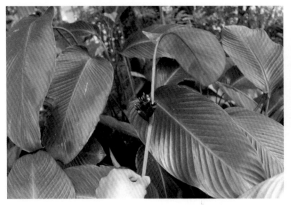

芦荟（卢会、讷会、象胆、奴会）

Aloe vera Linn. var. **chinensis** (Haw.) Berger

药用部位：叶、花。分布：南方及温室常栽。

功能主治：叶、芦荟膏，治肝经实热头晕，头痛，耳鸣，烦躁，便秘，小儿惊痫，疳积；叶，外用治龋齿，疖痈肿毒，烧、烫伤，湿癣。

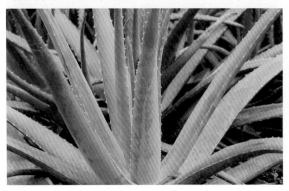

短梗天门冬（羊齿麦冬、儿多母苦、地冬、一窝鸡）

Asparagus lycopodineus Wall. ex Bak.

药用部位：块根。分布：东南至西南、陕西和甘肃。

功能主治：化痰，平喘，止咳。治咳嗽气喘，咳痰不爽，老年慢性支气管炎。

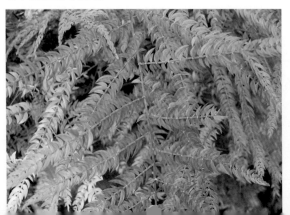

粉条儿菜（蛆草、肺筋草）

Aletris spicata (Thunb.) Franch.

药用部位：全草。分布：华北以南以东。

功能主治：润肺止咳。治支气管炎，百日咳，神经官能症，小儿疳积，蛔虫病，腮腺炎。

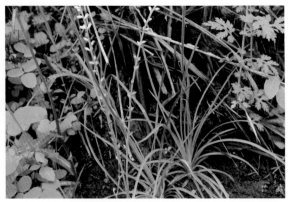

天门冬（天冬）

Asparagus cochinchinensis (Lour.) Merr.

药用部位：块根。分布：河北、山西、陕西、甘肃至华东、中南、西南。

功能主治：治肺结核，支气管炎，白喉，百日咳，口燥咽干，热病口渴，糖尿病，大便燥结。

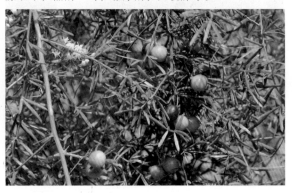

石刁柏（露笋、芦笋）

Asparagus officinalis Linn.

药用部位：嫩茎。分布：华南、东南、湖南和河北。

功能主治：清热利湿，活血散结。治肝炎，银屑病，高脂血症，乳腺增生。

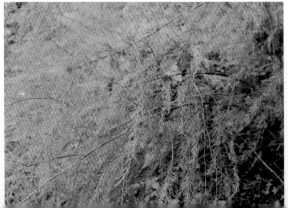

文竹（小百部）
Asparagus setaceus (Kunth) Jessop

药用部位：块根。分布：各地广栽。

功能主治：止咳润肺。治肺结核咳嗽，急性支气管炎，阿米巴痢疾。

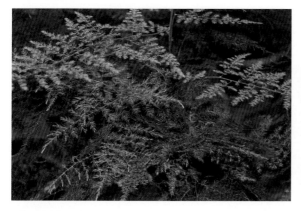

绵枣儿（天蒜、地兰）
Barnardia japonica (Thunb.) Schult. & Schult. f.

药用部位：鳞茎。分布：华中以东以北、西南和台湾。

功能主治：治跌打损伤，腰腿疼痛，筋骨痛，牙痛，心脏病水肿。外用治痈疽，乳腺炎。

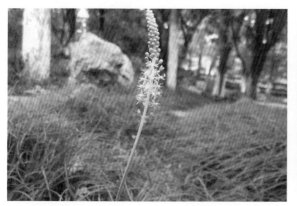

大百合（山芋头、土百合）
Cardiocrinum giganteum (Wall.) Makino

药用部位：鳞茎。分布：湖南、广西以西、陕西。

功能主治：清肺止咳，解毒消肿。治感冒，肺热咳嗽，咯血，鼻渊，乳痈，无名肿毒。

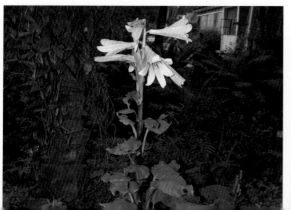

蜘蛛抱蛋（箬叶、一叶兰）
Aspidistra elatior Bl.

药用部位：根状茎。分布：各地广栽。

功能主治：活血散瘀，补虚止咳。治跌打损伤，风湿筋骨痛，腰痛，肺虚咳嗽，咯血。

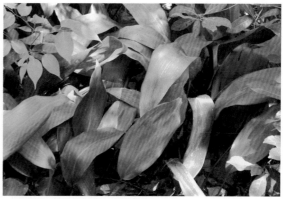

荞麦大百合（荞麦叶大百合）
Cardiocrinum cathayanum (E. H. Wils.) Steam.

药用部位：鳞茎。分布：华东和湖南。

功能主治：清肺止咳，凉血消肿。治鼻窦炎，中耳炎。

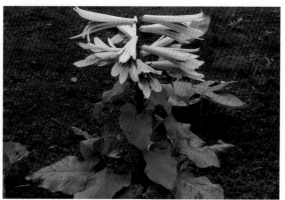

中国白丝草
Chionographis chinensis Krause

药用部位：全草。分布：福建、湖南和华南。

功能主治：消炎止痛。治火烫伤。外用鲜品捣烂敷患处。

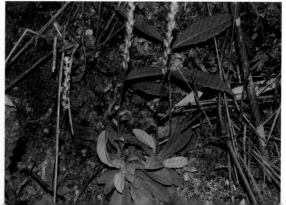

吊兰（硬叶吊兰）

Chlorophytum comosum (Thunb.) Baker (Linn.) Kuntze

药用部位：全草。分布：全国广栽。

功能主治：养阴清热，润肺止咳。治小儿高热，肺热咳嗽，吐血，跌打肿痛。

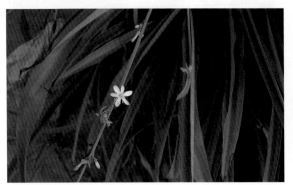

山菅兰（较剪兰、山猫儿）

Dianella ensifolia (Linn.) DC.

药用部位：根。分布：华南、华东和西南。

功能主治：外用治痈疽脓肿，癣疥，淋巴结结核，淋巴结炎。干根粉适量，醋调敷患处，严禁内服。

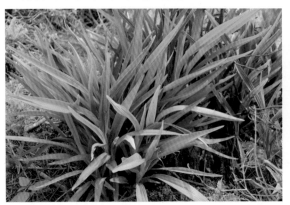

万寿竹（竹凌霄）

Disporum cantoniense (Lour.) Merr.

药用部位：根状茎。分布：秦岭以南、陕西。

功能主治：治肺结核咳嗽，食欲不振，胸腹胀满，筋骨疼痛，腰腿痛。外用治烧、烫伤，骨折。

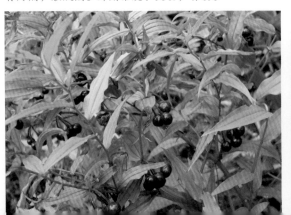

三角草（小花吊兰、疏花吊兰）

Chlorophytum laxum R. Br.

药用部位：全草。分布：华南和福建。

功能主治：清热解毒，消肿止痛。治毒蛇咬伤，跌打肿痛。

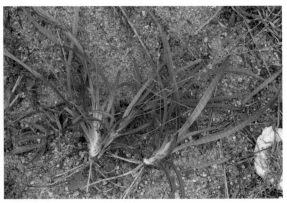

竹根七（玉竹、阿青果）

Disporopsis fuscopicta Hance

药用部位：根状茎。分布：秦岭以南。

功能主治：治阴虚肺燥，咳嗽咽干，产后虚劳，妇女干痨，跌打瘀肿，骨折。

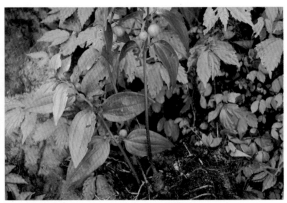

宝铎草（淡竹花、山丫黄、凉水竹）

Disporum nantouense S. S. Ying

药用部位：根茎。分布：秦岭以南和黄河流域。

功能主治：治肺结核咳嗽，食欲不振，胸腹胀满，筋骨疼痛，腰腿痛。外用治烧、烫伤，骨折。

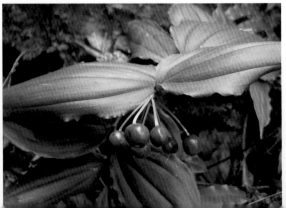

卷叶贝母（川贝母）

Fritillaria cirrhosa D. Don

药用部位：鳞茎。分布：西北和西南。

功能主治：治肺虚久咳，虚劳咳嗽，燥热咳嗽，肺痈，瘰疬，痈肿，乳痈。

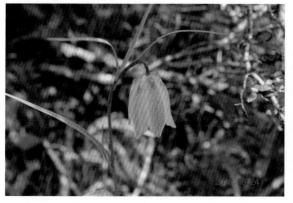

暗紫贝母（冲松贝）

Fritillaria unibracteata Hsiao et K. C. Hsia

药用部位：鳞茎。分布：四川和青海。

功能主治：清热润肺，化痰止咳。治肺虚久咳，虚劳咳嗽，燥热咳嗽，肺痈，瘰疬，痈肿，乳痈。

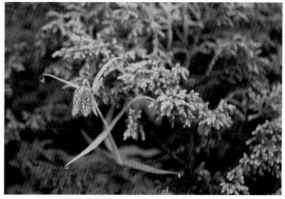

黄花菜（金针菜、柠檬萱草、忘忧草）

Hemerocallis citrina Baroni

药用部位：根、茎。分布：秦岭以南及黄河流域。

功能主治：治腮腺炎，黄疸，膀胱炎，尿血，小便不利，乳汁缺乏，月经不调，衄血，便血。

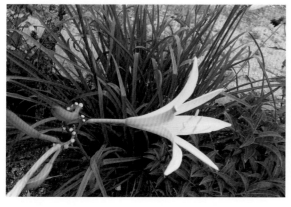

萱草（黄花菜、金针菜、鹿葱、川草花）

Hemerocallis fulva Linn.

药用部位：花、根或全草。分布：秦岭以南和陕西。

功能主治：治腮腺炎，黄疸，膀胱炎，尿血，小便不利，乳汁缺乏，月经不调，衄血，便血。

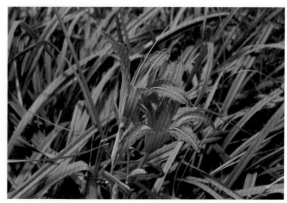

玉簪（白玉簪）

Hosta plantaginea (Lam.) Aschers.

药用部位：全株或根、花。分布：秦岭以南。

功能主治：根，外用治乳腺炎，中耳炎，疮痈肿毒，烧、烫伤。花，治咽喉肿痛，小便不利，痛经。

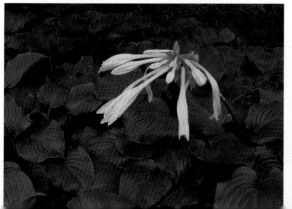

紫玉簪（紫萼）

Hosta ventricosa (Salisb.) Stearn

药用部位：全草。分布：秦岭以南、陕西。

功能主治：散瘀止痛，解毒。治胃痛，跌打损伤，鱼骨鲠喉。外用治蛇虫咬伤，痈肿疔疮。

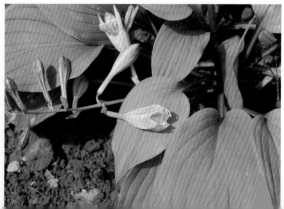

野百合（百合、山百合）

Lilium brownii F. E. Brown ex Miellez

药用部位：鳞茎。分布：秦岭以南和陕西、甘肃。

功能主治：润肺止咳，宁心安神。治肺结核咳嗽，痰中带血，神经衰弱，心烦不安。

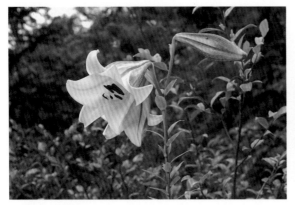

条叶百合

Lilium callosum Sieb. et Zucc.

药用部位：鳞茎。分布：台湾、河南和华东。

功能主治：滋阴润肺，清心安神。治阴虚久咳，痰中带血，虚烦心悸，失眠多梦，精神恍惚。

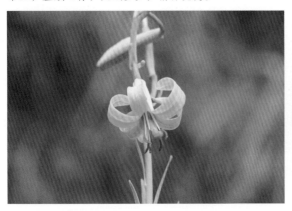

卷丹（虎皮百合、倒垂莲、药百合、黄百合、宜兴百合）

Lilium tigrinum Ker Gawler

药用部位：鳞茎。分布：除东北，广布。

功能主治：润肺止咳，宁心安神。治肺结核咳嗽，痰中带血，神经衰弱，心烦不安。

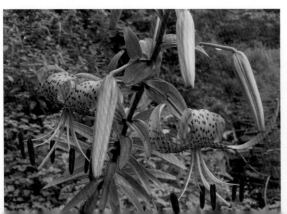

百合（倒卵叶百合）

Lilium brownii F. E. Brown ex Miellez var. **viridulum**

药用部位：鳞茎。分布：黄河流域和华中、华东。

功能主治：润肺止咳，宁心安神。治肺结核咳嗽，痰中带血，神经衰弱，心烦不安。

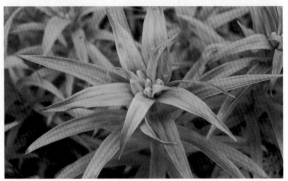

麝香百合（白百合、夜合、铁炮百合、龙牙百合）

Lilium longiflorum Thunb.

药用部位：鳞茎。分布：华南、台湾。

功能主治：润肺止咳，清热安神，利尿。治虚劳咳嗽，吐血，支气管炎，血尿。

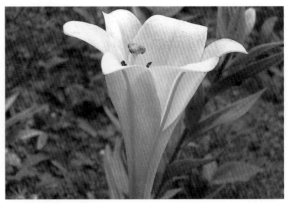

禾叶山麦冬（大麦门冬、麦冬）

Liriope graminifolia (Linn.) Baker

药用部位：块根。分布：几遍全国。

功能主治：滋阴润肺。治虚劳咳嗽，燥咳吐血，咯血，衄血，热病伤津，口干烦渴，便秘等症。

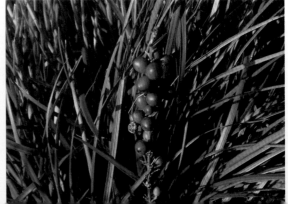

阔叶土麦冬（大麦冬）

Liriope muscari (Decaisne) L. H. Bailey

药用部位：块根。分布：秦岭以南。

功能主治：补肺养胃，滋阴生津。治虚劳咳嗽，心烦口渴，肺炎，吐血，便秘，乳汁不足。

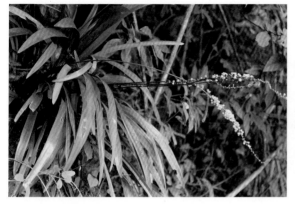

山麦冬（土麦冬）

Liriope spicata Lour.

药用部位：块根。分布：除青海、新疆以东以南。

功能主治：治肺热咳嗽，便秘，肺结核，支气管炎，肺炎，咽喉炎，热病口渴，乳汁不足。

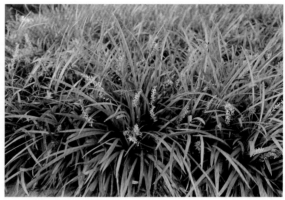

间型沿阶草

Ophiopogon intermedius D. Don

药用部位：块根。分布：秦岭以南和陕西。

功能主治：治热病伤津，心烦，口渴，咽干，肺热燥咳，咽痛，音哑，消渴，吐血百日咳。

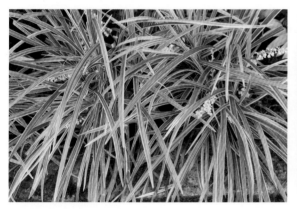

麦冬（沿阶草、麦门冬）

Ophiopogon japonicus (Linn. f.) Ker-Gawl.

药用部位：块根。分布：秦岭以南、黄河流域。

功能主治：治热病伤津，心烦，口渴，咽干，肺热燥咳，肺结核咯血，心烦失眠，便秘、白喉。

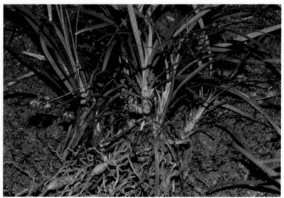

宽叶沿阶草

Ophiopogon platyphyllus Merr. et Chun

药用部位：块根或全草。分布：广东、海南。

功能主治：滋阴生津，润肺止咳。治咳嗽，肺结核，产后恶露不净，发热口渴。

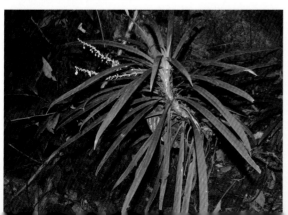

大盖球子草（小叶球子草、入地蜈蚣）

Peliosanthes macrostegia Hance

药用部位：根状茎及根。分布：秦岭以南。

功能主治：祛痰止咳，舒肝止痛。治咳嗽痰稠，胸痛，跌打胸胁痛。

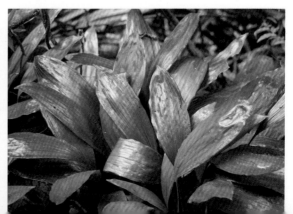

多花黄精（白及黄精）

Polygonatum cyrtonema Hua

药用部位：根状茎。分布：秦岭以南。

功能主治：治肺结核，倦怠乏力，脾胃气虚，肺虚咳嗽，精血不足，腰膝酸软，须发早白。

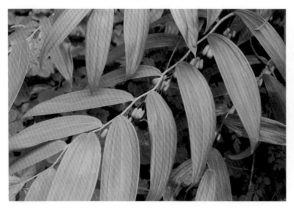

黄精（鸡头黄精、黄鸡菜、笔管菜）

Polygonatum sibiricum Delar. ex Redoute

药用部位：根状茎。分布：秦岭以北。

功能主治：滋润心肺，生津养胃，补精益髓。治支气管炎，肺热咳嗽，心烦。

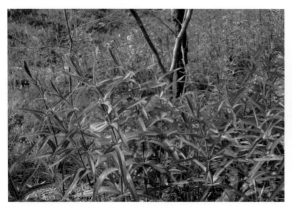

吉祥草（松寿兰、小叶万年青、竹根七、蛇尾七）

Reineckia carnea (Andr.) Kunth

药用部位：全草。分布：秦岭以南和陕西。

功能主治：治肺结核，咳嗽咯血，慢性支气管炎，哮喘，风湿性关节炎。外用治跌打损伤，骨折。

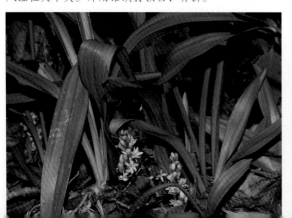

长梗黄精（细柄黄精、山黄精）

Polygonatum filipes Merr.

药用部位：根状茎。分布：华东和湖南。

功能主治：滋润心肺，生津养胃，补精益髓。治支气管炎，肺热咳嗽，心烦口渴等症。

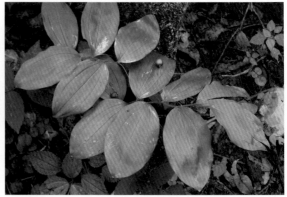

玉竹（葳、地管子、尾参）

Polygonatum odoratum (Mill.) Druce

药用部位：根状茎。分布：东北、华北、华中和华东。

功能主治：养阴，润燥，清热，生津，止咳。治热病伤阴，虚热燥咳，心脏病，糖尿病，结核病。

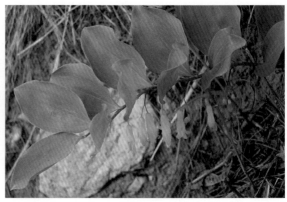

万年青（斩蛇剑、冬不凋草）

Rohdea japonica (Thunb.) Roth

药用部位：根状茎、皮及全草。分布：华东、华中、华南和西南。

功能主治：治白喉引起的心肌炎，咽喉肿痛，狂犬咬伤，细菌性痢疾，风湿性心脏病心力衰竭。

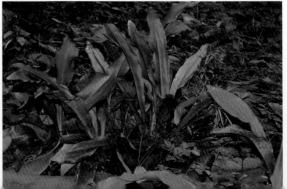

油点草（红酸七、粗轴油点草）
Tricyrtis macropoda Miq.

药用部位：根或全草。分布：华东、华中和贵州。

功能主治：补虚止咳。治肺结核咳嗽。

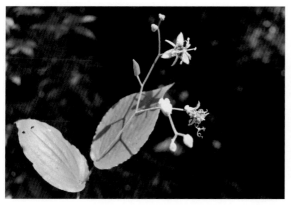

开口箭（牛尾七）
Tupistra chinensis Baker

药用部位：根状茎。分布：秦岭以南和陕西。

功能主治：清热解毒。治白喉，风湿关节痛，腰腿痛，跌打损伤，狂犬咬伤，毒蛇咬伤。外用治痈疖。

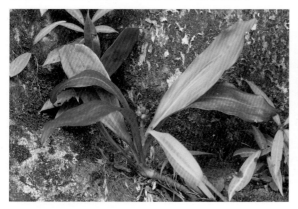

黑紫藜芦（棕榈草）
Veratrum japonicum (Baker) Loes. f.

药用部位：根。分布：秦岭以南。

功能主治：治中风，顽痰壅盛，喉痹，癫痫，蛊毒。体虚气弱及孕妇忌用。有大毒。

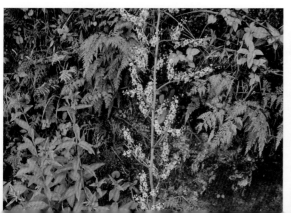

郁金香（洋荷花、草麝香、郁香、荷兰花）
Tulipa gesneriana Linn.

药用部位：花。分布：各地有栽。

功能主治：化湿辟秽。治脾胃湿浊，胸脘满闷，口臭苔腻。

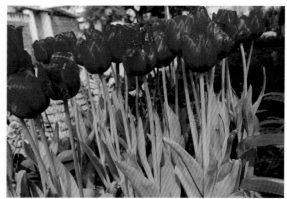

弯蕊开口箭
Tupistra wattii (C. B. Clarke) Hook. f.

药用部位：根状茎。分布：华南和西南。

功能主治：治感冒风热，咳嗽咽痛，扁桃体炎，淋巴结炎，跌打骨折，胃痛吐血，外伤出血。

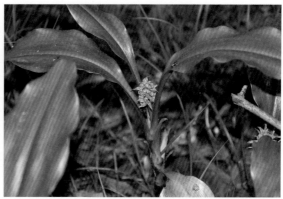

牯岭藜芦（七厘丹、天目藜芦）
Veratrum schindleri Loes. f.

药用部位：须根。分布：华东、华中和华南。

功能主治：治跌打损伤，积瘀疼痛，风湿肿痛，头痛鼻塞，牙痛。

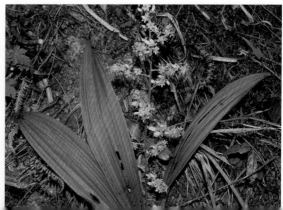

小果丫蕊花
Ypsilandra cavaleriei Lévl. et Vant.
药用部位：全草。分布：华南、贵州、湖南。
功能主治：清热解毒。治淋巴结核。

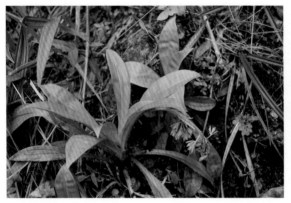

七叶一枝花（独脚莲、短药重楼、七子莲）
Paris polyphylla Sm.
药用部位：根状茎。分布：秦岭以南。
功能主治：治胃痛，阑尾炎，扁桃体炎，腮腺炎，乳腺炎、毒蛇、毒虫咬伤、疮疡肿毒。

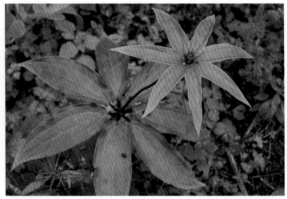

华重楼（海南重楼）
Paris polyphylla Sm. var. **chinensis** (Franch.) Hara
药用部位：根状茎。分布：秦岭以南。
功能主治：治胃痛，阑尾炎，扁桃体炎，腮腺炎，乳腺炎，毒蛇、毒虫咬伤，疮疡肿毒。

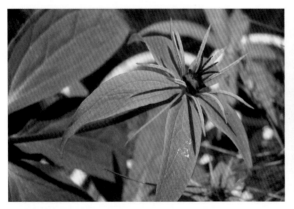

凤眼蓝（水葫芦、水浮莲）
Eichhornia crassipes (Mart.) Solms
药用部位：全草。分布：长江、黄河流域及华南。
功能主治：清热解暑，利尿消肿。治中暑烦渴，肾炎水肿，小便不利。

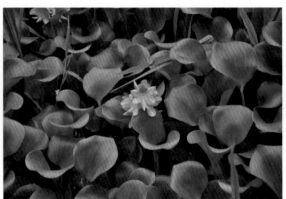

箭叶雨久花（烟梦花）
Monochoria hastata (Linn.) Solms
药用部位：全草。分布：香港、华南和西南。
功能主治：清肺止咳，消肿拔脓。治痢疾肠炎，齿龈肿痛，急性扁桃体炎，喉炎，疮疖，蛇伤。

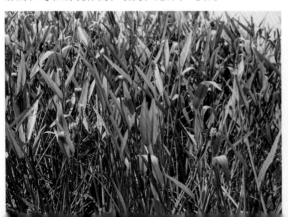

鸭舌草（鸭仔菜）
Monochoria vaginalis (Burm. f.) Presl ex Kunth
药用部位：全草。分布：几遍全国。
功能主治：清热解毒。治痢疾，肠炎，咽喉肿痛，牙龈脓肿。外用治蛇虫咬伤、疮疖。

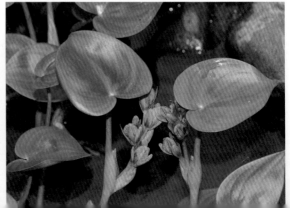

合丝肖菝葜（肖菝葜）

Heterosmilax gaudichaudiana (Kunth) Maxim.

药用部位：块茎。分布：华南、东南。

功能主治：清热利湿，壮筋骨。治腹泻，月经不调，腰膝痹痛，小便混浊，白带。

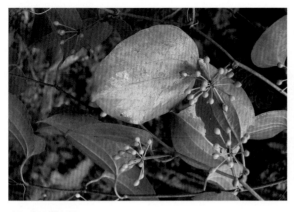

筐条菝葜

Smilax corbularia Kunth

药用部位：根状茎。分布：长江以南。

功能主治：祛风止痛。治跌打肿痛，风湿痛。

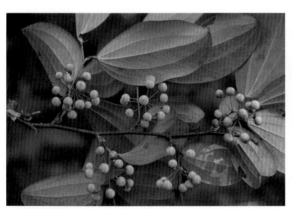

长托菝葜

Smilax ferox Wall. ex Kunth

药用部位：根状茎。分布：秦岭以南、陕西。

功能主治：祛风湿，利小便，解疮毒。治风湿痹痛，小便淋浊，疮疹瘙痒，臁疮。

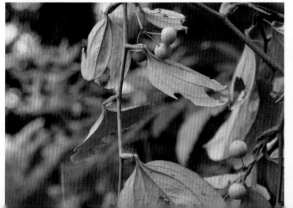

菝葜（金刚藤、铁菱角）

Smilax china Linn.

药用部位：根状茎。分布：秦岭以南。

功能主治：治风湿关节痛，跌打损伤，胃肠炎，痢疾，消化不良，糖尿病，乳糜尿，白带，癌症。

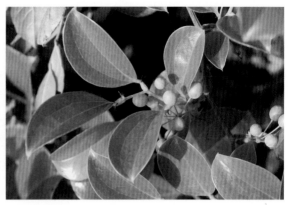

小果菝葜

Smilax davidiana A. DC.

药用部位：根状茎。分布：湖南、华南、华东。

功能主治：祛风除湿，消肿止痛。治风湿痹痛。

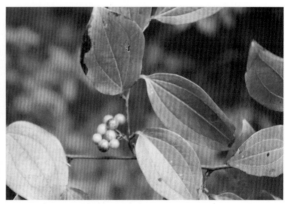

土茯苓（冷饭团、光叶菝葜）

Smilax glabra Roxb.

药用部位：根状茎。分布：甘肃和长江以南。

功能主治：治钩端螺旋体病，梅毒，风湿关节痛，痈疖肿毒，湿疹，皮炎，汞粉、银朱慢性中毒。

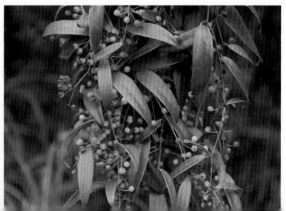

无刺菝葜

Smilax mairei Lévl.

药用部位：根状茎。分布：西南地区。

功能主治：祛风除湿，利水通淋，解毒疗疮。治风湿痹痛，水肿，小便淋浊，疮疖肿毒。

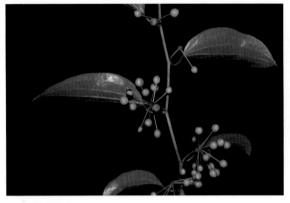

穿鞘菝葜（翅柄菝葜、大托叶菝葜）

Smilax perfoliata Lour.

药用部位：根状茎。分布：云南、广东。

功能主治：健脾益胃，强筋壮骨。治风湿腰痛。

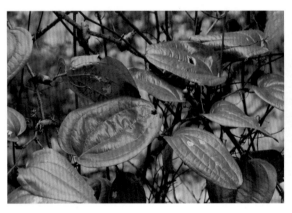

菖蒲（水菖蒲、白菖）

Acorus calamus Linn.

药用部位：根状茎。分布：全国各地。

功能主治：治痰涎壅闭，神识不清，慢性气管炎，痢疾，肠炎，腹胀腹痛，食欲不振，风寒湿痹。

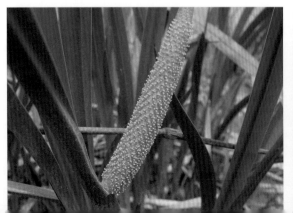

白背牛尾菜（大伸筋）

Smilax nipponica Miq.

药用部位：肉质根。分布：秦岭以南、辽宁。

功能主治：壮筋骨，利关节，活血止痛。治腰腿疼痛，屈伸不利，月经不调，跌打损伤。

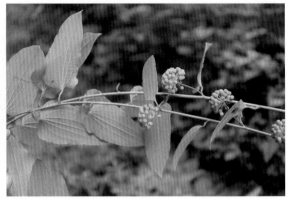

牛尾菜（牛尾结、草菝葜）

Smilax riparia A. DC.

药用部位：肉质根。分布：秦岭以南、陕西。

功能主治：治风湿性关节炎，筋骨疼痛，跌打损伤，腰肌劳损，支气管炎，肺结核咳嗽咯血。

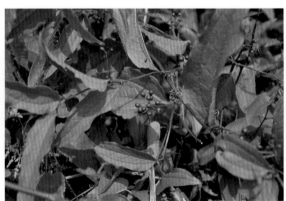

金钱蒲（钱蒲、石菖蒲、随手香）

Acorus gramineus Soland.

药用部位：根状茎。分布：秦岭以南、陕西、甘肃。

功能主治：治慢性胃炎，胃溃疡，消化不良，胸腹胀闷。外用敷关节扭伤。

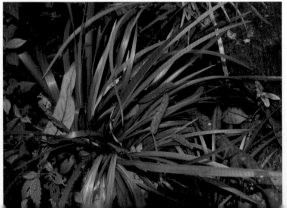

石菖蒲（钱蒲）
Acorus tatarinowii Schott

药用部位：根状茎。分布：黄河以南。

功能主治：治湿痰蒙窍，神志不清，健忘，多梦，癫痫，耳聋，胸腹胀闷。外用治痈疖。

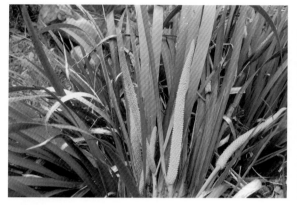

假海芋（尖尾芋）
Alocasia cucullata (Lour.) Schott

药用部位：根状茎。分布：华南、华东、西南。

功能主治：治钩端螺旋体病，肠伤寒，肺结核，支气管炎。外用治毒蛇咬伤，蜂窝组织炎。

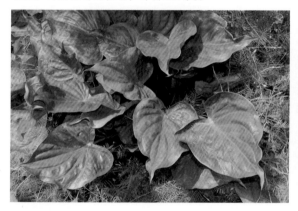

魔芋（蒟蒻）
Amorphophallus konjac K. Koch

药用部位：块茎。分布：陕西、甘肃至江南。

功能主治：消肿散结，解毒止痛。治肿瘤，颈淋巴结结核，痈疖肿毒，眼镜蛇咬伤。

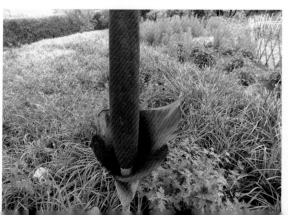

广东万年青（大叶万年青）
Aglaonema modestum Schott ex Engl.

药用部位：全草或根、叶。分布：华南和云南。

功能主治：治蛇咬伤，咽喉肿痛，尿道炎，肠炎，肺热咳嗽。外用治痈疮肿毒，小儿脱肛。

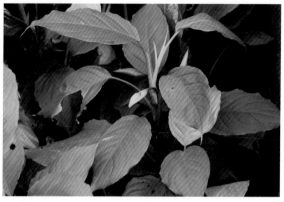

海芋（野芋头、痕芋头、狼毒）
Alocasia macrorrhiza (Linn.) Schott

药用部位：茎干。分布：秦岭以南。

功能主治：清热解毒，消肿。治感冒，肺结核，肠伤寒；虫、蛇咬伤，疮疡肿毒。

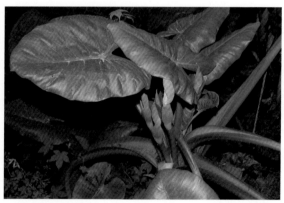

一把伞南星（天南星、虎掌南星）
Arisaema erubescens (Wall.) Schott

药用部位：块茎。分布：几遍全国。

功能主治：治面神经麻痹，半身不遂，小儿惊风，破伤风，癫痫。外用治疔疮肿毒。

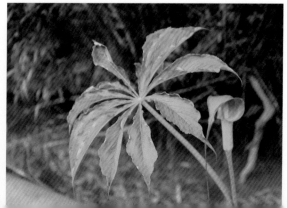

天南星（羽叶南星、异叶天南星）
Arisaema heterophyllum Bl.
药用部位：块茎。分布：除西北、西藏外广布。
功能主治：治面神经麻痹，半身不遂，小儿惊风，破伤风，癫痫。外用治疗疮肿毒，毒蛇咬伤。

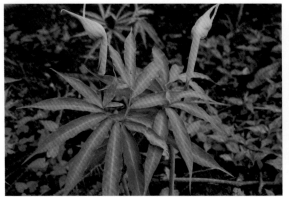

画笔南星（广东土南星）
Arisaema penicillatum N. E. Brown
药用部位：块茎。分布：华南和云南。
功能主治：消炎止痛，拔毒。治无名肿毒，毒蛇咬伤。外用鲜品捣烂敷患处。

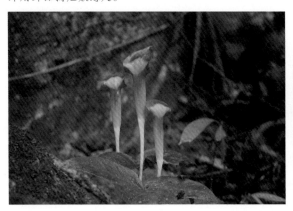

野芋（野芋头、山芋）
Colocasia antiquorum Schott
药用部位：全草及块茎。分布：长江以南。
功能主治：治痈疖肿毒，急性颈淋巴结炎，指头疔，创伤出血，虫蛇咬伤。外用捣烂敷患处。

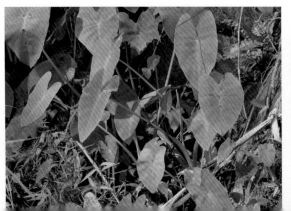

象头花（大半夏、野芋头、野魔芋、三不跳、红南星）
Arisaema franchetianum Engl.
药用部位：块茎。分布：西南和广西。
功能主治：治乳痈，瘰疬，无名肿毒，毒蛇咬伤，痈毒。外用鲜品捣烂敷患处。内服宜慎。

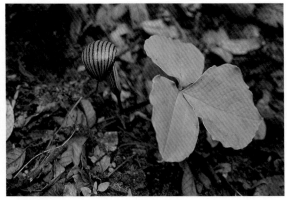

灯台莲（蛇根头、蛇包谷、老蛇包谷）
Arisaema sikokianum Franch. et Sav. var. **serratum**
药用部位：块茎。分布：秦岭以南、陕西。
功能主治：治面神经麻痹，半身不遂，小儿惊风，破伤风，百日咳，风痰眩晕，喉痹，疔疮。

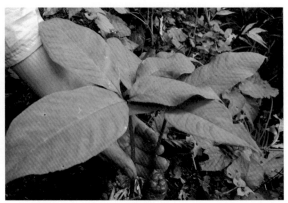

芋（芋头）
Colocasia esculenta (Linn.) Schott
药用部位：块茎、叶、叶柄、花。分布：几遍全国。
功能主治：块茎，治血热烦渴。茎、叶，治胎动不安，蛇虫咬伤，痈肿毒痛，蜂螫，黄水疮等。

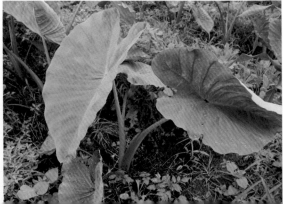

花叶万年青（黛粉叶）

Dieffenbachia seguine (Jacq.) Schott

药用部位：全草。分布：华南、福建。

功能主治：清热解毒。治跌打，骨折。外用鲜品捣烂敷患处。

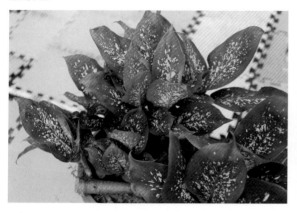

麒麟叶（千年健、上树龙）

Epipremnum pinnatum (Linn.) Engl.

药用部位：根状茎。分布：华南、华东、华中栽培。

功能主治：治发热，咳嗽，胃痛，肠伤寒。外用治毒蛇咬伤，跌打瘀肿，风湿痹痛。

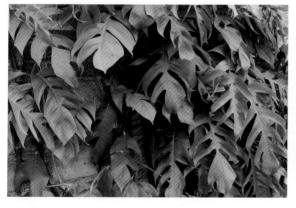

刺芋（刺茨菇）

Lasia spinosa (Linn.) Thwait.

药用部位：根状茎。分布：云南、华南、台湾。

功能主治：治慢性胃炎，消化不良，风湿性关节炎；外治毒蛇咬伤，淋巴腺炎，淋巴结结核。

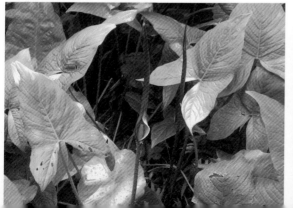

绿萝（魔鬼藤、黄金葛、黄金藤）

Epipremnum aureum (Lenden et Andre) Bunting

药用部位：全株。分布：华南、华东、华中栽培。

功能主治：治跌打损伤。外用鲜品捣烂敷患处。

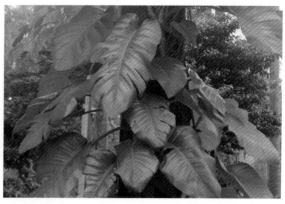

千年健（千年见、年见）

Homalomena occulta (Lour.) Schott

药用部位：根状茎。分布：华南和云南。

功能主治：驱风湿，强筋骨，活血止痛。治风湿痹痛，四肢麻木，筋脉拘挛，跌打肿痛。

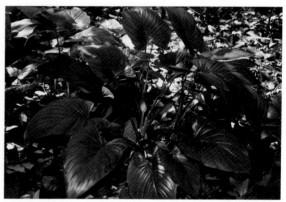

滴水珠（心叶半夏）

Pinellia cordata N. E. Brown

药用部位：块茎。分布：秦岭以南。

功能主治：治毒蛇咬伤，乳痈，跌打损伤，胃痛，腰痛。外用治痈疮肿毒，跌打损伤。

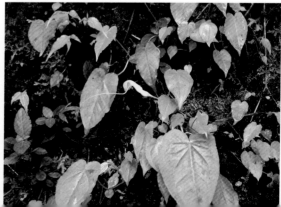

半夏（三叶半夏）

Pinellia ternata (Thunb.) Breit.

药用部位：块茎。分布：几遍全国。

功能主治：治咳嗽痰多，胸闷胀满，恶心呕吐；生用外用治疖肿、蛇伤。

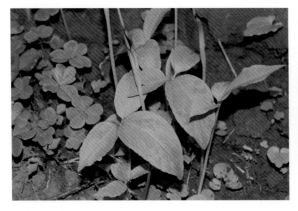

石柑子（藤桔）

Pothos chinensis (Raf.) Merr.

药用部位：全草。分布：秦岭以南。

功能主治：治跌打损伤，晚期血吸虫病肝脾肿大，风湿性关节炎，小儿疳积，咳嗽，中耳炎，鼻窦炎。

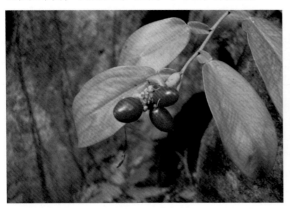

岩芋（曲苞芋）

Remusatia vivipara (Lodd.) Schott

药用部位：块茎。分布：云南。

功能主治：外用治急性乳腺炎，痈疖疮疡，无名肿毒，癣疥，跌打肿痛，风湿关节痛。

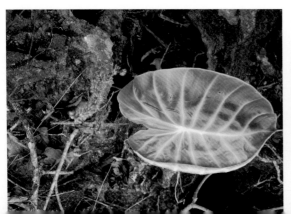

大藻（水浮莲、水浮萍）

Pistia stratiotes Linn.

药用部位：全草。分布：秦岭以南。

功能主治：治感冒，水肿，小便不利，风湿痛，皮肤瘙痒，荨麻疹，麻疹不透。外用治湿疹。

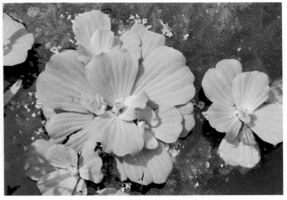

百足藤（蜈蚣藤、倒葫芦）

Pothos repens (Lour.) Druce

药用部位：全草。分布：华南、云南。

功能主治：除湿凉血，止痛接骨。治劳伤，跌打，骨折。

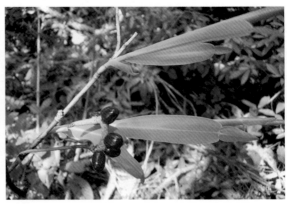

狮子尾（岩角藤、水底蜈蚣）

Rhaphidophora hongkongensis Schott

药用部位：全株。分布：福建、西南、华南。

功能主治：治脾脏肿大，跌打损伤，胃痛，胀痛，支气管炎，百日咳。外用治骨折，烧、烫伤。

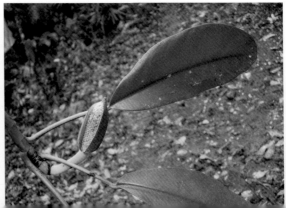

犁头尖（犁头七）

Typhonium blumei Nicols. & Sivadasan

药用部位：全草。分布：长江以南。

功能主治：治毒蛇咬伤，痈疖肿毒，血管瘤，淋巴结结核，跌打损伤，外伤出血。不作内服。

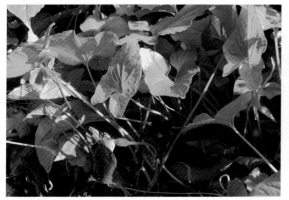

独角莲（滴水参、天南星、野芋、白附子）

Typhonium giganteum Engl.

药用部位：块茎。分布：长江以南。

功能主治：解毒镇痛。治中风痰壅，偏头痛，破伤风，毒蛇咬伤，瘰疬结核，疬肿。

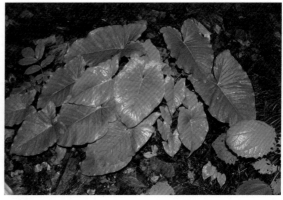

浮萍（青萍、水浮萍）

Lemna minor Linn.

药用部位：全草。分布：几遍全国。

功能主治：祛风，发汗，利尿，消肿。治风热感冒，麻疹不透，荨麻疹，水肿。外用适量，煎水熏洗。

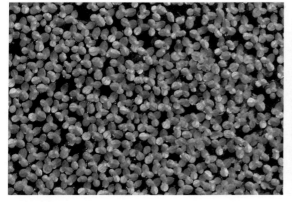

紫萍（红浮萍）

Spirodela polyrrhiza (Linn.) Schleid.

药用部位：全草。分布：几遍全国。

功能主治：祛风，发汗，利尿，消肿。治风热感冒，麻疹不透，荨麻疹，水肿。外用适量，煎水熏洗。

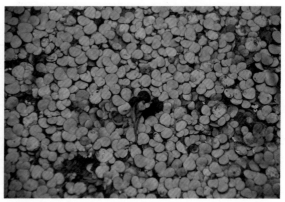

黑三棱（三棱）

Sparganium stoloniferum Buch.-Ham.

药用部位：块根。分布：秦岭以北。

功能主治：破血行气，消积止痛。治瘀滞经闭，痛经，食积胀痛，跌打损伤。

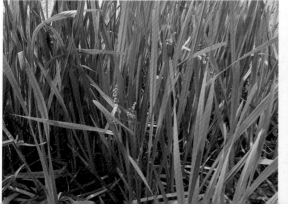

水烛（水蜡烛、蒲黄）

Typha angustifolia Linn.

药用部位：花粉。分布：几遍全国。

功能主治：治吐血，咯血，衄血，血痢，便血，崩漏，外伤出血，心腹疼痛，跌打损伤，阴下湿痒。

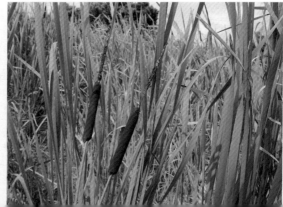

香蒲（东方香蒲）

Typha orientalis Presl.

药用部位：花粉。分布：陕西至华东。

功能主治：治吐血，咯血，衄血，血痢，便血，崩漏，外伤出血，心腹疼痛，跌打损伤，阴下湿痒。

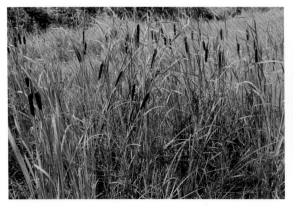

荞头（薤白）

Allium chinense G. Don

药用部位：鳞茎。分布：长江流域以南。

功能主治：治胸痛，胸闷，心绞痛，胁肋刺痛，咳嗽，慢性支气管炎，慢性胃痛，痢疾。

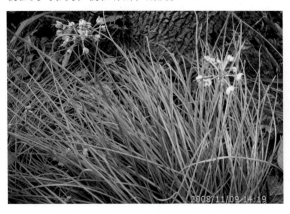

蒜（大蒜）

Allium sativum Linn.

药用部位：鳞茎。分布：几遍全国。

功能主治：治肺结核，百日咳，食欲不振，消化不良，细菌性痢疾，阿米巴痢疾，肠炎，钩虫病。

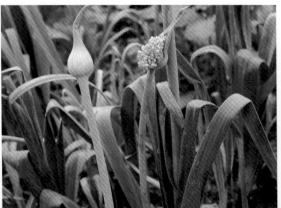

洋葱（球葱、圆葱、玉葱、葱头、荷兰葱、番葱）

Allium cepa Linn.

药用部位：鳞茎。分布：全国栽培。

功能主治：治创伤，溃疡，阴道滴虫病，便秘。外用鲜洋葱捣烂敷患处。

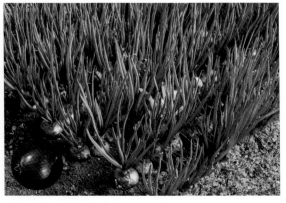

葱（大葱、葱白）

Allium fistulosum Linn.

药用部位：鳞茎或全草。分布：几遍全国。

功能主治：发汗解表，通阳，利尿。治感冒头痛，鼻塞。外用治小便不利，痈疖肿痛。

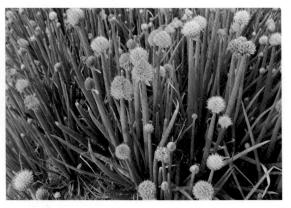

韭菜（韭、起阳草、懒人菜、长生韭、壮阳草）

Allium tuberosum Rottl.

药用部位：全草、种子。分布：几遍全国。

功能主治：全株，治噎膈反胃，自汗盗汗。种子，治阳痿遗精，遗尿，尿频，白带过多。

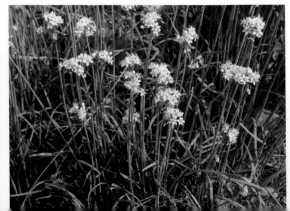

文殊兰（十八学士、文珠兰）

Crinum asiaticum Linn. var. sinicum Baker

药用部位：叶、鳞茎。分布：台湾、福建和华南。

功能主治：行血散瘀，消肿止痛。治咽喉炎，跌打损伤，痈疖肿毒，蛇咬伤。

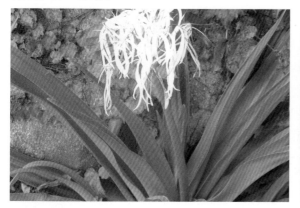

网球花（网球石蒜）

Haemanthus multiflorus Martyn.

药用部位：鳞茎。分布：局部栽培。

功能主治：消肿止痛。外用治疗肿，疖肿，痈肿，无名肿毒。外用鲜品捣烂敷患处。

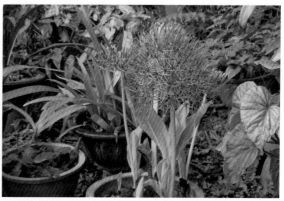

朱顶红（朱顶兰）

Hippeastrum rutilum (Ker-Gawl.) Herb.

药用部位：鳞茎。分布：局部栽培。

功能主治：散瘀消肿，解毒。外用治疗肿，无名肿毒。外用鲜品捣烂敷患处。

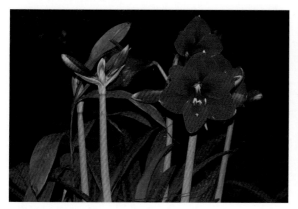

水鬼蕉（美洲水鬼蕉、蜘蛛兰、蜘蛛百合）

Hymenocallis littoralis (Jacq.) Salisb.

药用部位：叶。分布：局部栽培。

功能主治：舒筋活血。治风湿关节痛，跌打肿痛，扭伤。外用鲜品捣烂敷患处。

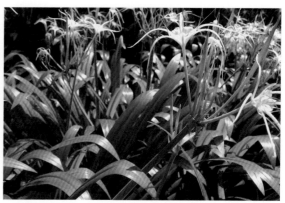

黄花石蒜（忽地笑）

Lycoris aurea L'Hèrit Herb.

药用部位：鳞茎。分布：秦岭以南。

功能主治：解疮毒，润肺止咳。外用治无名肿毒。是提取加兰他敏(治小儿麻痹症)的原料。

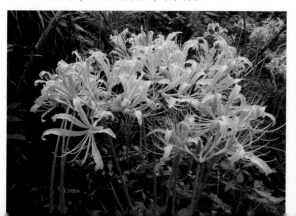

石蒜（红花石蒜）

Lycoris radiata (L'Hèrit) Herb.

药用部位：鳞茎。分布：秦岭以南、陕西。

功能主治：外用治淋巴结结核，疗疮疖肿，风湿关节痛，蛇咬伤。

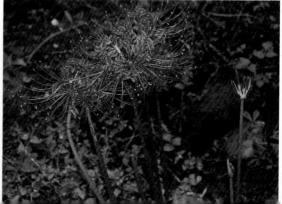

水仙（水仙花）

Narcissus tazetta Linn. var. **chinensis** Roem.

药用部位：鳞茎或花。分布：各地有栽。

功能主治：清热解毒。治月经不调，小儿惊风，腮腺炎，痈疽疔毒初起红肿热痛。

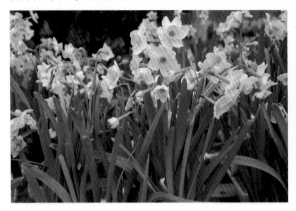

风雨花（韭莲）

Zephyranthes carinata Herbert

药用部位：全草。分布：局部栽培。

功能主治：散热解毒，凉血补血。治吐血，血崩。外治痈疮红肿，跌打损伤，毒蛇咬伤。

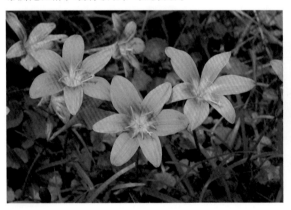

红葱

Eleutherine plicata Herb.

药用部位：全草。分布：局部栽培。

功能主治：风湿性关节痛，鲜全草水煎外洗。跌打肿痛，疮毒，鲜鳞茎捣烂外敷。

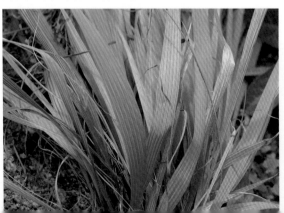

葱莲（玉帘）

Zephyranthes candida (Lindl.) Herb.

药用部位：全草。分布：局部栽培。

功能主治：平肝熄风。治小儿惊风，癫痫。

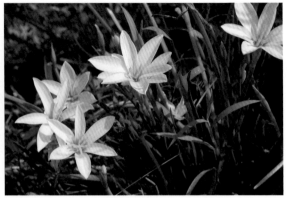

射干（较剪草、乌扇）

Belamcanda chinensis (Linn.) DC.

药用部位：根状茎。分布：全国广栽。

功能主治：治咽喉肿痛，扁桃体炎，腮腺炎，支气管炎，咳嗽多痰，肝脾肿大，闭经，乳腺炎。

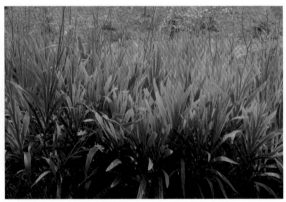

香雪兰（小苍兰、小菖兰、剪刀兰、素香兰）

Freesia refracta Klatt

药用部位：球茎。分布：局部栽培。

功能主治：清热解毒，凉血止血。治衄血，吐血，崩漏，痢疾，疮肿，外伤出血，蛇伤。

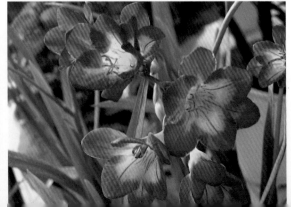

唐菖蒲（标杆花）

Gladiolus gandavensis *Van Houtte*

药用部位：鳞茎。分布：几遍全国。

功能主治：解毒，止痛。治痈肿疮毒，咽喉肿痛，疖腮，痧症，跌打损伤。

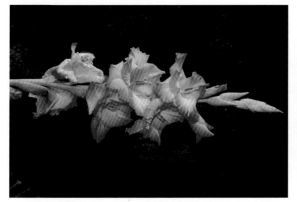

小花鸢尾（六棱麻）

Iris speculatrix *Hance*

药用部位：根状茎。分布：秦岭以南。

功能主治：活血镇痛。治跌打损伤，闪腰，风湿，风寒骨痛。

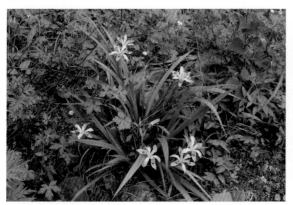

细花百部

Stemona parviflora *C. H. Wright*

药用部位：肉质根。分布：海南。

功能主治：温肺润肺，下气止咳，杀虫。治肺结核，久咳，百日咳。

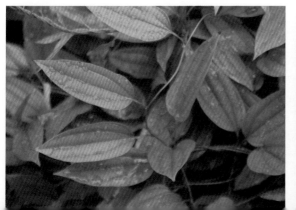

蝴蝶花（扁担杆、扁竹根）

Iris japonica *Thunb.*

药用部位：全草。分布：秦岭以南、甘肃、陕西。

功能主治：治肝炎，肝肿大，肝区痛，胃痛，食积胀满，咽喉肿痛，跌打损伤。

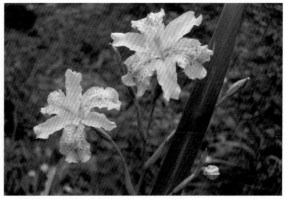

鸢尾（蓝蝴蝶）

Iris tectorum *Maxim.*

药用部位：根状茎。分布：黄河流域及以南。

功能主治：治跌打损伤，风湿疼痛，咽喉肿痛，食积腹胀，疟疾。外用治痈疖肿毒，外伤出血。

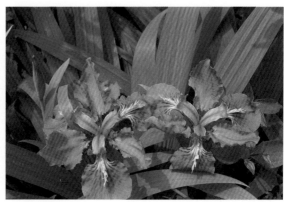

大百部（百部、对叶百部、九重根、山百部根）

Stemona tuberosa *Lour.*

药用部位：肉质根。分布：长江流域以南。

功能主治：治慢性支气管炎，肺结核，百日咳，钩虫病，蛔虫病，皮肤瘙痒，湿疹，皮炎。

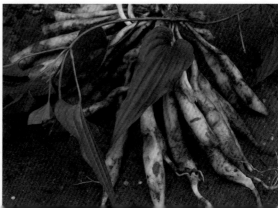

参薯（大薯）

Dioscorea alata Linn.

药用部位：块茎。分布：秦岭以南。

功能主治：治脾虚泄泻，肾虚遗精，带下，尿频，虚劳咳嗽，消渴，疮疡溃烂，烧、烫伤。

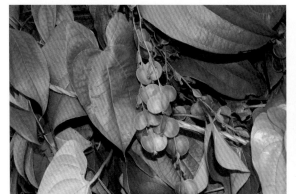

黄独（黄药子、零余薯、金线吊虾蟆）

Dioscorea bulbifera Linn.

药用部位：块茎。分布：港台、甘肃、陕西以南以东。

功能主治：治甲状腺肿大，淋巴结结核，咽喉肿痛，吐血，咯血，百日咳，癌肿。外用治疮疖。

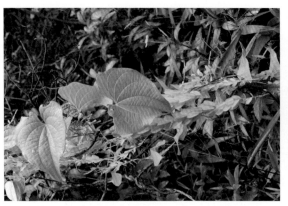

甘薯（甜薯）

Dioscorea esculenta (Lour.) Burkill

药用部位：块茎。分布：广西和广东。

功能主治：益气健脾，养阴补肾。治脾虚气弱，肾阴亏乏诸症。适量食用。

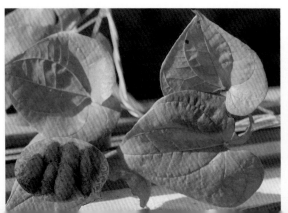

大青薯（小叶薯莨）

Dioscorea benthamii Prain et Burkill

药用部位：块根。分布：华南、东南、西南。

功能主治：治跌打损伤，月经不调，半身麻木，外伤出血，子宫出血。

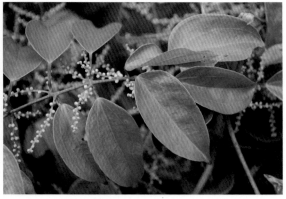

薯莨（山猪薯、红孩儿）

Dioscorea cirrhosa Lour.

药用部位：块茎。分布：华南、华东、湖南。

功能主治：治功能性子宫出血，产后出血，咯血，吐血，尿血，腹泻。外用治烧伤。

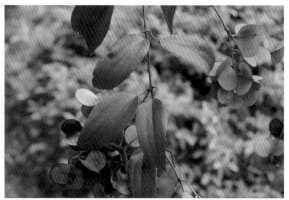

福州薯蓣（猴骨草）

Dioscorea futschauensis Uline ex R. Knuth

药用部位：块茎。分布：香港、广西、福建、湖南、河南、浙江。

功能主治：治风湿痹痛，白浊，淋痛，白带，湿疮。

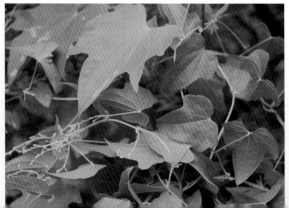

光叶薯蓣（红山药、红孩儿）

Dioscorea glabra Roxb.

药用部位：块茎。分布：华南、福建、云南。

功能主治：通经活络，止血止痢。治功能性子宫出血，月经不调，腰肌劳损，外伤出血。

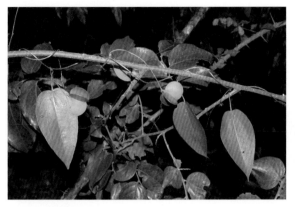

日本薯蓣（野山药）

Dioscorea japonica Thunb.

药用部位：块茎。分布：秦岭以南。

功能主治：治清热解毒，补脾健胃。治脾胃亏损，气虚衰弱，消化不良，慢性腹泻，遗精，遗尿等。

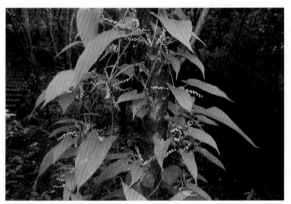

五叶薯蓣

Dioscorea pentaphylla Linn.

药用部位：块茎。分布：秦岭以南。

功能主治：治脾肾虚弱，浮肿，泄泻，产后瘦弱，缺乳，无名肿毒。

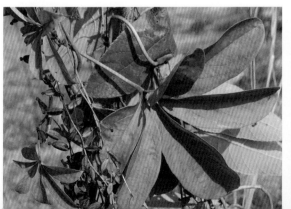

白薯莨（山仆薯、板薯）

Dioscorea hispida Dennst.

药用部位：块茎。分布：华南、西南和东南。

功能主治：外用治疮痈肿毒，跌打扭伤，外伤出血。鲜品适量，捣烂敷或煎水洗患处。

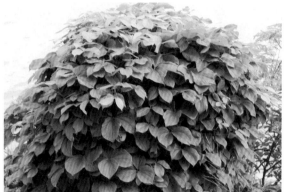

薯蓣（山药、淮山）

Dioscorea opposita Thunb.

药用部位：块茎。分布：几遍全国。

功能主治：治脾虚久泻，慢性肠炎，肺虚喘咳，慢性肾炎，糖尿病，遗精，遗尿，白带。

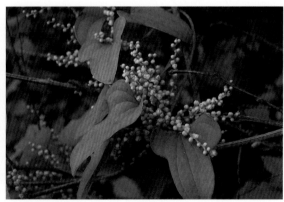

褐苞薯蓣（山薯、土淮山）

Dioscorea persimilis Prain et Burkill

药用部位：块茎。分布：秦岭以南。

功能主治：补脾止泻，补肺敛气。治脾虚久泻、久咳伤肺气，咳声无力，干咳无痰，咳则气短等。

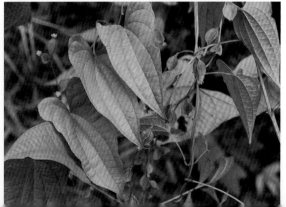

马肠薯蓣（三叶薯、野山薯）

Dioscorea simulans Prain et Burkill

药用部位：块茎。分布：广东、广西、湖南。

功能主治：解毒，散瘀消肿。治痈疮，无名肿毒，跌打损伤。

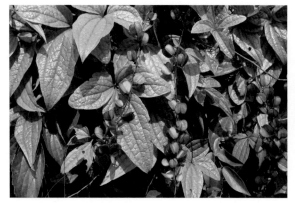

毛胶薯蓣

Dioscorea subcalva Prain et Burkill

药用部位：块茎。分布：湖南、广西、西南。

功能主治：健脾祛湿，补肺益肾。治脾虚食少，泄泻，肾虚遗精，消渴，肺痨咳嗽，跌打损伤。

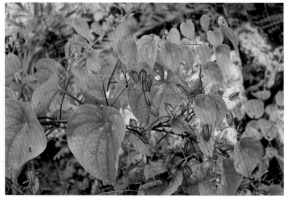

龙舌兰（龙舌掌、番麻）

Agave americana Linn.

药用部位：叶。分布：华南及西南。

功能主治：解毒拔脓，杀虫，止血。治痈疽疮疡，疥癣，盆腔炎，子宫出血。

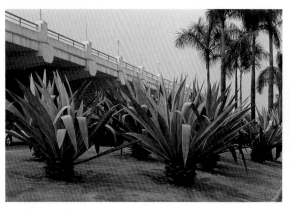

金边龙舌兰（黄边龙舌兰）

Agave americana Linn. var. **variegata** Nichols.

药用部位：叶。分布：华南及西南。

功能主治：润肺，止咳，平喘，透疹，去瘀生新。治肺燥咳嗽，阴虚喘咳，麻疹不透，疮毒。

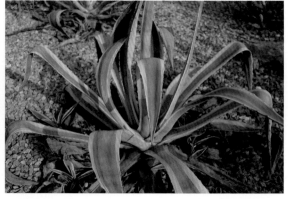

剑麻（菠萝麻）

Agave sisalana Perrine ex Engelm.

药用部位：叶。分布：华南及西南。

功能主治：凉血止血，消肿解毒。治肺痨咯血，衄血，便血，痢疾。外用治痈疮肿毒，痔疮。

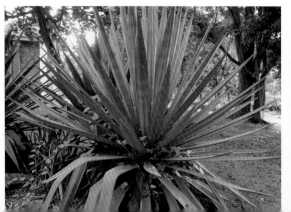

朱蕉（铁树、红铁树）

Cordyline fruticosa (Linn.) A. Cheval.

药用部位：花、叶、根。分布：华南、东南。

功能主治：治肺结核咯血，衄血，尿血，便血，痔疮出血，月经过多，痢疾，胃痛，跌打肿痛。

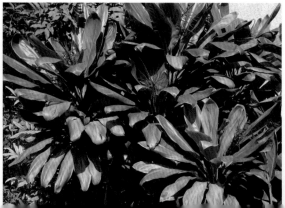

龙血树（长花龙血树）

Dracaena angustifolia Roxb.

药用部位：根、叶。分布：华南、云南、台湾。

功能主治：治肝炎，百日咳，肺结核，支气管炎，咯血，慢性扁桃体炎，咽喉炎，热病后余热未清。

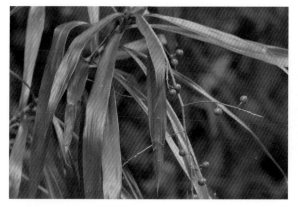

血竭（海南龙血树、小花龙血树）

Dracaena cambodiana Pierre ex Gagnep.

药用部位：木材粉碎后用乙醇提取血竭。分布：海南。

功能主治：治跌打肿痛，瘀血作痛，衄血，尿血，便血，痔疮出血，妇女气血凝滞，外伤出血。

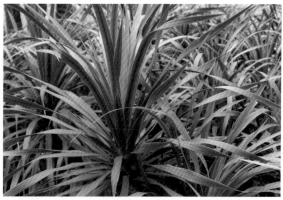

晚香玉（月下香）

Polianthes tuberosa Linn.

药用部位：根。分布：局部栽培。

功能主治：清热解毒，消肿。治痈疮肿毒。外用适量捣烂敷。

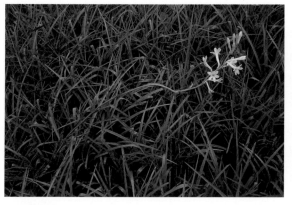

虎尾兰（老虎尾）

Sansevieria trifasciata Hort. ex Prain

药用部位：叶。分布：全国栽培。

功能主治：清热解毒，去腐生肌。治感冒咳嗽，支气管炎，跌打损伤；痈疮肿毒，毒蛇咬伤。

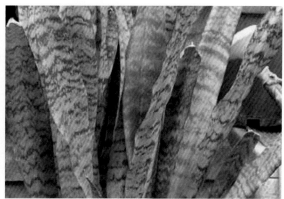

大丝兰（凤尾兰、波罗花、菠萝花）

Yucca gloriosa Linn.

药用部位：花。分布：局部栽培。

功能主治：止咳平喘。治支气管哮喘咳嗽。

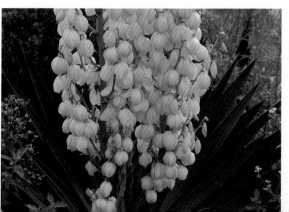

假槟榔（亚历山大椰子）

Archontophoenix alexandrae (F. Muell.) H. Wendl.et Drude

药用部位：叶鞘纤维。分布：东南、云南和华南。

功能主治：有止血的功能。

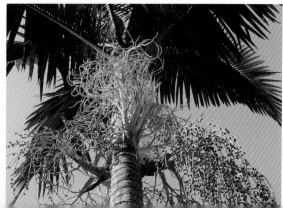

槟榔（槟榔子）

Areca catechu Linn.

药用部位：种仁、果皮(大腹皮)。分布：云南、台湾、海南。

功能主治：种仁，治虫积，食滞，脘腹胀痛，痢疾，水肿脚气等症。果皮，治泄泻，水肿。

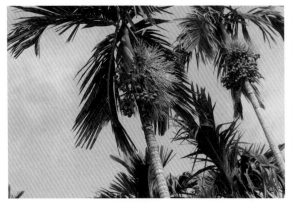

鱼尾葵（棕木、假桃榔）

Caryota maxima Blume

药用部位：根、叶鞘纤维。分布：华南、福建和云南。

功能主治：收敛止血，强筋骨。叶鞘纤维治咯血，便血，血崩；根治肝肾虚，筋骨痿软。

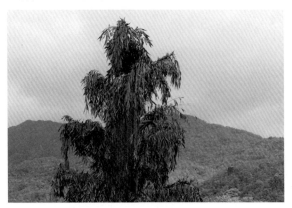

椰子（可可椰子）

Cocos nucifera Linn.

药用部位：果肉汁、果壳。分布：华南、台湾、云南。

功能主治：肉汁，治心脏性水肿，口干烦渴，姜片虫；果壳，外用治体癣，脚癣。

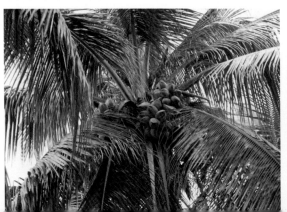

白藤（鸡藤）

Calamus tetradactylus Hance

药用部位：全株。分布：华南和福建。

功能主治：止血，祛风活血。治跌打肿痛，外伤出血。外用鲜品捣烂敷患处。

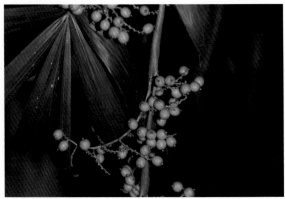

散尾葵（黄椰子）

Chrysalidocarpus lutescens H. Wendl.

药用部位：叶鞘。分布：华南、福建和云南。

功能主治：收敛止血。治外伤出血，用鲜品捣烂敷患处。

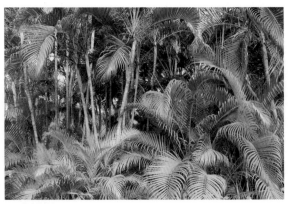

黄藤（红藤）

Daemonorops margaritae (Hance) Becc.

药用部位：茎。分布：云南和华南。

功能主治：驱虫，利尿，祛风镇痛。治蛔虫病，蛲虫病，绦虫病，小便热涩痛，齿痛。

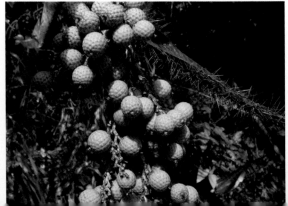

蒲葵（扇叶葵）
Livistona chinensis (Jacq.) R. Br.

药用部位：根、种子。分布：南部。

功能主治：种子，治食道癌，绒毛膜上皮癌，恶性葡萄胎，白血病。

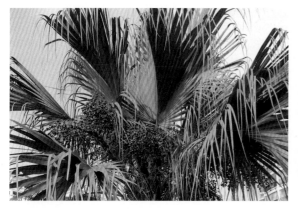

棕榈（棕树）
Trachycarpus fortunei (Hook. f.) H. Wendl.

药用部位：叶鞘纤维、根、果实。分布：长江以南。

功能主治：收敛止血。治鼻衄，吐血，便血，功能性子宫出血，带下。

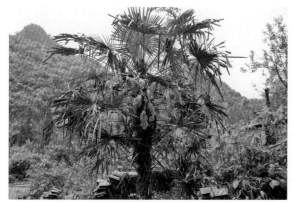

小露兜
Pandanus fibrosus Gagnep.

药用部位：果实。分布：广东、海南和台湾。

功能主治：治小肠疝气。

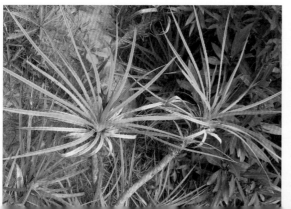

棕竹（观音竹、筋头竹、棕榈竹）
Rhapis excelsa (Thunb.) Henry ex Rehd.

药用部位：根(纤维)、叶鞘。分布：南部至西南。

功能主治：收敛止血，镇痛。根治劳伤；叶鞘治衄血，咯血和血崩。

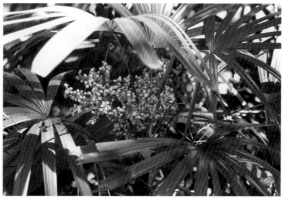

分叉露兜（帕梯、罗金堆、山菠萝）
Pandanus furcatus Roxb.

药用部位：根、茎。分布：华南、云南和西藏。

功能主治：治肾结石，尿路感染，肾炎水肿，感冒高热，咳嗽，肝炎，睾丸炎，风湿痛，痢疾，胃痛。

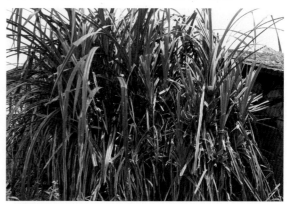

露兜簕（猪姆锯、假菠萝、山菠萝）
Pandanus tectorius Sol.

药用部位：气根、茎、果。分布：东南、西南、华南。

功能主治：根、茎治感冒发热，肾炎水肿，泌尿系感染，尿路结石，肝炎。果，治痢疾，咳嗽。

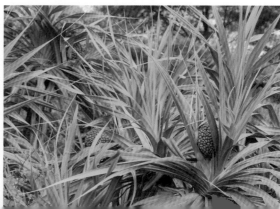

大叶仙茅（大地棕）

Curculigo capitulata (Lour.) O. Kuntze

药用部位：根、根状茎。分布：东南、华南和西南。
功能主治：润肺化痰，止咳平喘，镇静健脾，补肾固精。
治肾虚喘咳，腰膝酸痛，白带，遗精。

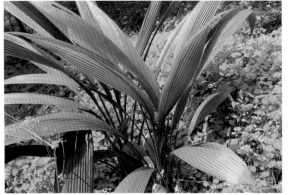

小金梅草（野鸡草、山韭菜）

Hypoxis aurea Lour.

药用部位：全草。分布：秦岭以南。
功能主治：温肾壮阳，补气。治肾虚腰痛，疝气痛。

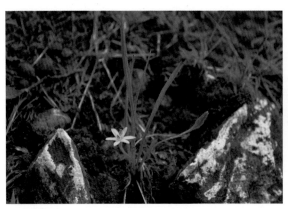

箭根薯（蒟蒻薯、老虎须）

Tacca chantrieri André

药用部位：根状茎。分布：湖南、云南和华南。
功能主治：治肠炎，痢疾，消化不良，肝炎，流行性
感冒，咽喉肿痛，扁桃体炎，肺炎，疟疾。

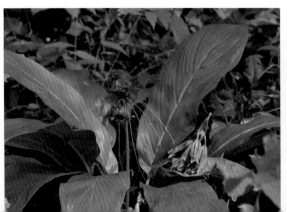

仙茅（独脚丝茅、地棕）

Curculigo orchioides Gaertn.

药用部位：根状茎。分布：秦岭以南。
功能主治：治肾虚，阳痿，遗精，遗尿，慢性肾炎，
腰膝酸痛，风湿性关节炎，胃腹冷痛。

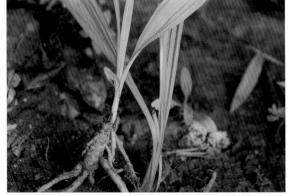

裂果薯（水田七、水狗仔）

Schizocapsa plantaginea Hance

药用部位：根状茎。分布：长江以南。
功能主治：治咽喉肿痛，急性胃肠炎，泌尿道感染，
牙痛，慢性胃炎，月经不调，跌打损伤。

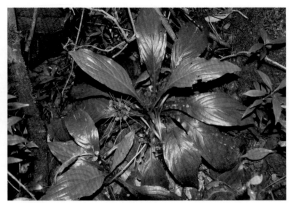

田葱（水较剪、剪刀较）

Philydrum lanuginosum Banks et Sol. ex Gaertn.

药用部位：全株。分布：东南和华南。
功能主治：治疥癣。

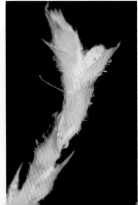 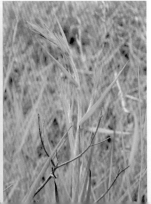

三品一支花（米洋参、蓝花水玉簪）

Burmannia coelestis D. Don

药用部位：根。分布：东南、西南和华南。

功能主治：健胃，消积。治小儿疳积。

水玉簪

Burmannia disticha Linn.

药用部位：全草。分布：东南、西南和华南。

功能主治：有清热的功效。治小便黄赤。

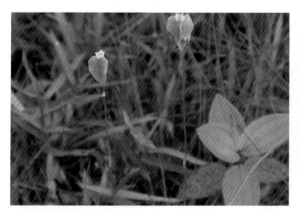 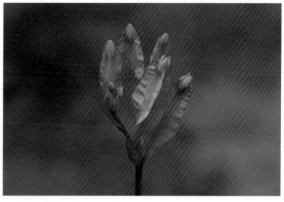

多花脆兰（黑山蔗）

Acampe rigida (Buch.-Ham. ex J. E. Smith) P. F. Hunt

药用部位：叶。分布：西南和华南。

功能主治：活血散瘀。治跌打。外用鲜品捣烂敷患处。

无柱兰（独叶一枝花、独叶金枪、细葶无柱兰）

Amitostigma gracile (Bl.)Schltr.

药用部位：根茎。分布：辽宁、陕西及以南以东。

功能主治：消肿，解毒，止血。毒蛇咬伤，无名肿毒，跌打损伤，吐血等症。

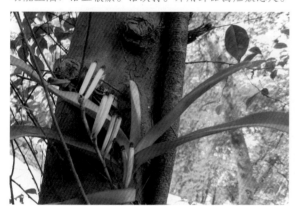 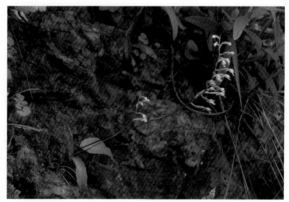

花叶开唇兰（金线兰、金线风、金蚕）

Anoectochilus roxburghii (Wall.) Lindl.

药用部位：全草。分布：长江以南。

功能主治：清热润肺，消炎解毒。治肺结核，肺热咳嗽，风湿关节炎，跌打损伤，慢性胃炎等。

竹叶兰（土白芨、过界锣迪）

Arundina graminifolia (D. Don) Hochr.

药用部位：球茎或全草。分布：长江以南。

功能主治：清热解毒，除湿利尿。治肝炎，跌打损伤，风湿疼痛，膀胱炎，毒蛇咬伤。

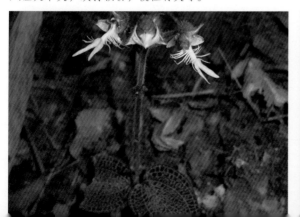 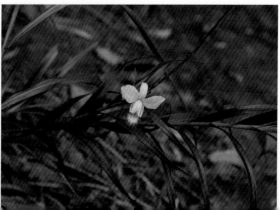

白及（白根、地螺丝）

Bletilla striata (Thunb.) Rchb. f.

药用部位：球茎。分布：陕西、甘肃、秦岭以南。

功能主治：治肺结核咯血，支气管扩张咯血，胃溃疡吐血，尿血，便血。外用治外伤出血。

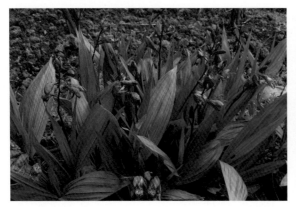

广东石豆兰

Bulbophyllum kwangtungense Schltr.

药用部位：全草。分布：秦岭以南。

功能主治：清热止咳，祛风。治风热咽痛，肺热咳嗽，风湿关节疼痛，跌打损伤。

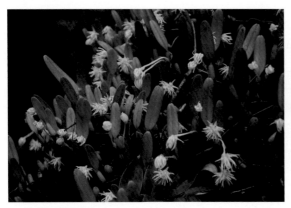

密花石豆兰（果上叶、极香石豆兰）

Bulbophyllum odoratissimum (J. E. Smith) Lindl.

药用部位：全草。分布：福建、华南和西南。

功能主治：治肺结核咯血，慢性气管炎，慢性咽炎，风湿筋骨疼痛，骨折，跌打挫伤，刀伤。

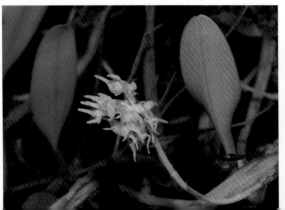

芳香石豆兰（肥猪草）

Bulbophyllum ambrosia (Hance) Schltr.

药用部位：全草。分布：福建、云南和华南。

功能主治：清热解毒。治肝炎。

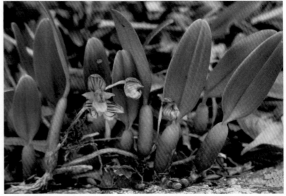

齿瓣石豆兰

Bulbophyllum levinei Schltr.

药用部位：全草。分布：湖南、华南和华东。

功能主治：治肺痨咳嗽，咽喉肿痛，消化不良，食欲不振，风湿疼痛，跌打损伤。

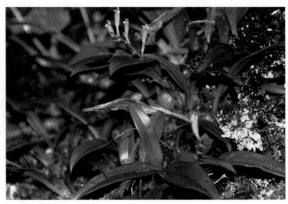

泽泻虾脊兰（山蜘蛛、柔毛虾脊兰）

Calanthe alismaefolia Lindl.

药用部位：全草。分布：台湾、湖北和西南。

功能主治：消肿止痛，拔毒生肌。外治疮疡肿毒，异物刺入肉。外用适量捣烂敷患处。

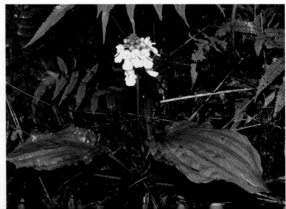

虾脊兰（海老根）
Calanthe discolor Lindl.

药用部位：全草。分布：秦岭以南。

功能主治：清热解毒，活血止痛。治瘰疬，痈肿，咽喉肿痛，痔疮，风湿痹痛，跌打损伤。

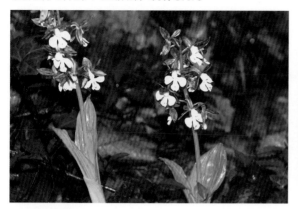

长距虾脊兰
Calanthe sylvatica (Thou.) Lindl.

药用部位：全草。分布：长江以南。

功能主治：祛风，解毒。治风湿关节炎，蛇伤。无名肿毒，竹、铁器、玻璃入肉。

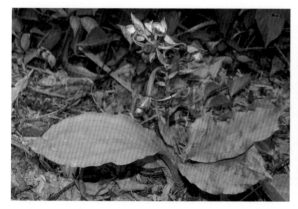

银兰
Cephalanthera erecta (Thunb. ex A. Murray) Bl.

药用部位：全草。分布：秦岭以南、陕西、甘肃。

功能主治：清热利尿。治高热，口渴，咽痛，口舌生疮，小便不利。

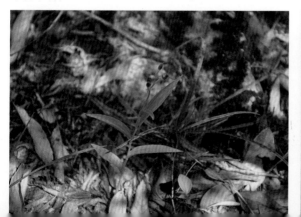

镰萼虾脊兰
Calanthe puberula Lindl.

药用部位：全草。分布：云南、西藏和广东。

功能主治：润肺止咳，活血化瘀，消肿镇痛。治慢性支气管炎，肺结核，淋巴结核，跌打损伤，腰肋疼痛，痔疮，脱肛，蛇伤。

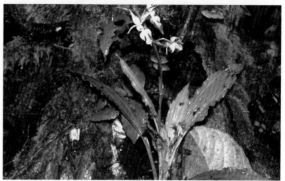

三褶虾脊兰（肉连环、九子连环草）
Calanthe triplicata (Willem.) Ames

药用部位：全草。分布：云南、东南、华南。

功能主治：舒筋活络，祛风止痛。治风湿性关节炎，类风湿性关节炎，腰肌劳损，跌打损伤。

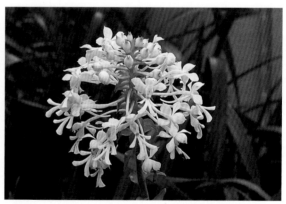

金兰
Cephalanthera falcata (Thunb. ex A. Murray) Bl.

药用部位：全草。分布：秦岭以南。

功能主治：清热泻火，解毒止痛。治咽喉肿痛，牙痛，毒蛇咬伤。

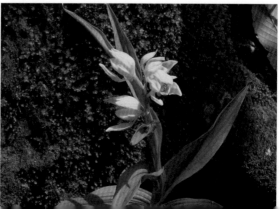

杜鹃兰（山慈姑、毛慈姑）

Cremastra appendiculata (D. Don) Makino

药用部位：假鳞茎。分布：西北、西南、华东和华中。

功能主治：清热解毒，消肿散结。治痈肿疔毒，淋巴结结核，蛇咬伤。

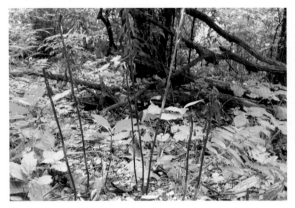

蕙兰（中国兰、九子兰、夏兰、九华兰）

Cymbidium faberi Rolfe

药用部位：花。分布：陕西、甘肃、秦岭以南。

功能主治：调气和中，止咳，明目。治胸闷，腹泻，久咳，青盲内障。

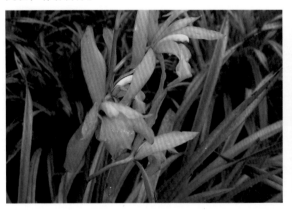

春兰（兰草、山兰）

Cymbidium goeringii (Rchb. f.) Rchb. f.

药用部位：全草、根。分布：陕西、甘肃、秦岭以南。

功能主治：化痰止咳。治百日咳，肺结核咳嗽，咯血，神经衰弱，头晕腰疼，尿路感染，白带。

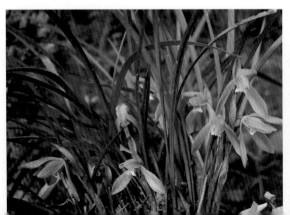

建兰（兰草）

Cymbidium ensifolium (Linn.) Sw.

药用部位：全草、根。分布：长江以南。

功能主治：化痰止咳。治百日咳，肺结核咳嗽，咯血，神经衰弱，头晕腰疼，尿路感染，白带。

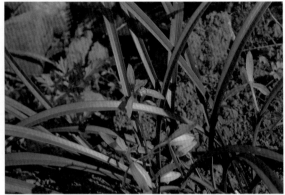

多花兰（蜜蜂兰）

Cymbidium floribundum Lindl.

药用部位：假鳞茎。分布：秦岭以南。

功能主治：清热化痰，补肾健脑。治肺痨咳嗽，百日咳，肾虚腰痛，神经衰弱，头晕头痛。

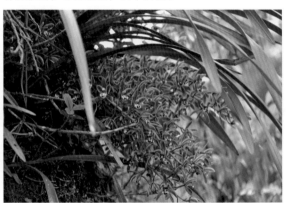

兔耳兰（宽叶兰）

Cymbidium lancifolium Hook.

药用部位：全草。分布：长江以南。

功能主治：润肺，续筋。治咳嗽。

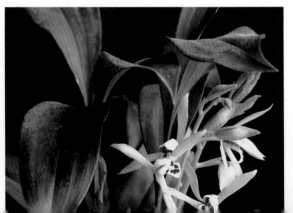

墨兰（报春兰、丰岁兰）

Cymbidium sinense (Jackson ex Andr.) Willd.

药用部位：根。分布：华东、华南和西南。

功能主治：祛风解毒，活血调经。治风湿痹痛，胃痛，疟疾。

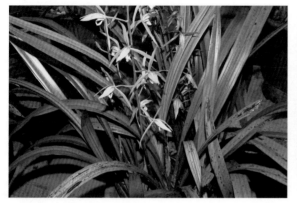

密花石斛（黄花石斛）

Dendrobium densiflorum Lindl.

药用部位：茎。分布：西藏和华南。

功能主治：治热病伤津，口干烦渴，胃阴不足，胃痛干呕，肺燥干咳，虚热不退，腰膝软弱。

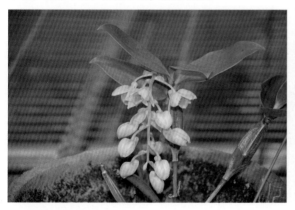

重唇石斛（网脉唇石斛）

Dendrobium hercoglossum Rchb. f.

药用部位：茎。分布：长江以南。

功能主治：治热病伤津，口干烦渴，胃阴不足，胃痛干呕，肺燥干咳，虚热不退，阴伤目暗，腰膝软弱。

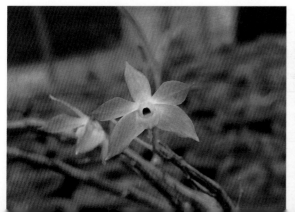

钩状石斛

Dendrobium aduncum Wall. ex Lindl.

药用部位：茎。分布：湖南、西南和华南。

功能主治：治口干燥渴，肺结核，胃酸缺乏，食欲不振，遗精，病后虚弱，热病伤津。

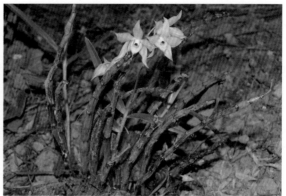

细叶石斛

Dendrobium hancockii Rolfe

药用部位：茎。分布：陕西、甘肃及以南。

功能主治：治热病伤津，口干烦渴，胃阴不足，胃痛干呕，肺燥干咳，虚热不退，腰膝软弱。

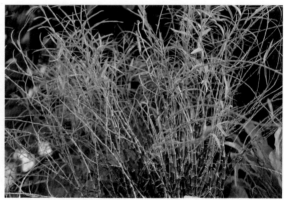

聚石斛（鸡背石斛）

Dendrobium lindleyi Stendel

药用部位：茎。分布：贵州和华南。

功能主治：滋阴补肾，清热除烦，益胃生津。治口干燥渴，肺结核，热病伤津。

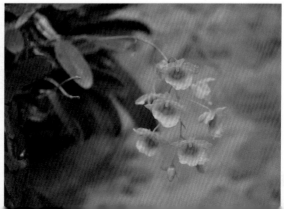

美花石斛（粉花石斛、细黄草）

Dendrobium loddigesii Rolfe

药用部位：茎。分布：贵州、云南和华南。

功能主治：滋阴益胃，生津液。治热病伤津，口干烦渴，病后虚热等症。

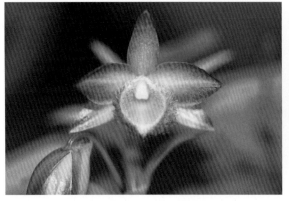

罗河石斛

Dendrobium lohohense T. Tang et F. T. Wang

药用部位：茎。分布：华中、华南和西南。

功能主治：治口干燥渴，肺结核，胃酸缺乏，食欲不振，遗精，病后虚弱，热病伤津。

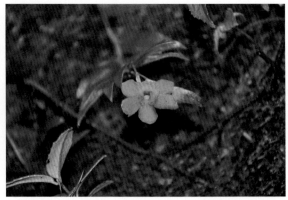

细茎石斛（念珠石斛）

Dendrobium moniliforme (Linn.) Sw.

药用部位：茎。分布：陕西、甘肃、秦岭以南。

功能主治：生津养胃，滋阴清热，润肺益肾，明目强腰。治热病伤阴，口干燥渴，病后虚热。

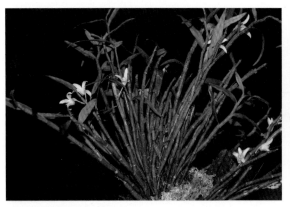

石斛（金钗石斛）

Dendrobium nobile Lindl.

药用部位：茎。分布：秦岭以南。

功能主治：治口干燥渴，肺结核，胃酸缺乏，食欲不振，遗精，病后虚弱，热病伤津。

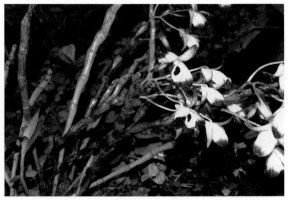

铁皮石斛（黑节草）

Dendrobium officinale Kimura et Migo

药用部位：茎。分布：西南、华东和华南。

功能主治：治热病伤津，口干烦渴，胃阴不足，胃痛干呕，肺燥干咳，虚热不退，腰膝软弱。

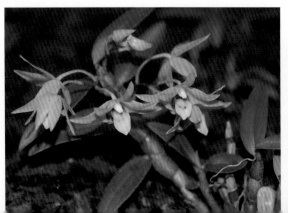

黑毛石斛

Dendrobium williamsonii Day et Reichbf.

药用部位：茎。分布：云南和华南。

功能主治：治口干燥渴，胃酸不足，食欲不振，盗汗，腰膝酸软无力，胃痛干呕。

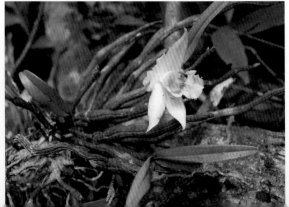

广东石斛（细茎石斛）

Dendrobium wilsonii Rolfe

药用部位：茎。分布：秦岭以南。

功能主治：治口干燥渴，肺结核，胃酸缺乏，食欲不振，遗精，病后虚弱，盗汗，热病伤津。

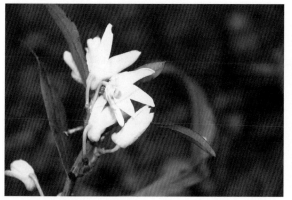

大叶火烧兰

Epipactis mairei Schltr.

药用部位：根状茎。分布：陕西、甘肃及以南。

功能主治：治肺热咳嗽，气滞胸痛，吐泻，睾丸肿痛，风湿腰痛，跌打损伤，疮痈肿毒。

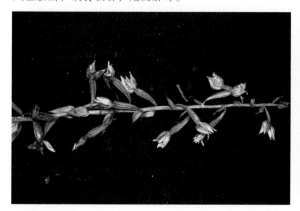

指叶毛兰（毛兰）

Eria pannea Lindl.

药用部位：全草。分布：华南和西南。

功能主治：治水马桑毒，蕈类中毒，荨麻疹，腰腿痛，跌打肿痛，骨折，痈疖疮疡，烫伤。

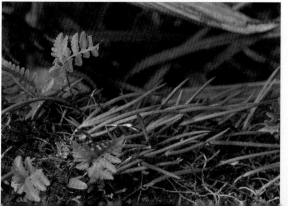

单叶厚唇兰（三星石斛、小攀龙）

Epigeneium fargesii (Finet) Gagnep.

药用部位：全草。分布：秦岭以南。

功能主治：治肺热咳嗽，肺痨咯血，风热咽喉痛，实热症头痛，支气扩张，慢性胃炎，百日咳。

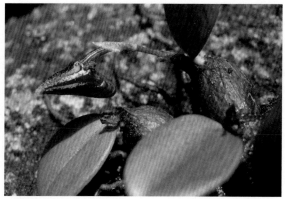

半柱毛兰（石上桃）

Eria corneri Reichb. f.

药用部位：全草。分布：东南、云南、华南。

功能主治：清凉解毒，润肺，消肿。治痨咳，瘰疬，疥疮。

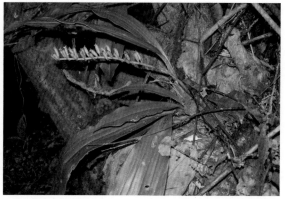

美冠兰

Eulophia graminea Lindl.

药用部位：全草。分布：安徽、西南、华南。

功能主治：滋阴益胃，润肺止咳。治热病伤津，口干烦渴，病后虚热，肺燥咳嗽，胃酸不足。

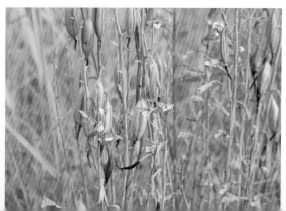

毛萼珊瑚兰（过山落、药跑、公子天麻）

Galeola lindleyana (Hook. f. et Thoms.) Rchb. f.

药用部位：全草。分布：陕西、秦岭以南。

功能主治：祛风，利水消肿。治风湿关节炎，中风手足不遂，偏正头痛，血崩，红痢，肾炎。

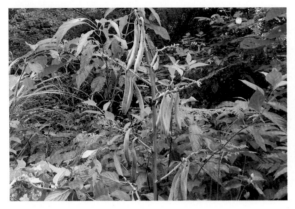

天麻（赤箭）

Gastrodia elata Bl.

药用部位：块茎。分布：几遍全国。

功能主治：祛风，镇痉。治高血压病，眩晕，头痛，口眼歪斜，肢体麻木，小儿惊厥。

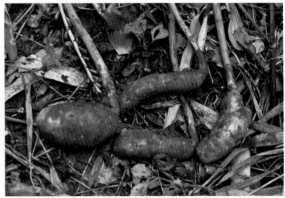

大花斑叶兰（长花斑叶兰、双花斑叶兰、大斑叶兰）

Goodyera biflora (Lindl.) Hook. f.

药用部位：全草。分布：陕西、甘肃及以东以南。

功能主治：治肺痨咳嗽，气管炎，头晕乏力，神经衰弱，阳痿，跌打损伤，骨节疼痛，咽喉肿痛。

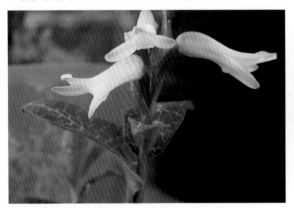

花格斑叶兰（广东斑叶兰）

Goodyera kwangtungensis C. L. Tso

药用部位：全草。分布：东南、华南、西南。

功能主治：治肺痨咳嗽，气管炎，头晕乏力，神经衰弱，阳痿，跌打损伤，骨节疼痛，咽喉肿痛。

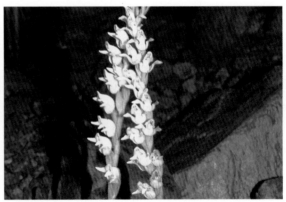

高斑叶兰（石风丹、大斑叶兰）

Goodyera procera (Ker-Gawl.) Hook.

药用部位：全草。分布：华南、华东和西南。

功能主治：祛风除湿，止咳平喘。风湿骨痛，跌打损伤，气管炎，哮喘。

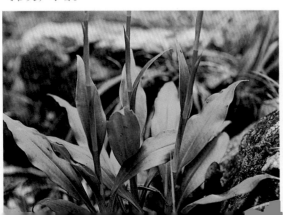

斑叶兰（小叶青、小花斑叶兰）

Goodyera schlechtendaliana Reichb. f.

药用部位：全草。分布：陕西、甘肃及以东以南。

功能主治：清肺止咳，解毒消肿，止痛。治肺结核咳嗽，支气管炎。外用治毒蛇咬伤，痈疖疮疡。

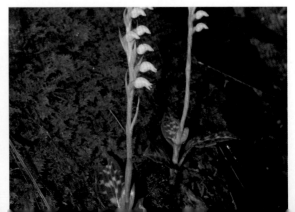

毛葶玉凤花（丝裂玉凤花、玉蜂兰、玉凤兰）

Habenaria ciliolaris Kraenzl.

药用部位：块茎。分布：甘肃、秦岭以南。

功能主治：壮腰补肾，清热利水，解毒。治肾虚腰痛，遗精，阳痿，白带，热淋，疮疖肿毒。

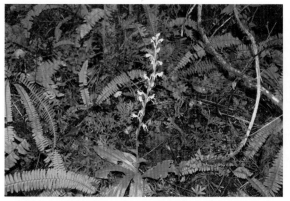

鹅毛玉凤花（双肾参、对肾参）

Habenaria dentata (Sw.) Schltr.

药用部位：块茎。分布：秦岭以南。

功能主治：治肾虚腰痛，病后体虚，肾虚阳痿，疝气痛，胃痛，肺结核咳嗽，睾丸炎，尿路感染。

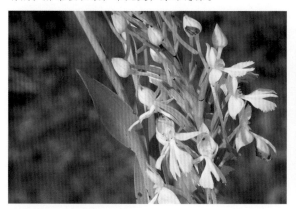

镰翅羊耳蒜（不丹羊耳兰、果上叶、九莲灯）

Liparis bootanensis Griff.

药用部位：全草。分布：西南、华南和东南。

功能主治：治肺痨咳嗽，小儿疳积，腹泻，跌打损伤，疥疮，血吸虫腹水。

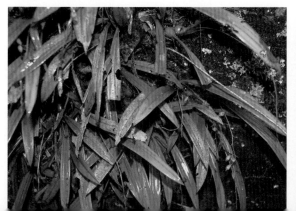

长距玉凤花

Habenaria davidii Franch.

药用部位：块茎。分布：广东、华中和西南。

功能主治：补肾，止带，活血。治肾虚腰痛，白带过多，跌打损伤。

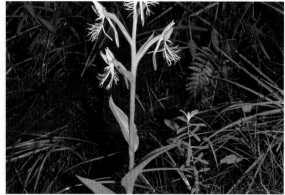

橙黄玉凤花（红唇玉凤花）

Habenaria rhodocheila Hance

药用部位：全草、块茎。分布：秦岭以南。

功能主治：治头晕目眩，四肢无力，神经衰弱，阳痿。外用捣烂调酒炒热敷患处，治关节炎。

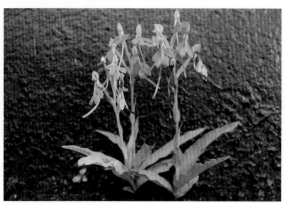

见血青（羊耳兰、见血莲）

Liparis nervosa (Thunb. ex Murray) Lindl.

药用部位：全草。分布：长江以南。

功能主治：清热，凉血，止血。治肺热咯血，吐血。外用治创伤出血，疮疖肿毒。

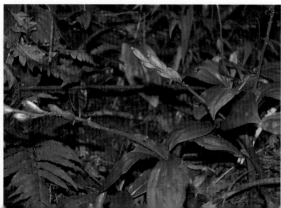

扇唇羊耳蒜（绿花羊耳蒜）

Liparis stricklandiana Rchb. f.

药用部位：全草。分布：贵州、云南和华南。

功能主治：去腐生新。治疮疖，脓疮。外用鲜品捣烂敷患处。

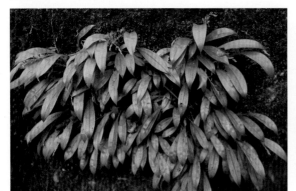

钗子股（大羊角）

Luisia morsei Rolfe

药用部位：全草。分布：云南、贵州和华南。

功能主治：治疟疾，痈疽，咽喉肿痛，风湿痹痛，水肿，白浊，白带过多，跌打损伤。

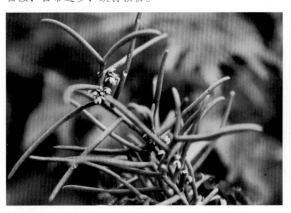

毛叶芋兰（芋兰）

Nervilia plicata (Andr.) Schltr.

药用部位：全草。分布：甘肃、西南至香港。

功能主治：治肝炎，咳嗽痰喘，遗精，带下病，吐血，崩漏。

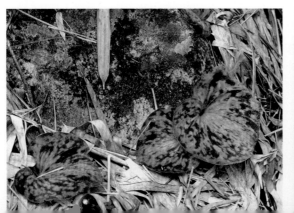

血叶兰（异色血叶兰）

Ludisia discolor (Ker-Gawl.) A. Rich.

药用部位：全草。分布：云南和华南。

功能主治：治肺结核咯血，肺热咳嗽，神经衰弱，食欲不振，阴虚火扰所致的失眠多梦、心烦不安。

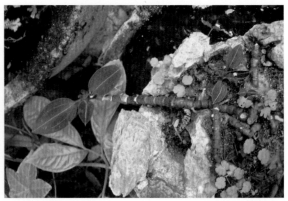

毛唇芋兰（青天葵）

Nervilia fordii (Hance) Schltr.

药用部位：全草。分布：香港、广西和四川。

功能主治：治肺结核咳嗽咯血，支气管炎，小儿疳积，小儿肺炎，跌打肿痛，口腔炎，急性喉头炎。

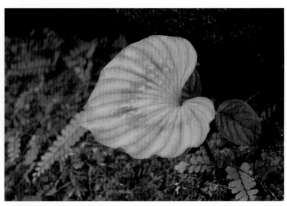

硬叶兜兰（斑叶兰）

Paphiopedilum micranthum T. Tang et F. T. Wang

药用部位：全草。分布：华南、贵州、云南。

功能主治：清热透疹，清心安神。治麻疹，肺炎，心烦失眠。

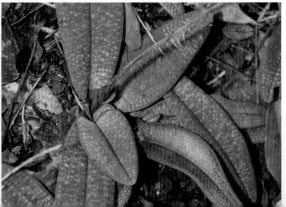

龙头兰（白蝶花、鹅毛玉凤花）
Pecteilis susannae (Linn.) Rafin.
药用部位：块根。分布：东南、华南和西南。
功能主治：补肾壮阳，健脾。治肾虚腰痛，慢性肾炎，
睾丸炎，脾胃虚弱。

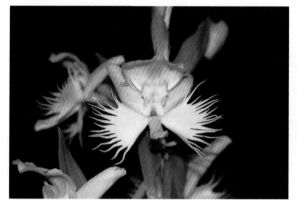

阔蕊兰（斑叶玉凤兰）
Peristylus goodyeroides (D. Don) Lindl.
药用部位：块根。分布：长江以南。
功能主治：有解毒、消肿的功效。

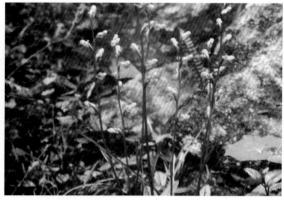

黄花鹤顶兰（斑叶鹤顶兰）
Phaius flavus (Bl.) Lindl.
药用部位：假鳞茎。分布：长江以南。
功能主治：清热止咳、活血止血。治咳嗽，多痰咯血，
外伤出血。

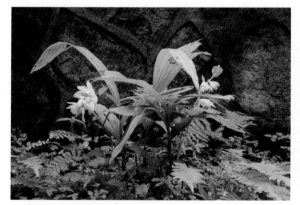

鹤顶兰（大白及）
Phaius tankervilleae (Banks ex L'Herit.) Bl.
药用部位：假鳞茎。分布：西南、东南、华南。
功能主治：祛痰止咳，活血止血。治咳嗽多痰，咯血，
跌打肿痛，乳腺炎。

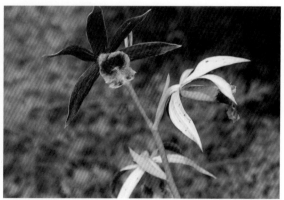

细叶石仙桃（小石仙桃、双叶岩珠）
Pholidota cantonensis Rolfe
药用部位：全草。分布：湖南、华南和华东。
功能主治：治痔瘤，高热，湿疹，肺热咳嗽，咯血，
急性肠炎，慢性骨髓炎，跌打损伤。

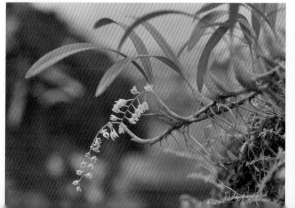

石仙桃（石橄榄、石莲）
Pholidota chinensis Lindl.
药用部位：全草。分布：东南、华南和西南。
功能主治：治肺热咳嗽，肺结核咯血，淋巴结结核，
小儿疳积，胃、十二指肠溃疡。

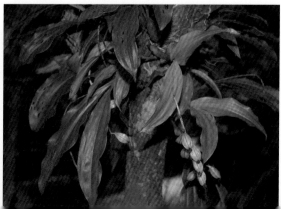

云南石仙桃
Pholidota yunnanensis Rolfe

药用部位：全草。分布：秦岭以南。

功能主治：治肺痨咯血，肺热咳嗽，胸胁痛，胃腹痛，风湿疼痛，疮疡肿毒。

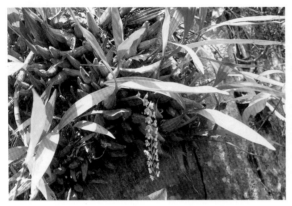

独蒜兰
Pleione bulbocodioides (Franch.) Rolfe

药用部位：假鳞茎。分布：秦岭以南。

功能主治：清热解毒，消肿散结。治痈疽结核，咽喉肿痛，蛇伤。

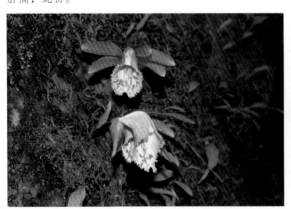

苞舌兰（土白芨、黄花独蒜）
Spathoglottis pubescens Lindl.

药用部位：假鳞茎。分布：长江以南。

功能主治：补肺，止咳，清热解毒，生肌，敛疮。治肺痨，咳嗽，咯血，痈疽疔疮，跌打损伤。

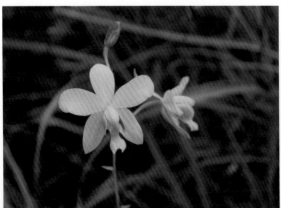

小舌唇兰
Platanthera minor (Miq.) Rchb. f.

药用部位：全草。分布：河南及秦岭以南。

功能主治：补肺固肾。治咳嗽气喘，肾虚腰痛，遗精，头晕，病后体弱。

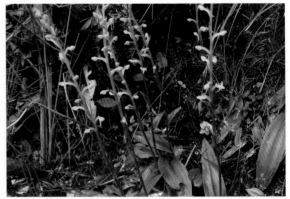

火焰兰
Renanthera coccinea Lour.

药用部位：全草。分布：华南。

功能主治：散瘀接骨，活血化瘀。治跌打肿痛、骨折。

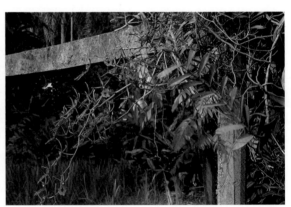

绶草（盘龙参）
Spiranthes sinensis (Pers.) Ames.

药用部位：全草。分布：几遍全国。

功能主治：治病后体虚，神经衰弱，肺结核咯血，咽喉肿痛，小儿夏季热，糖尿病，白带。

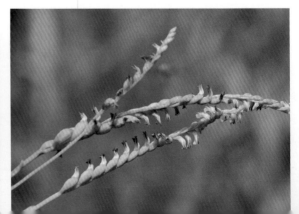

小花蜻蜓兰

Tulotis ussuriensis (Regl et Maack) Hara

药用部位：全草。分布：吉林、陕西及以南以东。

功能主治：清热，消肿，解毒。治虚火牙痛，鹅口疮，无名肿毒，毒蛇咬伤，跌打损伤，风湿痹痛。

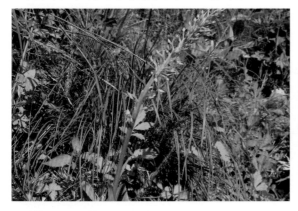

香草兰（婆绒花、独脚求、石母草）

Vanilla planifolia Andr.

药用部位：全草。分布：海南、台湾。

功能主治：清热解毒。治蛇伤，热毒，疮疡，无名肿毒，湿疮，疥癣。

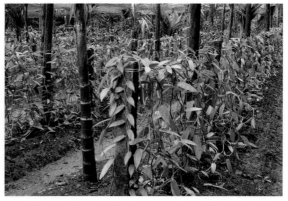

翅茎灯心草

Juncus alatus Franch. et Savat.

药用部位：全草。分布：甘肃、陕西及以东以南。

功能主治：清热泻火，熄风镇痉。治感冒，惊风。

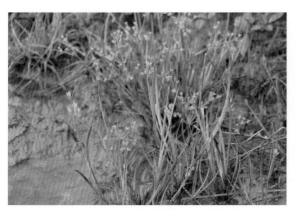

灯心草（秧草、水灯心）

Juncus effusus Linn.

药用部位：茎髓。分布：几遍全国。

功能主治：清心火，利小便。治心烦口渴，口舌生疮，尿路感染，小便不利，疟疾。

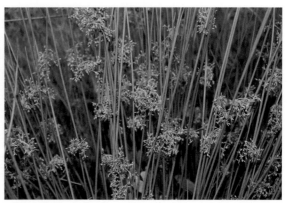

笄石菖（江南灯心草、水茅草）

Juncus prismatocarpus R. Br.

药用部位：全草。分布：华东北、秦岭以南。

功能主治：治小便不利，尿血，淋沥水肿，心烦不寐，咽喉炎，急性胃肠炎，肝炎，泌尿系炎症。

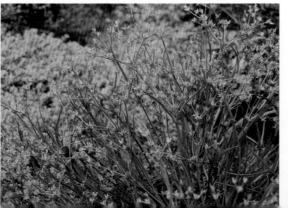

球柱草（牛毛草、土毛草）

Bulbostylis barbata (Rottb.) Kunth

药用部位：全草。分布：辽宁以东以南。

功能主治：凉血止血。治吐血、内脏出血等症。

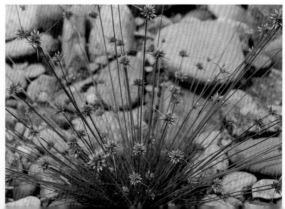

浆果苔草（山红稗、山稗子）
Carex baccans Nees

药用部位：全草。分布：华南、西南及台湾。

功能主治：根，治鼻衄，便血，月经过多，产后出血。种子，治麻疹，水痘，百日咳，脱肛，浮肿。

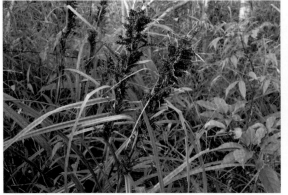

二型鳞苔草
Carex dimorpholepis Steud.

药用部位：全草。分布：华东、华中及以西以北。

功能主治：利尿通淋。治肾炎，肾结石。

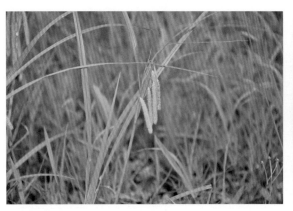

花葶苔草（翻天红、落地蜈蚣）
Carex scaposa C. B. Clarke

药用部位：全草。分布：亲岭以南。

功能主治：清热解毒，活血化瘀。治急性胃肠炎，跌打肿痛，瘀阻疼痛，腰肌劳损。

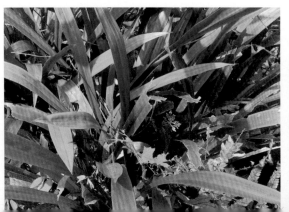

十字苔草（油草）
Carex cruciata Vahl

药用部位：全草。分布：华南、西南、华东。

功能主治：活血止血，健脾渗湿。治月经不调，狂犬咬伤，血虚浮肿，衄血，血崩，胃肠道出血。

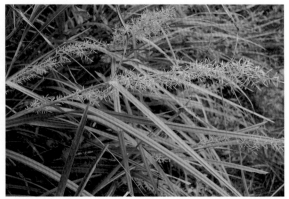

条穗苔草
Carex nemostachys Steud.

药用部位：全草。分布：秦岭以南。

功能主治：祛风止痛，收敛。治外感发热，温病高热头痛，关节红肿疼痛，外伤出血。

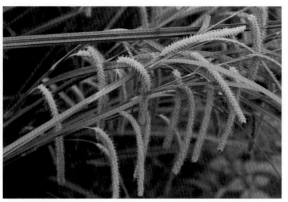

异型莎草（球穗碱草）
Cyperus difformis Linn.

药用部位：全草。分布：几遍全国。

功能主治：利尿通淋，行气活血。治热淋，小便不利，跌打损伤。

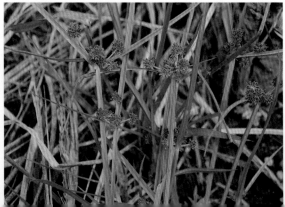

穗莎草
Cyperus eleusinoides Kunth

药用部位：全草。分布：东南、云南和华南。

功能主治：止血散血。治跌打肿痛，外伤出血。

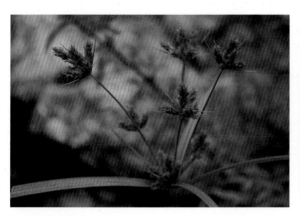

碎米莎草（三方草）
Cyperus iria Linn.

药用部位：全草。分布：几遍全国。

功能主治：止痛，通经络。治慢性子宫炎，经闭，产后腹痛，消化不良，跌打损伤。

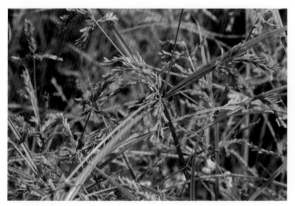

毛轴莎草
Cyperus pilosus Vahl

药用部位：全草。分布：华东、华南和西南。

功能主治：活血化瘀，消肿止痛。治跌打，浮肿。

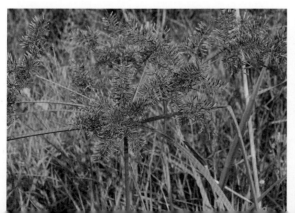

畦畔莎草
Cyperus haspan Linn.

药用部位：全草。分布：东南、华南和西南。

功能主治：息风止痉，解热。治婴儿破伤风。

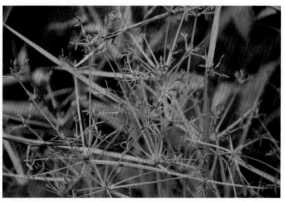

茳芏（咸草、咸水草、三角茳芏）
Cyperus malaccensis Lam.

药用部位：全草。分布：福建、贵州和华南。

功能主治：清热凉血，止血。治吐血，尿血，衄血，风火牙痛，白带。

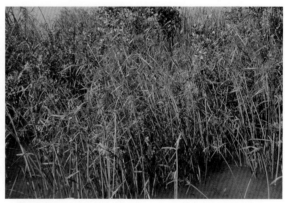

香附子（莎草、雷公头、香头草）
Cyperus rotundus Linn.

药用部位：块茎。分布：西北及以东以南。

功能主治：理气疏肝，调经止痛。治胃腹胀痛，两胁疼痛，痛经、月经不调。

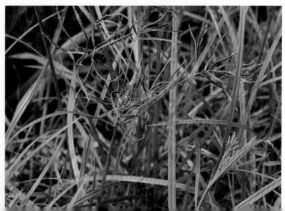

荸荠（马蹄）

Eleocharis dulcis (Burm.f.) Trin. ex Henschel

药用部位：球茎鲜用。分布：全国栽培。

功能主治：治咽喉肿痛，口腔炎，湿热黄疸，高血压病，小便不利，麻疹，肺热咳嗽，痔疮出血。

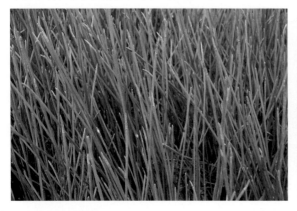

牛毛毡（松毛蔺、牛毛草、绒毛头）

Eleocharis acicularis (L.) Roem. & Schult.

药用部位：全草。分布：东南、西南、华南。

功能主治：发表散寒，祛痰平喘。治感冒咳嗽，痰多气喘，咳嗽失音。

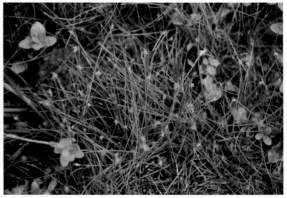

两歧飘拂草

Fimbristylis dichotoma (Linn.) Vahl

药用部位：全草。分布：除华中、西北外大部。

功能主治：行气止痛。治胃脘疼痛，小儿胎毒。

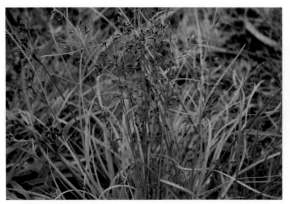

五棱飘拂草（水虱草、日照飘拂草）

Fimbristylis miliacea (Linn.) Vahl

药用部位：全草。分布：华东、西南、华南。

功能主治：祛痰定喘，活血消肿。治暑热尿少，支气管炎，跌打损伤，小便不利，胃肠炎。

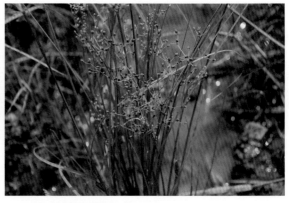

水莎草（聚穗莎草）

Juncellus serotinus (Rottb.) C. B. Clarke

药用部位：全草。分布：几遍全国。

功能主治：治慢性气管炎，产后瘀阻腹痛，消化不良，闭经及一切气血瘀滞，胸腹胁痛。

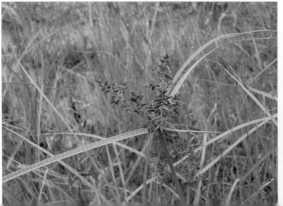

短叶水蜈蚣（水蜈蚣、金钮草）

Kyllinga brevifolia Rottb.

药用部位：全草。分布：几遍全国。

功能主治：治伤风感冒，支气管炎，百日咳，疟疾，痢疾，肝炎，跌打损伤，风湿性关节炎。

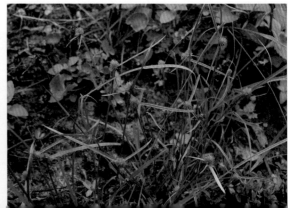

单穗水蜈蚣（一箭球、水百足、猴子草）

Kyllinga monocephala Rottb.

药用部位：全草。分布：长江以南。

功能主治：清热化痰，活血消肿。治百日咳，疟疾。外用治跌打损伤，蛇咬伤。

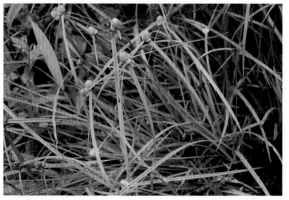

砖子苗（大香附子、三棱草）

Mariscus umbellatus Vahl

药用部位：全草。分布：秦岭以南。

功能主治：治感冒，月经不调，慢性子宫内膜炎，产后腹痛，跌打损伤，风湿关节炎。

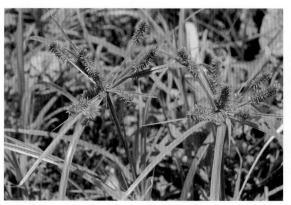

萤蔺（野马蹄草）

Scirpus juncoides Roxb.

药用部位：全草。分布：除内蒙古、甘肃、西藏外广布。

功能主治：清热解毒，凉血利水。治肺痨咯血，风火牙痛，目赤肿痛，尿路感染。

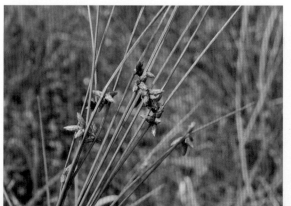

湖瓜草（钮草、七子关）

Lipocarpha microcephala (R. Br.) Kunth

药用部位：全草。分布：几遍全国。

功能主治：清热止惊。治小儿惊风。

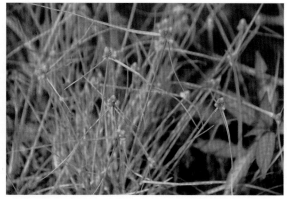

刺子莞（龙须草、绣球草）

Rhynchospora rubra (Lour.) Makino

药用部位：全草。分布：长江流域以南。

功能主治：清热利湿，疏风。治风热感冒，咳嗽，头痛，淋浊。

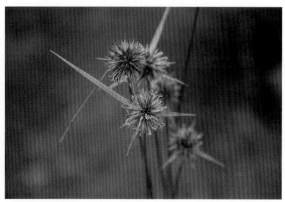

水毛草（水毛花根、蒲草根、千子草）

Scirpus mucronatus Linn.

药用部位：全草。分布：长江以南。

功能主治：根，治热症牙痛，淋症，白带等。全草，治外感恶寒，发热咳嗽。

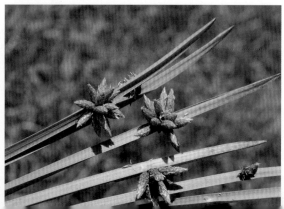

藨草（野荸荠、光棍子、光棍草）

Scirpus triqueter Linn.

药用部位：全草。分布：几遍全国。

功能主治：开胃消食，利湿通淋。治食积，呃逆饱胀，热淋，小便不利。

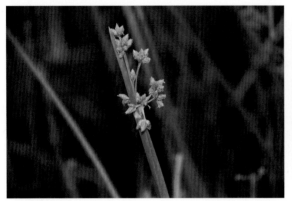

看麦娘（山高粱）

Alopecurus aequalis Sobol.

药用部位：全草。分布：几遍全国。

功能主治：清热利湿，止泻，解表。治水肿，水痘，泄泻，黄疸，赤眼，毒蛇咬伤。

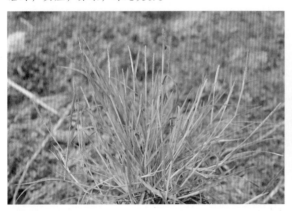

荩草（菉竹、王刍、菉草、黄草）

Arthraxon hispidus (Thunb.) Makino

药用部位：全草。分布：几遍全国。

功能主治：治肝炎，久咳气喘，咽喉炎，口腔炎，淋巴结炎，乳腺炎，惊悸。外用治皮肤瘙痒。

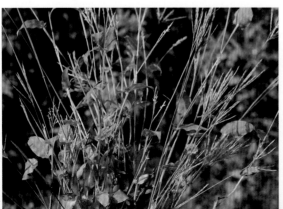

珍珠茅（毛果珍珠茅、割鸡刀、三角草）

Scleria levis Retz.

药用部位：根。分布：长江以南。

功能主治：消肿解毒。治毒蛇咬伤，小儿单纯性消化不良。

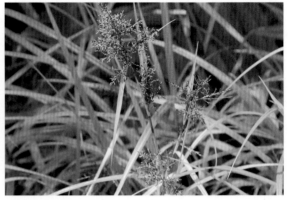

水蔗草（假雀麦）

Apluda mutica Linn.

药用部位：全草。分布：台湾、西南和华南。

功能主治：去腐生肌。治蛇伤，脚部糜烂。

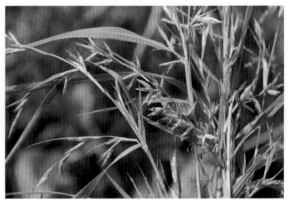

芦竹（芦荻竹、芦竹笋）

Arundo donax Linn.

药用部位：根状茎和嫩笋芽。分布：长江以南。

功能主治：清热泻火。治热病烦渴，风火牙痛，小便不利。

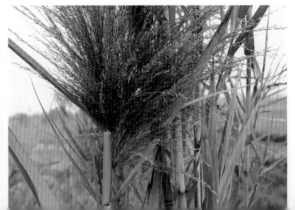

野燕麦（燕麦草）

Avena fatua Linn.

药用部位：全草及种子。分布：几遍全国。

功能主治：收敛止血，固表止汗。治吐血，血崩，白带，便血，自汗，盗汗。

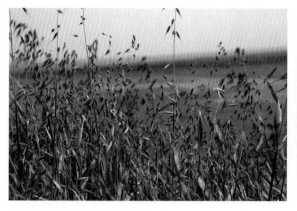

竹节草（鸡谷草、粘人草）

Chrysopogon aciculatus (Retz.) Trin.

药用部位：全草。分布：东南、云南、华南。

功能主治：清热利湿。治上呼吸道感染，急性胃肠炎，暑热小便短赤。

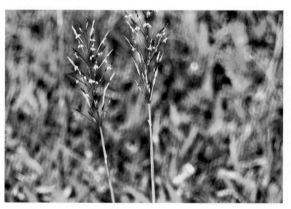

薏苡（薏米、川谷根）

Coix lacryma-jobi Linn.

药用部位：根及根状茎。分布：辽宁、陕西及以东以南。

功能主治：根状茎，治尿路感染，尿路结石，水肿，脚气，白带过多。根，治麻疹、筋骨拘挛。

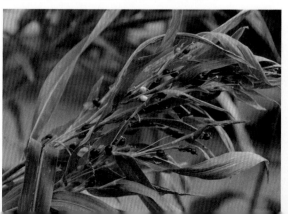

毛臂形草

Brachiaria villosa (Lam.) A. Camus

药用部位：全草。分布：台湾、广西、华中、陕西、甘肃、华东和西南。

功能主治：化痰止咳。治咳嗽。

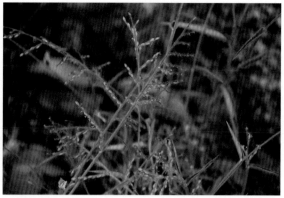

薏米（薏苡仁、苡仁、六谷子）

Coix chinensis Todaro

药用部位：种仁。分布：辽宁、陕西及以东以南。

功能主治：治水肿脚气，泄泻，湿痹拘挛，肺痿肠痈，消化不良，淋浊白带。

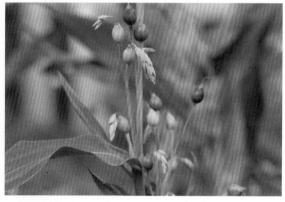

青香茅

Cymbopogon caesius (Nees) Stapf

药用部位：全草。分布：云南、华南。

功能主治：祛风除湿，消肿止痛。治风湿痹痛偏寒者，胃寒疼痛，月经不调，跌打损伤，瘀血肿痛。

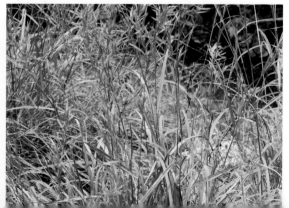

香茅（香茅草、风茅）

Cymbopogon citratus (DC.) Stapf

药用部位：全草。分布：海南、台湾。

功能主治：治风湿疼痛，头痛，胃痛，腹痛，腹泻，月经不调，产后水肿，跌打瘀血肿痛。

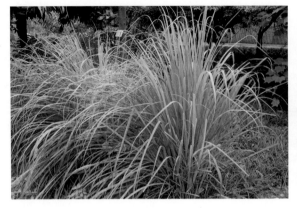

狗牙根（铁线草、绊根草）

Cynodon dactylon (Linn.) Pers.

药用部位：全草。分布：黄河以南。

功能主治：治上呼吸道感染，肝炎，痢疾，鼻衄，咯血，呕血，便血，脚气水肿，风湿骨痛。

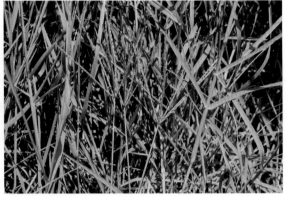

龙爪茅（竹目草，埃及指梳茅）

Dactyloctenium aegyptium (Linn.) Beauv.

药用部位：全草。分布：华东、华南和中南。

功能主治：补气健脾。治脾气不足，劳倦伤脾，气短乏力，纳食减少。

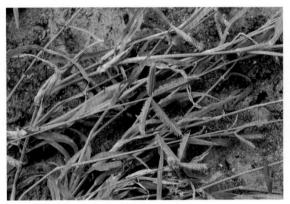

马唐（羊麻、羊粟、马饭、抓根草）

Digitaria sanguinalis (Linn.) Scop.

药用部位：全草。分布：除东北外大部。

功能主治：消食调中，清肝明目。治腹胀，消化不良，视物昏花。

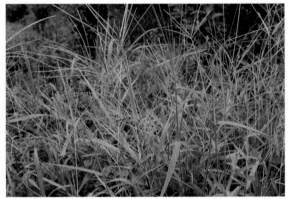

光头稗（光头稗子）

Echinochloa colonum (Linn.) Link.

药用部位：根。分布：河北、秦岭以南。

功能主治：消肿利水，止血。治腹水，咳嗽。

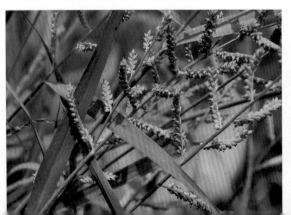

稗（稗子、稗草）

Echinochloa crusgalli (Linn.) P. Beauv.

药用部位：全草。分布：几遍全国。

功能主治：止血生肌。治金疮，外伤出血。外用鲜品捣烂敷患处。

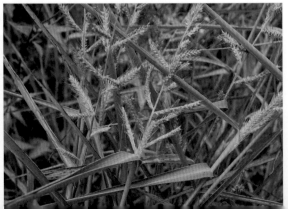

䅟（龙爪稷、鸡爪粟、鸭距粟）

Eleusine coracana (Linn.) Gaertn.

药用部位：种子。分布：长江以南及西藏。

功能主治：透疹，消食，补中益气，利尿。治感冒，麻疹不透，小儿消化不良。煮粥食用。

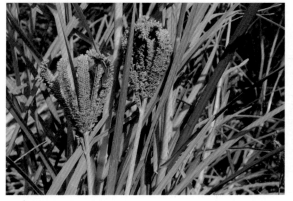

乱草（碎米知风草）

Eragrostis japonica (Thunb.) Trin.

药用部位：全草。分布：秦岭以南。

功能主治：利尿通淋，凉血止血。治热淋，咯血，吐血，衄血。

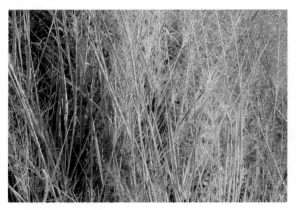

假俭草（爬根草）

Eremochloa ophiuroides (Munro) Hack.

药用部位：全草。分布：秦岭以南。

功能主治：活血。治跌打损伤。

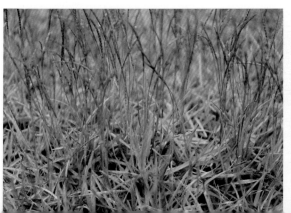

牛筋草（蟋蟀草）

Eleusine indica (Linn.) Gaertn.

药用部位：全草。分布：几遍全国。

功能主治：治风湿性关节炎，黄疸型肝炎，小儿消化不良，肠炎，痢疾，尿道炎。

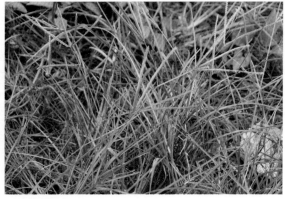

鲫鱼草（乱草）

Eragrostis tenella (Linn.) Beauv. ex Roem. et Schult

药用部位：全草。分布：湖北、东南、华南。

功能主治：清热凉血。治咯血，吐血。

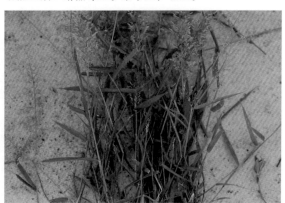

拟金茅（蓑草、龙须草）

Eulaliopsis binata (Retz.) D. E. Hubb.

药用部位：全草。分布：河南、陕西、广西和西南。

功能主治：感冒，肝炎，小儿肺炎，乳腺炎，荨麻疹，产褥热，胃痛，外伤出血。

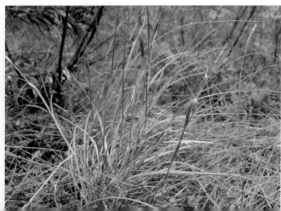

球穗草

Hackelochloa granularis (Linn.) Kuntze

药用部位：全草。分布：长江以南。

功能主治：清热利湿。治疮毒，肠炎。

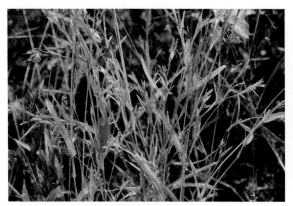

黄茅（扭黄茅、地筋）

Heteropogon contortus (Linn.) Beauv. ex Roem. & Schult.

药用部位：全草。分布：陕西、新疆、秦岭以南。

功能主治：祛风除湿。治咳嗽，吐泻，风湿关节疼痛。

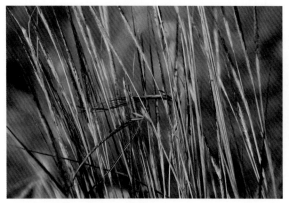

千金子

Leptochloa chinensis (Linn.) Nees

药用部位：全草。分布：陕西、秦岭以南。

功能主治：行水破血，化痰散结。治癥瘕积聚，久热不退。

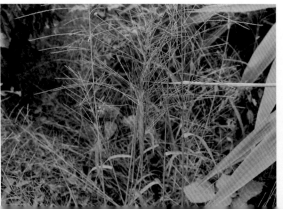

扁穗牛鞭草

Hemarthria compressa (Linn. f.) R. Br.

药用部位：全草。分布：长江以南。

功能主治：解表，祛风，开胃。治久病体虚，食欲不振，感冒，风湿痹痛。

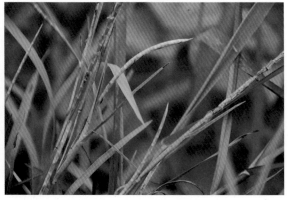

白茅（白茅根、茅根、苏茅根）

Imperata cylindrica (Linn.) Beauv.

药用部位：根状茎。分布：西北、华北、辽宁、山东。

功能主治：治急性肾炎水肿，衄血，咯血，吐血，尿血，高血压病，热病烦渴，肺热咳嗽。

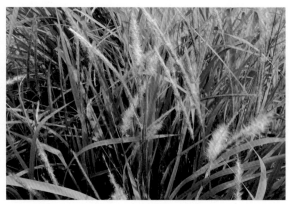

淡竹叶（山鸡米、竹叶草、竹叶麦冬）

Lophatherum gracile Brongn

药用部位：全草。分布：长江流域及以南。

功能主治：治感冒发热，中暑，咽喉炎，尿道炎，高热烦渴，牙周炎，口腔炎，尿道炎，失眠。

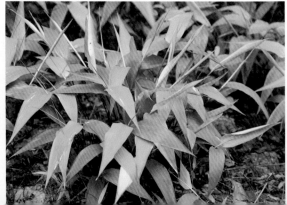

五节芒（苦芦骨）

Miscanthus floridulus (Lab.) Warb. ex K. Schum.& Laut.

药用部位：根、茎、虫瘿。分布：华东、贵州和华南。

功能主治：治小儿疹出不透，小儿疝气，月经不调，胃寒作痛，筋骨扭伤，淋病。

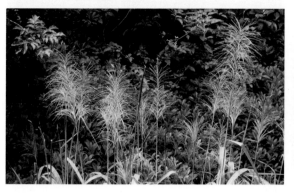

类芦（篱笆竹、石珍芽）

Neyraudia reynaudiana (Kunth) Keng ex Hithe.

药用部位：嫩芽、叶。分布：长江流域以南。

功能主治：清热利湿，消肿解毒。治肾炎水肿，毒蛇咬伤。

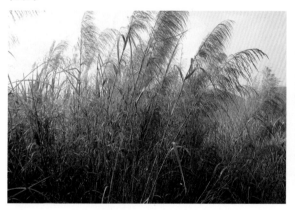

稷（穄米、穄米、糜子米）

Panicum miliaceum Linn.

药用部位：种子。分布：几遍全国。

功能主治：补中益气。治烦渴，泻痢，吐逆，咳嗽，胃痛，小儿鹅口疮，疮痈，烫伤。

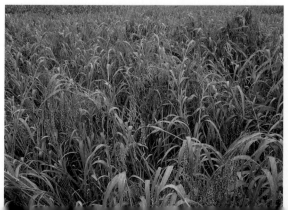

芒（芒草）

Miscanthus sinensis Anderss.

药用部位：嫩根状茎、花。分布：几遍全国。

功能主治：根，治热淋，小便不利，虫蛇咬伤。花，治瘀血闭经，月经不调，产后恶露不净。

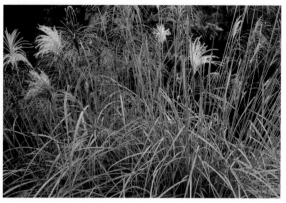

稻（谷芽、稻芽）

Oryza sativa Linn.

药用部位：根、茎、叶、谷芽。分布：几遍全国。

功能主治：根、茎、叶治烦躁口渴，赤痢热燥，伤风发热。谷芽，治宿食不化，食欲不振。

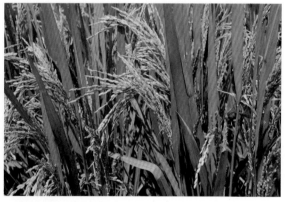

铺地黍（枯骨草）

Panicum repens Linn.

药用部位：全草。分布：东南各地。

功能主治：治高血压病，鼻窦炎，鼻出血，湿热带下，尿路感染，肋间神经痛，黄疸型肝炎。

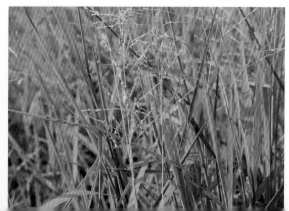

狼尾草（大狗尾草）

Pennisetum alopecuroides (Linn.) Spreng

药用部位：全草。分布：东北、华北、长江以南。

功能主治：清肺止咳，凉血明目。治肺热咳嗽，咯血，目赤肿痛，痈肿疮毒。

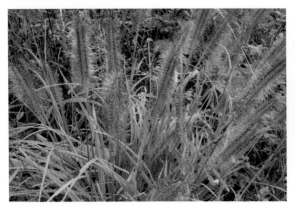

蔺草（草芦）

Phalaris arundinacea Linn.

药用部位：全草。分布：几遍全国。

功能主治：调经，止带。治月经不调，赤白带下。

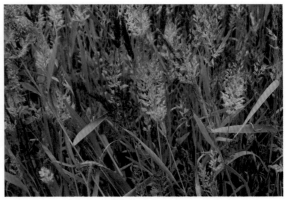

芦苇（苇根、芦头）

Phragmites australis Trin. ex Steud.

药用部位：根状茎。分布：几遍全国。

功能主治：治肺热咳嗽，肺痈，口苦咽干，热淋涩痛，大便干结，高热烦渴，牙龈出血，鼻出血。

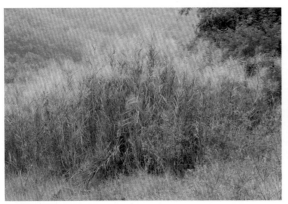

水芦（水竹、过江芦荻、水芦荻）

Phragmites karka (Retz.) Trin. ex Steud.

药用部位：根状茎。分布：东南、华南和西南。

功能主治：治急性热病烦渴，肺热肠痈，小便黄赤，牙龈出血，鼻衄，消化不良，大便秘结。

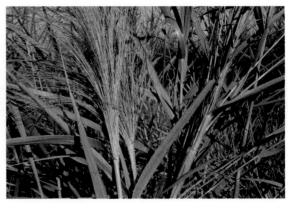

金丝草（黄毛草、猫毛草）

Pogonatherum crinitum (Thunb.) Kunth

药用部位：全草。分布：华南和西南。

功能主治：治感冒发热，中暑，尿路感染，肾炎水肿，黄疸型肝炎，糖尿病，小儿久热不退。

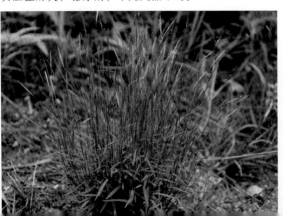

金发草（竹蒿草）

Pogonatherum paniceum (Lam.) Hack.

药用部位：全草。分布：秦岭以南。

功能主治：治感冒发热，尿道感染，小便短赤涩痛，尿血，黄疸肝炎，肾炎水肿，糖尿病。

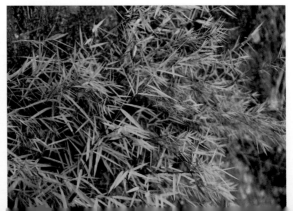

鹅观草（弯鹅观草、弯穗鹅观草）

Roegneria kamoji Ohwi

药用部位：全草。分布：除西藏外几遍全国。

功能主治：清热凉血，通络止痛。治咳嗽痰中带血，风丹，劳伤疼痛。

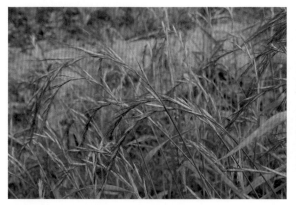

斑茅（大密、芭茅）

Saccharum arundinaceum Retz.

药用部位：根。分布：陕西、秦岭以南。

功能主治：活血通经，通窍利水。治跌打损伤，筋骨风痛，经闭，月经不调，水肿，蛊胀。

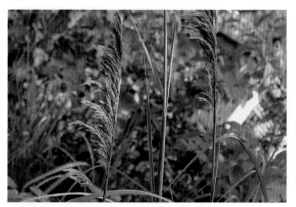

甜根子草（甜茅、割手密）

Saccharum spontaneum Linn.

药用部位：根茎。分布：陕西、秦岭以南。

功能主治：清热利水，止渴。治感冒发热口干，小便不畅，肾炎，肝炎等。

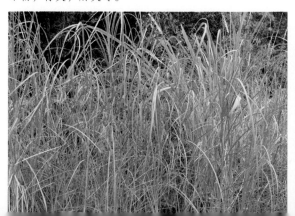

筒轴草（筒轴茅、粗轴草）

Rottboellia exaltata Linn. f.

药用部位：全草。分布：长江以南。

功能主治：清热利尿。治小便不畅。

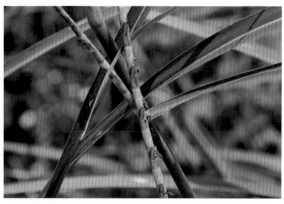

甘蔗（薯蔗、糖蔗，黄皮果蔗）

Saccharum officinarum Linn.

药用部位：茎。分布：华东、广西、西南。

功能主治：治发热口干，肺燥咳嗽，咽喉肿痛，心胸烦热，反胃呕吐，妊娠水肿。

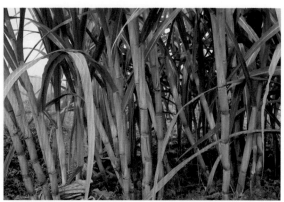

囊颖草（滑草）

Sacciolepis indica (Linn.) A. Chase

药用部位：全草。分布：华南、华东和中南。

功能主治：收敛生肌，止血。治外伤出血。外用鲜品捣烂敷患处。

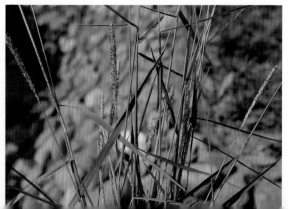

大狗尾草（狗尾巴）

Setaria faberii Herrm.

药用部位：全草。分布：黑龙江、秦岭以南。

功能主治：清热消疳，祛风止痛。治小儿疳积，风疹，牙痛。

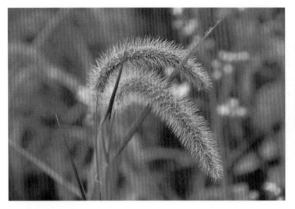

棕叶狗尾草（雏茅草）

Setaria palmifolia (Koen.) Stapf

药用部位：根。分布：秦岭以南。

功能主治：治脱肛，子宫脱垂。

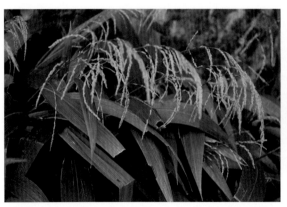

狗尾草（谷莠草、莠）

Setaria viridis (Linn.) Beauv.

药用部位：全草。分布：几遍全国。

功能主治：治风热感冒，砂眼，目赤疼痛，黄疸肝炎，小便不利。外用治颈淋巴结结核。

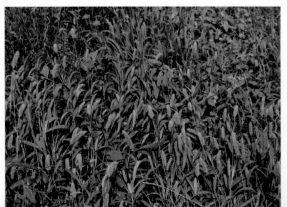

粟（小米、狗尾粟、黄粟、粱）

Setaria italica Beauv.

药用部位：果（粟芽）、全株。分布：北方。

功能主治：果，治食积不化，消化不良，胸闷腹胀，妊娠呕吐。全株，治虚汗不止，劳伤气弱。

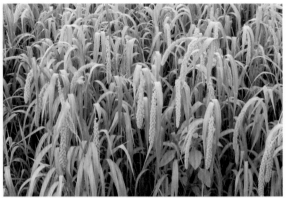

皱叶狗尾草（烂衣草、马草、扭叶草）

Setaria plicata (Lam.) T. Cooke.

药用部位：全草。分布：秦岭以南。

功能主治：解毒、杀虫。治疥癣，丹毒，疮疡。

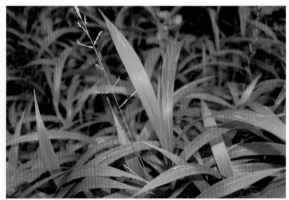

高粱（蜀黍、大高粱）

Sorghum bicolor (Linn.) Moench

药用部位：种子。分布：南北均栽。

功能主治：燥湿祛痰，宁心安神。治湿痰咳嗽，胃痛不舒，失眠多梦，食积。

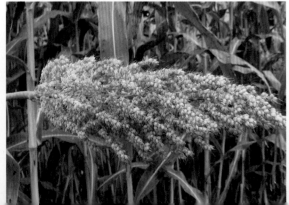

鼠尾粟(狗屎草)

Sporobolus fertilis (Steud.) W. D. Claytoon

药用部位：全草。分布：秦岭以南。

功能主治：清热解毒，凉血。治伤暑烦热，燥热便秘，湿热淋浊，小儿烦热，尿血。

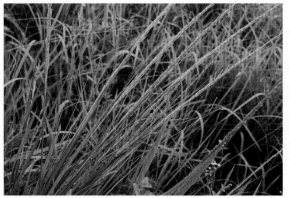

苞子草

Themeda caudata (Nees) A. Camus

药用部位：根茎。分布：华东、华南和西南。

功能主治：清热。治热咳。

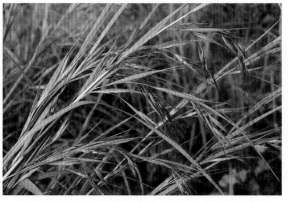

小麦(浮小麦)

Triticum aestivum Linn.

药用部位：全草、种子及麦芽。分布：全国广栽。

功能主治：止虚汗，养心安神。治体虚汗多，脏躁症，

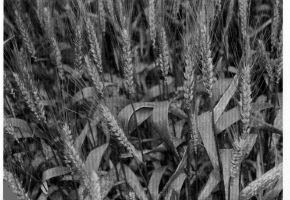

钝叶草(薏米草、鸭口草)

Stenotaphrum helferii Munro ex Hook. f.

药用部位：全草。分布：云南和华南。

功能主治：催生助产。治难产，胎盘滞留。

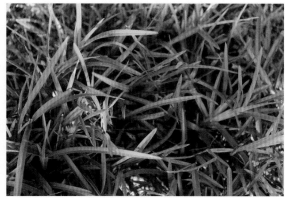

菅

Themeda villosa (Poir.) A. Camus

药用部位：根茎。分布：秦岭以南。

功能主治：祛风散寒，除湿通络，利尿消肿。治风湿痹痛，风寒感冒，小便淋痛，水肿，骨折。

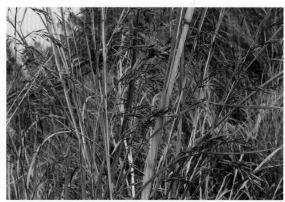

玉米(玉米须、玉蜀黍、包谷)

Zea mays Linn.

药用部位：叶、花柱、果序轴。分布：全国广栽。

功能主治：治急、慢性肾炎，水肿，急、慢性肝炎，高血压，糖尿病，慢性副鼻窦炎，尿路结石。

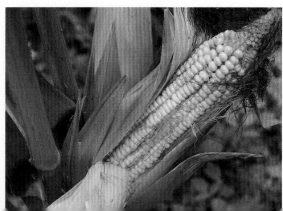

茭笋（菰、茭白）

Zizania latifolia (Griseb.) Stapf.

药用部位：茭白、根及果实。分布：华中及以东以北至西北。

功能主治：茭白治热病烦渴，二便不利，乳汁不通。菰实，心烦，口渴，大便不通，小便不利。

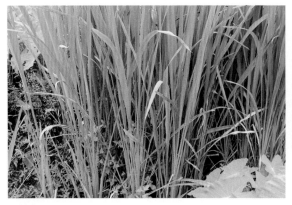

坭簕竹（簕竹、坭竹、猪坦脶）

Bambusa dissimulator McClure

药用部位：根、竹茹。分布：香港。

功能主治：清热止渴。根治狂犬病；竹菇治胃热呕吐。

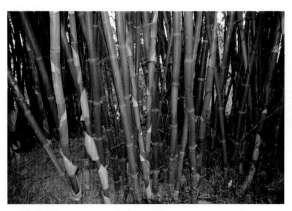

撑篙竹（稿竹、泥竹、虾须竹、油竹）

Bambusa pervariabilis McClure

药用部位：叶、竹茹。分布：福建和华南。

功能主治：清热利尿，除烦。治烦热呕吐，吐血，衄血，感冒风热，尿路感染。

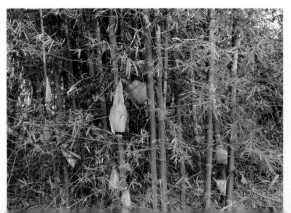

粉单竹（单竹）

Bambusa chungii McClure

药用部位：叶。分布：湖南、东南和华南。

功能主治：清心除烦，清暑止渴。治热病心烦，伤暑口渴，烫伤。

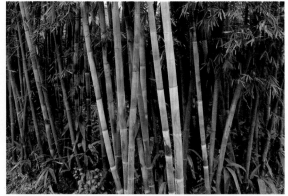

凤尾竹

Bambusa multiplex (Lour.) Raeusch. ex al. cv. Fernleaf

药用部位：全株。分布：珠江三角洲有栽。

功能主治：清热利尿、除烦。治热病心烦，伤暑口渴。

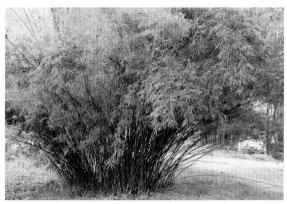

车筒竹（硬头犁、泥竹）

Bambusa sinospinosa McClure

药用部位：叶、竹茹、竹笋。分布：华南和西南。

功能主治：治小儿高热，感冒风热，尿路感染，鼻衄；竹菇微苦，性凉。有清热止呕的功效。

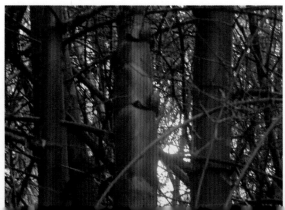

青皮竹（篾竹、山青竹、地青竹）

Bambusa textilis McClure

药用部位：竹黄。分布：西南、华中和华东。

功能主治：清热化痰，凉心定惊。治小儿惊风，癫痫，热病神昏，中风痰迷，痰热咳嗽。

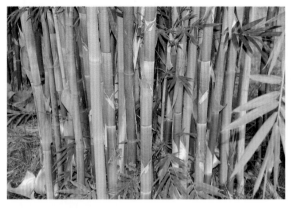

黄金间碧竹（金丝竹）

Bambusa vulgaris Schrad. ex Wendl. cv. **Vittata**

药用部位：嫩叶。分布：东南、云南、华南。

功能主治：清热除烦。治感冒发热。

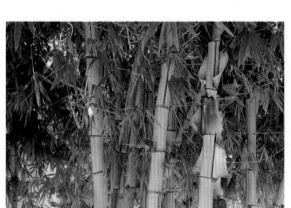

麻竹（甜竹、大头典竹、大头竹、甜竹、青甜竹）

Dendrocalamus latiflorus Munro

药用部位：竹笋。分布：东南、华南和西南。

功能主治：化痰止咳，解毒。治咳嗽。

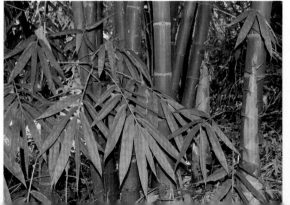

佛肚竹（佛竹、葫芦竹）

Bambusa ventricosa McClure

药用部位：嫩叶。分布：南方有栽。

功能主治：清热除烦。治感冒发热。

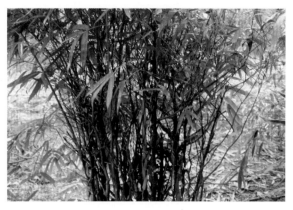

吊丝球竹

Dendrocalamopsis beecheyana (Munro) Keng f.

药用部位：竹茹。分布：华南。

功能主治：清热止呕。治感冒发热，止吐。

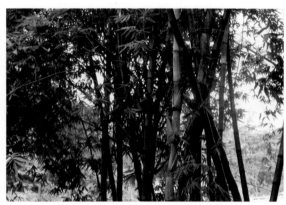

箬竹（辽叶、辽竹、篸竹、篸叶竹）

Indocalamus tessellatus (Munro) Keng. f.

药用部位：叶。分布：贵州、华东和华南。

功能主治：清热止血。治吐衄，下血。

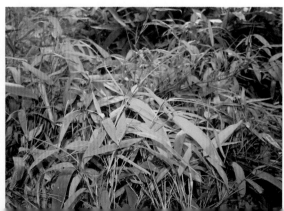

桂竹（五月竹、斑竹、月季竹）

Phyllostachys bambusoides Sieb. et Zucc.

药用部位：笋。分布：黄河流域及以南。

功能主治：解毒，除湿热，祛风湿。治咳嗽，气喘，四肢顽痹，筋骨疼痛。

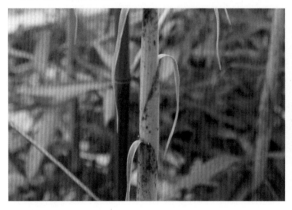

毛竹（楠竹、茅竹、南竹、江南竹）

Phyllostachys heterocycla (Carr.) Mitford cv. **Pubescens**

药用部位：叶。分布：秦岭以南。

功能主治：清热利尿，止吐。治烦热口渴，小儿疳积，小儿发热，高热不退，呕吐。

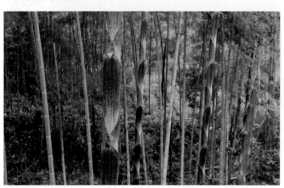

紫竹（黑竹）

Phyllostachys nigra (Lodd.) Munro

药用部位：根茎。分布：几遍全国。

功能主治：清热利尿，解毒除烦。治高热，小儿夜啼，狂犬咬伤。

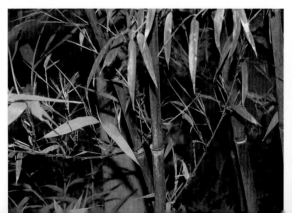

水竹

Phyllostachys heteroclada Oliver

药用部位：叶。分布：黄河以南。

功能主治：清热除烦。治热病烦渴。

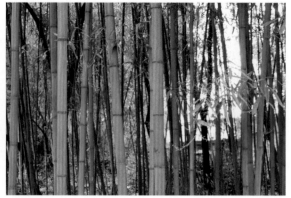

筿竹（大韧竹、刚竹、扫把竹、金丝竹）

Phyllostachys nidularia Munro

药用部位：嫩叶、竹茹。分布：长江以南。

功能主治：清热解毒，利尿除烦。治烦热口渴，不眠，音哑，目赤肿痛，口疮，疥癣，疮毒。

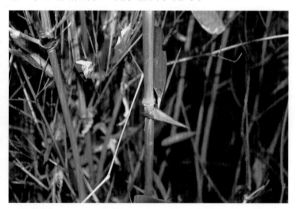

苦竹（伞柄竹）

Pleioblastus amarus (Keng) Keng f.

药用部位：叶。分布：华东、华中和西南。

功能主治：清心，利尿，明目，解毒。治热病烦渴，失眠，小便短赤，口疮，目痛，失声，烫伤。

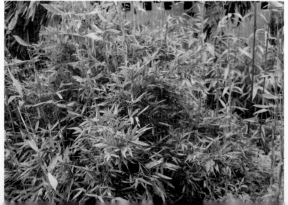

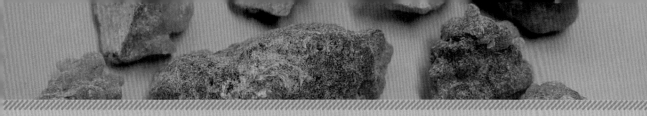

五、树脂类

没药（末药、明没药）

Commiphore myrrha Engl.

药用部位：茎干皮部渗出的树脂经干燥而成。

功能主治：散血去瘀，消肿定痛。治痈疽肿痛，症瘕，经闭，痔漏，目障。

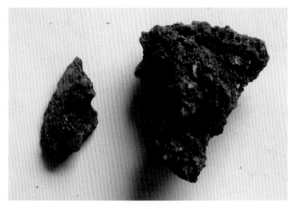

苏合香

Liquidambar orientalis Mill.

药用部位：树干渗出的香树脂，经加工精制而成的油状液体。

功能主治：能开窍辟秽，豁痰止痛。治中风痰厥，惊痫，胸腹冷痛，心绞痛，疥疮，冻疮。

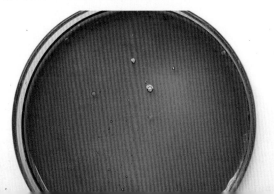

乳香（乳头香、滴乳香）

Boswellia carterii Birdw.

药用部位：树干切伤后渗出的树脂经干燥而成。

功能主治：活血止痛，消肿生肌，治气血凝滞，心腹疼痛，痛经，产后瘀血刺痛，痈疽肿毒。

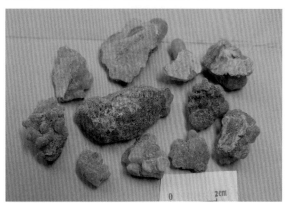

藤黄（玉黄、月黄）

Garcinia hanburyi Hook. f.

药用部位：树干渗出的树脂，经加工而成。

功能主治：消肿排脓，散瘀解毒，止血，杀虫。治痈疽肿毒，损伤出血，金疮肿痛，顽癣。

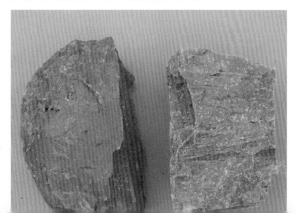

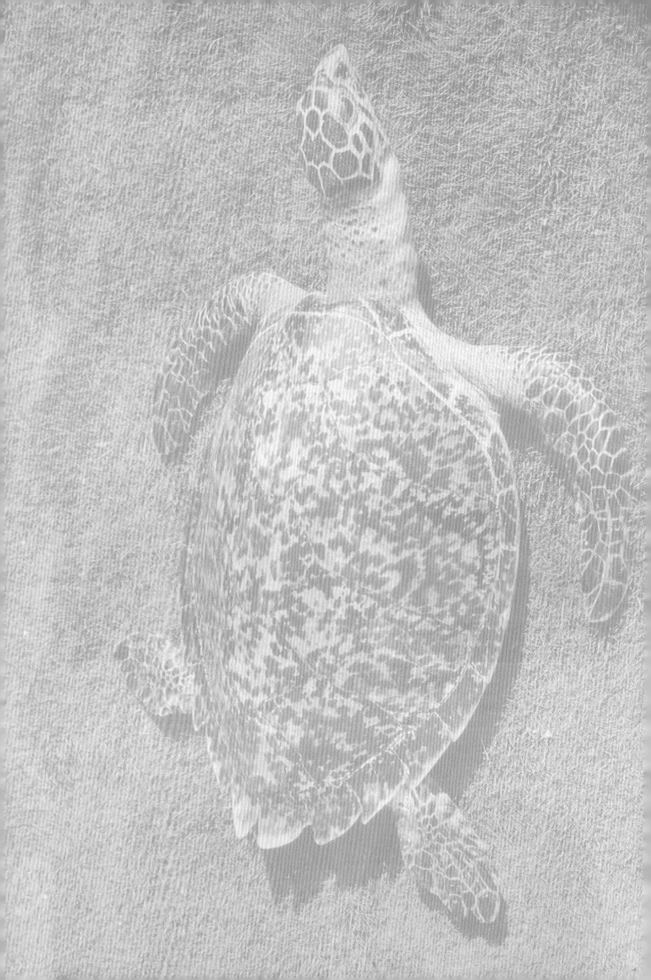

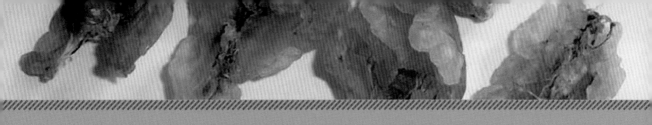

六、动物类

蕲蛇（五步蛇）

Agkistrodon acutus (Guenther)

药用部位：除去内脏的干燥全体。

功能主治：治风湿顽痹，中风麻木拘挛，口眼㖞斜，半身不遂，抽搐痉挛，破伤风症，麻风疥癣。

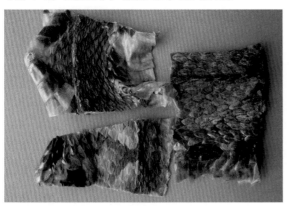

瓦楞子（泥蚶）

Arca granosa Linnaeus

药用部位：的贝壳。

功能主治：治顽痰积结，黏稠难咯，瘿瘤，瘰疬，症瘕痞块，胃痛泛酸。

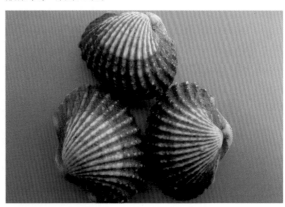

九香虫（臭屁虫）

Aspongopus chinensis Dallas

药用部位：干燥虫体。

功能主治：理气止痛，温中壮阳。治胃寒胀痛，肝胃气痛，肾虚阳痿，腰膝酸痛。

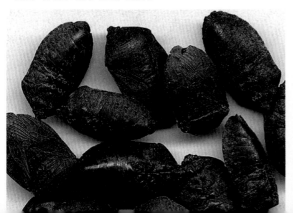

鹅管石（栎珊瑚）

Balanophyllia sp.

药用部位：石灰质骨骼。

功能主治：补肺气，壮阳，通乳。治肺痨咳嗽气喘，阳痿，腰膝无力，乳汁不通。

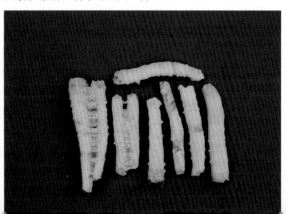

僵蚕（来自家蚕）

Bombyx mori Linnaeus.

药用部位：干燥带菌虫体

功能主治：治肝风头痛眩晕，惊风抽搐，咽喉肿痛，中风失音，喉痹，痰热结核，齿痛。

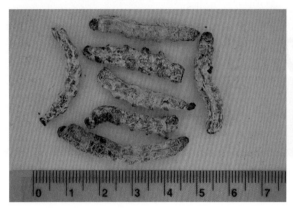

水牛角（来自水牛）（丑角）

Bubalus bubalis Linnaeus

药用部位：除去角塞的干燥角。

功能主治：清热，解毒，凉血，定惊。治温病高热，神昏谵语，发斑发疹，吐血，衄血，惊风，癫狂。

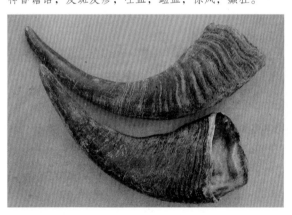

干蟾（蟾蜍干、蟾蜍干、蛤蟆干、蟾蜍）

Bufo melanostictus Schneider

药用部位：的除去内脏带皮或去外皮的干燥全体。

功能主治：消癥破结，解毒除湿，杀虫，止痛。治症瘕，肿毒，疳积诸症。

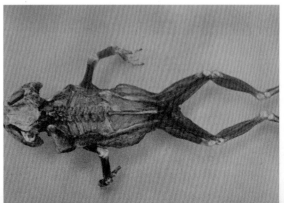

牛黄（来自牛）

Bos Taurus domesticus Gmelin

药用部位：干燥胆结石。

功能主治：治热病神昏，中风痰迷，惊痫抽搐，癫痫发狂，咽喉肿痛，口舌生疮，肿痛疔疮。

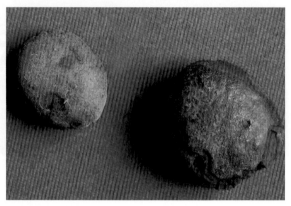

蟾酥（来自黑眶蟾蜍）

Bufo melanostictus Scheider

药用部位：干燥分泌物。

功能主治：解毒，止痛，开窍醒神。治痈疽疔疮，咽喉肿痛，中暑吐泻，腹痛神昏。

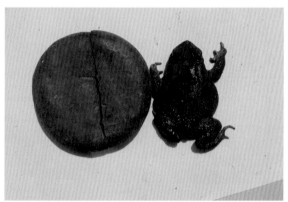

金钱白花蛇（银环蛇、广东白花蛇）

Bungarus multicinctus Blyth

药用部位：幼蛇除去内脏的干燥全体。

功能主治：治风湿顽痹，麻木拘挛，中风口眼㖞斜，半身不遂，抽搐痉挛，破伤风症，麻风。

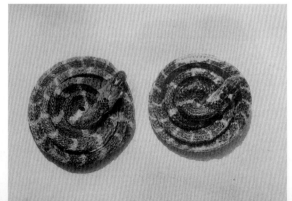

全蝎（来自东亚钳蝎）
Buthus martensii Karsch

药用部位：干燥全体。

功能主治：治小儿惊风，抽搐痉挛，中风口喝，半身不遂，破伤风，偏正头痛，瘰疬，疮疡肿毒。

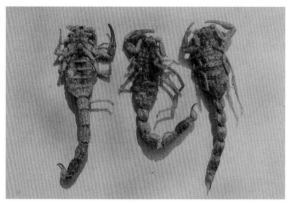

鹿茸（来自梅花鹿）
Cervus nippon Temminck

药用部位：雄鹿未骨化密生茸毛的幼角。

功能主治：治腰肾虚冷，阳痿精滑，血虚眩晕，虚寒血崩，宫冷不孕，阴疽不敛，腰膝痿软。

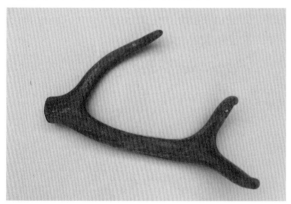

五谷虫（罗仙子）
Chrysomyis megacephala (Fab.)

药用部位：丽蝇科的干燥幼虫。

功能主治：清热解毒，消积滞。治神昏谵语，小儿疳积等症。

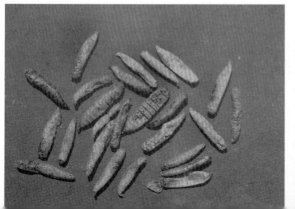

狗鞭（来自犬、狗）
Camis familiaris Linnaeus

药用部位：雄性带睾丸的干燥阴茎。

功能主治：温补肾阳，益精，壮阳。治肾阳衰弱，阳痿，遗精，腰膝痿弱无力，妇女带下。

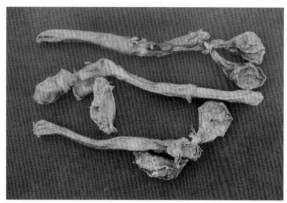

龟甲（来自乌龟）（玄武甲、龟板）
Chinemys reevesii (Gray)

药用部位：龟的干燥腹甲和背甲。

功能主治：滋阴潜阳，益肾健骨。治阴虚潮热，骨蒸盗汗，头晕目眩，虚风内动，心虚健忘。

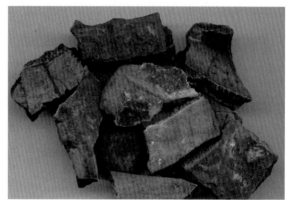

燕窝（来自金丝燕）
Collocalia esculenta Linnaeus

药用部位：金丝燕用唾液等胶结而筑成的干燥巢窝。

功能主治：养阴，润燥，益气补中，化痰止咳。治虚损咳嗽，痰喘咯血吐血，潮热。噎膈反胃。

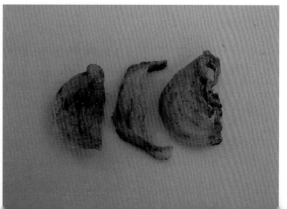

白鸽屎（来自家鸽）

Columba liuia domestica Linnaeus

药用部位：干燥原粒粪便。

功能主治：祛风，消肿，生津，杀虫。治腹中痞块，瘰疬疮痈，产后消渴。

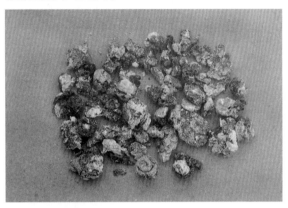

广西白花蛇（百花绵蛇）

Elaphe moellendorffi (Boettger)

药用部位：除去内脏的干燥全体。

功能主治：搜风胜湿，通经络。治卒中后遗症，湿痹麻木，骨节疼痛，破伤风，麻风疥癣。

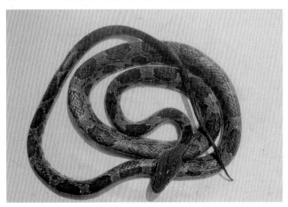

阿胶（来自驴）（驴皮胶、傅致胶、盆覆胶）

Equus asinus Linnaeus

药用部位：驴皮经煎煮，浓缩制成的固体胶。

功能主治：治血虚萎黄，眩晕心悸，肌痿无力，心烦不眠，虚风内动，肺燥咳嗽，劳嗽咯血。

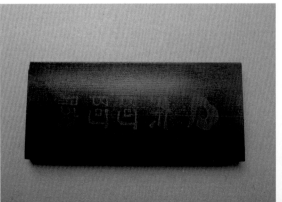

蝉蜕（黑蚱蝉）

Cryptotympana pustulata Fabricius

药用部位：若虫羽化时所蜕落的干燥皮壳。

功能主治：治风热感冒，咽痛音嘶，麻疹不透，翳障，惊风抽搐，破伤风。

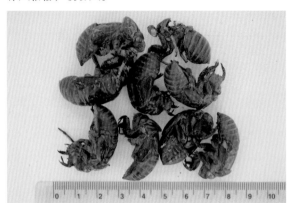

蛇蜕（黑眉锦蛇）

Elaphe taeniura Cope

药用部位：蛇自然蜕下皮膜的干燥品。

功能主治：祛风定惊。治小儿惊风，抽搐痉挛，角膜出翳，喉痹，疔肿，皮肤瘙痒。

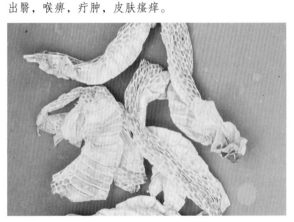

玳瑁

Eretmochelys imbricata (Linnaeus)

药用部位：背甲。

功能主治：清热解毒，安神，平肝。治热病神昏，谵语，痉厥，小儿惊痫，痈疽痘疮毒。

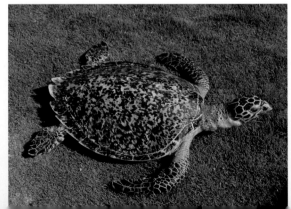

刺猬皮（来自刺猬）

Erinaceus europaeus Linnaeus

药用部位：带刺的干燥皮。

功能主治：收敛，止血，解毒镇痛。治反胃，腹痛，痔疮便血，小便频数。

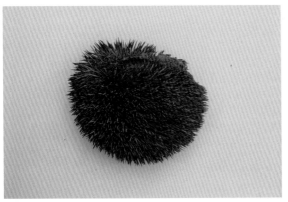

蛤蚧

Gekko gekko Linnaeus

药用部位：除去内脏的干燥全体。

功能主治：温肺补肾，纳气定喘，助阳益精。治虚喘气促，劳伤咯血，阳痿遗精。

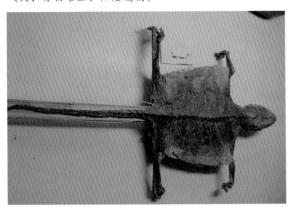

石决明（来自杂色鲍）

Haliotis diversicolor Reeve

药用部位：贝壳。

功能主治：平肝潜阳，清肝明目。治头痛眩晕，目赤翳障，视物昏花，青盲雀目。

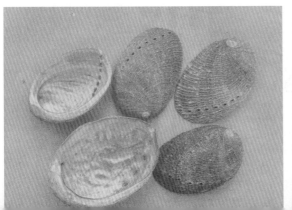

鸡内金（来自家鸡）（鸡肫皮、鸡胗皮、内金）

Gallus gallus domesticus Brisson

药用部位：干燥沙囊内壁。

功能主治：健胃消食，涩精止遗。治食滞，脘胀，小儿疳积，呕吐泻痢，遗尿，遗精，砂淋诸症。

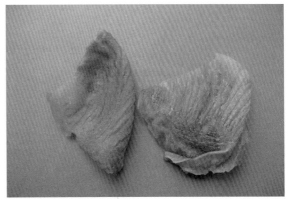

盐蛇干（蹼趾壁虎、壁虎、天龙、守宫）

Gekko subpalmatus Guenther

药用部位：干燥全体。

功能主治：祛风，解痉，除痰，散结。治中风瘫痪，手足不举，小儿疳积，破伤风，肿瘤和蝎螫伤。

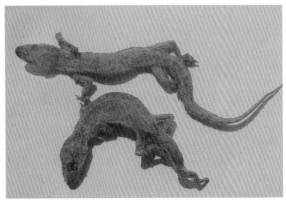

海马（克氏海马）

Hippocampus kelloggi Jordan et Snyder

药用部位：干燥全体。

功能主治：温肾壮阳，散结消肿。治阳痿遗尿，症瘕积聚，肾虚作喘，跌打损伤。外治痈肿疔疮。

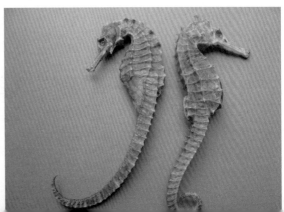

红娘子（红娘虫、红女、红姑娘、红蝉）

Huechys sanguinea De Geer

药用部位：干燥虫体。

功能主治：活血行瘀，通经脉，解毒。治瘀血，经闭，症瘕积聚，狂犬咬伤。外用治疥癣，恶疮。

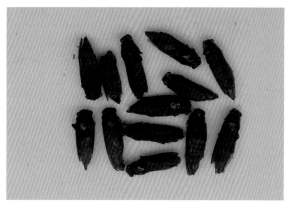

水獭肝（来自水獭）

Lutra lutra Linnaeus

药用部位：干燥肝脏。

功能主治：治肝、胃气痛，虚劳，骨蒸潮热，盗汗，咳嗽，气喘，咯血，夜盲，痔疮下血。

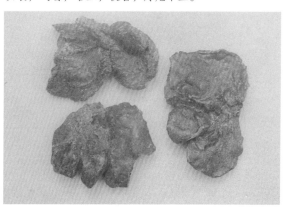

鲮鱼鳃（来自日本蝠鲼）

Mabula japonica (Muller et Henle)

药用部位：干燥鱼鳃。

功能主治：解毒，清热，催乳。治麻疹，痘毒，乳汁稀少。

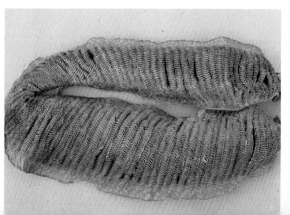

望月砂（来自华南兔）

Lepus sinensis Gray

药用部位：干燥粪便。

功能主治：明目，杀虫解毒。治目障生翳，疳疮，痔瘘。

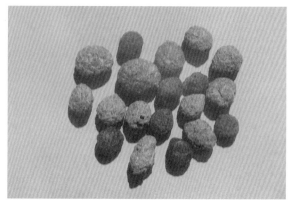

猴枣（来自猕猴）

Macaca mulatta Zimmermann

药用部位：胃、肠、颊囊的结石。

功能主治：清热镇惊，豁痰定喘，解毒消肿。治热痰喘嗽，小儿惊风，痈疽瘰疬。

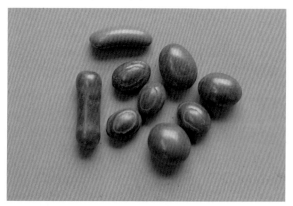

穿山甲（鲮鲤）

Manis pentadactyla Linnaeus

药用部位：鳞甲。

功能主治：通经下乳，消肿排脓，搜风通络。治经闭癥瘕，乳汁不通，痈疖疮毒，关节痹痛。

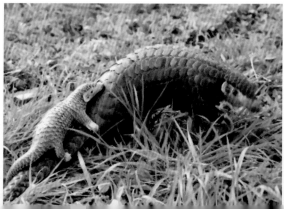

紫贝齿（阿拉伯绶贝）

Mauritia arabica (Linnaeus)

药用部位：贝壳。

功能主治：清心安神，平肝明目。治惊悸，心烦不眠，目赤眩晕，斑疹。

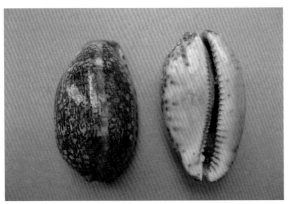

麝香（原麝）

Moschus moschiferus Linnaeus

药用部位：成熟雄性腹部香囊中的分泌物。

功能主治：治热病神昏，中风痰厥，寒邪腹痛，经闭，症痕，心腹暴痛，痈肿瘰疬，咽喉肿痛。

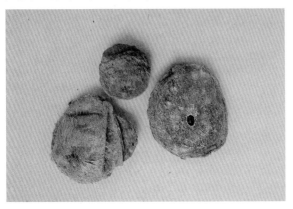

金沙牛（蚁蛉、蚁狮）

Myrmeleon formicarius Linnaeus

药用部位：幼虫干燥全体。

功能主治：解热，利尿通淋，化疗毒。治小儿高热，肾及尿道结石，小便不利，瘰疬，疔疮。

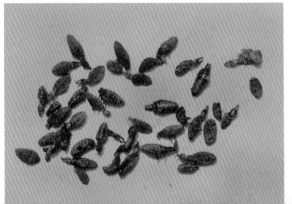

蛤壳（文蛤）

Meretrix meretrix Linnaeus

药用部位：贝壳。

功能主治：治热痰咳嗽，胸胁疼痛，痰中带血，瘰疬瘿瘤，胃痛吞酸。外用治湿疹，烫火伤。

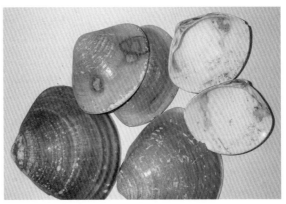

斑蝥

Mylabris phalerata Pallas

药用部位：干燥全体。

功能主治：破血消症，攻毒蚀疮。治症瘕癌肿，顽癣，恶疮。

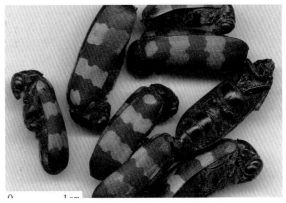

金边土鳖（赤边水䗪）

Opisthoplatia orientalis Burm.

药用部位：雌性干燥全体。

功能主治：破瘀血，续筋骨。治瘀血经闭，筋骨折伤。

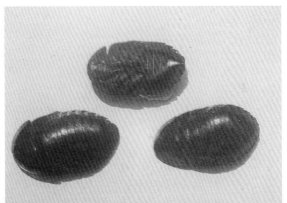

牡蛎
Ostrea rivularis Gould

药用部位：贝壳。

功能主治：治惊悸失眠，眩晕耳鸣，瘰疬，痰火结核，症瘕痞块，自汗盗汗，遗精崩带，胃痛泛酸。

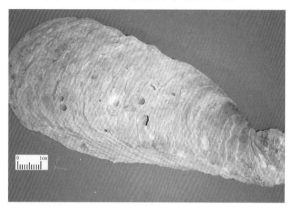

游虫珠（蜚蠊、蟑螂便、甲由屎）
Periplaneta australasiae Fabricius

药用部位：干燥粪便。

功能主治：除积消痰。治小儿疳积，热咳痰盛，解蜈蚣及蛇咬伤之毒。

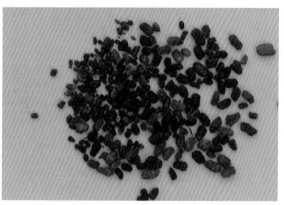

龙涎香（来自抹香鲸）
Physeter catodon Linnaeus

药用部位：肠内病理分泌物的干燥品。

功能主治：行气活血，开窍止痛。治咳喘气逆，气结症积，神昏气闷，心腹疼痛。

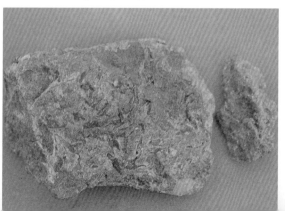

海麻雀（海蛾、海燕）
Pegasus laternarius Cuvier

药用部位：干燥全体。

功能主治：散结，消肿，解毒。治淋巴肿大，咽喉肿痛，疮疔肿毒。

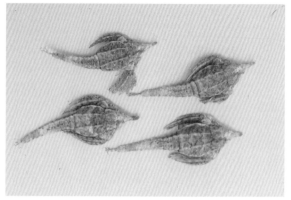

地龙（参环毛蚓、广地龙）
Pheretima aspergillum (Perrier)

药用部位：除去体腔内物的干燥全体。

功能主治：治高热神昏，惊痫抽搐，关节痹痛，肢体麻木，半身不遂，肺热咳喘，高血压症。

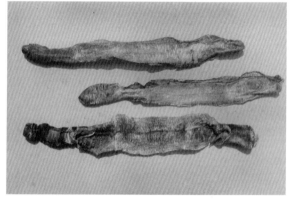

蜂房（来自果马蜂）
Polistes olivaceous (DeGeer)

药用部位：果马蜂的巢。

功能主治：祛风，解毒。治头风，风火牙痛，疮疡肿毒，乳痈，瘰疬，皮肤顽癣，鹅掌风。

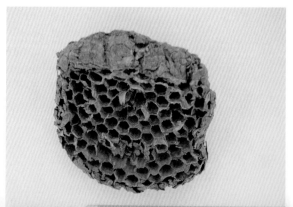

鱼脑石（大黄鱼）

Pseudosciaena crocea (Richardson)

药用部位：头骨中的耳石。

功能主治：化石通淋，消肿。治石淋，小便不利，耳痛流脓，鼻渊，脑漏。

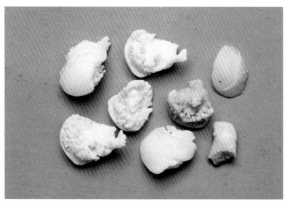

蛤蟆油（来自中国林蛙）（田鸡油、雪蛤油、哈士蟆油）

Rana temporaia chensinensis David

药用部位：雌蛙的干燥输卵管。

功能主治：治身体虚弱，病后失调，精神不足，心悸失眠，盗汗不止，痨嗽咯血。

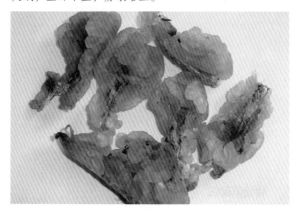

蜈蚣

Scolopendra subspinipes mutilans L. Koch

药用部位：干燥全体。

功能主治：治小儿惊风，抽搐痉挛，中风，半身不遂，破伤风症，风湿顽痹，疮疡，瘰疬。

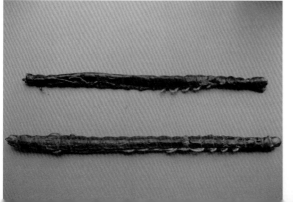

珍珠（来自马氏珍珠贝）

Pteria martensii (Dunker)

药用部位：双壳类动物受刺激形成的珍珠。

功能主治：治惊悸失眠，惊风癫痫，去翳明目，解毒生肌，疮疡不敛。

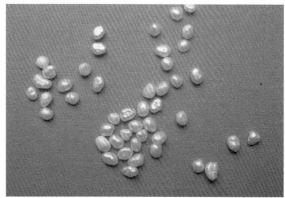

羚羊角（来自赛加羚羊）

Saiga tatarica Linnaeus。

药用部位：雄兽的双角。

功能主治：治热盛神昏，痉厥，谵语发狂，惊痫抽搐，目赤，头痛眩晕，温毒发斑，痈肿疮毒。

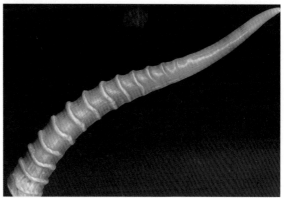

熊胆（来自黑熊）

Selenactos thibetanus Cuvier

药用部位：干燥胆汁。

功能主治：治肝热炽盛，惊风，癫痫，抽搐，目赤肿痛，翳膜，黄疸型肝炎，跌打外伤。

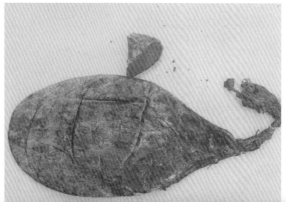

海螵蛸（曼氏无针乌贼）

Sepiella maindroni de Rochbrane

药用部位：干燥骨状内壳。

功能主治：治溃疡病，胃酸过多，吐血衄血，崩漏便血，遗精滑精，赤白带下。外治损伤出血。

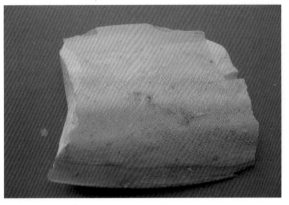

海星

Stellaster equestris (Retzius)

药用部位：干燥全体。

功能主治：和胃止痛，制酸，止泻、镇静。治胃酸过多，胃溃疡，腹泻，癫痫等症。

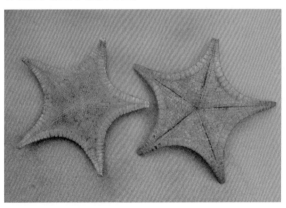

鲎壳（来自中国鲎）

Tachypleus tridentatus Leach

药用部位：干燥腹背甲。

功能主治：活血散瘀，解毒。治跌打损伤，创伤出血，烫伤，带状疱疹。

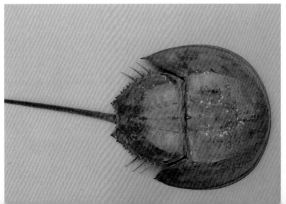

海龙

Solenognathus hardwickii (Gray)

药用部位：干燥全体。

功能主治：补肾壮阳，散结消肿。治阳痿遗精，症瘕积聚，瘰疬痰核，跌打损伤。

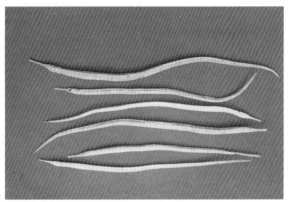

虻虫（中华虻）

Tabanus signatipennis Portsch

药用部位：雌性成虫的干燥全体。

功能主治：逐瘀，破积，通经。治跌打积瘀，血滞经闭，小腹积血，症瘕，积聚。

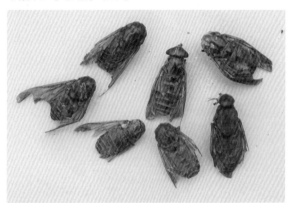

桑螵蛸（来自大刀螂）（软桑螵蛸、团螵蛸）

Tenodera sinensis Saussure

药用部位：干燥卵鞘。

功能主治：益肾固精，缩尿，止浊。治遗精，滑精，遗尿，尿频，小便白浊。

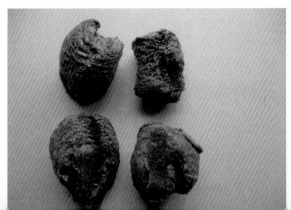

鳖甲（来自中华鳖）

Trionyx sinensis Wiegmann

药用部位：干燥背甲。

功能主治：滋阴潜阳，软坚散结，退热除蒸。治阴虚发热，劳热骨蒸，虚风内动，经闭，症瘕。

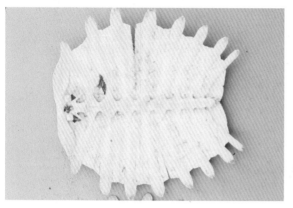

海螺厣（来自蝾螺）

Turbo cornutus Sorander

药用部位：干燥厣石。

功能主治：清湿热，解疮毒，止泻痢。治脘腹疼痛，肠风痔疾，疥癣，头疮，小便淋漓涩痛。

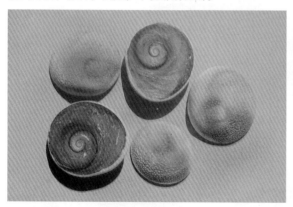

水蛭（宽体金线蛭）

Whitmania pigra Whitman

药用部位：干燥全体。

功能主治：归肝经。有毒。破血，逐瘀，通经。治症瘕痞块、血瘀经闭，跌打损伤。

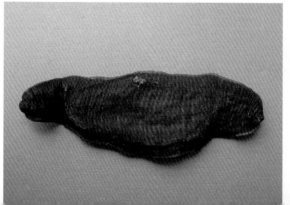

五灵脂（来自复齿鼯鼠）

Trogopterus xanthipes Milne-Ed-wards

药用部位：干燥粪便。

功能主治：活血，散瘀，止痛。治胸胁、脘腹刺痛，心腹血气诸痛，经痛，经闭，产后血瘀疼痛，跌打肿痛，蛇虫咬伤。

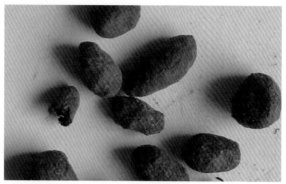

夜明砂（来自蝙蝠）

Vespertilio superans Thomas

药用部位：干燥粪便。

功能主治：明目，去翳，散血消积，消瘰疬，治目盲翳障，腹中血气痛，积聚，惊悸，疳积。

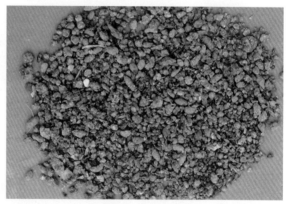

竹蜂

Xylocopa dissimilis (Lep.)

药用部位：干燥全体。

功能主治：清热化痰，利咽止痛，祛风定惊。治风痰闭窍，咽喉痛，口疮，小儿惊风。

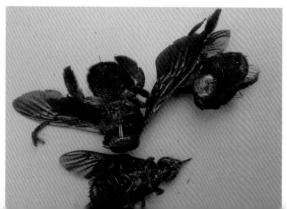

乌梢蛇

Zaocys dhummades (Cantor)

药用部位：除去内脏的干燥全体。

功能主治：祛风，通络，止痉。治风湿顽痹，卒中后遗症，破伤风及麻风疥癣，瘰疬，恶疮。

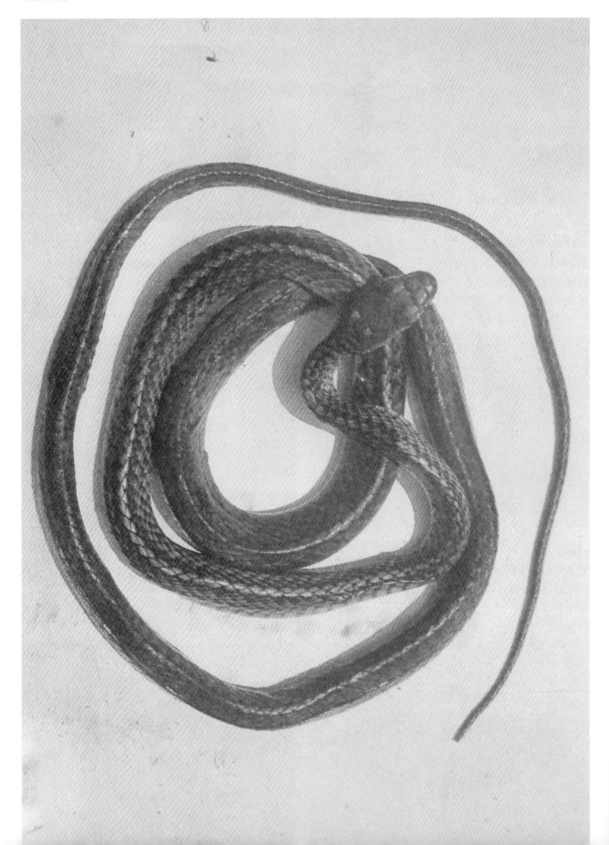

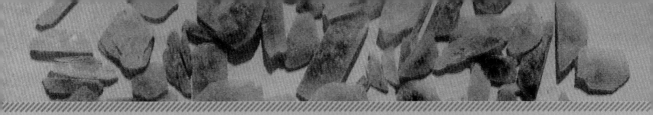

七、矿物和化石类

白矾

来源于：明矾石经加工提炼而成的结晶体。

功能主治：止血止泻，祛除风痰。治久泻不止，便血，崩漏，癫痫，发狂。

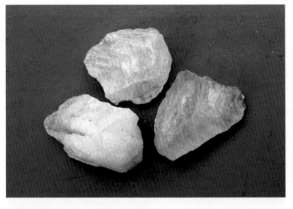

白石英（石英）

来源于：氧化物类矿物石英族石英。

功能主治：益气，安神利水，止咳降逆。治惊悸不安，虚寒咳喘，小便不利。

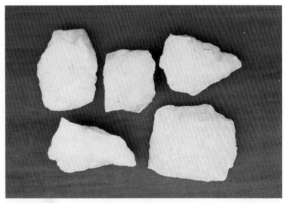

赤石脂

来源于：硅酸盐类矿物多水高岭族多水高岭石。

功能主治：湿肠止泻，止血敛疮。治久泻，久痢，便血，崩中漏下，溃肠久不收敛。

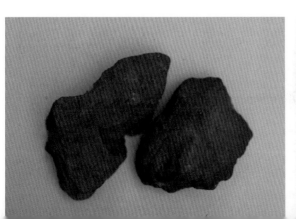

磁石（灵磁石）

来源于：氧化物类矿物尖晶石族磁铁矿的矿石。

功能主治：镇惊安神，纳气平喘。治头晕目眩，视物昏花，耳鸣耳聋，惊悸失眠，肾虚气喘。

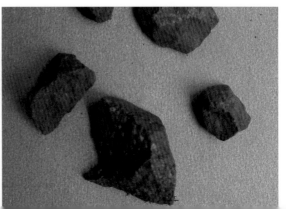

胆矾（蓝矾）

来源于：硫酸盐类矿物硫酸铜的矿石加工而成。

功能主治：治风痰壅塞，癫痫，风眼赤烂，牙疳，口疮，湿疹，疥癣，肿毒不破，胬肉疼痛。

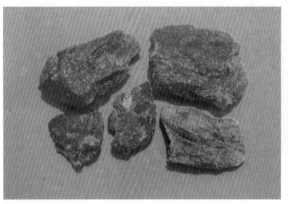

浮石（浮海石）

来源于：岩浆凝固形成的多孔状石块。

功能主治：清肺化痰，通淋。治痰热咳嗽，顽痰积块，痰中带血，瘰疬瘿瘤，沙淋，小便涩痛。

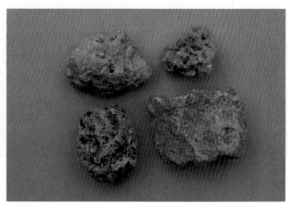

琥珀

来源于：松属植物的树脂转化而成的化石物质。

功能主治：安神定惊，利水通淋，活血散瘀。治心神不宁，惊悸，多梦，淋病尿血等症。

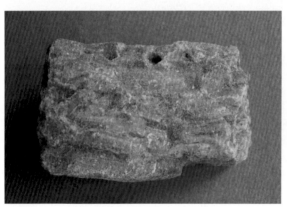

滑石

来源于：硅酸盐类矿物滑石族滑石。

功能主治：利水通淋、祛湿敛疮。治热淋，沙淋，尿热湿痛，暑湿烦渴，湿疹，湿疮，痱子。

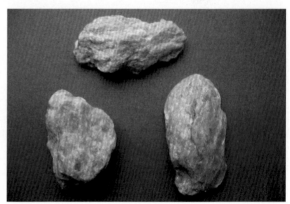

龙齿

来源于：古代哺乳动物的牙齿化石。

功能主治：除热镇心安神。治热狂惊痫，烦热不安，心神不宁，心下气结，失眠多梦。

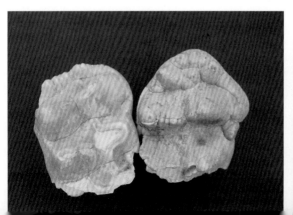

龙骨

来源于：古代哺乳动物的骨骼化石。

功能主治：安神，固涩，生肌敛疮。治心悸易惊，失眠多梦，自汗，盗汗，遗精，崩漏带下。

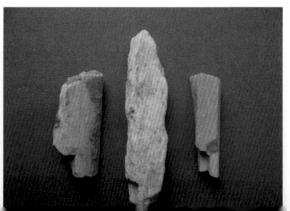

玛瑙（文石）

来源于：矿物石英的隐晶质变种之一。

功能主治：清热明目，治目生障翳。

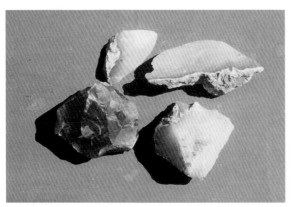

芒硝（朴硝）

来源于：硫酸盐类矿物经加工的结晶体。

功能主治：泻热通便，清火消肿。治实热便秘，大肠燥结，积滞腹痛，肠痈肿痛，痈肿疮毒。

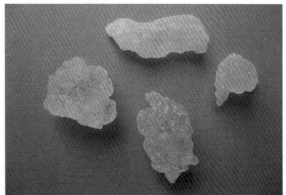

密陀僧（银石、银炉底）

来源于：方铅矿提炼银、铝时沉积的炉底。

功能主治：祛痰镇惊。治痰积惊痫，湿疹，溃疡，痔疮，口疮。肿毒及刀伤，狐臭等症。

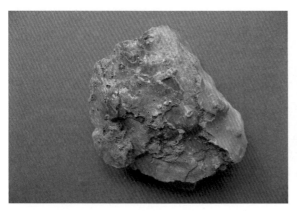

南寒水石（方解石、寒水石）

来源于：碳酸盐类矿物方解石族方解石。

功能主治：清热降火，凉血，降烦止渴。治高热烦渴，口干舌燥，牙痛，小便短赤。

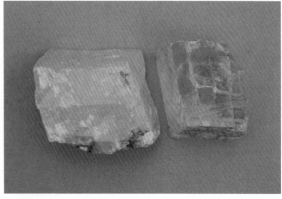

秋石（咸秋石、代盐）

来源于：食盐经加工制成的结晶块。

功能主治：滋阴，清热，降火，涩精。治虚劳骨蒸，潮热咳嗽，遗精，带下，口腔和咽喉疮。

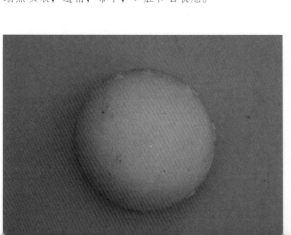

升丹（升药、红升丹、黄仙丹、三仙丹）

来源于：矿物水银、硝石、白矾为原料炼制而成。

功能主治：搜脓拔毒，去腐生肌。外用治痈疽疮毒。溃后脓少，腐肉不脱，新肉难生，流紫黑色恶脓的痈疽脓出不畅。

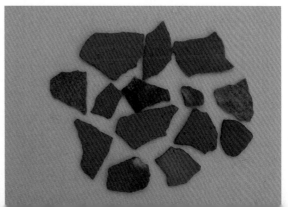

石膏

来源于：硫酸盐类矿物硬石膏族石膏。

功能主治：治外感热病，烦渴口干，肺热喘咳，胃火亢盛，头痛，牙痛。煅石膏收湿生肌，敛疮，止血。

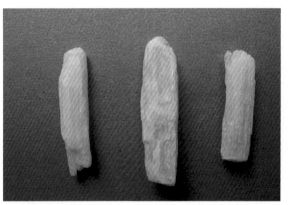

石燕

来源于：古代腕足类石燕子科动物中华弓石燕的化石。

功能主治：清热，利尿，明目。治淋病，小便不利，湿热带下，尿血便秘，肠风痔漏，眼目障翳。

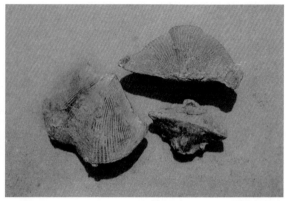

水银

来源于：矿石中自然汞。

功能主治：杀虫攻毒。治皮肤疥癣，恶疮肿毒。

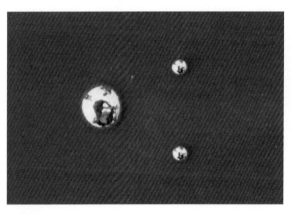

雄黄

来源于：硫化物类矿物雄黄族雄黄。

功能主治：解毒杀虫，燥湿祛痰。治虫积腹痛，惊痫，疟疾，痈肿，疔疮，疥癣，蛇虫咬伤。

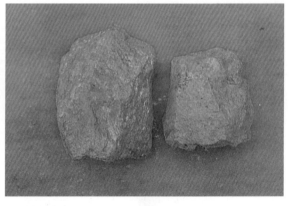

玄精石（太乙玄精石）

来源于：硫酸盐类矿物。

功能主治：归肾经。滋阴，降火，软坚，消痰。治阳盛阴虚，高热烦渴，头风脑痛，目赤障翳。

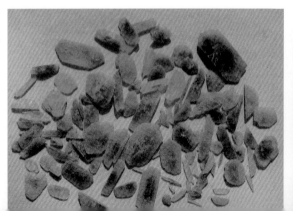

玄明粉

来源于：芒硝经风化干燥而成。

功能主治：治实热便秘，积滞腹痛，肠痈肿瘤，咽喉肿痛，口舌生疮，牙龈肿痛，目赤，痈肿。

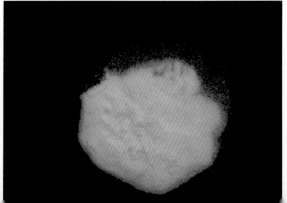

阳起石

来源于：硅酸盐类矿物角闪石族透闪石。

功能主治：温肾壮阳，强壮腰膝。治肾虚阳痿，妇女子宫寒冷，腰膝酸软，冷痹，崩漏。

云母石（云母、白云母）

来源于：硅酸盐类矿物白云母的片状矿石。

功能主治：补肾，收敛止血。治劳伤虚损，眩晕，惊悸，癫痫，寒症久疟，疮痈肿痛，刀伤出血。

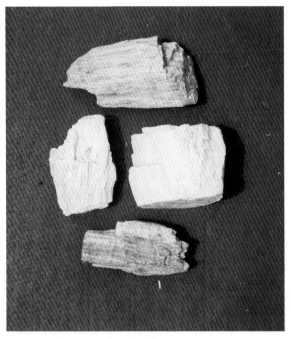

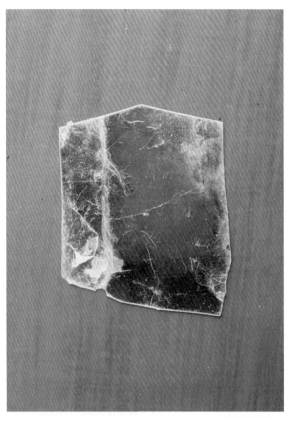

赭石（代赭石、钉赭石、铜鼓赭石）

来源于：氧化物类矿物刚玉族赤铁矿之鲕状集合体。

功能主治：平肝，降逆，止血。治眩晕，呃逆，喘息，吐血，衄血，崩漏下血。

紫石英

来源于：氟化物类矿物萤石族萤石。

功能主治：镇心安神，暖子宫，温肝肾。治虚劳惊悸，子宫寒冷，咳逆气喘。

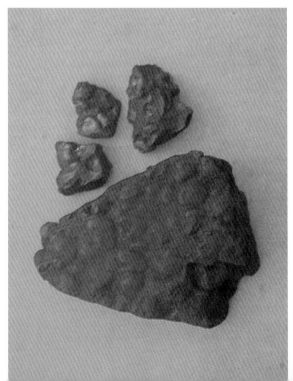

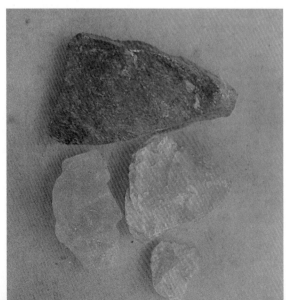

索引

拉丁文索引

矿物和化石类拼音索引